国家卫生和计划生育委员会“十二五”规划教材
全国中医药高职高专院校教材
全国高等医药教材建设研究会规划教材
供护理类专业用

内科护理

第 2 版

主　编　刘　杰　吕云玲
副主编　黄　勇　唐布敏　李震萍
编　者（按姓氏笔画为序）
丁　燕（湖南中医药高等专科学校）
丁淑芳（皖南医学院附属弋矶山医院）
王进军（湖北中医药高等专科学校）
吕云玲（南阳医学高等专科学校）
刘　杰（湖南中医药高等专科学校）
汤晓辉（四川中医药高等专科学校）
李震萍（保山中医药高等专科学校）
张云梅（安徽中医药高等专科学校）
胡　泊（南阳医学高等专科学校）
唐布敏（遵义医药高等专科学校）
黄　勇（江西中医药高等专科学校）

人民卫生出版社

图书在版编目（CIP）数据

内科护理/刘杰，吕云玲主编 . —2 版 . —北京：人民卫生出版社，2014

ISBN 978－7－117－19080－0

Ⅰ. ①内… Ⅱ. ①刘…②吕… Ⅲ. ①内科学-护理学-高等职业教育-教材 Ⅳ. ①R473. 5

中国版本图书馆 CIP 数据核字(2014)第 111964 号

内 科 护 理

第 2 版

主　　编：刘　杰　吕云玲
出版发行：人民卫生出版社（中继线 010-59780011）
地　　址：北京市朝阳区潘家园南里 19 号
邮　　编：100021
E - mail：pmph @ pmph. com
购书热线：010-59787592　010-59787584　010-65264830
印　　刷：河北新华第一印刷有限责任公司
经　　销：新华书店
开　　本：787×1092　1/16　　印张：25
字　　数：624 千字
版　　次：2010 年 7 月第 1 版　2014 年 8 月第 2 版
　　　　　2015 年 2 月第 2 版第 2 次印刷（总第 5 次印刷）
标准书号：ISBN 978－7－117－19080－0/R・19081
定　　价：45. 00 元
打击盗版举报电话：010-59787491　E-mail：WQ@pmph. com
（凡属印装质量问题请与本社市场营销中心联系退换）

《内科护理》网络增值服务编委会名单

主　编　刘　杰　吕云玲

副主编　黄　勇　唐布敏　李震萍

编　委（按姓氏笔画为序）

丁　燕（湖南中医药高等专科学校）

丁淑芳（皖南医学院附属弋矶山医院）

王进军（湖北中医药高等专科学校）

吕云玲（南阳医学高等专科学校）

刘　杰（湖南中医药高等专科学校）

汤晓辉（四川中医药高等专科学校）

李震萍（保山中医药高等专科学校）

何治治（湖南中医药高等专科学校）

张云梅（安徽中医药高等专科学校）

胡　泊（南阳医学高等专科学校）

唐布敏（遵义医药高等专科学校）

黄　勇（江西中医药高等专科学校）

全国中医药高职高专国家卫生和计划生育委员会规划教材第三轮修订说明

全国中医药高职高专卫生部规划教材第1版(6个专业63种教材)2005年6月正式出版发行,是以安徽、湖北、山东、湖南、江西、重庆、黑龙江等7个省市的中医药高等专科学校为主体,全国20余所中医药院校专家教授共同编写。该套教材首版以来及时缓解了中医药高职高专教材缺乏的状况,适应了中医药高职高专教学需求,对中医药高职高专教育的发展起到了重要的促进作用。

为了进一步适应中医药高等职业教育的快速发展,第2版教材于2010年7月正式出版发行,新版教材整合了中医学、中药、针灸推拿、中医骨伤、护理等5个专业,其中将中医护理学专业名称改为护理;新增了医疗美容技术、康复治疗技术2个新专业的教材。全套教材共86种,其中38种教材被教育部确定为普通高等教育"十一五"国家级规划教材。第2版教材由全国30余所中医药院校专家教授共同参与编写,整个教材编写工作彰显了中医药特色,突出了职业教育的特点,为我国中医药高等职业教育的人才培养作出了重要贡献。

在国家大力推进医药卫生体制改革,发展中医药事业和高等中医药职业教育教学改革的新形势下,为了更好地贯彻落实《国家中长期教育改革和发展规划纲要(2010-2020)》和《医药卫生中长期人才发展规划(2011-2020)》,推动中医药高职高专教育的发展,2013年6月,全国高等医药教材建设研究会、人民卫生出版社在教育部、国家卫生和计划生育委员会、国家中医药管理局的领导下,全面组织和规划了全国中医药高职高专第三轮规划教材(国家卫生和计划生育委员会"十二五"规划教材)的编写和修订工作。

为做好本轮教材的出版工作,成立了第三届中医药高职高专教育教材建设指导委员会和各专业教材评审委员会,以指导和组织教材的编写和评审工作,确保教材编写质量;在充分调研的基础上,广泛听取了一线教师对前两版教材的使用意见,汲取前两版教材建设的成功经验,分析教材中存在的问题,力求在新版教材中有所创新,有所突破。新版教材仍设置中医学、中药、针灸推拿、中医骨伤、护理、医疗美容技术、康复治疗技术7个专业,并将中医药领域成熟的新理论、新知识、新技术、新成果根据需要吸收到教材中来,新增5种新教材,共91种教材。

新版教材具有以下特色:

1. **定位准确,特色鲜明** 本套教材遵循各专业培养目标的要求,力求体现"专科特色、技能特点、时代特征",既体现职业性,又体现其高等教育性,注意与本科教材、中专教材的区别,同时体现了明显的中医药特色。

2. **谨守大纲,重点突出** 坚持"教材编写以教学计划为基本依据"的原则,本次教材修订的编写大纲,符合高职高专相关专业的培养目标与要求,以培养目标为导向、职业岗位能力需求为前提、综合职业能力培养为根本,注重基本理论、基本知识和基本技能的培养和全面素质的提高。体现职业教育对人才的要求，突出教学重点、知识点明确，有与之匹配的教学大纲。

3. **整体优化，有机衔接**　本套教材编写从人才培养目标着眼，各门教材是为整个专业培养目标所设定的课程服务，淡化了各自学科的独立完整性和系统性意识。基础课教材内容服务于专业课教材，以“必需，够用”为度，强调基本技能的培养；专业课教材紧密围绕专业培养目标的需要进行选材。全套教材有机衔接，使之成为完成专业培养目标服务的有机整体。

4. **淡化理论，强化实用**　本套教材的编写结合职业岗位的任职要求，编写内容对接岗位要求，以适应职业教育快速发展。严格把握教材内容的深度、广度和侧重点，突出应用型、技能型教育内容。避免理论与实际脱节，教育与实践脱节，人才培养与社会需求脱节的倾向。

5. **内容形式，服务学生**　本套教材的编写体现以学生为中心的编写理念。教材内容的增减、结构的设置、编写风格等都有助于实现和满足学生的发展需求。为了解决调研过程中教材编写形式存在的问题，本套教材设有“学习要点”、“知识链接”、“知识拓展”、“病案分析(案例分析)”、“课堂讨论”、“操作要点”、“复习思考题”等模块，以增强学生学习的目的性和主动性及教材的可读性，强化知识的应用和实践技能的培养，提高学生分析问题、解决问题的能力。

6. **针对岗位，学考结合**　本套教材编写要按照职业教育培养目标，将国家职业技能的相关标准和要求融入教材中。充分考虑学生考取相关职业资格证书、岗位证书的需要，与职业岗位证书相关的教材，其内容和实训项目的选取涵盖相关的考试内容，做到学考结合，体现了职业教育的特点。

7. **增值服务，丰富资源**　新版教材最大的亮点之一就是建设集纸质教材和网络增值服务的立体化教材服务体系。以本套教材编写指导思想和整体规划为核心，并结合网络增值服务特点进行本套教材网络增值服务内容规划。本套教材的网络增值服务内容以精品化、多媒体化、立体化为特点，实现与教学要求匹配、与岗位需求对接、与执业考试接轨，打造优质、生动、立体的网络学习内容，为向读者和作者提供优质的教育服务、紧跟教育信息化发展趋势并提升教材的核心竞争力。

新版教材的编写，得到全国40余家中医药高职高专院校、本科院校及部分西医院校的专家和教师的积极支持和参与，他们从事高职高专教育工作多年，具有丰富的教学经验，并对编写本学科教材提出很多独到的见解。新版教材的编写，在中医药高职高专教育教材建设指导委员会和各专业教材评审委员会指导下，经过调研会议、论证会议、主编人会议、各专业编写会议、审定稿会议，确保了教材的科学性、先进性和实用性。在此，谨向有关单位和个人表示衷心的感谢！

希望本套教材能够对全国中医药高职高专人才的培养和教育教学改革产生积极的推动作用，同时希望各位专家、学者及读者朋友提出宝贵意见或建议，以便不断完善和提高。

全国高等医药教材建设研究会
第三届全国中医药高职高专教育教材建设指导委员会
人民卫生出版社
2014年4月

全国中医药高职高专第三轮规划教材书目

中医学专业

1 大学语文（第3版） 孙 洁
2 中医诊断学（第3版） 马维平
3 中医基础理论（第3版）★ 吕文亮 徐宜兵
4 生理学（第3版）★ 郭争鸣
5 病理学（第3版） 赵国胜 苑光军
6 人体解剖学（第3版） 盖一峰 高晓勤
7 免疫学与病原生物学（第3版） 刘文辉 刘维庆
8 诊断学基础（第3版） 李广元
9 药理学（第3版） 侯 晞
10 中医内科学（第3版）★ 陈建章
11 中医外科学（第3版）★ 陈卫平
12 中医妇科学（第3版） 盛 红
13 中医儿科学（第3版）★ 聂绍通
14 中医伤科学（第3版） 方家选
15 中药学（第3版） 杨德全
16 方剂学（第3版）★ 王义祁
17 针灸学（第3版） 汪安宁
18 推拿学（第3版） 郭 翔
19 医学心理学（第3版） 侯再金
20 西医内科学（第3版）★ 许幼晖
21 西医外科学（第3版） 贾 奎
22 西医妇产科学（第3版） 周梅玲
23 西医儿科学（第3版） 金荣华
24 传染病学（第2版） 陈艳成
25 预防医学 吴 娟

中医骨伤专业

26 中医正骨（第3版） 莫善华
27 中医筋伤（第3版） 涂国卿
28 中医骨伤科基础（第3版）★ 冼 华 陈中定
29 中医骨病（第3版） 谢 强
30 骨科手术（第3版） 黄振元
31 创伤急救（第3版） 魏宪纯
32 骨伤科影像诊断技术 申小年
33 骨科手术入路解剖学 王春成

中 药 专 业

34 中医学基础概要（第3版） 宋传荣 何正显
35 中药药理与应用（第3版） 徐晓玉
36 中药药剂学（第3版） 胡志方 李建民
37 中药炮制技术（第3版） 刘 波 李 铭
38 中药鉴定技术（第3版） 张钦德
39 中药化学技术（第3版） 李 端 陈 斌
40 中药方剂学（第3版） 吴俊荣 马 波
41 有机化学（第3版）★ 王志江 陈东林
42 药用植物栽培技术（第2版）★ 宋丽艳
43 药用植物学（第3版）★ 郑小吉 金 虹
44 药事管理与法规（第2版） 周铁文 潘年松
45 无机化学（第3版） 冯务群

46 人体解剖生理学(第3版) 刘春波
47 分析化学(第3版) 潘国石 陈哲洪
48 中药储存与养护技术 沈 力

针灸推拿专业

49 针灸治疗(第3版) 刘宝林
50 针法灸法(第3版)★ 刘 茜
51 小儿推拿(第3版) 佘建华
52 推拿治疗(第3版) 梅利民
53 推拿手法(第3版) 那继文
54 经络与腧穴(第3版)★ 王德敬

医疗美容技术专业

55 医学美学(第2版) 沙 涛
56 美容辨证调护技术(第2版) 陈美仁
57 美容中药方剂学(第2版)★ 黄丽萍
58 美容业经营管理学(第2版) 梁 娟
59 美容心理学(第2版)★ 陈 敏 汪启荣
60 美容手术概论(第2版) 李全兴
61 美容实用技术(第2版) 张丽宏
62 美容皮肤科学(第2版) 陈丽娟
63 美容礼仪(第2版) 位汶军
64 美容解剖学与组织学(第2版) 杨海旺
65 美容保健技术(第2版) 陈景华
66 化妆品与调配技术(第2版) 谷建梅

康复治疗技术专业

67 康复评定(第2版) 孙 权
68 物理治疗技术(第2版) 林成杰
69 作业治疗技术(第2版) 吴淑娥
70 言语治疗技术(第2版) 田 莉
71 中医养生康复技术(第2版) 王德瑜 邓 沂
72 临床康复学(第2版) 邓 倩
73 临床医学概要(第2版) 周建军 符逢春
74 康复医学导论(第2版) 谭 工

护 理 专 业

75 中医护理(第2版)★ 杨 洪
76 内科护理(第2版) 刘 杰 吕云玲
77 外科护理(第2版) 江跃华 刘伟道
78 妇产科护理(第2版) 林 萍
79 儿科护理(第2版) 艾学云
80 社区护理(第2版) 张先庚
81 急救护理(第2版) 李延玲
82 老年护理(第2版) 唐凤平
83 精神科护理(第2版) 井霖源
84 健康评估(第2版) 刘惠莲
85 眼耳鼻咽喉口腔科护理(第2版) 肖跃群
86 基础护理技术(第2版) 张少羽
87 护士人文修养(第2版) 胡爱明
88 护理药理学(第2版)★ 姜国贤
89 护理学导论(第2版) 陈香娟 曾晓英
90 传染病护理(第2版) 王美芝
91 康复护理 黄学英

★为"十二五"职业教育国家规划教材。

第三届全国中医药高职高专教育教材建设指导委员会名单

顾　问

刘德培　于文明　王　晨　洪　净　文历阳　沈　彬　周　杰
王永炎　石学敏　张伯礼　邓铁涛　吴恒亚

主任委员

赵国胜　方家选

副主任委员（按姓氏笔画为序）

王义祁　王之虹　吕文亮　李　丽　李　铭　李建民　何文彬
何正显　张立祥　张同君　金鲁明　周建军　胡志方　侯再金
郭争鸣

委　员（按姓氏笔画为序）

王文政　王书林　王秀兰　王洪全　刘福昌　李灿东　李治田
李榆梅　杨思进　宋立华　张宏伟　张俊龙　张美林　张登山
陈文松　金玉忠　金安娜　周英信　周忠民　屈玉明　徐家正
董维春　董辉光　潘年松

秘　书

汪荣斌　王春成　马光宇

第三届全国中医药高职高专院校护理专业教材评审委员会名单

主任委员

赵国胜

副主任委员

刘　杰　张先庚

委　员（按姓氏笔画为序）

刘伟道　范　真　段良芳　黄学英　程家娥　滕艺萍

前　言

为了更好地贯彻落实《国家中长期教育改革和发展规划纲要》和《医药卫生中长期人才发展规划(2011—2020年)》,推动中医药高职高专教育的发展,培养中医药类高级技能型人才,在总结汲取前一版教材成功经验的基础上,在全国高等医药教材建设研究会、全国中医药高职高专教材建设指导委员会的组织规划下,按照全国中医药高职高专院校各专业的培养目标,确立本课程的教学内容并编写了本教材。

《内科护理》(第2版)的修订,坚持"三基"、"四新"、"五性"的原则,按照高职高专护理专业培养高素质技能型护理人才的培养目标与职业岗位的实际需求,以2011版护士执业资格考试大纲为范围,针对高职高专护理专业学生学习和教学特点进行定位和选择内容。内容力求突出实用性,强化能力培养,反映护理学的新进展,并适应国家执业护士资格考试,保证毕业学生职业能力与临床工作需求"零"距离对接。

全书共九章,为绪论、呼吸、循环、消化、泌尿、血液、内分泌、风湿及神经系统疾病病人的护理。在修订过程中,本书做了如下调整和努力:①第一章绪论删除了内科疾病的分期护理。②第二章到第九章,每章第一节该系统的解剖生理为新增内容;第二节为该系统疾病病人常见症状、体征及护理;最后一节为该系统常用诊疗技术及护理,内容包括适应证、操作前准备、操作过程及护理、操作后护理;其余各节为某疾病病人的护理,每个疾病的编写内容包括概述、病因与发病机制、临床表现、实验室及其他检查、治疗要点、护理诊断及医护合作性问题、护理措施和健康指导。③本书注重内容呈现方式的多样性,章前有学习要点,每节有案例,正文中穿插"知识链接"、"知识拓展",章后有思考题。④在编写过程中注意处理好与其他学科的关系,将原发性支气管肺癌、自发性气胸、胃癌编入外科护理(第2版《内科护理》不再编写),适当增加了2011年全国护士执业资格考试涵盖的病种,各章节间交叉的内容,注明与之相关的章节,避免不必要的重复。⑤本书配套建设思考题答案、目标检测、模拟试卷、拓展阅读、PPT课件、多媒体等教学资源,便于学生自主学习。

本书适用于高职高专护理、助产专业师生,也可作为护理教师、临床护理人员、护理管理人员的参考书。

本书的编写参考和采纳了有关教材和资料的一些观点,在此谨向有关作者表示敬意和感谢。在编写过程中得到各参编单位的大力支持,在此表示衷心的感谢。

由于水平有限,经验不足,本书难免存在不足之处,恳请各院校师生和读者不吝赐教和指正。

《内科护理》编委会

2014年3月

目　录

第一章　绪　论

学习要点

内科护理的概念、范围、工作的要点。

内科护理(medical nursing)是研究内科疾病病人的生物、心理和社会等方面特点，运用护理程序的方法诊断和处理病人的健康问题，促进病人康复和保持健康的一门临床护理学科。内科护理是临床护理的核心课程，是临床各科护理的基础。学好内科护理，将有利于提高护生对疾病的观察能力，配合用药的能力和解决护理问题的能力。

【内科护理的范围和内容】

内科护理涉及范围广，但根据高职高专护理专业的教学目标，本教材包括呼吸、循环、消化、泌尿、血液、内分泌代谢、风湿性疾病和神经系统疾病病人的护理。

人是一个复杂的整体，各系统、各器官既有独立性，又相互联系和影响。人类疾病不仅是人体细胞和器官的病理过程，而且是人体与自然、心理、社会、环境相互作用的结果。当各种损害和危险因素使人体健康状态下降时，会出现或可能出现健康问题(包括疾病)，并因而产生生理、心理或社会行为方面的反应，即健康问题的反应。护理是诊断和处理人类对现存的或潜在的健康问题的反应的过程。内科护士必须善于评估病人，以发现和处理与疾病有关的健康问题，最大限度地满足内科病人的健康需要，发挥内科护士在人类健康体系中的重要作用。因此，内科护理的内容主要介绍怎样对内科疾病病人进行生理、心理和社会状况评估，找出病人存在的健康问题，并根据病人的健康问题的反应做出护理诊断，制订和实施相应的护理计划，对实施的护理活动进行评价的知识和技能。

【内科护理的工作要点】

运用护理程序为病人解决健康问题，是现代护理对护士提出的新要求，也是当今内科护士临床护理工作的重点。内科护士应科学地按照护理程序实施护理活动，以达到减轻病人痛苦、满足病人需要、促进病人康复、增进病人健康的目的。内科护士应为病人提供以下护理服务。

(一) 满足病人的生理、安全需要

生理需求是人得以生存的基础，包括氧气、水、营养、体温、排泄、休息与睡眠及避免疼痛等。内科护士应为病人提供整洁、安静、舒适、安全的环境，使病人在接受医疗、护理的过程中避免受到心理或生理性的伤害。做好基础护理，根据疾病的不同性质、不同阶段，科学地调配饮食的种类和成分，提供合理的饮食和营养，帮助病人增强抗病能力。

(二) 保持病人生理完整性

内科疾病常可影响病人某些系统的功能，引起躯体生理功能障碍。应及时明确病因，采取有效治疗、护理措施，消除躯体不适，避免并发症发生，促进躯体生理功能恢复。

1. 协助临床诊断　内科疾病大多病因复杂，为了明确诊断，病人需要接受各种诊断检查。护士要准确及时地收集标本，为检查提供正确依据。有些检查是有创性的，会给病人带来很大的心理压力，检查前应向病人说明检查的目的、检查过程中的配合要求，避免病人产生不安和恐惧心理，有利于检查的顺利进行。

2. 配合药物治疗　药物治疗是内科疾病的主要治疗方法。护士既是各种药物治疗的实施者，又是安全用药的监护者。护士应熟悉各种常用药物的作用、用法及不良反应，并在用药过程中观察疗效和不良反应，做好用药监护。

3. 实施内科专科护理　专科护理包括内科诊疗技术（内镜和各种穿刺术、心电监护、心脏起搏、心脏介入治疗、造血干细胞移植、血液透析等）的操作前准备、操作中配合及操作后护理。

4. 预防和观察、处理并发症　内科疾病病人常因机体抵抗力、反应性降低或因疾病的发展规律易出现并发症，如长期卧床病人易出现感染、压疮，消化性溃疡病人并发上消化道出血，甲亢病人出现甲状腺危象等。内科护士应采取相应的护理措施，减少、延缓或消除引起并发症的因素，避免、减少或延缓并发症发生。同时，严密监测和评估病情变化，一旦发生并发症，及时报告医师并配合妥善处理。

5. 协助康复　长期卧床病人缺乏活动，可出现肺活量减少，血液循环减慢，肌力减弱，骨质疏松，排便困难，精神萎靡；某些疾病可遗留躯体或心理功能障碍。因此，当疾病进入好转期，应及早协助病人有计划地循序渐进地进行功能锻炼，恢复身心活动，促进康复。

（三）提供心理支持，满足病人社交、自尊和自我实现的需要

内科疾病，大多病程长，易反复或恶化，治疗效果不显著。住院后，病痛的影响、环境的改变、角色的变更等，使病人社交与自尊的需求受到影响，自我实现的需求难以实现，可产生一系列不良心理反应。护士应对不同病人错综复杂的心理活动进行评估，通过良好的语言、态度主动地与其进行沟通，对病人进行心理安慰、支持、疏导，调整病人的情绪，消除病人的各种压力、不利于治疗和康复的不安情绪，鼓励病人树立信心，促进其康复。内科疾病病人因长期患病常给家庭带来较重的心理压力和沉重的经济负担，家属、亲友和单位领导也可能逐渐产生厌烦情绪，不能善待病人，易使病人感到生存失去意义，加重不良情绪。护士应了解家庭成员对疾病的认识和理解、对病人所患疾病的情感反应与支持程度，对病人进行家庭护理的质量；了解病人的社会支持情况，如工作单位、同事、朋友、社会团体对病人的支持程度。鼓励家庭成员和亲朋好友对病人多给予精神支持，使之感受到家庭、亲友的关爱，激发其珍惜生命、热爱生活的热情，克服恐惧、绝望心理，保持积极、乐观情绪，调动机体潜能与疾病作斗争。

（四）开展健康教育，促进病人康复和保持健康

健康教育是内科护理的重要内容之一，它能帮助人们树立健康意识，采取健康的生活方式，降低或避免影响健康的危险因素，预防疾病、增进健康；能指导病人如何进行自我护理、建立康复的信心和科学的生活方式，促进康复，提高生活质量。许多内科疾病是慢性病甚至是终身疾病，病人多仅在急性加重期住院治疗和护理，而更多的治疗、护理需在家庭、社区由病人或其家属等来完成。通过健康教育向病人及其家属讲解护理知识，进行操作示范，使病人及家属掌握自我及家庭护理的知识和方法，在家庭继续治疗和护理，进行康复锻炼，能巩固疗效，促进功能恢复，避免疾病复发或加重。内科护士应将健康教育融入护理全过程中，从医院到社区，从社区到家庭开展健康教育。

【内科护理的学习目的和方法】

内科护理的学习目的是使学生掌握内科护理的基本理论、知识与技能，能规范进行专科护理技术操作，运用现代护理观对内科疾病病人实施高质量的整体护理，促进病人康复，增进健康。达到国家卫生部执业护士资格考试考核标准的基本要求。学生毕业后能直接对应内科护理的工作岗位。

内科护理是一门实践性很强的课程，应特别重视理论联系实际。课程的教学分系统学习和毕业实习两个阶段。系统学习包括课堂理论教学、技能操作训练和配合课堂教学进行的临床见习。通过课堂理论教学掌握内科常见病、多发病的临床过程和这些疾病带给病人的健康问题，学会如何判断和处理病人现存的和潜在的健康问题的反应。通过示教、观看录像、操作训练，多动手、勤练习，掌握常用内科护理操作技能。在临床见习、毕业实习过程中通过对内科病人实施的整体护理，把所学的理论、知识和技能综合运用于实践之中，运用护理临床思维，培养和提高学生分析、解决问题的能力，逐步培养学生独立工作的能力。

知识链接

评判性思维

评判性思维(critical thinking)是一种合乎逻辑的辩证思维方式，是在对问题变化充分了解的基础上多角度认识分析问题，寻找最佳解决办法，即求异、创新思维。培养和评价护生评判性思维能力已成为护理教育和实践的热点。

【内科护理发展趋势】

(一)适应临床诊疗技术的发展，护理人员知识能力要求更高更新

随着医学科学的发展，内科疾病在病因及发病机制、诊断方法和治疗手段等方面都发生了巨大变化，内科护理必须适应其发展的需要，对内科护士的知识与能力提出更新、更高的要求。如各种监护仪广泛应用于临床且不断更新，要求护士必须掌握各种监护仪的简单原理、操作程序、使用方法，才能履行监测、监护的职能，适应临床监护学的发展。新的检测技术层出不穷，护士需熟悉各种检查的目的以及检查前后的护理工作。内科疾病的治疗进展很快，如心脏介入治疗、干细胞移植和血液净化技术不断发展，临床新药层出不穷。各种治疗方案的落实往往是医护共同甚至是由护士单独执行来完成的。因此，要求护士要熟悉各种治疗方法的基本原理、方法和操作规范，准确执行治疗项目，观察与评估治疗效果及不良反应。只有这样，内科护士才能为病人提供专业化的优质护理服务，与其他医务工作者一道，担当起挽救生命，预防疾病，促进健康的神圣职责。

(二)循证护理将受到重视

循证护理是护理人员在计划其护理活动过程中将科研与临床经验、病人需求相结合获取实证，作为临床护理依据的过程。是慎重、准确、明智地应用当前所获得的最好的研究依据，并根据护理人员的技能和临床经验，考虑病人的价值、愿望和实际情况，三者结合制定出完整的护理方案。循证护理挑战常规和某些习惯性的护理活动，提倡护士将临床经验与系统的研究实证相结合，以获得科学的护理方法，这对提高护理学科的地位和独立性有着积极的意义。

(三)工作场所从医院扩展到社区和家庭

由于人口的老龄化及生活方式的改变，老年人、慢性病病人增多，对护理的需求增大，而这些护理将不可能集中在医院内进行，会逐渐向社区和家庭扩展；医疗技术手段的进步，使更多原来需要在医院才能实施的治疗方法和技术可以在社区、家庭中开展；随着卫生保健和医疗体制的改革，医疗保险制度的逐步成熟和完善，为减轻住院医疗费用支出过高的压力，缩短病人住院时间以节省费用是必然趋势，这就需要大量的社区护理、家庭护理作为病人出院后的后续服务，保证病人虽离开医院但不影响治疗和康复的进程，保证治疗护理的连续性和协调性。内科疾病中慢性病居多，病人出院后的治疗和护理的连续性显得更为重要。这使得内科护理的工作场所必然会向社区和家庭扩展，越来越多的内科护理人员将在社区初级卫生保健领域里从事护理和健康保健工作。

（刘 杰）

复习思考题

1. 试述内科护理的概念及研究范围。
2. 内科护理的工作要点有哪些？

第二章　呼吸系统疾病病人的护理

学习要点

1. 肺源性呼吸困难、咯血、干性支气管扩张、体位引流、运动性哮喘、哮喘持续状态、慢性阻塞性肺疾病、医院获得性肺炎、休克性肺炎、原发综合征、干酪性肺炎、呼吸衰竭、肺性脑病、ARDS的概念。

2. 咳嗽、咳痰、肺源性呼吸困难、胸痛、咯血的特点及护理措施。

3. 支气管哮喘常见的环境诱发因素、临床表现，控制急性发作、预防复发的措施，用药护理、健康指导；支气管扩张的临床表现、体位引流的护理；慢性阻塞性肺疾病临床表现、呼吸功能锻炼和氧疗的护理；慢性肺源性心脏病病因与发病机制、肺心功能代偿期与失代偿期表现、用药护理；肺炎球菌肺炎临床表现、抗感染治疗、休克性肺炎的治疗与护理；肺结核的病因和发病机制、临床类型及表现、痰结核分枝杆菌检查、结核菌素试验、X线检查、抗结核化学药物治疗、健康指导；呼吸衰竭分型、发病机制、临床表现、病情观察、给氧及用药护理；ARDS临床特征，纠正缺氧、机械通气、消除肺水肿的措施。

4. 血气分析标本采集的方法；纤维支气管镜检查、胸腔穿刺术的配合与护理。

呼吸系统与外界直接相通，易受大气污染、烟尘等理化因素和生物因素的影响，使呼吸系统疾病成为临床上的常见病和多发病，病死率高。据2009年我国卫生部统计显示，呼吸系统疾病（不包括肺癌）在城市（10.54%）及农村（14.98%）人口的死亡原因中均居第四位。呼吸系统疾病最常见的病因为感染和理化刺激，其次为变态反应、遗传及免疫缺陷、肿瘤等。对呼吸系统疾病病人应加强症状护理，促进排痰、保持呼吸道通畅，合理给氧，重视心理护理、饮食护理及健康指导，应针对病人生理、心理实施整体护理。

第一节　呼吸系统的解剖结构和生理功能

一、呼吸系统的解剖结构

呼吸系统由呼吸道、肺和胸膜组成。

（一）呼吸道

呼吸道是气体进出肺的通道，由鼻、咽、喉、气管和支气管组成。以环状软骨为界，分为上、下呼吸道。喉以上为上呼吸道，其主要功能是对吸入的气体进行过滤、保湿和加温。气管、支气管为下呼吸道。气管在隆突处（位于胸骨角）分为左右两主支气管，左支气管相对较细长且趋于水平，右支气管较左支气管粗、短而陡直，因此，异物吸入更易进入右肺。左右支气管在肺门处分为肺叶支气管，进入肺叶，进一步分为肺段支气管、小支气管、细支气管及呼吸性细支气管。从气管到呼吸性细支气管，分支数目逐渐增加，气道直径越来越小，使气流在运行过程中流速逐渐减慢。临床上将直径小于2mm的细支气管和终末细支气管称为小气道。由于小气道管壁无软骨支持、阻力小、气体流速慢、易阻塞，是呼吸系统的常见病变部位。

（二）肺

肺位于胸腔内纵隔的两侧，左、右各一个。左肺分上、下二叶，右肺有上、中、下三叶。每肺叶按支气管分为肺段。右肺共分为十个肺段，左肺分为八个肺段。肺部炎症或肺不张常呈叶段分布。肺泡是气体交换的场所。肺泡周围有丰富的毛细血管网，有利于气体交换。

（三）胸膜

胸膜分为脏层、壁层，脏层紧贴在肺表面，壁层衬于胸壁内面。由脏层胸膜和壁层胸膜构成的密闭潜在腔隙，称为胸膜腔。正常胸膜腔内为负压，仅有少量浆液将两层胸膜黏附在一起，有润滑作用。壁层胸膜有感觉神经分布，病变累及胸膜时可引起胸痛。

二、呼吸系统的生理功能

（一）肺的呼吸功能

肺具有通气和换气功能。

1. 肺通气 是指外环境与肺之间的气体交换，通过呼吸肌运动引起胸腔容积改变，使气体有效地进入或排出肺泡。临床上常用下列指标来衡量肺的通气功能。

(1) 每分钟通气量（MV 或 VE）：是指静息状态下，每分钟进入或排出呼吸器官的总气量。MV= 潮气量（VT）× 呼吸频率（f）。

(2) 肺泡通气量（VA）：指在吸气时进入肺泡进行气体交换的气量，又称有效通气量。VA=（VT- 生理死腔量 VD）× f，它是维持正常动脉血二氧化碳分压（$PaCO_2$）的基本条件。若代谢情况不变，VA 上升时，$PaCO_2$ 下降；VA 下降时，$PaCO_2$ 升高。在机械通气时，常采取慢而深的呼吸形式，有利于保持 VA，使 $PaCO_2$ 下降。

(3) 最大通气量（MMV）：指受试者以最快的速度和尽可能深的幅度进行呼吸时所测得的每分钟通气量。一般测试者作最深最快的呼吸 15 秒，将所测值乘以 4 即可。MMV 代表单位时间内呼吸器官发挥最大潜力后所能达到的通气，反映了机体的通气储备能力。以通气贮备百分比表示：(MMV–MV)/MMV × 100%，正常值 >93%。

2. 肺换气 主要通过呼吸膜以弥散的方式进行，气体在肺泡与血液之间的分压差是气体交换的主要动力。影响气体弥散的因素取决于呼吸膜两侧的气体分压差、气体溶解度和气体分子量、通气 / 血流比例，以及肺泡膜的弥散面积和速度等。

（二）呼吸系统的防御功能

呼吸系统具有防止有害物质入侵的功能。上呼吸道通过加温、湿化和过滤作用，调节和净化吸入的空气；呼吸道黏膜和黏液纤毛运载系统，参与空气净化和清除异物；咳嗽反射、喷嚏和支气管收缩等反射性防御功能可避免异物吸入；肺泡巨噬细胞为主的防御力量，对各种吸入性尘粒、微生物等有吞噬或中和解毒作用；呼吸道分泌的免疫球蛋白（IgA、IgM 等）、溶菌酶等在抵御呼吸道感染方面起着重要作用。

第二节 呼吸系统疾病病人常见症状、体征及护理

呼吸系统疾病的常见症状、体征有：咳嗽与咳痰、肺源性呼吸困难、咯血和胸痛。

一、咳嗽与咳痰

咳嗽(cough)是人体的一种保护性反射动作,借咳嗽反射可将外界侵入呼吸道的异物和呼吸道内分泌物排出体外,具有重要的呼吸道局部防御作用。但长期剧烈、频繁的咳嗽对机体不利则为病理现象。咳痰(expectoration)是借助咳嗽动作将呼吸道内病理性分泌物排出口腔的现象,咳嗽与咳痰两者可同时出现,也可仅有咳嗽。咳嗽伴有痰液称为湿性咳嗽,咳嗽无痰称为干性咳嗽。引起咳嗽与咳痰的常见病因有:①呼吸道疾病:呼吸道刺激性气体(冷、热空气、氯、溴、酸、氨)的吸入、异物、炎症、出血、肿瘤等刺激,均可引起咳嗽,其中以细菌和病毒感染最多见。②胸膜疾病:各种胸膜炎或胸膜受到刺激(气胸、胸腔穿刺)时可出现咳嗽。③心血管疾病:各种原因所致左心功能不全引起肺淤血、肺水肿,或来自体循环静脉栓子引起肺栓塞时,肺泡及支气管内漏出或渗出物刺激支气管黏膜,引起咳嗽。④神经因素:位于喉、气管及支气管黏膜的感受器,在各种原因刺激下,冲动由迷走神经、舌咽神经和三叉神经的感觉纤维传入延髓咳嗽中枢,传出冲动经喉下神经、膈神经与脊神经分别传到咽肌、膈与其他呼吸肌,引起咳嗽动作。

咳嗽的性质、音色、时间与节律、痰液性状等随病因不同而异。干性或刺激性咳嗽多见于急性上呼吸道炎症和急性支气管炎症初期、气管异物、胸膜炎、支气管肿瘤等;湿性咳嗽常见于慢性支气管炎、支气管扩张、肺脓肿和空洞型肺结核等;突然发作性咳嗽,多见于刺激性气体所致的急性上呼吸道炎症及气管、支气管异物;长期反复发作的慢性咳嗽、清晨或夜间变动体位时咳嗽加剧,多见于慢性呼吸系统疾病;夜间咳嗽加剧多见于左心衰竭、肺淤血;犬吠样咳嗽见于会厌、喉部疾患和气管受压或异物;金属音调咳嗽见于纵隔肿瘤、主动脉瘤、支气管肺癌等肿瘤压迫气管;咳嗽声音嘶哑见于声带炎、喉炎、喉结核、喉癌和喉返神经麻痹等。痰的性状分黏液性、浆液性、脓性、黏液脓性、血性等。铁锈色痰见于肺炎球菌肺炎;粉红色泡沫痰提示急性左心衰;砖红色胶冻痰见于克雷伯杆菌肺炎等。急性炎症时痰量少;而支气管扩张、肺脓肿痰量多,且静置后分四层:自上而下依次为泡沫层、脓性黏液层、混浊黏液层、坏死组织沉淀层;痰有恶臭提示厌氧菌感染。可有发热、胸痛、呼吸困难、咯血等伴随症状。

【护理评估】

1. 健康史 应注意询问咳嗽病程的长短和起病情况,咳嗽的性质、节律、音色及发生时间,如询问是干性咳嗽还是湿性咳嗽;咳嗽发作的时间规律,是突然发作的咳嗽还是长期反复发作的慢性咳嗽,是清晨咳嗽还是夜间睡眠时咳嗽;咳嗽的音色是金属音调还是嘶哑性,是犬吠样咳还是低微或无力性咳;同时还应询问咳痰的性质和量,是黄脓痰、草绿色痰、粉红色痰还是铁锈色痰等。有无伴随症状如发热、胸痛、呼吸困难等。了解治疗及用药情况。既往有无支气管炎、肺结核、支气管扩张、胸膜炎等疾病史。家族中有无类似的疾病史。病人有无吸烟史、过敏史,职业及工作环境。病人的精神状态,有无烦躁不安、失眠、注意力不集中、焦虑、抑郁等心理反应。

2. 护理体检 评估病人意识状态、生命体征及改变的情况。有无急性病容,呼吸困难,口唇、肢端发绀,杵状指(趾),三凹征等。有无桶状胸,肺部听诊有无异常呼吸音、湿啰音、哮鸣音等。

3. 实验室及其他检查 检查痰液(痰涂片,痰脱落细胞、痰培养及药敏试验)、血常规(有无白细胞总数及中性粒细胞升高)、X 线胸片、肺功能测定有利于诊断和指导治疗。

【护理诊断及医护合作性问题】

1. 清理呼吸道无效 与咳嗽咳痰、痰液黏稠、胸痛、咳嗽无力有关。

2. 有窒息的危险 与呼吸道分泌物增多、黏稠阻塞大气道，意识障碍有关。

3. 焦虑 与剧烈咳嗽咳痰影响休息和睡眠及疾病迁延不愈影响工作及自理能力有关。

【护理目标】

1. 病人能保持呼吸道通畅，呼吸道分泌物减少或清除。

2. 病人能正确掌握排痰方法，并积极配合进行排痰，未发生窒息。

3. 病人焦虑程度减轻或消失。

【护理措施】

1. 一般护理

(1) 环境：保持环境的舒适、整洁，室内空气新鲜、流通，避免尘埃和烟雾刺激。维持适宜的室温（18~20℃）和湿度（50%~60%），注意保暖，避免受凉。

(2) 休息、体位：剧烈咳嗽与咳痰应卧床休息，协助病人采取屈膝侧卧位、半坐位或坐位，并不断改变体位有利于痰液排出，但应注意让脊柱尽量挺直，以利肺部扩张。

(3) 饮食：对于慢性咳嗽咳痰者，给予高热量、高蛋白、高维生素、清淡饮食，以增强抗病能力，延缓疾病进程。足够的水分有利于痰液稀释和排出，可保证呼吸道黏膜的湿润和病变黏膜的修复，如病人情况允许，饮水宜在每天 1.5L 以上。注意保持口腔的清洁卫生。

2. 病情观察 密切观察咳嗽、咳痰情况，详细记录痰液的颜色、量与性质；正确采取痰液标本并及时送实验室检查，为诊断和治疗提供可靠的依据。观察病人体力情况，判断其能否有效咳嗽及将痰液咳出；对意识障碍、痰量较多且排痰无力者，应警惕窒息的发生。

3. 促进痰液排泄

(1) 深呼吸和有效咳嗽：适用于神志清醒能咳嗽的病人。其方法为让病人坐位或立位，身体稍前倾，先行数次深而缓慢的腹式呼吸，于深吸气末屏气几秒钟，继而咳嗽 2~3 次，使痰到咽部附近，再用力咳嗽将痰排出，用力咳嗽时收缩腹肌，腹壁回缩。或用自己的手按压上腹部，帮助咳痰。进行有效咳嗽时，必须保证呼吸道的通畅，以防止肺不张等并发症的发生。注意经常变换体位有利于痰液咳出。

对于胸部有伤口的病人，应采取相应措施，避免或减轻因咳嗽而加重伤口的疼痛。可用双手或枕头轻压伤口的两侧，起固定或扶持作用，在咳嗽时加压以抵消或抵抗咳嗽引起的伤口局部的牵拉和疼痛。对伤口疼痛明显者，可遵医嘱服用止痛剂 30 分钟后进行深呼吸和有效咳嗽，以减轻疼痛。

(2) 胸部叩击与胸壁震荡：适用于久病体弱、长期卧床、排痰无力的病人。①操作前准备：让病人了解操作的意义、过程及注意事项以配合治疗；监测生命体征并进行肺部听诊，以明确痰鸣音或湿啰音的部位和性质；宜用薄层薄布保护胸廓部位，避免直接叩击引起皮肤发红。②叩击时应避开乳房和心脏，勿在骨突部位（如脊柱、肩胛骨、胸骨）进行；避开拉链、纽扣等硬物。③操作手法：胸部叩击法为病人取侧卧位，操作者手指和拇指并拢，手背隆起，指关节微屈，以手腕力量，从肺底由下向上、由外向内叩拍胸壁，振动气道，边叩边鼓励病人咳嗽，以促进痰液排出，每侧肺叶反复叩击 1~3 分钟。或者指导病人双侧前臂屈曲，双手掌置于锁骨下，咳嗽时用前臂同时叩击前胸及患侧胸壁，振动气管分泌物，以增加咳嗽排痰效率。胸壁震荡法：操作者双手掌重叠并将手掌置于欲引流的胸廓部位，吸气时手掌放开（随胸廓扩张慢慢抬起，不施加任何压力），从吸气最高点开始，在整个呼气期手掌紧贴胸壁，施加一定压力并作轻柔的上下抖动，震荡病人胸壁5~7次，每一部位重复3~4个呼吸周期。震荡法只在呼气期进行，且紧跟叩击后进行。④操作的时间、力度和病情观察：每次叩击和（或）震荡的时间以5~15分钟为宜，应安排在餐后2小时至餐前30分钟完成，避免发生治疗中呕吐。操作时要注意观察病人的反应，操作的力度适中，以病人不感到疼痛为宜。⑤操作后护理：询问病人感受，观察痰液情况，复查生命体征，肺部呼吸音及啰音变化。协助做好口腔护理，祛除痰液气味。

(3) 体位引流：是利用重力的作用使肺、支气管内分泌物排出体外，适用于支气管扩张、肺脓肿等痰液较多且排出不畅的病人。严重的心血管疾患如高血压、心功能Ⅲ~Ⅳ级、肺水肿、近期有大咯血的病人禁忌体位引流。具体方法见本章第五节“支气管扩张病人的护理”相关内容。

(4) 湿化呼吸道：其目的是湿化气道，稀释痰液，适用于痰液黏稠不易咳出者。有超声雾化吸入法和蒸汽吸入法。常用的湿化剂有低渗盐水（0.45%，较常用）、生理盐水、蒸馏水。临床上常在雾化液中加入一些药物如痰溶解剂、抗生素、平喘药等，其排痰、消炎、平喘的效果更佳。湿化气道时应注意：①防止窒息：干稠分泌物湿化后膨胀易阻塞气管，应帮助病人翻身、拍背，及时排痰，尤其是年老体弱、无力咳嗽者。②控制湿化温度：一般应控制湿化温度在35~37℃。温度过低则可能诱发哮喘、寒战反应；温度过高可引起呼吸道灼伤。③避免过度湿化：湿化时间不宜过长，一般以10~20分钟为宜。药液量也不宜过多。过度湿化可引起黏膜水肿、气道狭窄，甚至诱发支气管痉挛；也可导致体内水潴留，加重心脏负荷。④防止感染：严格无菌操作，定期进行湿化装置及病房环境的消毒，加强口腔护理。

(5) 机械吸痰：适用于意识不清或分泌物量多黏稠而无力咳出、咳嗽反射减弱或消失的病人。可经病人的口、鼻腔、气管插管或气管切开处进行吸痰，每次吸引的时间不超过15秒，两次抽吸间隔时间一般在3分钟以上，为防止吸痰引起低氧血症，应在吸痰前后适当提高吸入氧的浓度。

4. 用药护理　遵医嘱使用抗生素、止咳、祛痰药，观察药物的疗效和副作用。

5. 预防窒息发生　密切观察病人病情变化，评估病人的神志、呼吸、发绀、咳嗽、咳痰、痰液性质和量等情况，及时发现和正确判断病人有无窒息的发生。如病人出现烦躁不安、神志不清、面色明显苍白或发绀、出冷汗、呼吸急促、咽喉部明显痰鸣音，应考虑发生窒息，及时做好抢救准备，如机械吸痰、气管插管或气管切开等。

6. 心理护理　帮助病人熟悉、适应医院环境，消除陌生感、紧张感。向病人介绍咳嗽、咳痰的病因、诱因及防治方法，缓解症状，帮助其树立战胜疾病的信心，避免焦虑等不良情绪发生。认真倾听病人诉说，对病人产生的焦虑情绪表示理解，帮助病人认识焦虑的原因及危害性，以便采取有效的应对技巧，如参加娱乐活动分散注意力以减轻焦虑症状。

【护理评价】

病人是否痰液变稀、痰量减少，能否有效咳嗽咳痰；气道是否保持通畅，呼吸平稳，有无窒息征象；是否能运用有效的应对技巧维持情绪稳定，积极配合治疗和护理。

二、肺源性呼吸困难

肺源性呼吸困难（pulmonary dyspnea）是由于呼吸系统疾病引起的病人主观上感觉空气不足，呼吸费力，客观上表现用力呼吸，张口抬肩，并伴有呼吸频率、深度与节律的异常。是由于呼吸系统疾病引起的通气、换气功能障碍，导致缺氧和二氧化碳潴留所致。临床上分三种类型:①吸气性呼吸困难:由于气管、大气管阻塞、狭窄引起。特点是吸气时呼吸困难,剧者呈三凹征,常伴高调的吸气性哮鸣音,多见于喉、气管、大气管的炎症、水肿、痉挛、异物、肿瘤及喉上神经、喉返神经麻痹等。②呼气性呼吸困难:由于小支气管痉挛、狭窄及肺弹性减低引起。特点是呼气时困难伴有哮鸣音。多见于支气管哮喘、喘息型慢性支气管炎、慢性阻塞性肺气肿等。③混合性呼吸困难:由于肺广泛病变影响换气功能所致。特点是吸气及呼气均困难,呼吸浅而快、异常呼吸音,常见于重症肺炎、大片肺不张、大面积肺梗死、大量胸腔积液或气胸等。根据呼吸困难与活动关系,判断呼吸困难的严重程度:中度以上体力活动引起的呼吸困难为轻度,轻度体力活动所致的呼吸困难为中度,休息时也有呼吸困难为重度。

【护理评估】

1. 健康史　详细询问呼吸困难发生的缓急和进展程度,是突然发生还是逐渐加重,呼吸困难的发生与时间、运动、环境、气候、季节的关系。了解呼吸困难发生是否伴有发热、胸痛、咳嗽、咳痰、意识障碍等。治疗及用药情况,如使用支气管舒张剂后,呼吸困难是否缓解。评估病人既往健康状况以及有无类似症状。病人的生活规律和生活习惯、工作种类和工作环境等。有无焦虑、抑郁、恐惧等心理反应。

2. 护理体检　观察病人的神志变化、面容与表情。观察呼吸的频率、节律和深度。密切注意胸部体征,有无辅助呼吸肌参与呼吸运动、"三凹征",呼吸音有无异常等。

3. 实验室及其他检查　动脉血气分析可判断缺氧和二氧化碳潴留的程度。血常规检查、X 线胸片、CT、胸部超声波检查了解有无炎症、结核、气胸等。肺功能测定了解肺功能的基本状况。

【护理诊断及医护合作性问题】

1. 气体交换受损　与肺部病变导致有效呼吸面积减少,支气管平滑肌痉挛和分泌物增多导致气道狭窄或肺气肿导致换气功能障碍有关。

2. 活动无耐力　与缺氧、二氧化碳潴留、胸闷有关。

3. 睡眠型态紊乱　与呼吸困难影响病人睡眠有关。

【护理目标】

1. 病人呼吸道通畅,呼吸困难减轻。

2. 病人缺氧、二氧化碳潴留症状减轻,活动耐力增加。

3. 病人睡眠充足。

【护理措施】

1. 一般护理

(1) 环境:保持环境的安静、舒适、空气新鲜、流通,适宜的温湿度,避免刺激性气体。哮喘病人室内避免过敏原,如尘螨、花粉等。

(2) 休息与体位:休息能缓解呼吸困难症状,有利于身心恢复。严重呼吸困难病人应尽量减少活动和不必要的谈话,以减少耗氧量;病人宜采取身体前倾坐位或半卧位,必要时可抬高床头,靠背垫或设置跨床小桌等,以利于病人休息,减轻呼吸困难。待症状缓解,可适当增加每日活动量,加强呼吸功能训练,注意劳逸结合,逐渐恢复活动耐力。

(3) 饮食:宜进食高蛋白、高热量、高维生素易消化食物。避免刺激性强,易产气的食物,防止腹胀、便秘影响呼吸。对于张口呼吸、痰液黏稠的病人,应补充足够水分,若无心、肾疾患,每日摄水量应在 1.5~2L,以利于痰液稀释和排出,并注意口腔卫生,每日清洁口腔 2~3 次。

2. 病情观察　监测呼吸频率、节律和深度，观察呼吸道是否通畅，口唇、颜面和甲床颜色，监测血气分析，判断缺氧程度。

知识链接

呼吸困难的程度评估

分度	呼吸困难程度	日常生活活动能力水平
Ⅰ度	日常活动无不适，中、重体力活动时出现气促	正常，无气促
Ⅱ度	平地行走无气促，登高或上楼时出现气促	满意，有轻度气促，但日常生活可自理，不需要帮助或中间停顿
Ⅲ度	与同龄健康人以同等速度行走时呼吸困难	尚可，有中度气促，日常生活可自理但必须停下来喘气，费时、费力
Ⅳ度	以自己的步速平地行走100m或数分钟即有呼吸困难	差，有显著呼吸困难，日常生活自理能力下降，需要帮助
Ⅴ度	洗脸、穿衣，甚至休息时也有呼吸困难	日常生活不能自理，完全需要帮助

3. 保持呼吸道通畅　教会病人掌握有效的呼吸技巧，可嘱病人做慢而深的呼吸，以增加肺呼吸功能，缓解症状。指导病人有效的排痰方法，以保持呼吸道通畅，增加肺泡通气量。

4. 氧疗和机械通气　氧气疗法是纠正缺氧，缓解呼吸困难的一种最有效的治疗手段。严重缺氧而无二氧化碳潴留者，可用面罩短时间内间歇高浓度（>50%）、高流量（4~6L/min）给氧；缺氧伴有二氧化碳潴留者，可用鼻导管或鼻塞法低浓度（24%~28%）、低流量（1~2L/min）给氧。应向病人说明氧疗或机械通气的重要性、注意事项和正确使用方法，以得到病人理解和积极配合。氧疗过程中应专人负责监护，密切观察疗效，根据动脉血气分析结果及时调整吸氧浓度和流量，防止发生氧中毒和二氧化碳麻醉；注意保持吸入氧气的湿化，以免干燥的氧气对呼吸道刺激及气道黏液栓的形成；给氧面罩、导管、气管导管等应定时更换消毒，防止交叉感染。慢性病人应教会病人合理家庭氧疗。

5. 改善睡眠　给病人提供促进睡眠的措施，如安静的环境、适宜的温度、舒适的体位等；教会病人放松技术，如听轻音乐、睡前喝热牛奶、温水泡脚、背部按摩、全身肌肉放松等。帮助病人寻找影响睡眠的因素，以采取有效的应对措施。因焦虑导致失眠者，应帮助病人认识不良心理会加重病情，需做好病人的心理疏导，减轻焦虑。对呼吸困难影响睡眠者，应采取相应措施缓解呼吸困难，如指导病人进行缓慢而深的呼吸，遵医嘱给予支气管舒张剂，以缓解支气管痉挛，减轻呼吸困难。必要时遵医嘱使用镇静催眠剂，以帮助病人入睡，但须注意呼吸衰竭者慎用，伴有二氧化碳潴留者在改善通气之前禁用。

6. 用药护理　遵医嘱应用支气管舒张药、抗生素、呼吸兴奋剂等，观察药物的疗效和副作用。

7. 心理护理　呼吸困难可引起病人烦躁不安、恐惧甚至濒死感，加重呼吸困难。医护人员应倾听病人诉说，给予病人心理安慰和疏导，消除病人紧张不安的情绪，给病人充分解释疾病治疗方法及疗效，帮助病人树立治疗信心，积极配合治疗。

【护理评价】

病人呼吸是否平稳，发绀有无减轻，能否平卧或减小床头抬高角度；动脉血气分析结果是否正常，活动耐力有无增强，生活能否自理；能否叙述促进睡眠的有效方法，休息后精神状态如何。

三、咯血

咯血（hemoptysis）指喉及喉以下的呼吸道或肺组织出血经咳嗽由口排出。咯血的病因主要有：支气管疾病如支气管扩张、支气管肺癌等；肺部疾病如肺结核、肺炎、肺脓肿等；心血管疾病如风心病二尖瓣狭窄、左心衰竭；其次为某些急性传染病、血液病、风湿病引起的咯血。青壮年咯血多见于肺结核、支气管扩张、二尖瓣狭窄；40岁以上有长期吸烟者应高度警惕支气管肺癌。根据咯血量的多少，可分为痰中带血、小量、中等量、大量咯血。24小时咯血量在100ml以内为小量咯血；100~500ml为中等量咯血；在500ml以上，或一次咯血量达300ml以上，或不论咯血量多少只要出现窒息者均为大咯血。大咯血时血液自口鼻涌出，常可阻塞呼吸道，导致窒息死亡。

【护理评估】

1. 健康史　询问咯血病程长短、起病情况，是突然发生还是逐渐加重；病人的年龄；评估咯血量、颜色、性状；评估呼吸道是否通畅，有无情绪紧张、面色苍白、大汗淋漓、烦躁不安、咯血不畅等窒息先兆表现；如病人突然表情恐怖、胸闷气促、张口瞪目、双手乱抓、大汗淋漓、唇指发绀、甚至意识丧失等，提示窒息已经发生。还应评估有无发热、胸痛、脓痰、黄疸、皮肤黏膜出血等伴随症状。治疗及用药情况。既往有无结核、支气管扩张、风心病等病史。家族中有无类似疾病史。病人个人生活习惯和嗜好、工作种类和环境，有无吸烟史等。是否因咯血使病人产生紧张、恐惧或悲观等心理负担。

2. 护理体检　评估病人的生命体征、神志、尿量、面容及周围循环状况，观察有无面色苍白、脉搏细数、血压下降、尿量减少、神志改变等失血性休克的表现。评估呼吸频率、节律和深度，两侧肺部呼吸音有无改变；大咯血时应注意观察病人有无窒息表现。

3. 实验室及其他检查　血常规检查、血小板计数、出凝血时间测定、痰液检查、胸部X线检查、CT、MRI、支气管镜及支气管造影术等有助于明确诊断。

【护理诊断及医护合作性问题】

1. 有窒息的危险　与咯血导致气道阻塞有关。

2. 焦虑　与大咯血或反复咯血不止有关。

【护理目标】

1. 病人咯血减轻或咯血停止，呼吸平稳，未发生窒息。

2. 病人情绪稳定。

【护理措施】

1. 一般护理

(1) 休息：小量咯血者应卧床休息，保持安静，避免紧张，不需要特殊处理即可好转。中等以上咯血者需绝对卧床休息，保持环境安静，避免强烈光线、噪音、灰尘、寒冷空气的刺激。尽量减少搬动，取平卧位或患侧卧位，头偏向一侧，有利于减少出血，保持呼吸道通畅，并有利于健侧肺的气体交换，防止病灶播散。休息期间，尽量减少探视和不必要的谈话。

(2) 饮食：大量咯血者应暂禁食，小量咯血者宜进少量凉或温的流质饮食，避免食过热、辛辣及刺激性食物，如浓茶、咖啡等，戒酒，鼓励病人多饮水，多食含纤维素食物，以保持大便通畅，避免因排便用力腹压增大而引起再度咯血。

2. 病情观察 观察病人咯血的量、颜色、性质及出血速度，监测血压、脉搏、呼吸、心率、瞳孔、神志变化。密切观察有无情绪紧张、面色苍白、大汗淋漓、烦躁不安、咯血不畅等窒息先兆表现，应备好急救用品，以便及时抢救，解除呼吸道阻塞。

3. 止血 胸部置冰袋，遵医嘱使用垂体后叶素等止血剂止血。大量咯血不止者，可经纤维支气管镜局部注射凝血酶或放置 Fogarty 导管行气囊压迫止血，必要时，行支气管肺动脉栓塞术或紧急外科手术。

4. 保持呼吸道通畅 嘱病人轻轻将气管内存留的积血咳出。向病人强调，咯血时绝对不能屏气以免诱发喉头痉挛，血液引流不畅形成血块，造成呼吸道阻塞发生窒息。咯血量多时应密切观察有无窒息发生，一旦出现窒息表现，应立即置病人于头低足高位，轻拍背部，迅速排出气道和咽部的血块，并尽快用吸引器吸出或用手指裹上纱布清除口、咽、喉、鼻部血块，必要时行气管插管或气管切开，以解除呼吸道梗阻。梗阻解除后，若病人自主呼吸未恢复，应行人工呼吸，高流量吸氧或遵医嘱应用呼吸兴奋剂，同时仍需密切观察病情变化，警惕窒息再发生。

5. 用药护理 遵医嘱应用止血药、镇静止咳药、抗感染药等。咯血量大的病人可遵医嘱使用垂体后叶素 5~10U 加入 10% 葡萄糖液 40ml 中缓慢静脉推注，或继用 10~20U 加入 10% 葡萄糖液 250ml 静脉滴注。该药能引起子宫肠管平滑肌收缩和冠状动脉收缩，故对高血压、冠心病及孕妇忌用。注射过快可引起恶心、便意、心悸、面色苍白等不良反应，使用过程中须密切注意。对烦躁不安病人常应用镇静剂如地西泮 5~10mg，肌注或 10% 水合氯醛 10~15ml 保留灌肠，禁用吗啡、哌替啶，以免抑制呼吸。大咯血伴剧烈咳嗽时常用可待因口服或皮下注射，年老体弱，肺功能不全者慎用。

6. 补充血容量 出血量大者遵医嘱酌情给予输血、补充血容量。

7. 保持口腔清洁 及时为病人漱口，擦净血迹，防止因口腔异味的刺激，引起再度咯血。

8. 心理护理 护士应守护床旁并安慰病人，向病人解释咯血的病因和诱因，说明心情放松有利于止血，解除病人思想顾虑，消除病人紧张情绪，使之有安全感和信任感。

【护理评价】

病人咯血是否停止，有无窒息征象；是否情绪稳定，积极配合治疗。

四、胸痛

胸痛（chest pain）是由于胸内脏器或胸壁组织病变引起的胸部疼痛。少数其他部位的疾病亦可引起胸痛。其疼痛范围和程度不一定与病变部位和程度相一致。病因主要有：胸壁病变如胸壁外伤、胸肌劳损、带状疱疹等；胸内脏器疾病如肺炎、肺结核、肺癌、胸膜炎、气胸、心血管疾病（心绞痛、心肌梗死、心包炎等）、纵隔和食管疾病（纵隔肿瘤、食管炎、食管癌等）等；神经精神性胸痛如肋间神经痛、其他脏器病变产生放射性牵涉痛等。胸痛有以下临床特点：①疼痛的部位：胸壁疾病疼痛部位局限且多有压痛；肺与胸膜病变一般为单侧胸痛；心绞痛和心肌梗死的疼痛常位于胸骨后或心前区，并向左肩、左上肢放射。②疼痛的性质：心绞痛和心肌梗死为压榨、窒息样疼痛；肺梗死、气胸为患侧的刺痛或绞痛；肋间神经痛呈阵发性灼痛或刺痛；食管炎常见灼痛或灼热感。③疼痛的影响因素：大叶性肺炎、胸膜炎、自发性气胸因深呼吸、咳嗽疼痛加剧；心绞痛常在活动或情绪激动时诱发，休息或含服硝酸甘油缓解；胸壁疼痛在深呼吸、举臂、咳嗽时加剧；纵隔及食管疾病在吞咽时加剧。

【护理评估】

1. 健康史　评估病人胸痛的起病情况，是突发性、持续性，还是间歇性疼痛。疼痛的部位、性质与强度，是隐痛、钝痛、刺痛，还是压榨样疼痛，有无放射痛。疼痛的发生与呼吸、咳嗽、运动、情绪、体位的变化有无关系，有无伴随症状。治疗及用药情况。询问既往健康状况，家族中有无类似疾病史。病人的生活规律、饮食习惯及嗜好。了解病人工作、学习、家庭、婚姻、经济等方面的压力及心理反应。

2. 护理体检　评估病人疼痛的部位及放射部位。了解病人的全身状况，有无发热、呼吸困难、发绀、休克等表现。

3. 实验室及其他检查　检查血常规、X 线胸片、心电图以明确诊断。

【护理诊断及医护合作性问题】

1. 疼痛：胸痛　与胸内脏器或胸壁组织病变有关。

2. 焦虑　与疼痛有关。

【护理目标】

1. 病人胸痛减轻或消失。

2. 病人情绪稳定。

【护理措施】

1. 一般护理

(1) 休息：创造良好的休息环境，保证病人安静休息。

(2) 体位：采取舒适的体位如半坐卧位、坐位，以防止疼痛加重。如大量胸腔积液，胸膜炎病人常取患侧卧位，减少局部胸壁与肺的活动度，缓解疼痛，并有利于健侧代偿性呼吸。

2. 缓解疼痛　如因胸部活动引起剧烈疼痛者，可在呼气末用 15cm 宽胶布固定患侧胸廓(胶布长度超过前后正中线)，以降低呼吸幅度，达到缓解疼痛的目的。亦可采取局部湿热敷、冷湿敷或肋间神经封闭疗法止痛。当病人因剧烈的胸痛或持续性隐痛影响休息或出现呼吸困难，或因癌症引起的胸痛，可遵医嘱使用镇痛剂和镇静剂。指导病人学会自我放松的技巧，如缓慢的深呼吸，听音乐、看书报等，以分散注意力，减轻疼痛。

3. 解除不安情绪　及时向病人说明胸痛的原因及医护措施，以取得病人信任，保持稳定情绪，注意休息，配合治疗。

【护理评价】

病人胸痛是否缓解或消失；情绪是否稳定。

第三节　急性上呼吸道感染病人的护理

案例分析

王某，男性，20 岁。发热、鼻塞、流涕、咽痛伴轻度声音嘶哑 2 天就诊。病前有淋雨受凉史。体检：体温 39.2℃，咽部充血，扁桃体充血、肿大，肺部听诊正常。临床诊断：急性上呼吸道感染。请问：

(1) 该病人主要的护理诊断有哪些?

(2) 怎样对该病人进行健康指导?

急性上呼吸道感染(acute upper respiratory tract infection)是鼻、咽或喉部急性炎症的总

称，是呼吸道最常见的传染病。其发病无年龄、性别、职业和地区差异。病情较轻、病程较短，预后较好。但由于发病率高，具有一定的传染性，且影响生活劳动，有时还可引起严重的并发症，必须积极预防和治疗。本病全年均可发病，多为散发，以冬春季多见。

【病因与发病机制】

1. 病因　急性上呼吸道感染约有 70%~80% 由病毒引起。主要有流感病毒（甲、乙、丙）、副流感病毒、呼吸道合胞病毒、腺病毒、冠状病毒、鼻病毒、埃可病毒、柯萨奇病毒等。少数由细菌感染所致，可直接或继发于病毒感染之后发生，以溶血性链球菌为多见，其次为流感嗜血杆菌、肺炎链球菌和葡萄球菌等。

2. 诱因　受凉、淋雨、过度疲劳、醉酒等为常见诱发因素。

3. 发病机制　上述诱发因素使全身呼吸道局部防御功能降低时，原已存在于上呼吸道或从外界侵入的病毒或细菌可迅速繁殖，引起本病，尤其是老幼体弱或有慢性呼吸道疾病者更易罹患。

【临床表现】

（一）症状、体征

1. 普通感冒　又称急性鼻炎或上呼吸道卡他，俗称“伤风”。主要由鼻病毒引起，以鼻咽部卡他症状为主要表现。潜伏期短（1~3 天），起病较急，初期有咽干、咽痒，发病同时或数小时后，可有喷嚏、鼻塞、流清水样鼻涕，2~3 天后鼻涕变稠，可伴咽痛、流泪、声嘶、少量咳嗽等。一般无发热及全身症状，或仅有低热、轻度头痛。检查可见鼻腔黏膜充血、水肿、有分泌物、咽部轻度充血。如无并发症，一般经 5~7 天痊愈。

2. 病毒性咽炎和喉炎　病毒性咽炎临床特征为咽部发痒和灼烧感，咽痛不明显，体检咽部明显充血和水肿，颌下淋巴结肿大且触痛；常由鼻病毒、腺病毒、流感病毒、副流感病毒以及肠病毒、呼吸道合胞病毒引起，当有咽下疼痛时，常提示有链球菌感染。急性喉炎临床特征为声嘶、说话困难，咳嗽时疼痛，常伴有发热、咽痛或咳嗽，体检可见喉部水肿、充血，局部淋巴结轻度肿大和触痛，可闻及喘息声。多由流感病毒、副流感病毒及腺病毒引起。

3. 细菌性咽 - 扁桃体炎　多由溶血性链球菌引起，以咽、扁桃体炎症为主。起病急，咽痛明显，吞咽时加重，伴畏寒、发热、头痛、全身乏力，体温可达 39℃以上。咽部明显充血，扁桃体肿大、充血，表面有黄色点状渗出物，颌下淋巴结肿大、压痛。

（二）并发症

可并发急性鼻窦炎、中耳炎、气管 - 支气管炎。部分病人可继发风湿热、肾小球肾炎、心肌炎等。

知识链接

感冒后须防肾小球肾炎

急性肾炎多与上呼吸道的溶血性链球菌感染有关，所以感冒后若出现血尿、水肿（先发生在面部，特别以眼睑为主，活动后以下肢水肿为主）、血压升高，同时还出现头痛、恶心、呕吐、疲乏无力、食欲减退等症状，就可以诊断为急性肾炎。要及时应用抗生素治疗，解除其急性症状，否则若急性肾小球肾炎未能彻底控制，临床症状及尿蛋白持续存在 1 年以上，则会演变为慢性肾炎，故应尽早彻底治疗。

【实验室及其他检查】

1. 血象　病毒感染者，白细胞计数多为正常或偏低，淋巴细胞比例升高。细菌感染者，白细胞计数和中性粒细胞增多，有核左移现象。

2. 病原学检查　可用免疫荧光法、酶联免疫吸附检测法、血清学诊断和病毒分离鉴定等方法确定病毒的类型，区别病毒和细菌感染。细菌培养可判断细菌类型并做药物敏感试验以指导临床用药。

【治疗要点】

1. 对症治疗　病情较重、发热或年老体弱者应卧床休息，忌烟，多饮水，室内保持空气流通。如有发热、头痛，可选用解热止痛片如复方阿司匹林、去痛片等口服。咽痛可用消炎喉片含服，局部雾化治疗。鼻塞、流鼻涕可用1%麻黄素滴鼻。

2. 抗菌药物治疗　如有细菌感染，可选用适合的抗生素，如青霉素、红霉素、螺旋霉素、氧氟沙星。单纯的病毒感染一般可不用抗生素。

3. 抗病毒药物治疗　早期选用抗病毒药有一定效果。可选用利巴韦林、奥司他韦、吗啉胍和抗病毒的中成药。

【护理诊断及医护合作性问题】

1. 体温过高　与病毒、细菌感染有关。

2. 疼痛：头痛、咽痛、喉痛　与鼻、咽、喉部炎症有关。

3. 潜在并发症　鼻窦炎、中耳炎、气管-支气管炎、风湿热、肾炎、心肌炎。

4. 知识缺乏　缺乏疾病预防或保健知识。

【护理措施】

（一）一般护理

1. 休息　症状明显时嘱病人卧床休息，适当限制活动量，定时通风换气，保持室内空气新鲜，调节适宜的温度和湿度；症状轻者，适当活动，但不要过于劳累，应劳逸结合，注意保暖，提高抗病能力。

2. 饮食　给予清淡、易消化的流质或半流质饮食，选择高热量、高维生素、低脂肪食物，鼓励病人摄入足够的水、盐，以补充出汗等消耗，维持水、电解质平衡。

3. 口腔护理　发热的病人因唾液分泌减少，易引起口腔黏膜损害或口腔感染。应鼓励病人多饮水、多漱口，保持口腔湿润和舒适，以防止口腔黏膜损害或口腔感染。

（二）病情观察

注意疾病流行情况。加强病情观察，预防并发症。观察病人有无发热、头痛、流脓涕、鼻窦压痛等鼻窦炎表现；观察病人有无耳痛、耳鸣、听力减退、外耳道流脓等，以防中耳炎发生；观察病人有无咳嗽及程度、咳痰量及颜色等，以防气管-支气管炎发生。恢复期若出现眼睑水肿、腰痛、胸闷、心悸、关节痛等肾炎、心肌炎、关节炎等表现，应及时诊治。

（三）对症护理

1. 高热护理　每4小时测体温、脉搏、呼吸1次并记录，评估病人发热程度和热型。当病人体温超过39℃时，需进行物理降温，如头部冷敷、乙醇擦浴、冰袋置于大血管部位，4℃冷盐水灌肠等，必要时遵医嘱应用药物降温，并观察记录降温效果。出汗后要及时擦身，更换衣服和床单，保持皮肤清洁和干燥，注意保暖，防止受凉感冒。

2. 缓解不适　发热伴头痛、全身酸痛者，可遵医嘱服用阿司匹林、去痛片等解热镇痛药；咳嗽时给予镇咳药；鼻塞、流涕者可用1%麻黄素滴鼻；咽痛者用淡盐水漱口或含服消炎喉片。

（四）用药护理

应根据医嘱选用药物，并告知病人药物的作用、副作用和服药注意事项；应用解热镇痛药者注意避免大量出汗引起虚脱。

（五）心理护理

年轻人对疾病缺乏预防保健知识，不愿及时就诊，易导致病情延误使感染向下呼吸道蔓延，病情加重。应帮助病人了解疾病的相关知识，引起高度重视。病人常因发热、头痛、全身酸痛而烦躁，产生焦虑情绪，护士应经常和病人交流，给病人以心理安慰，去除不良心理反应。

【健康指导】

1. 生活指导　加强营养，积极开展体育锻炼，增强机体抵抗力，提高机体耐寒能力，预防上呼吸道感染。注意劳逸结合，生活有规律。

2. 疾病知识指导　指导病人及家属了解发病因素，避免受凉、淋雨、过度疲劳、醉酒等诱发因素。在感冒流行季节尽量少去公共场所，防止交叉感染。室内可用食醋加等量水稀释，关闭门窗加热熏蒸，每日 1 次，连续 3 天。必要时可用流感疫苗注射或鼻腔喷雾，也可用板蓝根、野菊花、桑叶等中草药熬汤服用。告知病人一旦出现并发症表现应及时就医。指导病人正确服药，注意不良反应发生。

第四节　急性气管 - 支气管炎病人的护理

案例分析

张某，女，25 岁。阵发性咳嗽 3 天，伴畏寒发热、胸背疼痛。查体：T 39.5℃，胸部听诊呼吸音增粗。胸部 X 线检查双肺纹理增强。临床诊断：急性支气管炎。请问：

（1）该病人的主要护理诊断有哪些？

（2）怎样对该病人进行护理？

急性气管 - 支气管炎（acute tracheobronchitis）是由病毒、细菌感染、物理、化学因素刺激或过敏反应等引起的急性气管 - 支气管黏膜的急性炎症。主要临床症状有咳嗽、咳痰，常见于寒冷季节及气候变化时，也可由急性上呼吸道感染迁延而致。

【病因与发病机制】

本病常在受凉、过度疲劳、上呼吸道防御能力低下的基础上，因病毒、细菌的直接感染或由急性上呼吸道感染蔓延而引起。感染的病毒在儿童以呼吸道合胞病毒或副流感病毒多见，成人则以腺病毒或流感病毒多见。常见感染细菌为流感嗜血杆菌、肺炎链球菌等。也可在病毒感染的基础上继发细菌感染。此外，过冷的空气、粉尘、刺激性的气体或烟雾、花粉、真菌孢子等吸入也可引起急性气管 - 支气管炎。

【临床表现】

（一）症状、体征

起病较急，常先有急性上呼吸道感染症状，如鼻塞、流涕、咽痛或咽部不适、干咳等。当炎症累及气管、支气管黏膜时，出现咳嗽、咳痰，2~3 天后咳嗽加重，痰量增多，痰由黏性转为黏液脓性，偶有痰中带血，晨起或晚睡时咳嗽阵发性加重，有时终日咳嗽，当伴有支气管痉挛时，可发生胸闷或喘息。全身症状一般较轻，可有发热，体温38℃左右，多于3~5天恢复正常，咳嗽和咳痰可延续2~3周才逐渐消失。体检：听诊两肺呼吸音粗糙，可在两肺听到散在干、湿性啰音，啰音的部位不固定，咳嗽后可以减轻或消失，偶闻哮鸣音。

（二）并发症

急性气管-支气管炎迁延不愈者可演变为慢性支气管炎。

【实验室及其他检查】

1. 血常规 白细胞计数和分类多无明显改变。细菌性感染较重时白细胞计数可增高。痰涂片或培养可发现致病菌。

2. X线胸片检查 大多数正常或肺纹理增粗。

【治疗要点】

1. 抗菌药物治疗 根据感染的病原体，病情轻重情况，可选用抗菌药物治疗。如青霉素、磺胺制剂（SMZ-TMP）、螺旋霉素、喹诺酮类（氧氟沙星、环丙沙星等）、头孢类抗生素等。轻者可口服，症状较重者可肌内注射或静脉给药。

2. 对症治疗 发热、头痛者选用解热镇痛药；咳嗽无痰者选用咳必清或可待因止咳；痰液黏稠不易咳出，可给予祛痰药或做雾化吸入；有支气管痉挛者，可用茶碱类、β_2受体激动剂等平喘。中药止咳、平喘亦有一定效果，可以选用。

【护理诊断及医护合作性问题】

1. 清理呼吸道无效 与支气管炎症、痰液黏稠有关。
2. 气体交换受损 与痰液阻塞气管和支气管痉挛有关。
3. 体温过高 与气管-支气管感染有关。

【护理措施】

（一）一般护理、病情观察、心理护理

见本章第三节“急性上呼吸道感染病人的护理”相关内容。

（二）对症护理

1. 咳嗽与咳痰 见本章第二节“咳嗽与咳痰”的护理相关内容。
2. 发热 见本章第三节“急性上呼吸道感染病人的护理”相关内容。

【健康指导】

见本章第三节“急性上呼吸道感染病人的护理”。

第五节 支气管扩张病人的护理

案例分析

男性，22岁，咳嗽、咳大量脓痰、反复咯血6年。近2天因受凉后出现发热，咳嗽加剧，痰液增多，混有少量血液，恶臭味。体检：T 39.5℃，P 102次/分，R 30次/分，BP 110/70mmHg。消瘦，表情紧张不安，呼吸急促。实验室检查：WBC13×10^9/L，N85%。胸部X线检查：左下肺野纹理紊乱呈蜂窝状改变，可见小的液平面。临床诊断：支气管扩张（左下肺）。请问：

（1）该病人如何进一步确诊？

（2）该病人最主要的护理诊断及护理措施。

支气管扩张(bronchiectasis)是指直径大于2mm中等大小的近端支气管由于管壁的肌肉和弹性组织破坏引起的异常扩张。主要表现为慢性咳嗽,咳大量脓性痰和(或)反复咯血。本病多发生于儿童和青年,随着免疫接种和抗生素的应用,本病的发病率明显降低。

【病因与发病机制】

1. 支气管-肺组织感染和支气管阻塞　婴幼儿百日咳、麻疹、支气管肺炎、肺结核是支气管-肺组织感染所致支气管扩张最常见的原因。由于儿童支气管较细,易阻塞,且管壁薄弱,反复感染破坏支气管壁各层组织,削弱了对管壁的支撑作用,在咳嗽时管腔内压增高,以及呼吸时胸腔内压的牵引,逐渐形成支气管扩张;感染使支气管黏膜充血、水肿,分泌物阻塞管腔,导致引流不畅而加重感染;肺结核纤维组织增生和收缩牵拉支气管内膜引起管腔狭窄、阻塞,均可导致支气管扩张。肿瘤、异物和感染可引起腔内阻塞,支气管周围肿大的淋巴结或肺癌的压迫也可阻塞支气管。支气管阻塞导致肺不张,由于失去了肺泡弹性组织的缓冲,胸腔负压直接牵拉支气管管壁,使支气管扩张。感染引起支气管阻塞,阻塞又加重感染,两者互为因果,促使支气管扩张的发生与发展。

2. 支气管先天发育缺损和遗传因素　支气管扩张也可能因先天性结缔组织异常、管壁薄弱所致,此类支气管扩张临床上罕见。

3. 其他　刺激性气体如氯气、芥子气等吸入引起支气管炎症和管腔阻塞;免疫功能低下如丙种球蛋白缺乏、低蛋白血症等易引起支气管炎症,最终形成支气管扩张。

【临床表现】

(一) 症状

1. 慢性咳嗽、大量脓痰　痰量与体位改变有关,如晨起或夜间卧床转动体位时咳嗽、咳痰增多。感染急性发作时,黄绿色脓痰量每日可达数百毫升。收集痰液静置后可分为4层:自上而下依次为泡沫层、脓性黏液层、混浊黏液层、坏死组织沉淀层。若有厌氧菌混合感染,则痰与呼气有臭味。

2. 反复咯血　50%~70%的病人有不同程度的咯血,可为痰中带血,系感染损伤支气管黏膜所致。咯血多者可达数百毫升,常为支气管动脉破裂所致。部分病人平时可无咳嗽或咯痰,唯一症状为反复咯血,临床上称为“干性支气管扩张”,常继发于肺结核所致的上叶病变。

3. 反复肺部感染　其特点是同一部位反复发生肺炎且迁延不愈。此因扩张的支气管清除分泌物的功能丧失,引流差,易于反复发生感染。感染时可出现发热、乏力、食欲减退、消瘦、贫血等全身中毒症状,对于儿童可影响其生长发育。

(二) 体征

早期支气管扩张可无明显体征,病情发展后可在肺下部听到局限性、固定性湿啰音,有时可闻及哮鸣音,部分慢性病人出现杵状指(趾)、消瘦、贫血。出现肺气肿、肺心病等并发症时有相应体征。

【实验室及其他检查】

1. 实验室检查　痰涂片或细菌培养可发现致病菌,继发急性感染时白细胞计数和中性粒细胞增多,可有轻度贫血。

2. 胸部X线、CT检查　早期无异常或仅见肺纹理增粗。支气管柱状扩张典型的X线表现是轨道征,系增厚的支气管壁影;囊状扩张特征性改变为卷发样阴影,表现为粗乱肺纹理中有多个不规则的蜂窝状透气阴影,感染时阴影内出现液平面。CT检查可见管壁增厚并延伸至肺周边柱状扩张或成串成簇的囊状扩张。

3. 支气管造影　可确定病变部位、性质和范围，为手术切除提供可靠的参考依据。

4. 纤维支气管镜检查　部分病人可明确出血、扩张或阻塞部位，还可行局部灌洗，取冲洗液做微生物学检查。

【治疗要点】

支气管扩张的治疗原则是：保持呼吸道引流通畅，控制感染，处理咯血，必要时手术治疗。

1. 促进排痰、保持呼吸道引流通畅

(1) 祛痰药：可选用溴己新8~16mg或盐酸氨溴索30mg，每日3次，口服。

(2) 支气管舒张剂：支气管痉挛可影响痰液的排出，可用β_2受体激动剂或异丙托溴铵喷雾吸入或口服氨茶碱或其他缓释茶碱制剂。

(3) 体位引流：有助于排出积痰，减少继发感染和全身中毒症状。对痰多、黏稠不易排出者，有时其作用强于抗生素治疗。

(4) 纤维支气管镜吸痰：如体位引流痰液仍难排出，可经纤维支气管镜吸痰及用生理盐水冲洗稀释痰液，也可局部注入抗生素。

2. 控制感染　应根据症状、体征、痰液性状，必要时需参考痰细菌培养及药物敏感试验结果选用抗菌药物。轻症者一般可选用阿莫西林0.5g，每日4次，或第一、二代头孢菌素、喹诺酮类、磺胺类药物口服。重症病人特别是铜绿假单胞菌属细菌感染者，须选用抗铜绿假单胞菌抗生素，如头孢他啶、头孢吡肟等，常需静脉用药。如有厌氧菌混合感染，加用甲硝唑或替硝唑或克林霉素。

3. 咯血的处理　见本章第十节“肺结核病人的护理”相关内容。

4. 手术治疗　反复呼吸道急性感染或(和)大咯血(尤病变局限反复大咯血)病人，其病变范围不超过二叶肺，经药物治疗不易控制，年龄40岁以下，全身情况良好，可根据病变范围作肺段或肺叶切除术。

知识拓展

大容量全肺灌洗术(whole-lung lavage，WLL)

是采用静脉复合麻醉，在机械通气配合下，用生理盐水等灌洗液对肺部进行反复清洗的技术方法，除去肺内致病因子，从而达到临床治疗目的。主要用于治疗PAP、尘肺病、重症或难治的下呼吸道感染及慢性哮喘持续状态和职业性哮喘、异物清除等。

【护理诊断及医护合作性问题】

1. 清理呼吸道无效　与痰液黏稠、咳痰无效有关。

2. 有窒息的危险　与痰液黏稠、大咯血有关。

3. 营养失调：低于机体需要量　与慢性感染导致机体消耗增多，食欲不振有关。

【护理措施】

(一) 一般护理

1. 环境　保持室内空气新鲜流通，适宜的温度、湿度，可适当使用防臭剂、除臭剂消除室内的异味。

2. 休息与活动　高热和咯血病人需卧床休息，协助病人选取舒适体位。慢性病人适当活动，如散步以分散病人注意力，让病人参加力所能及的工作和生活活动，增强自信心。

3. 饮食与卫生 加强营养，宜摄入高热量、高蛋白、高维生素饮食，发热病人给予高热量流质饮食，以补充机体消耗。保持口腔清洁，指导病人晨起、睡前、饭后和体位引流后漱口，以增进食欲。鼓励病人多饮水，每天 1500ml 以上，充足的水分可稀释痰液，有利于排痰。

（二）病情观察

观察痰的性状、颜色、量和气味，必要时留取送检。对咯血病人应密切观察咯血量及颜色，呼吸，血压，脉搏，体温变化，有无窒息先兆和窒息发生，一旦发生应立即抢救。

（三）对症护理

1. 促进痰液排出

(1) 指导有效咳嗽：见本章第二节相关内容。

(2) 湿化呼吸道：选用敏感的抗生素或黏痰溶解剂加生理盐水做雾化吸入，每日 2 次，同时服用祛痰剂，使痰液稀释，有利于痰液排出。

(3) 体位引流：①引流前向病人解释体位引流的目的、操作过程和注意事项，消除顾虑，以取得病人的合作；监测生命体征和肺部听诊，明确病变部位。②根据病变部位采取适当体位。原则上病变部位处于高处，引流支气管开口向下，有利于潴留的分泌物随重力作用流入大支气管和气管排出。病变位于上叶者，取坐位或健侧卧位。病变位于中叶者，取仰卧位稍向左侧。病变位于舌叶者，取仰卧位稍向右侧。病变位于下叶尖段者，取俯卧位。三种体位床脚均抬高 30~50cm。病变位于下叶各底段者，床脚抬高 30~50cm，如为前底段取仰卧位，外底段取侧卧位（患侧在上），后底段取俯卧位（图 2-1）。③引流时间一般每天 2~3 次，每次 15~20 分钟，宜在饭前进行，以免饭后引流致呕吐发生。④引流时辅以胸部叩击，指导病人进行有效咳嗽，以提高引流效果。引流过程中应注意观察病情变化，如有面色苍白、发绀、心悸、呼吸困难等异常，应立即停止。⑤引流完毕，擦净口周的痰液，给予漱口，并记录排出的痰量和性质，必要时送检。⑥对痰液黏稠者，引流前 15 分钟先遵医嘱给予雾化吸入生理盐水，可加入硫酸庆大霉素、α- 糜蛋白酶、β_2 受体激动剂等药物，以降低痰液黏稠度，避免支气

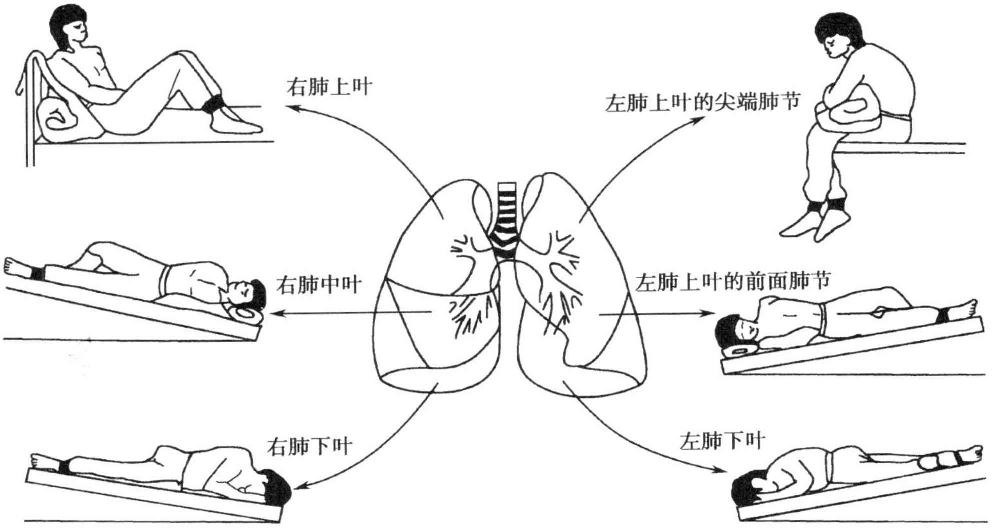

图 2-1 体位引流

管痉挛。

(4) 必要时可经纤维支气管镜吸痰，并经纤维支气管镜滴入祛痰剂及抗生素，消除黏膜水肿和减轻支气管阻塞。

2. 咯血的护理　见本章第二节相关内容。

3. 预防窒息发生　见本章第二节相关内容。

（四）用药护理

遵医嘱使用抗生素、祛痰剂、支气管舒张剂，指导病人掌握药物的疗效、剂量、用法和副作用。

（五）心理护理

由于疾病迁延不愈，病人极易产生悲观、焦虑心理；咯血时病人感到对生命造成威胁，会出现极度恐惧甚至绝望的心理。护理人员应关心体贴病人，讲解支气管扩张反复发作的原因及治疗进展，帮助病人树立战胜疾病的信心，解除焦虑不安心理。病人咯血时，应陪伴床边，安慰病人，并进行必要的解释，防止病人屏气。及时帮助病人去除污物，以免产生不良刺激。指导病人使用放松术，如缓慢深呼吸等，必要时遵医嘱给予镇静剂，解除紧张情绪。

【健康指导】

1. 生活指导　指导病人建立良好的生活习惯、劳逸结合，消除紧张心理，防止病情进一步加重。补充足够的营养，增强机体抵抗力。多饮水、稀释痰液，有利排痰。注意口腔卫生、戒烟。

2. 疾病知识指导　指导病人和家属了解疾病的发生、发展与治疗、护理过程。与病人及家属共同制定长期防治计划。指导病人积极治疗呼吸道感染（百日咳、麻疹、支气管肺炎、肺结核等），根除上呼吸道感染灶（如龋齿、扁桃体炎、鼻窦炎等），注意保暖，防止感冒，避免刺激性气体吸入。指导病人保持呼吸道通畅，掌握有效咳嗽、雾化吸入、体位引流方法以及抗生素的作用、用法和不良反应。指导病人和家属学会感染、咯血等症状的监测，定期门诊复查，症状加重时及时就诊。

第六节　支气管哮喘病人的护理

案例分析

女性，16 岁。因突发喘气、呼吸困难 1 小时就诊。入春以来已有多次类似发作，每次发作时间为几分钟至数十分钟不等，休息或吸入"沙丁胺醇"缓解，既往每年春季亦有类似发作。体检：神志清醒，张口呼吸、喘息，两肺布满哮鸣音。担心病情不能及时控制，询问会不会有生命危险。临床诊断：支气管哮喘。请问：

(1) 缓解喘气症状的措施有哪些？

(2) 怎样对病人进行健康指导？

支气管哮喘（bronchial asthma）简称哮喘，是一种以嗜酸性粒细胞、肥大细胞和 T 淋巴细胞等炎性细胞参与的气道慢性炎症为基础、气道高反应性及可逆性气道阻塞为特征的疾病，临床表现为反复发作性喘息、气急、胸闷或咳嗽等症状，常在夜间和（或）清晨发作、加剧，多数病人症状可自行缓解或经治疗后缓解。本病患病率儿童高于青壮年，老年患病率有增高趋势。约 40% 的病人有家族史。

【病因与发病机制】

哮喘的病因尚未完全清楚，与多基因遗传有关，受遗传和环境因素的双重影响。研究显示存在与气道高反应性、IgE 调节和特应性反应相关的基因，这些基因在哮喘的发病中起着重要的作用。常见的环境诱发因素有：①吸入变应原：如吸入尘螨、花粉、真菌孢子、动物毛屑等。②感染：如细菌、病毒、寄生虫感染等。③食物：如鱼、虾、蟹、蛋类、牛奶等。④药物：如普奈洛尔、阿司匹林等。⑤其他：气候变化、运动、精神因素、妊娠等。

【临床表现】

（一）症状

哮喘发作前常有先兆症状，如鼻、眼睑发痒、流涕、打喷嚏、咳嗽等，典型表现为发作性呼气性呼吸困难或发作性胸闷、咳嗽。严重者不能平卧，被迫采取坐位或端坐呼吸，发绀、干咳或咳出大量白色泡沫痰，失眠、烦躁甚至意识模糊。在夜间及凌晨发作和加重常是哮喘的特征之一。有些青少年，其哮喘症状表现为运动时出现胸闷、咳嗽和呼吸困难，为运动性哮喘。哮喘发作持续 24 小时不缓解称哮喘持续状态（重型哮喘），表现为极度呼吸困难、发绀、端坐呼吸、大汗淋漓，甚至出现呼吸、循环衰竭。

（二）体征

哮喘发作时，胸廓饱满呈过度充气状态，触觉语颤减弱，叩诊呈过清音，听诊两肺闻及哮鸣音，呼气延长，合并感染者可闻湿啰音。但轻度哮喘或非常严重哮喘发作时，哮鸣音可不出现。严重哮喘发作时可有颈静脉怒张，大汗淋漓、呼吸急促、口唇及指（趾）发绀、奇脉、胸腹反常运动等。

（三）支气管哮喘的分期

哮喘可分为急性发作期、慢性持续期和缓解期。

1. 急性发作期　是指气促、咳嗽、胸闷等症状突然发生或加剧，常有呼吸困难，以呼气流量降低为其特征，多因接触变应原等刺激物或治疗不当所致。急性发作时其程度轻重不一，病情加重可在数小时或数天内出现，偶可在数分钟内危及生命。哮喘急性发作时病情可依据其临床表现分为轻度、中度、重度和危重四级。

知识链接

支气管哮喘病情分度

1. 轻度　行走时感气促，尚能平卧，说话成句，心率 <100 次 / 分，应用一般支气管舒张剂症状能得到控制，两次发作间无症状。

2. 中度　说话时或轻微活动时感到明显气促，喜坐位，说话呈半句或断断续续，日常生活受限，心率 100~120 次 / 分，支气管舒张剂治疗后症状不能完全缓解。

3. 重度　休息时明显气促，呈端坐位张口呼吸，焦虑或烦躁不安，日常生活明显受限，大汗淋漓，心率 >120 次 / 分，有奇脉，发绀，一般支气管舒张剂无效，需糖皮质激素治疗。

4. 危重　病人出现嗜睡或意识模糊，不能讲话，呼吸音、哮鸣音减弱或消失，胸腹矛盾运动，心率 >120 次 / 分或脉率变慢或不规则，血压下降，严重脱水。

2. 慢性持续期　在相当长的时期有不同程度和（或）不同频度的症状出现（喘息、咳嗽、胸闷等）。

3. 缓解期　指经过治疗或未经过治疗症状、体征消失，肺功能恢复到急性发作前水平，并维持 4 周以上。

（四）并发症

哮喘发作时可并发气胸、纵隔气肿、肺不张；长期反复发作和感染可并发慢性支气管炎、肺气肿、支气管扩张、肺源性心脏病。

【实验室及其他检查】

1. 血常规　哮喘发作时，嗜酸性粒细胞升高，合并感染时白细胞计数和中性粒细胞增高。

2. 痰液检查　发作时痰液涂片检查可见较多嗜酸性粒细胞。

3. 动脉血气分析　严重哮喘发作可有不同程度的低氧血症（PaO_2 降低），缺氧可引起反射性肺泡通气过度导致低碳酸血症（$PaCO_2$ 降低）、呼吸性碱中毒。如病情进一步加剧，气道严重阻塞，可有 PaO_2 降低而 $PaCO_2$ 增高，表现为呼吸性酸中毒。如缺氧严重可合并代谢性酸中毒。

4. 肺功能检查　哮喘发作时呈阻塞性通气功能障碍，第一秒用力呼气容积（FEV1）、第一秒用力呼气容积占用力肺活量比值（FEV1/FVC%），最大呼气中期流速（MMER）以及呼气峰值流速（PEF）减少；残气量、功能残气量、肺总量增加，残气量 / 肺总量比值增高。缓解期上述指标逐渐恢复。

5. X 线检查　发作时可见两肺透亮度增加，呈过度充气状态，合并感染时可见肺纹理增加及炎症浸润阴影。缓解期多无异常。

6. 变应原检测　①体外检测：可检测病人的特异性 IgE，变应性哮喘病人血清特异性 IgE 可较正常人明显增高。②在体实验：临床常用皮肤变应原测试法。根据病史和当地生活环境选择可疑变应原，采取皮肤点刺等办法进行检查。皮肤试验阳性，提示病人对该变应原过敏。用于指导避免接触变应原和脱敏治疗。

【治疗要点】

1. 消除病因　应避免或消除引起哮喘发作的变应原和其他非特异性刺激。

2. 控制急性发作　治疗目的是尽快缓解哮喘症状，纠正低氧血症，改善肺功能。

（1）β_2 受体激动剂：有迅速松弛支气管平滑肌作用，还具有一定的抗气道炎症，增强黏膜纤毛功能的作用，是控制哮喘急性发作的首选药物。常用沙丁胺醇，用药方法首选气雾吸入。

（2）茶碱类：有松弛支气管平滑肌、抗气道炎症、增强黏膜纤毛功能的作用，常用氨茶碱口服，重、危症哮喘可静脉给药。

（3）抗胆碱药物：具有舒缓支气管，减少分泌物分泌的作用。常用异丙托溴胺雾化吸入，尤其适用于夜间哮喘及多痰的病人。

（4）肾上腺糖皮质激素：是当前控制哮喘最有效的药物，用于中、重度哮喘。其作用是抑制气道变应性炎症，降低气道高反应性。常用的吸入药物有倍氯米松（BDP）、布地奈德、氟替卡松、莫米松等，吸入制剂通常须规律吸入 1 周以上方可起效。口服常用泼尼松或泼尼松龙，重度或严重哮喘发作时可用氢化可的松或地塞米松静脉给药，症状缓解后逐渐减量，并改口服和吸入雾化剂维持。

（5）其他：促进痰液引流、氧疗、控制感染，适当补液，维持水、电解质、酸碱平衡。危重病人如病情恶化缺氧不能纠正时，进行无创或有创机械通气。

3. 预防复发

（1）免疫疗法：包括脱敏疗法和非特异性免疫疗法（如注射卡介苗、转移因子、疫苗、人重组抗 IgE 单克隆抗体等）。

(2) 色甘酸二钠：通过抑制炎症细胞，预防变应原引起速发和迟发反应，对预防运动或过敏原诱发的哮喘最为有效。常用粉雾吸入给药。

【护理诊断及医护合作性问题】

1. 低效性呼吸型态　与气体流速受限，气道阻力增加有关。
2. 清理呼吸道无效　与支气管痉挛、痰液分泌物增加、无效性咳嗽、疲乏有关。
3. 恐惧　与呼吸困难，哮喘发作伴频死感有关。
4. 潜在并发症　酸碱平衡失调、自发性气胸、呼吸衰竭。
5. 知识缺乏　缺乏防治哮喘及正确使用雾化吸入器的有关知识。

【护理措施】

（一）一般护理

1. 环境　应保持室内空气流通、新鲜。室内的温度维持在 18~22℃左右，湿度维持在 50%~60%。室内避免放置花草、地毯、皮毛，整理床铺时避免尘埃飞扬，以免吸入刺激性物质而致哮喘发作。

2. 休息与活动　急性发作期应卧床休息，协助病人采取舒适坐位、半卧位或在床上放置小桌作为支撑，伏桌休息，减少体力消耗。

知识链接

除尘螨的具体做法

应经常保持居室和工作室的通风干燥，最好不用地毯，勤换洗衣服，特别要注意床上用品的清洁，定期曝晒、拍打被褥、枕头、床垫、枕芯、草席等物品，每 1~2 周将床单、枕套、被套清洗一次，用开水烫或经日晒，以除尘螨。

3. 饮食　给予清淡、易消化、足够热量、高蛋白、富含维生素 A、维生素 C 和钙的饮食。忌食易过敏的食物，如鱼、虾、蟹、蛋类、牛奶等，避免刺激性食物。保持大便通畅。

4. 保持身体清洁舒适　哮喘发作时，病人常会大量出汗，应每日用温水擦浴，勤换衣服和床单，保持皮肤的清洁、干燥和舒适。注意口腔卫生，协助并鼓励病人咳嗽后用温水漱口，保持口腔清洁。

（二）病情观察

因哮喘夜间及凌晨发作较多，尤其应加强夜间和凌晨巡视。观察哮喘发作的前驱症状，如打喷嚏、鼻咽痒、流涕等；哮喘发作时，注意观察病人的神志、生命体征、呼吸频率、节律、深度及呼吸困难程度，面容、皮肤黏膜有无发绀，监测呼吸音、哮鸣音变化，监测动脉血气分析和肺功能情况，了解病情和治疗效果。观察有无自发性气胸、慢性肺源性心脏病、呼吸衰竭等并发症的早期表现，一旦发现危重症状或并发症发生，及时告知医生，迅速进行抢救。

（三）改善通气状况，缓解呼吸困难

1. 给氧　可采用鼻导管一般流量（2~4L/min）吸氧，重症哮喘病人若有明显肺气肿或伴二氧化碳潴留时，给予低流量（1~2L/min）鼻导管吸氧。吸氧时应注意气道湿化、保暖和通畅，避免引起气道干燥痉挛。

2. 协助排痰　指导病人有效咳嗽，协助翻身、拍背，有利于分泌物的排出。若痰液黏稠不易咳出，可用蒸馏水或生理盐水加抗生素雾化吸入，以湿化气道。无效者可用负压吸引器吸痰。

3. 遵医嘱使用支气管舒张剂和抗炎药物。

4. 补充水分　哮喘发作病人应注意补充液体，以利痰液稀释，促进排痰和改善通气。鼓励病人饮水，饮水量 >2500ml/d，重症哮喘静脉补液，每日补液 2500~3000ml，滴数以 30~50 滴 / 分为宜，避免单位时间内输液过多而诱发心功能不全，并注意纠正水、电解质、酸碱失衡。

5. 严重发作　经一般药物、氧疗无效时，给予人工呼吸机辅助治疗。

（四）用药护理

1. β_2 受体激动剂　①指导病人按需用药，不宜长期规律使用，因为长期应用可引起 β_2 受体功能下调和气道反应性增高，出现耐受性。②指导病人正确使用雾化吸入器，以保证有效地吸入药物治疗剂量。③沙丁胺醇静脉注射时应注意滴速（2~4μg/min），注意观察心悸、肌肉震颤等副作用。④缓释片须整片吞服。

知识链接

气雾剂的正确使用

吸药前打开盖子，先摇匀药液（1），缓慢呼气至不能再呼时，将喷口放入口中，双唇含住喷口（2），经口缓慢吸气，在深吸气过程中按压驱动装置，喷雾与吸气同步（3），吸入后要屏气 5~10 秒钟，便于药物充分吸收（4）。

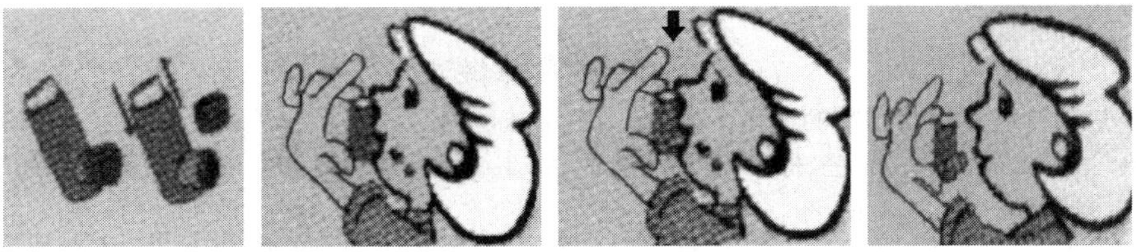

（1）　　（2）　　（3）　　（4）

2. 茶碱类　氨茶碱用量过大或静脉注射（滴注）速度过快可引起恶心、呕吐、头痛、失眠、心动过速、心律失常、血压下降，严重者可引起室性心动过速、抽搐甚至死亡。静脉注射时浓度不宜过高，速度不宜过快，注射时间宜在 10 分钟以上，防止中毒症状发生。茶碱缓释片或茶碱控释片不能嚼服，必须整片吞服。

3. 糖皮质激素　气雾吸入糖皮质激素时，指导病人掌握正确的吸入方法，吸药治疗后应注意漱口、洗脸，以防口咽部真菌感染。当用吸入剂替代口服剂时，开始时应在口服剂量的基础上加用吸入剂，在 2 周内逐步减少口服量。嘱病人勿自行减量或停药。全身用药时应注意肥胖、糖尿病、高血压、骨质疏松、消化性溃疡等副作用；宜在饭后服用，以减少对消化道的刺激；应遵医嘱逐渐减量停药。

4. 抗胆碱药　吸入后，少数病人可有口苦或口干感。

5. 色苷酸钠　少数病人吸入后有咽喉不适、胸部紧迫感，偶见皮疹，孕妇慎用。

（五）心理护理

心理因素在哮喘的发作中具有重要作用。哮喘发作时，病人精神紧张、烦躁、焦虑、恐惧，常可加重哮喘发作。护理人员应向病人解释不良心理反应不利于疾病的治疗和恢复，应加强巡视，尽量守护在病人床边，与病人多交流、多沟通，了解病人的心理状况，取得病人的信任，消除其陌生感和紧张感，同时给予心理上的安慰、疏导、关心和支持，指导病人自我调节。哮喘发作时，可以采用背部按摩，并通过暗示、说服、诱导等方法使病人身心放松，有利于缓解症状。此外还应指导病人家属及其同事帮助病人保持良好情绪,树立治疗信心。

【健康指导】

1. 生活指导 保持有规律的生活和乐观情绪,合理饮食,注意劳逸结合,适当参加体育锻炼,如慢跑、太极拳、气功等。

2. 疾病知识指导 向病人及其家属介绍哮喘有关知识,帮助病人识别个体的变应原和刺激因素,尽可能避免接触变应原,如花草、地毯、油漆,某些药物、食品等;戒烟酒,预防呼吸道感染;避免强烈的精神刺激和剧烈运动。指导病人遵医嘱合理用药,讲解常用药物的用法、剂量、疗效、副作用及处理。教会病人掌握药物的吸入技术。一般先用支气管舒张剂吸入,后用糖皮质激素气雾剂。指导自我监测病情:教会病人利用峰流速仪来监测最大呼气峰流速(PEFR),为疾病预防和治疗提供参考资料。峰流速仪是一种可随身携带,能测量 PEFR 的一种小型仪器。使用方法是:取站立位,尽可能深吸一口气,然后用唇齿部分包住口含器,以最快的速度用最大力量呼气吹动游标滑动,游标最终停止的刻度就是此次峰流速值。如果 PEFR 经常保持在 80%~100%,说明哮喘控制理想;如果 PEFR 为 50%~80%,说明哮喘加重,需及时调整治疗;如 PEFR 为 $<50\%$,说明哮喘严重,需立即去医院就诊。指导病人识别哮喘加重的早期表现,学会哮喘发作时进行简单的紧急自我处理。嘱病人随身携带止喘气雾剂,强调一旦出现哮喘发作先兆时,应立即吸入,保持平静,以迅速控制症状。

第七节 慢性阻塞性肺疾病病人的护理

案例分析

男性,53 岁。反复咳嗽、咳痰 15 年,气急 5 年,加重,伴发热 2 天。体检:神志清楚,口唇发绀,胸廓呈桶状,呼吸活动减弱;触诊语颤减弱或消失;叩诊呈过清音,心浊音界缩小,肺下界下移;听诊呼吸音减弱,呼气延长,双肺满布哮鸣音,肺底散在湿啰音,肺纹理增多、增粗,两肺透亮度增加,肺下界平第 12 右肋。肺功能:FVC42L,$FEV_1$31%。入院诊断:慢性阻塞性肺疾病。请问:

(1) 该病人的护理诊断有哪些?

(2) 该病人应如何改善呼吸功能?

慢性阻塞性肺疾病(chronic obstructive pulmonary disease,COPD),简称慢阻肺,是一种具有气流受限特征的肺部疾病,且气流受限是不完全可逆,呈进行性发展。COPD 与慢性支气管炎及阻塞性肺气肿密切相关,临床上将通过肺功能检查具有气流受限并且不能完全可逆的慢性支气管炎和阻塞性肺气肿统称为 COPD。如病人只有慢性支气管炎和(或)阻塞性肺气肿,而无气流受限,则不能诊断 COPD,只视为 COPD 的高危期。

慢性支气管炎(chronic bronchitis),简称慢支,是指气管、支气管黏膜及其周围组织的慢性非特异性炎症。临床上以长期反复发作的咳嗽、咳痰、喘息和反复发生感染为特征。常可并发慢性阻塞性肺气肿,多发生于中老年人。

阻塞性肺气肿(obstructive pulmonary emphysema),简称肺气肿,是指终末细支气管远端(呼吸细支气管、肺泡管、肺泡囊和肺泡)的气道弹性减退,过度膨胀、充气和肺容量增大,并伴有气道壁破坏的病理状态。临床上多为慢支的并发症。

COPD 是呼吸系统的常见病和多发病,患病率和病死率均高。在世界范围内,COPD 的死亡率居所有死因的第 4 位。由于吸烟、大气污染、感染等有害因素的作用,近年来 COPD

有逐渐增加的趋势。有研究显示，至2020年，COPD将成为世界疾病经济负担的第5位。COPD因肺功能进行性减退，严重影响病人的劳动力和生活质量。

【病因与发病机制】

本病的发病机制尚未完全清楚。目前认为与以下因素有关。

1. 理化因素　吸烟、寒冷空气和大气污染(如刺激性气体、粉尘和烟雾等)，均可损伤呼吸道黏膜而易致感染。其中吸烟为本病最重要的发病因素。

知识链接

吸烟、大气污染引发慢支

烟雾和大气中的有害气体能使支气管上皮纤毛运动受限，平滑肌张力增加，黏膜充血水肿，黏液分泌增加，肺泡中吞噬细胞活力下降，气道净化能力减弱，为细菌在气道入侵繁殖创造了条件。

2. 感染因素　是COPD发生发展的重要因素。引起感染的微生物主要有病毒和细菌，病毒感染造成呼吸道黏膜损害有利于诱发细菌感染。常见病毒为流感病毒、鼻病毒和呼吸道合胞病毒等；细胞感染以肺炎球菌和流感杆菌多见；支原体感染也是重要因素之一。

3. 遗传因素　α_1抗胰蛋白酶缺乏，与肺气肿的发生有密切关系。

慢支引起阻塞性肺气肿的发病机制可归纳如下：①由于支气管的慢性炎症，使管腔狭窄，形成不完全阻塞，吸气时气体容易进入肺泡，呼气时由于胸膜腔内压增加使气管闭塞，气体呼出受阻，残留肺泡的气体增多，使肺泡充气过度。②慢性炎症破坏小支气管壁软骨，失去支气管正常的支架作用，吸气时支气管舒张，气体尚能进入肺泡，但呼气时支气管过度缩小、陷闭，阻碍气体排出，肺泡内积聚多量的气体，使肺泡明显膨胀和压力升高。③肺部慢性炎症使白细胞和巨噬细胞释放的蛋白分解酶增加，损害肺组织和肺泡壁，致多个肺泡融合成肺大泡或气肿。④肺泡壁的毛细血管受压，血液供应减少，肺组织营养障碍，也引起肺泡壁弹性减退，更易促成肺气肿发生。

【临床表现】

(一)症状

1. 慢性支气管炎　本病起病缓慢，病程长。主要症状有慢性咳嗽、咳痰、喘息。咳嗽在清晨及夜间较重，痰为黏液泡沫状。呼吸道感染严重时，咳嗽加剧，痰量增多，可为脓性，还可伴畏寒、发热、头昏、乏力等全身中毒症状。喘息型慢性支气管炎，除咳嗽和咳痰外，还可出现伴有哮鸣的呼吸困难。常于吸烟、过度疲劳、受凉感冒、寒冷季节或接触有害气体后引起急性发作或加重，气候转暖时症状可自行缓解。

2. 阻塞性肺气肿　主要症状是进行性加重的呼吸困难，活动后加剧。早期仅在劳动或登山、上楼时感气促，逐渐发展至轻微劳动、平地走路，甚至休息时也感气促。当合并呼吸道感染时，由于支气管分泌物增多，气道阻塞加重，导致咳嗽、咳痰明显，胸闷气促加剧。反复多次感染可使症状加重，难以缓解，最终可发生呼吸衰竭或心力衰竭。

(二)体征

1. 慢性支气管炎　早期常无体征，病情较严重时，在肺部可听到干、湿性啰音；喘息型者肺部可听到较多的哮鸣音。

2. 阻塞性肺气肿　早期体征不明显。随病情进展出现典型的肺气肿体征：望诊可见桶状胸，呼吸运动减弱；触诊语颤减弱；叩诊呈过清音，心浊音界缩小或消失，肺下界下移；听诊呼吸音减弱，呼气延长，心音遥远。并发感染时，可闻及湿啰音。

（三）COPD 病程分期

1. 急性加重期　指在疾病过程中短期内咳嗽、咳痰、气短和（或）喘息加重、痰量增多，呈脓性或黏液脓性，或伴有发热等炎症表现。

2. 稳定期　经治疗或自然缓解，症状基本稳定或症状轻微。

（四）并发症

自发型气胸、慢性肺源性心脏病、肺部急性感染等。

【实验室及其他检查】

1. 血常规　慢支急性发作期或并发肺部感染时，白细胞总数及中性粒细胞增多。喘息型病人嗜酸性粒细胞增高。

2. X 线检查　早期可无异常征象。病程较长时，可见两肺下野肺纹理增粗和紊乱。肺气肿时，胸廓扩张，肋间隙增宽，肋骨平行，活动减弱，膈降低且变平，两肺野的透亮度增加。有时可见局限性透亮度增高，表现为局限性肺气肿或肺大泡。肺血管纹理外带纤细、稀疏和变直；而内带的血管纹理可增粗和紊乱。心脏常呈垂直位，心影狭长。

3. 肺功能检查　第一秒用力呼气量占用力肺活量比值（$FEV_1/FVC\%$）<60%，FEV_1 低于预计值的 80%，可确定为不能完全可逆的气流受阻。残气容积占肺总量的百分比（RV/TLC）增加，超过 40% 说明肺过度充气，对诊断阻塞性肺气肿有重要意义。

4. 动脉血气分析　如出现明显缺氧、二氧化碳潴留时，则动脉血氧分压（PaO_2）降低，二氧化碳分压（$PaCO_2$）升高。

【治疗要点】

1. 急性加重期

(1) 控制感染：可根据感染的严重程度和病原菌的药物敏感试验选用抗菌药物。常用青霉素、红霉素、氨基糖苷类、氟喹诺酮类、头孢菌素类等。轻者可口服或肌内注射，重者多静脉滴注。

(2) 祛痰止咳药：对痰不易咳出者可选用溴己新（必嗽平）、盐酸氨溴索 30mg，每日 3 次，口服；或羧甲司坦 0.5g，每日 3 次，口服。

(3) 解痉平喘：用于伴有喘息的病人。常选用氨茶碱、沙丁胺醇，若气道扩张剂使用后气道仍有持续阻塞，可使用糖皮质激素。

(4) 合理吸氧：根据血气分析，调整吸氧的方式和氧浓度。一般给予鼻导管、低流量（1~2L/min）低浓度（25%~29%）持续吸氧，应避免吸入氧浓度过高引起二氧化碳潴留。

2. 稳定期

(1) 改善环境卫生，避免诱发因素。加强锻炼、增强体质，提高免疫功能。可注射哮喘菌苗或核酪注射液，以提高免疫力，预防复发。

(2) 运动和呼吸训练：如呼吸操、散步、腹式呼吸和缩唇呼吸，以增强呼吸肌、膈的活动能力。

(3) 长期家庭氧疗（LTOT）：给予低流量、低浓度持续氧气吸入，以改善缺氧状况。

(4) 手术治疗：局限性肺气肿、弥漫性肺气肿、肺大疱可选择适当的手术。

知识拓展

肺减容技术(LVRS)

用胸腔镜进行微创肺减容手术,只需在胸部打几个"洞",在通过核医学设备准确找到无功能肺的情况下,通过切割缝合器进行减容,切除只占地方不干活的无功能肺组织,扩大正常肺脏的工作空间,改善肺通气功能,使晚期肺气肿病人的生活质量明显提高。手术创伤小,痛苦轻,感染率低,术后恢复快。

【护理诊断及医护合作性问题】

1. 清理呼吸道无效　与呼吸道分泌物增多、黏稠有关。
2. 气体交换受损　与肺组织弹性降低,通气功能障碍,残气量增加有关。
3. 活动无耐力　与机体缺氧有关。
4. 营养失调,低于机体需要量　与食欲减退、呼吸困难能量消耗增多有关。
5. 潜在并发症　自发性气胸、慢性肺源性心脏病和肺部感染等。
6. 焦虑　与本病病程长、反复发作、迁延不愈有关。

【护理措施】

(一)一般护理

1. 休息　在急性加重期,应卧床休息,稳定期应适当参加体育锻炼和体力劳动,增强体质,提高机体的抗病能力。保持室内及居住环境阳光充足,空气新鲜流通,注意保暖,防止受凉感冒。肺气肿病人应避免剧烈运动、突然用力、弯腰提重等,以防止病情加重和并发症发生。

2. 饮食　宜选择高热量、高蛋白、高维生素、易消化饮食,避免过冷、过热、易引起便秘(油煎食物、干果、坚果等)及产气(汽水、啤酒、豆类、马铃薯和胡萝卜等)食物,以防腹胀影响膈肌运动。鼓励病人多饮水,充足的水分有利于维持呼吸道黏膜的湿润,降低痰液黏稠度,使痰较易咳出。应戒烟酒。

(二)病情观察

注意观察咳嗽、咳痰、气喘、胸闷、发绀、呼吸困难的程度,病人排痰是否顺利,呼吸道是否通畅,监测动脉血气分析、血电解质情况,及时了解病情变化;观察有无自发性气胸、呼吸衰竭、慢性肺源性心脏病等并发症发生。

(三)对症护理

1. 促进排痰　鼓励病人咳嗽,指导病人正确咳嗽,促进排痰。对痰液较多或年老体弱、无力咳嗽者,以祛痰为主,遵医嘱使用祛痰剂或给予雾化吸入。注意雾化吸入及协助病人翻身后进行背部叩击,有利于分泌物的排出。

2. 改善通气状况,缓解呼吸困难

(1)呼吸功能训练:指导病人进行腹式和缩唇呼吸,能有效加强膈肌运动,提高通气量,减少耗氧量,改善呼吸功能,减轻呼吸困难,增加活动耐力。具体方法如下:

腹式呼吸训练:指导病人取立位(体弱者可取半卧位或坐位),左右手分别放在腹部和胸前。全身肌肉放松,静息呼吸。吸气时用鼻吸入,尽力挺腹,胸部不动;呼气时用口呼出,同时收缩腹部,胸廓保持最小活动幅度,缓呼深吸,增加肺泡通气量。

缩唇呼吸训练:用鼻吸气用口呼气,呼气时口唇缩拢似吹口哨状,持续慢慢呼气,同时收缩腹部。吸与呼的时间之比为 1∶2 或 1∶3。缩唇大小程度与呼气流量由病人自行选择调整，以能使距口唇 15~20cm 处，与口唇等高点水平的蜡烛火焰随气流倾斜又不致熄灭为宜。

腹式呼吸和缩唇呼吸每日训练 3~4 次，每次重复 8~10 次，如此反复训练。熟练后逐步增加次数和时间，使之成为不自觉的呼吸习惯。腹式呼吸需要增加能量消耗，指导病人只能在疾病恢复期如出院前进行训练。

(2) 氧疗：对呼吸困难伴低氧血症者，遵医嘱给予氧疗。提倡进行长期家庭氧疗(LTOT)。一般采取低流量(1~2L/min)低流度(25%~29%)持续给氧，每日吸氧时间不宜少于 15 小时，以提高氧分压。特别是睡眠时间氧疗不可间歇，以防熟睡时呼吸中枢兴奋性减弱或上呼吸道阻塞而加重低氧血症。应做好吸氧护理，注意安全，供氧装置周围禁烟火，防止氧气燃烧爆炸；吸氧装置应定期清洁、消毒、更换，预防感染。监测氧流量，防止随意调高氧流量。氧疗有效的指标为：病人呼吸困难减轻，呼吸频率减慢，发绀减轻，心率减慢，活动耐力增加。

（四）用药护理

遵医嘱应用抗生素、支气管舒张剂、祛痰药物，注意观察疗效及副作用。

（五）心理护理

因病程长，病情反复，迁延不愈，使病人产生不良的心理反应。应认真倾听病人的诉说，确定病人焦虑的程度，查明原因。与病人多交流，向病人解释疾病相关知识，帮助病人了解目前病情程度，与病人共同制订和实施康复计划，增强病人战胜疾病的信心。对病人进行各种诊疗操作和检查时，应讲解检查的目的、方法及配合的动作，消除其恐惧、紧张感。应与病人家属进行沟通，给予病人较多的关注和支持，更好地完成治疗和护理。对表现焦虑的病人，教会其缓解焦虑的技巧，如散步、听轻音乐、做游戏、放松训练等，以分散注意力，减轻焦虑。

【健康指导】

1. 生活指导　注意保暖，防止感冒，改善环境卫生，加强劳动保护，避免烟雾、粉尘和刺激性气体对呼吸道的影响，劝说吸烟者戒烟。居室应保持空气新鲜，温度、湿度适宜。鼓励病人选择高热量、高蛋白、高维生素、高纤维素、低盐、易消化、不产气食物，多饮水，以保证机体康复的需要。

知识链接

戒烟新发现

美国癌症协会的资料显示，停止吸烟后，人体内的尼古丁、一氧化碳和焦油含量立见减少，健康状况会逐步好转：

20 分钟：血压、心跳、手脚温度恢复正常。

8 小时：血液内的一氧化碳及氧气浓度恢复正常。

24 小时：味觉、嗅觉恢复敏感，心脏病发病率降低。

72 小时：肺功能增加。

14~90 天：血液循环改善及肺功能增加 30%。

1~9 个月：肺感染减少，咳嗽、疲倦及气喘现象明显改善。

5 年内：肺癌死亡率下降 1.9 倍。

2. 疾病知识指导　向病人及其家属进行本病知识的宣传教育，解释本病的病因、诱因、发病机制、临床特点、治疗原则和护理要点。使病人认识到积极参与诊治及康复锻炼可以减少疾病急性发作，改善呼吸功能，延缓病情进展，提高生活质量，但必须有耐心，治疗和锻炼都必须持之以恒。指导康复锻炼：注意劳逸结合，根据肺功能状况及体力强弱指导病人进行呼吸锻炼和全身运动锻炼，如有计划进行慢跑、散步、气功、太极拳及耐寒锻炼等，以增强体质，有利于肺功能改善。指导病人有效的呼吸技巧和正确姿势，如腹式呼吸和缩唇呼吸，以改善通气和增强呼吸功能。指导家庭氧疗，使病人及家属了解氧疗的目的、必要性、操作方法及注意事项，注意安全。嘱病人定期门诊随访，教会病人学会自我监测病情，观察病情变化。一旦病情加重或出现并发症表现应及时就医。

第八节　慢性肺源性心脏病病人的护理

案例分析

男性，74 岁。慢性咳嗽、咳痰 20 年，气急 8 年，下肢水肿 2 年。近 3 天发热、咳黄色黏痰、喘息加重。病人吸烟已 40 年。体检：体温 38.5℃、血压正常，神志清楚。颈静脉怒张，肝颈征（+）。咳嗽无力，呼吸费力；桶状胸，两肺叩诊过清音，肺底散在干、湿啰音。心率 94 次 / 分，心律整齐，剑突下心搏明显，三尖瓣听诊区可闻 2/6 级收缩期杂音。腹软，肝右肋下 2cm，双下肢凹陷性水肿。胸部 X 线片未见片状阴影，右心室扩大。血常规示白细胞 10×10^9/L；血气分析 pH 值 7.38，PaO_2 55mmHg，$PaCO_2$ 45mmHg。心电图示电轴右偏，可见肺性 P 波。临床诊断：慢性肺源性心肺病。请问：

（1）该病人主要护理诊断有哪些？

（2）该病人如何治疗及护理？

慢性肺源性心脏病（chronic pulmonary heart disease）简称肺心病，是由支气管 - 肺组织、肺血管或胸廓的慢性病变引起肺组织结构和（或）功能异常，导致肺血管阻力增加，肺动脉压力增高，使右心室扩张或（和）肥厚，伴或不伴右心功能衰竭的心脏病。40 岁以上发病多见，随年龄增长患病率增高，好发于冬春季。

【病因与发病机制】

引起慢性肺心病的因素以慢性阻塞性肺疾病（COPD）最多见，约占 80%~90%，其次有支气管哮喘、支气管扩张、重症肺结核等气管和肺部疾病。另外比较少见的还有胸廓运动障碍性疾病（如严重胸膜增厚、强直性脊柱炎、脊柱及胸廓严重畸形等）、肺血管疾病（如结节性动脉炎、多发性肺小动脉栓塞）等。上述因素长期作用使肺的功能和结构发生不可逆的改变，引起反复的气道感染和低氧血症，引起体液因子和肺血管发生变化，肺血管阻力增高，肺动脉血管的结构重构，导致肺动脉高压。长期的肺动脉高压使右心负荷加重，右心室肥厚、扩张，最后导致右心衰竭。

【临床表现】

（一）症状、体征

本病发展缓慢。早期肺、心功能代偿，随着病情逐渐进展，最终可出现肺、心功能不全以及其他器官损害的表现。按其功能可分为肺、心功能代偿期与失代偿期。

1. 肺、心功能代偿期（缓解期）　为原发病的表现，慢性咳嗽、咳痰、气促，反复发作，活动后加剧。逐渐出现心悸、胸闷、乏力、呼吸困难和活动耐力下降。可有不同程度的发绀和肺气肿体征，偶有干、湿性啰音，心音遥远。肺动脉瓣区第二心音亢进，三尖瓣区出现收缩期杂音，剑突下心脏搏动。

2. 肺、心功能失代偿期(急性加重期)

(1) 呼吸衰竭:①症状:呼吸困难加重,夜间为甚,常有头痛、食欲下降、失眠,但白天嗜睡,严重者出现表情淡漠、神志恍惚、谵妄等肺性脑病表现。②体征:明显发绀,球结膜充血、水肿,严重时可有视网膜血管扩张,视乳头水肿等颅内压升高的表现。腱反射减弱或消失,出现病理反射。因高碳酸血症可出现周围血管扩张的表现,如皮肤潮红、多汗。

(2) 右心衰竭:①症状:气促更明显,心悸、食欲不振、腹胀、恶心等。②体征:发绀,颈静脉怒张,心率增快,可出现心律失常,剑突下可见心脏搏动、闻及收缩期杂音,甚至出现舒张期杂音。肝大且有压痛,肝颈静脉回流征阳性,下肢水肿,重者可有腹水。

(二) 并发症

可有肺性脑病、酸碱平衡失调和电解质紊乱、心律失常、休克、消化道出血、弥散性血管内凝血。

【实验室及其他检查】

1. X线检查　在原有肺、胸基础疾病及急性肺部感染特征的基础上,出现肺动脉高压征、右心室增大等。

2. 心电图检查　主要为右心室肥大表现,如电轴右偏、额面平均电轴≥+90°,重度顺钟向转位,$R_{V1}+R_{V5}\geq1.05mV$ 及肺型P波。

3. 超声心动图检查　测定右心室流出道内径(≥30mm)、右心室内径(≥20mm),右心室前壁的厚度、左、右心室内径比值(<2),右肺动脉内径或肺动脉干及右心房增大,可诊断慢性肺源性心脏病。

4. 动脉血气分析　可出现低氧血症或合并高碳酸血症,当 PaO_2<60mmHg,$PaCO_2$>50mmHg 时,表示有呼吸衰竭。

5. 其他　红细胞及血红蛋白可升高;合并感染时白细胞总数增高,中性粒细胞增加。全血黏度及血浆黏度可增加;部分病人有肝功能、肾功能改变,血钾可增高,血钠、氯、钙、镁多低于正常。痰细菌学检查对失代偿期慢性肺心病的抗生素选用有指导意义。

【治疗要点】

1. 急性加重期　积极控制感染;通畅呼吸道,改善呼吸功能;纠正缺氧和二氧化碳潴留;控制呼吸和心力衰竭。

(1) 控制感染:参考痰菌培养及药物敏感试验选择抗生素。在还没有培养结果前,根据感染的环境及痰涂片革兰氏染色选用抗生素。院外感染以革兰氏阳性菌占多数;院内感染则以革兰氏阴性菌为主。或选用两者兼顾的抗生素。常用的有青霉素类、氨基糖苷类、喹诺酮类及头孢菌素类抗生素。

(2) 控制呼吸衰竭:氧疗、通畅呼吸道、改善通气功能,纠正缺氧和二氧化碳潴留(见本章第十一节"呼吸衰竭病人的护理"相关内容)。

(3) 控制心力衰竭:肺心病的病人一般在积极控制感染,改善呼吸功能后心力衰竭症状可以缓解。对治疗后无效的较重病人,可适当选用利尿、血管扩张药、正性肌力药(强心苷)。强心苷原则上选用作用快、排泄快的药物,剂量宜小,一般约为常规剂量的1/2或2/3量。应用指征是:①感染已被控制,呼吸功能已改善,利尿剂不能取得良好的疗效而反复水肿的心力衰竭病人。②以右心衰竭为主要表现而无明显急性感染的病人。③出现急性左心衰竭者。

(4) 控制心律失常:一般经过抗感染,纠正缺氧后,心律失常可自行消失。如果持续存在,可根据心律失常的类型选用药物。(见第三章第四节"心律失常病人的护理"相关内容)。

(5) 抗凝治疗:应用普通肝素或低分子肝素防止肺微小动脉原位血栓形成。

2. 缓解期 采用中西医结合的综合措施,增强病人的免疫功能,去除诱发因素,减少或避免急性加重期的发生,逐渐使肺、心功能得到部分或全部恢复。具体措施见本章第七节“阻塞性肺气肿病人的护理”相关内容。

【护理诊断及医护合作性问题】

1. 气体交换受损 与肺组织弹性降低、通气功能障碍有关。

2. 清理呼吸道无效 与气道感染、痰液多而黏稠、排痰不畅、无力咳嗽有关。

3. 活动无耐力 与缺氧、疲乏有关。

4. 体液过多 与心肌收缩力下降,心输出量减少导致水钠潴留有关。

5. 潜在并发症 呼吸衰竭、心力衰竭、肺性脑病、消化道出血、心律失常等。

6. 焦虑 与本病病程长、反复发作、迁延不愈有关。

7. 知识缺乏 缺乏本病防治、护理知识。

【护理措施】

(一) 一般护理

1. 休息与活动 心肺功能失代偿期应绝对卧床休息,可选择舒适的坐位或半坐位,减轻心脏的负荷,有利于心肺功能的恢复,缓解症状。卧床期间指导病人在床上进行缓慢、重复的肌肉松弛活动,如上下肢的循环运动,腓肠肌的收缩和放松。缓解期应鼓励病人进行适当活动,进行腹式呼吸、缩唇呼吸等呼吸功能锻炼,增强呼吸功能,提高活动耐力。对有肺性脑病先兆表现者,予以床栏或约束肢体,进行安全保护。必要时专人护理。

2. 饮食 给予高蛋白、高热量、高维生素、高纤维素、易消化、不产气清淡饮食,防止因便秘、腹胀加重呼吸困难。对于水肿明显和少尿者应限制钠水摄入,钠盐 <3g/d,水分 <1500ml/d。少食含糖高的饮食,以免引起痰液黏稠。少食多餐,减少用餐时的疲劳,进食后漱口,保持口腔清洁,促进食欲。

(二) 病情观察

观察病人的生命体征、意识状况;咳嗽、咳痰情况,痰液性质、颜色、量;呼吸频率、节律、幅度,呼吸困难程度,有无发绀;有无心悸、尿量减少、下肢水肿、腹胀等右心衰表现;定期监测血气分析,密切观察病人有无头痛、烦躁不安、昼睡夜醒、神志改变等肺性脑病表现。

(三) 对症护理

1. 改善呼吸功能 见本章第七节“阻塞性肺气肿病人的护理”和第十一节“呼吸衰竭病人的护理”相关内容。

2. 有效清理呼吸道 见本章第二节“咳嗽与咳痰”相关内容。

3. 合理用氧 见本章第七节“阻塞性肺气肿病人的护理”相关内容。

4. 减轻或消除水肿 评估和观察有无颈静脉怒张、肝肿大、下肢及骶尾部有无水肿,有无压疮。指导病人将下肢抬高,增加静脉回流,减轻下肢水肿。对年老、水肿明显、卧床过久者,应加强皮肤护理,防止压疮发生。病人衣服宜宽大、柔软,在受压部位可垫上气圈或海绵垫,定时翻身,变换体位。遵医嘱使用利尿剂,正确记录 24 小时出入液量,监测电解质,观察体重变化,了解利尿效果。

(四) 用药护理

1. 利尿剂 若利尿过猛易导致低钾、低氯性碱中毒而加重缺氧;过度脱水可使血液浓缩,增加循环阻力,且易发生 DIC;脱水还可以使痰液黏稠不易咳出,加重呼吸衰竭。使用利尿剂应遵循缓慢、小量、间歇使用的原则。尿量多时，及时遵医嘱补钾。尽可能白天使用利尿剂，避免夜间排尿频繁影响睡眠。

2. 强心苷　肺心病病人由于慢性缺氧及感染，对强心苷耐受性低，易发生心律失常等中毒反应，用药前应注意纠正缺氧，防治低钾血症，用药后应注意观察疗效和毒性反应。缺氧和感染均可使心率增快，故不宜以心率作为衡量强心苷的应用和疗效的考核指征。

3. 血管扩张剂　应用时应注意观察心率及血压情况。

4. 呼吸兴奋剂　注意保持气道通畅，如发现药物过量引起心悸、呕吐、震颤，甚至惊厥，应立即与医生联系。

5. 重症病人避免使用镇静药、麻醉药、催眠药，以免抑制呼吸功能和咳嗽反射。

（五）心理护理

由于该病是一种慢性病，多次住院给病人造成很大的精神压力和经济负担，病人常常表现为焦虑、悲观，过分依赖医护人员或家人照顾。护士要理解和关心病人，帮助病人了解疾病全过程，适应医院环境和生活方式，促进有效应对，减轻心理焦虑和压力。协助病人制订康复计划。做好病人家庭及单位之间的沟通，调动各方面潜力，提高病人的生活质量，增强病人战胜疾病的信心。

【健康指导】

1. 生活指导　合理选择食谱，宜选用高热量、高蛋白、高维生素、低盐、易消化的食物。注意劳逸结合，根据肺、心功能状况及体力强弱指导病人进行全身运动及耐寒锻炼，以增强体质，有利于肺、心功能改善。

2. 疾病知识指导　向病人及其家属进行本病知识的宣传教育，解释本病的病因、诱因、发病机制、临床特点、治疗原则和护理要点。指导病人和家属避免肺心病的各种诱发因素，如避免烟雾、粉尘和刺激性气体对呼吸道的影响，戒烟；改善环境卫生，加强劳动保护，居室应保持空气新鲜，温度、湿度适宜，注意保暖，防止感冒；积极治疗原发病，保持呼吸道通畅。指导病人合理家庭用氧，进行呼吸功能锻炼，规则用药及观察药物的不良反应。嘱病人定期门诊随访，学会自我观察病情变化，一旦病情变化及时就医诊治。

（刘　杰）

第九节　肺炎病人的护理

肺炎（pneumonia）是指终末气道、肺泡和肺间质的炎症，可因感染、理化因素、免疫损伤、过敏及药物所致，是呼吸系统的常见病。自抗生素广泛应用以来，肺炎预后有明显改善，但近年来肺炎总的病死率又有所上升，在我国各种死因中居第 5 位。

分类：按解剖部位分为大叶性肺炎、小叶性肺炎、间质性肺炎。按病因可分为细菌性肺炎、病毒性肺炎、真菌性肺炎、支原体性肺炎、其他病原体性所致肺炎、理化因素所致肺炎。按感染来源分类有社区获得性肺炎（CAP）、医院获得性肺炎（HAP）。CAP 是指在医院外罹患的感染性肺实质炎症，包括具有明确潜伏期的病原体感染而在入院后平均潜伏期内发病的肺炎。主要病原体为肺炎球菌（40%）。HAP 是指病人入院时不存在，也不处于潜伏期，而于入院 48 小时后在医院内发生的感染。有感染高危因素病人的常见病原体为金黄色葡萄球菌等，无感染高危因素病人常见的病原体为肺炎球菌等。临床上以细菌性肺炎最常见，主要致病菌为肺炎球菌，其次为葡萄球菌、肺炎杆菌。近年来，由于抗生素的广泛应用，肺部感染的致病菌及其毒性发生了显著变化，葡萄球菌和革兰氏阴性杆菌肺炎比例增高，但仍以肺炎球菌为主，本节主要介绍肺炎球菌肺炎的护理。

知识链接

非典型肺炎

非典型肺炎，简称非典，泛指所有由某种未知的病原体引起的肺炎。这些病原体，有可能是冠状病毒、肺炎支原体、肺炎衣原体或退伍军人菌引起的肺炎症状，也可泛指不是由细菌所引起的肺炎症状。非典型肺炎的名称最早在 1938 年提出，当时有 7 名患有肺炎的病人所表现的症状与一般细菌性肺炎并不相同，因此被称为原发性非典型肺炎。非典型肺炎病症的潜伏期大约在 4~11 天左右，病人表现为发热，同时伴头痛、关节酸痛、全身酸痛和乏力，还有明显的呼吸道症状，如干咳等，部分病人出现呼吸加速、气促等呼吸困难症状。多数病人体征不明显，部分病人肺部可闻少许干、湿啰音。多数病人白细胞不升高，少数白细胞降低或（和）血小板降低。该病症可能通过飞沫、分泌物和接触呼吸道而感染。

一、肺炎球菌肺炎病人的护理

案例分析

男性，35 岁，工人。因寒战、高热、咳嗽 2 天，咳铁锈色痰 3 小时而入院。病人 2 天前因淋雨而发热，寒战，伴咳嗽、咳少许黏液痰及右侧胸痛。3 小时前，咳铁锈色痰约 40ml 而入院。体检：T 39.3℃、P 110 次 / 分、R 22 次 / 分、BP 98/64mmHg。急性病容，鼻翼扇动。胸廓对称，右下肺部呼吸运动减弱，触诊语颤增强，叩诊浊音，可闻及管状呼吸音。心率 110 次 / 分，律齐，无杂音。实验室及其他检查：①血象：WBC20×10^9/L、N 90%。② X 线：右下肺大片致密阴影，边缘清楚，可见支气管含气征象。临床诊断：肺炎球菌肺炎（右下肺）。请问：

（1）此病人的主要护理诊断有哪些？

（2）如何对此病人进行护理？

肺炎球菌性肺炎（pneumococcal pneumonia）是由肺炎球菌引起的肺实质的炎症，肺段或肺叶呈急性炎性实变。临床特征为突然起病，寒战、高热、胸痛、咳嗽、呼吸困难、咳铁锈色痰和肺实变体征。多见于男性青壮年，发病以冬季和初春为多。近年来因抗生素的广泛使用，症状及起病方式均不典型。

【病因与发病机制】

肺炎球菌为革兰氏阳性球菌，可单个、成对或短链状排列，菌体外有荚膜，其致病力是荚膜中的多糖体对组织的侵袭作用。健康人鼻咽部有肺炎球菌寄生，当健康人受到上呼吸道感染或淋雨、疲劳、醉酒、精神刺激等因素影响时，使呼吸道防御功能受损，细菌侵入下呼吸道，并在肺泡内繁殖而致病。病理改变有充血期、红色肝变期、灰色肝变期和消散期。病变消散后肺组织结构多无损坏，不留纤维瘢痕。极个别病人肺泡内纤维蛋白吸收不完全，甚至有成纤维细胞形成，形成机化性肺炎。由于抗生素的广泛应用，这种典型的分期已不多见。

【临床表现】

（一）症状

发病前常有受凉、淋雨、疲劳、醉酒、病毒感染史，多有上呼吸道感染的前驱症状。

1. 全身症状　起病多急骤，先有寒战，继之高热，数小时内体温可高达 39~40℃，呈稽留热型。有头痛，全身肌肉酸痛，可伴有食欲锐减、恶心、呕吐、腹胀、腹痛或腹泻，易被误诊为急腹症。重者可出现神志模糊、烦躁不安、嗜睡、谵妄、昏迷等神经精神症状。

2. 呼吸系统症状　早期有干咳，渐有少量黏液痰，以后咳黏液脓性痰，典型者咳出铁锈色痰。大多数病人出现患侧胸部刺痛，呼吸、咳嗽时加剧，系炎症累及胸膜引起。当肺炎病变广泛，通气/血流比值降低时，可出现呼吸困难、发绀。

（二）体征

急性发热病容，皮肤灼热、干燥、呼吸浅快，鼻翼扇动，口唇微绀，口鼻周围可有单纯疱疹。患侧呼吸运动减弱，语颤增强，叩诊呈浊音，听诊呼吸音减低，有病理性支气管呼吸音和湿啰音，累及胸膜时可闻及胸膜摩擦音。

（三）并发症

严重感染中毒病人可发生感染性休克（休克性肺炎或中毒性肺炎），尤其是老年人。病人常突然出现高热或体温不升，经数小时或1~2天后，血压下降到80/50mmHg，进入休克状态，表现为面色苍白、皮肤黏膜发绀或花斑状、四肢厥冷、血压下降、脉搏快而微弱、尿少或无尿、意识障碍，而胸痛、咳嗽等呼吸系统的表现并不突出，肺部听诊呼吸音减低或闻少量湿啰音，可有或无肺实变体征，心率快，心音微弱。另外还可并发胸膜炎、脓胸、心包炎、关节炎和脑膜炎等，近年来已少见。

【实验室及其他检查】

1. 血液检查　白细胞计数升高，可达（20~30）×10^9/L，中性粒细胞占80%以上，有核左移现象或胞浆内出现毒性颗粒。年老体弱、免疫功能低下者，中性粒细胞增高，白细胞计数可不升高或出现降低。

2. 痰液检查　痰涂片及培养，可见成对或呈短链状排列的革兰氏阳性球菌。

3. 胸部X线检查　早期仅见肺纹理增多，典型表现为与肺叶、肺段分布一致的片状均匀致密阴影，边界清楚。病变累及胸膜时，可见肋膈角变钝或少量胸腔积液征象。

【治疗要点】

1. 抗感染　首选青霉素。轻者可用青霉素G80万U，3次/日，肌注；较重者可静脉滴注，每天剂量240万~480万U；重者可增至每天1000万~3000万U，分4次静脉滴注。对青霉素过敏，耐青霉素或多重耐药菌株感染者，可用喹诺酮类(左氧氟沙星、加替沙星、莫西沙星)，第一代或第二代头孢菌素等药物，耐药者可选用万古霉素。疗程通常为14天，或在退热后3天停药或由静脉用药改为口服，维持数日。

2. 支持及对症治疗　卧床休息，鼓励病人多饮水，必要时静脉补液，补充足够的蛋白质、热量及维生素；对剧烈胸痛者，可酌用少量镇痛药；高热者予以物理降温；有低氧血症或发绀时应及时吸氧；有腹胀者做肛管排气或胃肠减压；烦躁不安者可服小量镇静剂如地西泮等。

3. 感染性休克的治疗

(1) 扩充血容量：是重要的抢救措施，可根据病人的皮肤弹性、尿量、休克程度等具体情况及时补液以恢复血容量。一般先给低分子右旋糖酐或706代血浆，然后酌情给予等渗葡萄糖、10%葡萄糖溶液等，输液速度应先快后慢，用量宜先多后少，尽快改善微循环，逆转休克状态。可根据中心静脉压测定及时调整输液量和速度，以中心静脉压不超过10cmH_2O、尿量每小时在30ml以上为宜。

(2) 纠正酸中毒：可先静脉滴注5%碳酸氢钠200~250ml，然后根据血液酸碱度测定进行处理。

(3) 血管活性药物的应用：经补充血容量及纠正酸中毒后，如末梢循环仍无改善或尿量不增加时，可应用血管活性药物以调整心血管功能，如多巴胺、间羟胺等，应根据血压随时调整滴速，维持收缩压在 90~100mmHg，保证重要器官的血液供应，改善微循环。

(4) 糖皮质激素：糖皮质激素可以改善机体的反应能力，抑制机体对细菌的过敏反应，改善微循环，提高升压药的效果，常用氢化可的松、地塞米松。

(5) 抗感染：是治疗感染性休克的根本措施，可加大青霉素剂量或用第二、三代头孢菌素。也可联合应用 2~3 种广谱抗生素。

(6) 其他：纠正水、电解质和酸碱失衡，如血容量已补足，尿量仍 <400ml/d，比重 <1.018，应注意有无急性肾衰竭。

【护理诊断及医护合作性问题】

1. 体温过高　与细菌感染毒素引起体温调节功能障碍有关。
2. 清理呼吸道无效　与肺部炎症、痰液黏稠、咳嗽无力有关。
3. 气体交换受损　与肺部感染气道内分泌物增多、呼吸面积减少有关。
4. 潜在并发症　感染性休克。
5. 疼痛：胸痛　与肺部炎症累及壁层胸膜有关。
6. 焦虑或恐惧　与发病急、病情重，担心疾病愈后有关。
7. 知识缺乏　缺乏肺炎防治的有关知识。

【护理措施】

（一）一般护理

1. 环境　病室应安静、舒适、清洁、空气新鲜，室温应保持在 18~20℃、湿度 55%~60% 为宜。

2. 休息与活动　发热病人应卧床休息至体温正常。卧床休息期间，应协助生活护理，护理工作应尽量集中进行，以保证病人有足够的休息时间和良好的睡眠。一般取患侧卧位，以减轻胸痛。呼吸困难者宜半坐卧位，以增强肺通气量，减轻呼吸困难。

3. 饮食　给予病人高蛋白、高热量、高维生素的流质或半流质饮食，进食不足者则需静脉补给，以保证足够的营养。鼓励病人多饮水，每日 1000~2000ml，以促进降温及毒素排出，稀释痰液使痰液易于咳出。有麻痹性肠梗阻或胃扩张时，应暂时禁食禁水，给予胃肠减压，直至肠蠕动恢复。

4. 卫生　肺炎病人体温较高，口腔内存留食物残渣后宜于细菌生长，发生口腔炎。因此，应鼓励病人经常漱口，做好口腔护理，如口唇有疱疹可局部涂液体石蜡或抗病毒软膏，防止感染。

（二）病情观察

监测病人意识、体温、脉搏、呼吸、血压、尿量，做好记录。观察痰液颜色、性状和量，有无呼吸困难及发绀。密切观察有无血压降低、脉搏细速、呼吸浅快、四肢湿冷、烦躁不安、尿量减少（<30ml/h）等感染性休克的表现，一旦发现及时处理。

（三）对症护理

1. 寒战、高热的护理　寒战时注意保暖，及时添加被褥。高热时定期测体温并记录，给予乙醇擦浴、冰袋及冰帽进行物理降温或按医嘱给予小剂量退热剂，注意逐步降温和退热时补充液体，监测体温和脉搏的变化，以防虚脱。高热引起唾液分泌减少，口腔黏膜干燥，易引起口唇干裂、口唇疱疹、口腔炎症、溃疡，应定时用漱口液漱口，保持口腔湿润、清洁、舒适，防止继发口腔感染。退热时出汗较多，应勤换床单衣服，以保持皮肤干燥清洁、舒适。

2. 改善呼吸　协助病人取半卧位，以增加肺通气量，减轻呼吸困难。鼓励病人有效咳嗽，清除呼吸道分泌物。对年老体弱，痰液黏稠不易咳出者可给予翻身、拍背、雾化吸入、祛痰剂等协助排痰。气急发绀者给予吸氧，流量 4~6L/min，纠正组织缺氧，改善呼吸困难。

3. 缓解疼痛　评估疼痛部位、性质、程度等；病人胸痛时，常随呼吸、咳嗽而加重，可采取患侧卧位，必要时可用少量可待因以减轻疼痛。

4. 预防和护理感染性休克　①严密观察病情，及早发现休克征象，及时抢救。②将病人安置在监护室，专人护理。取仰卧中凹位（抬高头部 20°，抬高下肢约 30°），以利于呼吸和静脉回流。③迅速给予高流量（4~6L/min）吸氧，改善组织缺氧状态，减少搬动，注意保暖和安全。④尽快建立两条静脉通道，保持通畅，遵医嘱给扩容剂、糖皮质激素、抗生素、碳酸氢钠溶液、血管活性药物，以维持有效血容量，恢复组织灌注，改善微循环功能，控制感染。⑤密切监测病人血压、脉搏、呼吸、体温、意识、尿量、皮肤、黏膜的变化，判断病情转归。如病人神志逐渐清醒、表情安静、脉搏有力、呼吸平稳、血压回升、尿量增多、皮肤及肢体变暖，预示病情好转。

5. 其他　腹胀者可采取局部热敷，肛管排气或口服新斯的明，每次 15mg。烦躁不安，谵妄者可按医嘱给地西泮、水合氯醛等镇静剂。

（四）用药护理

1. 抗感染药物　应注意观察疗效和副作用，如青霉素 G 应注意过敏反应；喹诺酮类药，偶见皮疹，恶心等；头孢唑啉钠，可有发热、皮疹、胃肠不适，偶见白细胞减少和丙氨酸氨基转移酶增高。

2. 抗休克药物　见前抗休克治疗相关内容。

（五）心理护理

肺炎病人由于突然发病、病情重、环境改变等，常出现焦虑、恐惧等心理反应。医护人员应鼓励病人说出自己的感受，评估病人焦虑的程度、来源，安慰病人。向病人解释疾病的全过程，说明应用抗生素后本病大部分预后良好，消除病人恐惧、紧张的不良情绪，积极配合治疗和护理。

【健康指导】

1. 生活指导　注意生活规律，劳逸结合，应戒烟、注意锻炼身体和摄取营养，增强机体抵抗力。

2. 疾病知识指导　向病人介绍肺炎的发病、防治的基本知识，忌受凉、淋雨、酗酒和过度疲劳，天气变化时随时增减衣服，尽量避免到人多的公共场所，预防上呼吸道感染。指导病人遵医嘱按时服药，了解药物的疗效、疗程和副作用，防止自行停药或减量。指导病人观察疾病复发的症状，及时就医。

知识链接

肺 炎 疫 苗

肺炎疫苗为“23 价肺炎球菌多糖疫苗”，能覆盖 23 种经常引起肺炎球菌感染的血清型，约 90% 的肺炎是由这 23 种血清型引起的。绝大多数健康的成年人，在接种后 2~3 周内，均能产生抵抗所有或大部分肺炎球菌的保护性抗体。23 价肺炎疫苗可以有效地预防肺炎，已经在美国、英国、加拿大等 30 多个国家及地区应用 14 年以上，接种后保护率可达 92%，具有良好的安全性，免疫功效可维持 5 年。接种对象：肺炎的高危人群包括：2 岁以上的儿童；60 岁以上的老年人；反复发作上呼吸道疾病，包括鼻窦炎、中耳炎的儿童和成年人；慢性病病人、免疫系统功能失常者、无脾者、医护工作者等。

二、革兰氏阴性杆菌性肺炎病人的护理

医院获得性肺炎多由革兰氏阴性杆菌所致，包括克雷伯杆菌、铜绿假单胞菌、流感嗜血杆菌、大肠埃希菌等。此类病人多为老年人，或有基础疾病，在接受抗生素、激素、细胞毒性药物治疗，或气管插管、气管切开、应用机械通气等治疗，损及呼吸道防御功能而发病，此外，肺外感染病灶亦可随血源将致病菌带至肺部。

多数病人起病隐匿，主要有咳嗽、咳痰（绿色脓痰见于铜绿假单胞菌感染，红棕色胶冻样痰见于克雷伯杆菌感染），发热，精神萎靡。病变范围大者可有肺实变体征，两肺下方及背部可闻及湿性啰音。

实验室检查白细胞升高或不升高，中性粒细胞增多，有核左移。胸部 X 线显示两肺下方散在片状浸润阴影，可有小脓肿。从痰中或血中培养出致病菌可作为病原学确诊。

本型肺炎中毒症状重，可早期出现休克、肺脓肿、心包炎等并发症，且病人多伴有各种严重基础病及不同程度脏器功能衰竭，加之部分病人曾使用抗生素，使致病菌复杂。因此治疗难，预后差，病死率高（达 30%~50%）。

治疗革兰氏阴性杆菌肺炎之前，应做细菌的药物敏感试验，以便选择有效药物。院内感染的重症肺炎在未明确致病菌之前，应给予氨基糖苷类抗生素与半合成青霉素或第二、三代头孢菌素。铜绿假单胞菌肺炎的有效抗菌药物为 β- 内酰胺类、氨基糖苷类和氟喹诺酮类。也可选用第三代头孢菌素加阿米卡星。流感嗜血杆菌肺炎的治疗首选氨苄西林，氨基糖苷类与红霉素合用有协同作用。也可改用第三代头孢菌素。肠杆菌科细菌肺炎，可选用羧苄西林或哌拉西林钠联合氨基糖苷类治疗，亦可用头孢噻肟钠或头孢他啶等。

在治疗革兰氏阴性杆菌肺炎时，宜大剂量、长疗程、联合用药。静脉滴注为主，雾化吸入治疗为辅。要注意加强营养，补充足够水份，保证痰液引流通畅。积极治疗基础疾病，加强支持疗法和对症处理，重视病室空气质量、医疗器械消毒和医务人员的手卫生。

三、肺炎支原体肺炎病人的护理

肺炎支原体肺炎（mycoplasmal Pneumoniu）是由肺炎支原体引起的呼吸道和肺部的急性炎症改变。常同时有咽炎、支气管炎和肺炎。支原体肺炎约占非细菌性肺炎的 1/3 以上，或各种原因引起的肺炎的 10%。常于秋冬季发病，以儿童及青年居多。

肺炎支原体经口、鼻的分泌物在空气中传播，健康人吸入后感染，引起散发呼吸道感染或小流行。病变开始于上呼吸道，有充血、单核细胞浸润，向支气管和肺蔓延，呈间质性肺炎或斑片状融合性支气管肺炎。婴儿有间质性肺炎时应考虑支原体肺炎的可能性。

支原体感染潜伏期一般约 2~3 周，起病较缓慢，主要症状为乏力、咽痛、头痛、咳嗽（多为阵发刺激性呛咳，咳少量黏液痰），发热（可持续 2~3 周），食欲不振，腹泻，肌痛、耳痛。体征不明显，偶闻及干、湿性啰音。胸部 X 线呈多种形态的浸润影，节段性分布，以下肺野多见(X 线征与肺部体征不相符)。儿童偶可并发鼓膜炎或中耳炎，颈部淋巴结肿大。

实验室检查白细胞多正常或稍高，以中性粒细胞为主。发病2周后冷凝集反应多呈阳性，滴定效价超过1∶32，若滴度逐步升高，更有诊断价值。血清中支原体IgM抗体测定可进一步确诊。直接检测标本中肺炎支原体抗原，适用于临床早期、快速诊断。

本病有自限性，多数病例不经治疗可自愈。早期使用抗生素可减轻症状，缩短病程。首选抗生素为红霉素，亦可用罗红霉素、阿奇霉素、喹诺酮类等。

四、病毒性肺炎病人的护理

病毒性肺炎（Viral Pneumonia）是由上呼吸道病毒感染向下蔓延所致的肺部炎症。多发生于冬春季节，可暴发或散发流行。密切接触的人群或有心肺疾病者容易罹患。婴幼儿、老人、妊娠妇女或原有慢性心肺疾病者病情较重，可致死亡。住院的社区获得性肺炎约8%为病毒性肺炎。引起肺炎的病毒以流感病毒最常见，其他为呼吸道合胞病毒、腺病毒、巨细胞病毒、麻疹病毒、水痘-带状疱疹病毒。病人可同时受一种以上病毒感染，常继发细菌感染、真菌和原虫感染。病毒性肺炎为吸入性感染，呼吸道病毒通过飞沫与直接接触传播，传播迅速而广。常有气管-支气管炎。

病毒性肺炎好发于冬春季节，起病急，发热、头痛、全身酸痛、倦怠等较突出，累及肺部时出现干咳、少痰、胸痛等。小儿或老年人易发生重症病毒性肺炎，表现为呼吸困难、发绀、嗜睡、精神萎靡，甚至发生休克、心力衰竭和呼吸衰竭等并发症，也可发生急性呼吸窘迫综合征。体征不明显，病情严重者有呼吸浅速、心率增快、发绀、肺部干、湿性啰音。

血常规白细胞计数正常，稍高或稍低。痰涂片所见白细胞以单核细胞居多，痰培养常无致病细菌生长。胸部X线见肺纹理增多，小片状或广泛浸润，严重者见两肺弥漫性结节性浸润。确诊有赖于病原学检查，如病毒分离，血清学检查，病毒及病毒抗原检测，尤其是发病初期和恢复期的双份血清抗体呈4倍以上增长有诊断价值。

本病主要以对症治疗为主，鼓励病人卧床休息，保持室内空气流通，注意隔离消毒，预防交叉感染。提供高蛋白质、高维生素饮食，少量多餐，多饮水。必要时输液、吸氧，及时清除呼吸道分泌物，保持呼吸道通畅。选用已证实有效的病毒抑制剂，如利巴韦林、无环鸟苷、阿糖腺苷等，可辅助用中草药和生物抑制剂。合并细菌感染时，应及时选用抗生素。

第十节　肺结核病人的护理

案例分析

女性，23岁。慢性咳嗽伴发热、盗汗1年，咯血痰3天。病人于1年前出现咳嗽，咳少许黏液痰，同时伴有午后低热（T 37.5℃左右），消瘦、乏力、盗汗等表现，未进行任何检查和治疗。3天前，突然咳嗽加重并痰中带血丝而入院。护理体检：T 38.0℃、P 84次/分、R22次/分、BP 110/80mmHg。神志清楚，胸部对称，呼吸微促，右上肺叩诊浊音，可闻少许湿啰音。余未见异常。实验室及其他检查：①血常规：RBC 4×10^9/L、Hb 110g/L、N 0.50、L 0.45。②X线：右肺上野内带可见2cm×2.5cm片状阴影，边界不清，中间有少许透光区，周围有密度较高的钙化点。③痰查抗酸杆菌：阳性。临床诊断：右上肺浸润型肺结核（进展期）。请问：

（1）此病人的主要护理诊断和护理措施有哪些？

（2）如何对病人进行健康指导？

肺结核（pulmonary tuberculosis）是结核分枝杆菌引起的慢性呼吸道传染病，是最常见的结核病。主要临床表现有低热、乏力、盗汗、消瘦等全身症状和咳嗽、咯血等呼吸系统症状。目前，在全球范围内肺结核仍是严重危害人类健康的主要传染病，也是我国重点控制的主要疾病之一。

【病因与发病机制】

1. 结核分枝杆菌　结核分枝杆菌属于分枝杆菌属，对人类致病的主要是人型结核分枝杆菌，其次为牛型结核分枝杆菌。涂片染色具有抗酸性，对外界抵抗力较强，在阴湿处能生存5个月以上，但在烈日下曝晒2小时，5%~12%来苏接触2~12小时，70%乙醇接触2分钟，或煮沸5分钟，均能杀灭。

2. 感染途径　主要经呼吸道传播。排菌病人是重要传染源，尤其是痰涂片阳性，未经治疗者。健康人吸入病人咳嗽、打喷嚏时喷出的带菌飞沫，可引起感染；次要途径是经消化道进入体内，如通过与病人共餐或食用病人剩余食物而引起肠道感染。

3. 人体的反应性　①免疫力：人体感染结核分枝杆菌后，可产生非特异性免疫力和特异性免疫力两种，后者是通过接种卡介苗或感染结核分枝杆菌所获得的免疫力，其免疫力强于先天免疫。机体免疫力较高时可不发病或使病情减轻。在机体免疫力低下如糖尿病、老年人、婴幼儿、慢性疾病及营养不良或使用糖皮质激素、免疫抑制剂等减低人体免疫功能的状况下，易患肺结核或使原已稳定的病灶重新活动。②变态反应：是结核分枝杆菌侵入人体4~8周，机体对结核分枝杆菌及其代谢产物发生的一种敏感反应，属于Ⅳ型（迟发性）变态反应。人体感染结核分枝杆菌后发生的变态反应和获得性免疫力是同时存在的，此时结核分枝杆菌素皮肤试验呈阳性反应，未感染结核分枝杆菌或未接种卡介苗者呈阴性反应。当变态反应增强时，结核病变以渗出、变质病变为主，可发生干酪样坏死，并易形成空洞。

4. 初感染与再感染　机体对结核分枝杆菌初感染与再感染产生不同反应的现象，称科赫(Koch)现象。肺部首次感染结核分枝杆菌后(初感染)，细菌被吞噬细胞携至肺门淋巴结(淋巴结肿大)，并可全身播散(隐性菌血症)。此时若正值免疫力过于低下，可以发展成为原发性进行性结核病。在成人(往往在儿童时期已经受过轻微结核感染，或已接种卡介苗)，机体已有相当的免疫力，此时的再感染，一般不引起局部淋巴结肿大，也不易发生全身性播散，而在再感染局部发生剧烈的组织反应，病灶为渗出性，甚至干酪样坏死，液化而形成空洞。

5. 肺结核的发生与发展　肺结核分为原发性与继发性两大类。原发性肺结核，是指结核分枝杆菌初次感染而在肺内发生的病变，常见于小儿。此时，人体反应性较低，结核分枝杆菌可在肺泡巨噬细胞内外生长繁殖，出现炎症病变，称为原发病灶。原发病灶中的结核分枝杆菌常沿淋巴管抵达淋巴结，引起淋巴结炎。原发病灶和淋巴结炎统称为原发综合征或原发性肺结核。原发病灶继续发展，可直接或经血播散到临近组织器官。大多数原发性肺结核病灶结核分枝杆菌被消灭，病灶迅速吸收、钙化痊愈，但仍然可有少量结核分枝杆菌未被消灭，长期处于休眠状态，成为潜在病灶，当机体抵抗力低下时，这些结核分枝杆菌可重新生长繁殖而发生结核病。继发性肺结核是指原发性结核感染时期遗留下来的潜伏在肺内的结核分枝杆菌重新活跃或结核分枝杆菌再感染而发生的结核病。通常发生在曾受过结核分枝杆菌感染的成年人。此时人体对结核分枝杆菌有一定的免疫与变态反应。病灶部位多位于肺尖附近，结核分枝杆菌一般不波及淋巴结，亦很少引起血行播散。但肺内局部病灶处炎症反应剧烈，容易发生干酪样坏死及空洞。

肺结核的演变过程(图2-2)。

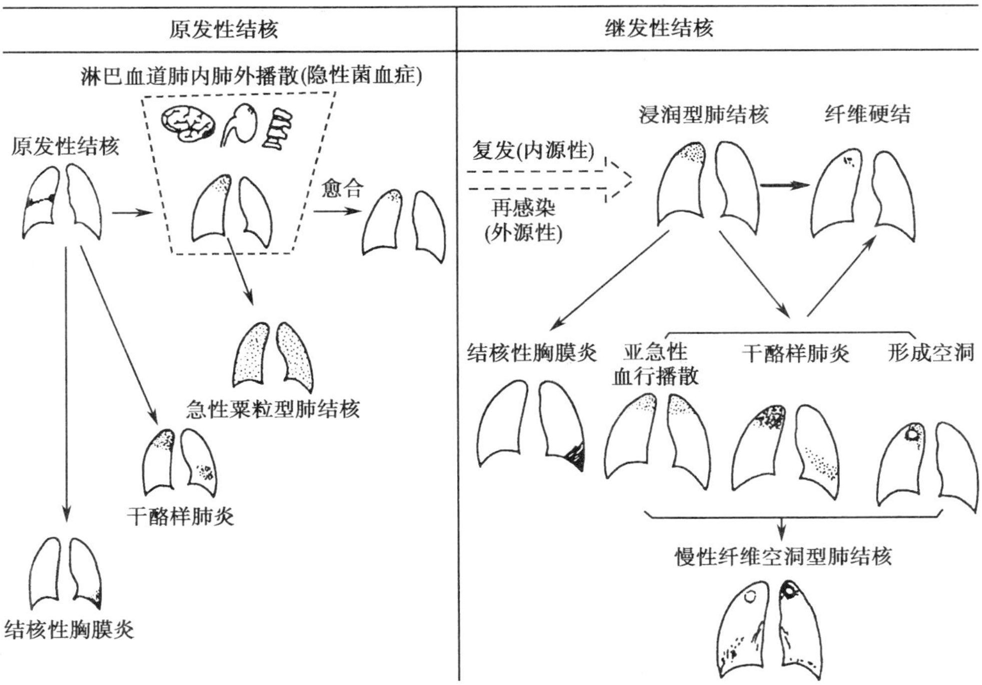

图 2-2　肺结核演变过程示意图

【临床表现】

（一）症状

1. 全身症状　有午后低热、盗汗、乏力、食欲减退和消瘦等。若肺部病灶进展播散时，可有不规则高热、畏寒等。育龄妇女可有月经失调或闭经。

2. 呼吸系统症状　有咳嗽、咳痰、咯血、胸痛、呼吸困难等。咳嗽咳痰是肺结核最常见的症状。一般为干咳或少量黏液痰。空洞形成时，痰量增多，继发感染时，可呈脓性痰。若合并支气管结核，表现为刺激性咳嗽。约 1/3 病人有不同程度的咯血，咯血量不定，多为痰中带血，少数为大咯血。咯血后可出现发热，大咯血时若血块阻塞大气道可引起窒息。结核波及壁层胸膜时，可有相应部位胸痛，且随呼吸和咳嗽而加重。慢性纤维空洞型肺结核，可出现渐进性呼吸困难，甚至缺氧发绀。结核性胸膜炎有大量胸腔积液或肺结核并发气胸时可有急骤发生的呼吸困难。

（二）体征

早期病灶小或位于肺组织深部的病变，多无异常体征。成人肺结核好发于上叶的尖后段和下叶背段，常在肩胛间区或锁骨上、下区叩诊浊音，听诊呼吸音减弱、支气管肺泡呼吸音及湿性啰音。结核性胸膜炎时，可有胸腔积液体征。当有较大范围的纤维化时，气管向患侧移位，患侧胸廓塌陷，叩诊浊音，听诊呼吸音减弱并可闻及湿啰音。

（三）临床类型

1. 原发型肺结核　大多见于儿童或边远山区、农村初进城市的成人。症状多轻微而短暂，少数病儿有低热、咳嗽、盗汗、易哭闹、食欲减退、体重减轻等，数周好转。结核分枝杆菌在肺部形成渗出性病灶，淋巴管炎和肿大的肺门淋巴结，三者合称为原发综合征，X 胸片表现为哑铃状阴影(图 2-3)。大多数病灶可自行吸收或钙化。但常有肺部原发灶的少量结核分枝杆菌进入血循环并播散到身体各脏器,常因人体抵抗力强,仅产生肺尖部、骨、脑、肝、泌尿生殖器官的局限性病灶并逐渐愈合,但其中结核分枝杆菌可存活数年之久,有形成继发结核灶的可能。

2. 血行播散型肺结核　多由原发型肺结核或体内潜伏的结核病灶发展而来,儿童较多见。包括急性、亚急性和慢性血行播散型肺结核三种。当机体免疫力十分低下时,结核分枝杆菌一次性或短期大量进入血液循环,在肺内形成广泛播散引起急性血行播散型肺结核(急性粟粒型肺结核),起病急,全身毒血症状严重,可有高热、盗汗、气急、发绀和虚弱等,可伴发结核性脑膜炎。X 线显示两肺满布大小及密度均匀、直径约 2mm 的粟粒状阴影(图 2-4)。当机体免疫力较强,少量的结核分枝杆菌分批经血液循环进入肺部,形成亚急性或慢性血行播散型肺结核。临床可无明显中毒症状,病情发展也较缓慢,X 线两肺上、中部形成大小不均,新旧不等的结核病灶(图 2-5)。

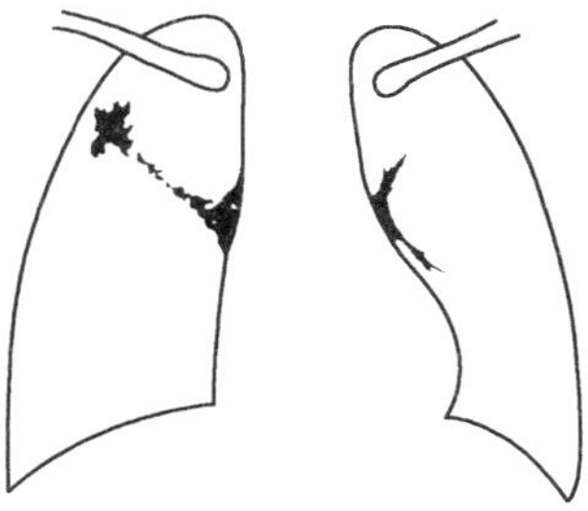

图 2-3　原发综合征

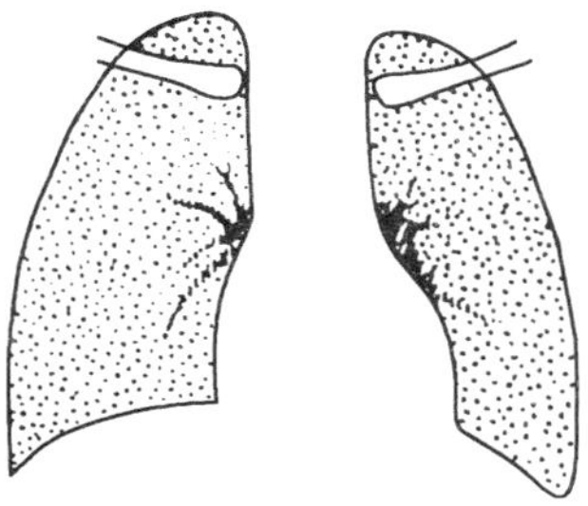

图 2-4　急性血行播散型肺结核

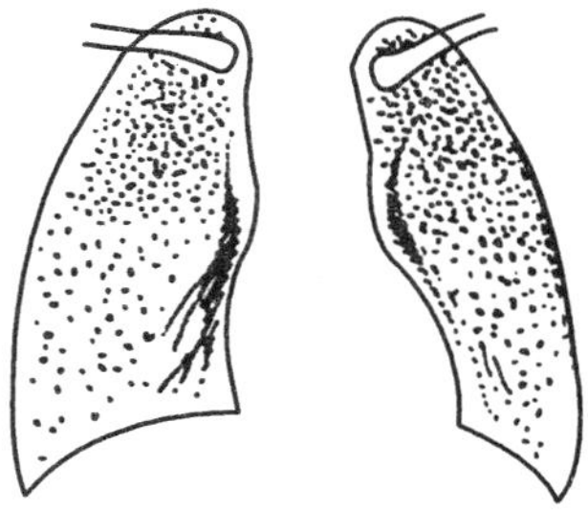

图 2-5　亚急性或慢性血行播散型肺结核

3. 继发型肺结核　多见于成人,病程长、易反复。包括浸润性肺结核、空洞性肺结核、结核球(瘤)、干酪性肺炎、纤维空洞型肺结核。

(1) 浸润型肺结核:病变多发生在肺尖和锁骨下,可为浸润渗出性结核病变和纤维干酪增殖病变。X 线表现为小片状或斑点状阴影,可融合和形成空洞(图 2-6)。渗出性病变易吸收,而纤维干酪增殖病变吸收慢,可长期无改变。

(2) 空洞型肺结核:多因干酪渗出病变溶解形成,多出现虫蚀样空洞(图 2-7)。临床症状

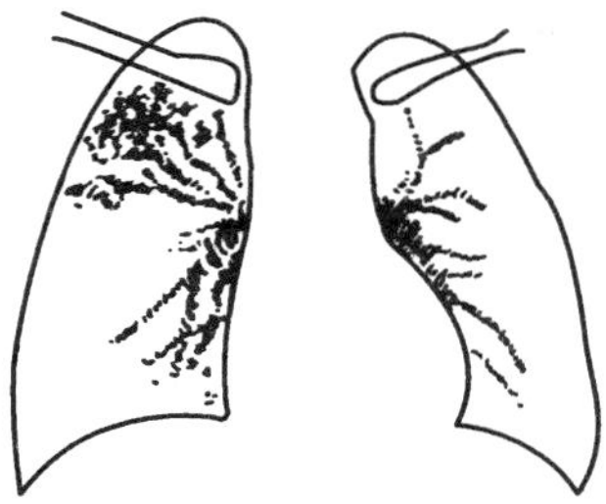

图 2-6　浸润型肺结核

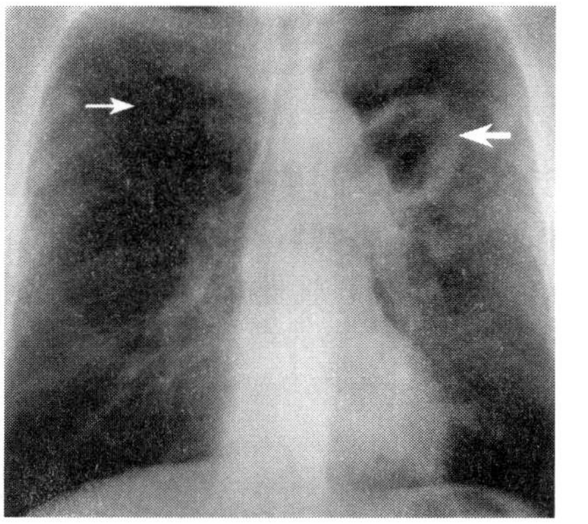

图 2-7　空洞型肺结核

较多，常有发热、咳嗽、咳痰和咯血等，痰中常有结核分枝杆菌，为结核病的重要传染源。

(3) 结核球：多由干酪样病变吸收或周边纤维膜包裹或干酪空洞阻塞愈合而形成。直径一般在 2~4cm 之间，多小于 3cm。结核球内有钙化灶或液化坏死形成空洞，80% 以上结核球有卫星灶(图 2-8)。

(4) 干酪性肺炎：多发生在人体免疫力低下和体质衰弱时，受到大量结核分枝杆菌感染的病人，或有淋巴结支气管瘘，淋巴结中大量干酪样物质经支气管进入肺内而发生。大叶性干酪性肺炎症状体征明显，可有高热、盗汗、发绀、咳痰、呼吸困难等，X 线呈大叶性密度均匀玻璃状阴影，出现虫蚀样空洞，播散病灶。痰中找到结核分枝杆菌。

(5) 纤维空洞型肺结核：由于肺结核未及时治疗或治疗不当，导致空洞长期不愈，空洞壁逐渐变厚，病灶广泛纤维化，肺组织破坏严重，肺功能严重受损。症状时有起伏，痰中带有结核分枝杆菌，为结核病的重要传染源。X 线显示：双侧或单侧出现纤维厚壁空洞和广泛的纤维增生，造成肺门抬高和肺纹理呈垂柳样。患侧肺组织收缩，纵隔牵向病侧，常见胸膜粘连和代偿性肺气肿(图 2-9)。常并发慢性支气管炎、肺气肿、支气管扩张、继发感染和肺源性心脏病；若肺组织广泛破坏，纤维组织大量增生，可导致肺叶全肺收缩，称"毁损肺"。

4. 结核性胸膜炎　分为结核性干性胸膜炎、结核性渗出性胸膜炎、结核性脓胸三种类型。可有结核病接触史，多见于青壮年，起病缓慢，发病前多有低热、食欲下降、体重减轻等结核中毒症状。干性胸膜炎发生在胸腔渗液早期液量较少时，以胸痛和干咳为主要症状，可闻及胸膜摩擦音。渗出性胸膜炎最常见，全身中毒症状明显，可出现高热，渐感胸闷、呼吸困难。随积液增多，胸痛可减轻，但呼吸困难加重。有胸腔积液征。X 线检查：少量积液仅见肋膈角变钝；中等量积液时则中下肺野呈一片均匀致密阴影，上缘呈外高内低凹面向上的弧形曲线(图 2-10)；大量积液时一侧肺野变成致密阴影，纵隔被推向健侧。

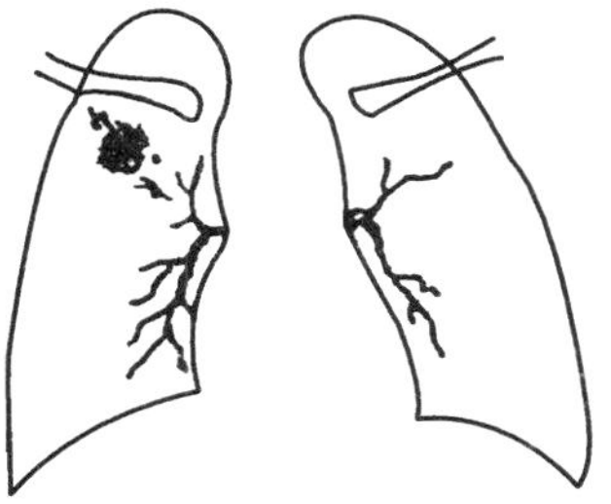

图 2-8　结核球

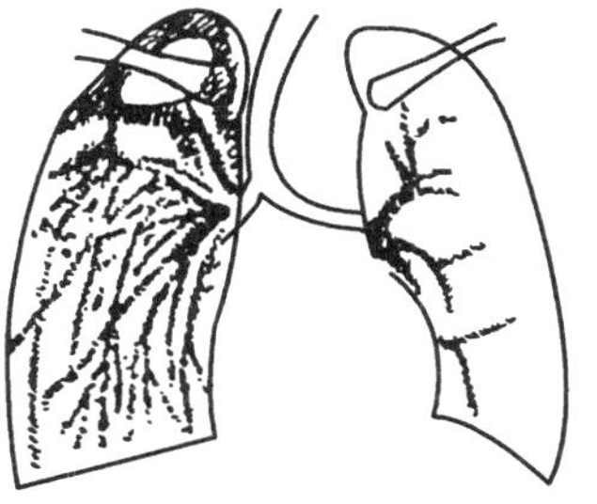

图 2-9　纤维空洞型肺结核

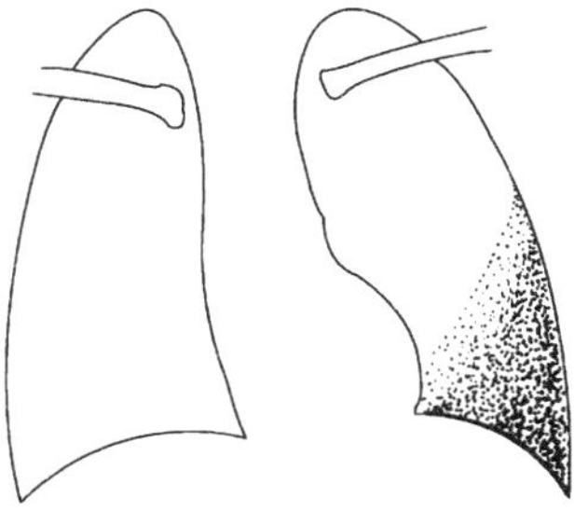

图 2-10　渗出性胸膜炎

【实验室及其他检查】

1. 痰结核分枝杆菌检查　是确诊肺结核最可靠的方法，也是制定化疗方案和考核治疗效果的主要依据。方法有痰直接涂片、痰集菌法、痰培养法，应收集病人深部痰液并连续多次送检。

知识链接

痰液中结核分枝杆菌知多少

24 小时痰液集菌法痰检阳性，说明痰菌量较少，每毫升痰液含结核分枝杆菌 1 万 ~2 万。经直接涂片法痰检阳性，说明痰菌量大，每毫升痰液含结核分枝杆菌 10 万以上。

2. 结核菌素（简称结素）试验　有助于判断有无结核分枝杆菌感染。试验时用纯蛋白衍生物（PPD）0.1ml（5IU）在左侧前臂屈侧中下 1/3 处做皮内注射，使局部形成皮丘，经 48~72 小时测量皮肤硬结直径，硬结直径≤4mm 为阴性（-），5~9mm 为弱阳性（+），10~19mm 为阳性（++），≥20mm 或虽不足 20mm 但局部有水疱或坏死者为强阳性（+++）。结核菌素试验阳性反应仅表示曾有结核分枝杆菌感染，并不一定现在患病。结核菌素试验阴性反应的儿童一般可排除结核病。但在某些情况下也不能完全排除结核病，如结核分枝杆菌感染后需 4~8 周变态反应才建立，在此之前，结核菌素试验可呈阴性；营养不良、HIV 感染、麻疹、水痘、癌症、严重的细菌感染包括重症结核病如粟粒性结核病和结核性脑膜炎等及卡介苗接种后，结核分枝杆菌素试验亦常呈阴性反应。

3. 影像学检查　胸部 X 线检查是早期诊断肺结核和对肺结核进行临床分型的重要方法，对判断病情进展、治疗效果、选择治疗方法有参考价值。主要 X 线表现见本节前述结核病分型。CT 易发现隐蔽和微小的肺部病变。

4. 纤维支气管镜检查　纤维支气管镜检查对支气管或肺内病灶进行活检做病理学诊断，或收集下呼吸道分泌物，涂片做抗酸染色或结核分枝杆菌培养，对诊断肺结核有重要意义，同时也是发现支气管内膜结核并与肺癌鉴别的重要方法。

5. 其他检查　肺结核病人血象一般无异常，严重病例可有继发性贫血，急性血行播散型肺结核可有白细胞总数减低或类白血病反应。活动性肺结核的红细胞沉降率可增快。

【治疗要点】

1. 结核病的化学药物治疗（简称化疗）

(1) 化疗原则：肺结核化学治疗的原则是早期、规律、全程、适量、联合。①早期：对所有检出和确诊病人均应立即给予化学治疗。早期病灶处于渗出阶段，或有干酪样坏死，甚至形成空洞，病灶内结核分枝杆菌以 A 群菌为主，生长代谢旺盛，病灶局部血管丰富，药物浓度高，抗结核药物可以发挥其最大杀菌或抑菌作用，促使病变吸收和减少传染。②规律：严格按医嘱要求用药，不漏服，不停药，以避免耐药性的产生。③全程：保证完成规定的疗程是提高治愈率和减少复发率的重要措施。④适量：药物剂量过低不能达到有效的血浓度，影响疗效和产生耐药性，剂量过大易发生药物毒副反应。⑤联合：指同时采用多种抗结核药物治疗，可以提高疗效。同时，通过交叉杀菌作用减少或防止耐药性产生。

(2) 常用抗结核药物：异烟肼（INH）和利福平（RFP）能杀灭细胞内外结核分枝杆菌，称全杀菌剂。链霉素在碱性环境中作用最强，能杀灭细胞外的结核分枝杆菌，对细胞内结核分枝杆菌作用较小；吡嗪酰胺只能杀灭吞噬细胞内酸性环境中的结核分枝杆菌，为半杀菌剂。乙胺丁醇、对氨基水杨酸钠为抑菌剂。常用抗结核药的成人剂量、主要不良反应如下(表 2-1)。

(3) 化学治疗方案：目前常用短程疗法：指联用 2 个以上杀菌剂，总疗程 6~9 个月。该疗法具有使痰菌阴转快、药物副作用少、效果与标准化疗相同、病人易坚持等优点而被临床逐渐推广。①初治涂阳肺结核治疗方案（含初治涂阴有空洞形成或粟粒型肺结核）：每日用药方案为 2HRZE/4HR，间歇用药方案为 $2H_3R_3Z_3E_3/4H_3R_3$。②复治涂阳肺结核治疗方案：每日用药方案为 2HRZSE/4~6HRE，间歇用药方案为 $2H_3R_3Z_3S_3E_3/6H_3R_3E_3$。③初治涂阴肺结核治疗方案：每日用药方案为 2HRZ/4HR，间歇用药方案为 $2H_3R_3Z_3/4H_3R_3$。④板式组合药和复合固定剂量组合药：把几种单药按每日剂量组合放入一个泡眼板上，每次服用一个板片称板式组合药，具有装药方便，剂量不易错等优点。复合固定剂量组合药是将 2~3 种抗结核药物合

表 2-1　常用抗结核药成人剂量和主要不良反应

药名	缩写	每日剂量(g)	间歇疗法一日量(g)	主要不良反应
异烟肼	H,INH	0.3	0.6~0.8	周围神经炎,偶有肝功能损害
利福平	R,RFP	0.45~0.6*	0.6~0.9	肝功能损害、过敏反应
链霉素	S,SM	0.75~1.0△	0.75~1.0	听力障碍、眩晕、肾功能损害
吡嗪酰胺	Z,PZA	1.5~2.0	2~3	胃肠不适、肝功能损害、高尿酸血症、关节痛
乙胺丁醇	E,EMB	0.75~1.0**	1.5~2.0	视神经炎
对氨基水杨酸钠	P,PAS	8~12***	10~12	胃肠不适,过敏反应、肝功能损害

注:* 体重 <50kg 用 0.45。≥50kg 用 0.6;S、Z 用量亦按体重调节;△老年每次 0.75g;** 前 2 个月 25mg/kg;其后减至 15mg/kg;*** 每日分 2 次服用(其他药均为每日 1 次)。

并为 1 片或 1 个胶囊。具有服药方便、提高病人的可接受性和规律用药率,防止耐药性产生,便于医药人员的管理和监督。但在发生药物不良反应时,有难以判断等缺点。

知识链接

直接面视下督导化疗(DOTS)

直接面视下督导化疗(directly observed treatment shortcourse,简称 DOTS),是一种治疗和管理结核病人的现代有效方法。具体做法是在全程短程化疗期内,病人每一剂抗结核药物均在医务人员面视下服用。确保肺结核病人在全疗程中规律、联合、足量和不间断地实施规范化疗,减少耐药性的产生,最终获得治愈。

2. 对症治疗

(1) 毒性症状:结核病的毒性症状在有效抗结核治疗 1~2 周内多可消退,不需特殊处理。对于干酪性肺炎、急性粟粒型肺结核、结核性脑膜炎有高热等严重结核毒性症状,以及胸膜炎伴大量胸腔积液的病人,可在使用有效足量抗结核药物的基础上加用糖皮质激素,以减轻炎症和过敏反应,促使渗液吸收,减少纤维组织形成和胸膜粘连的发生。常用泼尼松,每日 20mg,顿服,1~2 周,以后每周递减 5mg,用药时间为 4~8 周。

(2) 咯血:小量咯血病人以安慰病人、卧床休息为主,可用氨基己酸、氨甲苯酸、酚磺乙胺、卡络柳钠等药物止血。大咯血时应采取患侧卧位,轻轻将气管内存留的积血咳出。精神紧张者,必要时应用小剂量镇静剂镇静。频繁剧烈咳嗽者可服咳必清止咳。止血先用垂体后叶素 5~10 单位加入 50% 葡萄糖 40ml 中缓慢静脉推注,然后将 10 单位加入 5% 葡萄糖液 500ml 静脉滴注。垂体后叶素通过收缩小动脉减少肺血流量而达到较好止血效果。大量咯血不止者,可经纤维支气管镜确定出血部位后,用浸有稀释的肾上腺素海绵压迫或填塞于出血部位止血。亦可用冷生理盐水灌洗。或在局部应用凝血酶或用 Fogarty 导管气囊压迫止血。支气管动脉造影发现出血灶后,可行支气管肺动脉栓塞术(向病变血管内注入可吸收的明胶海绵做栓塞治疗)。反复大咯血用上述方法无效,对侧肺无活动性病变,肺功能储备尚佳又无禁忌证者,可在明确出血部位的情况下考虑肺叶、段切除术。在抢救大咯血时,应特别注意保持呼吸道的通畅。若有窒息征象,应立即取头低脚高体位,轻拍背部,以便血块排出,并尽快挖出或吸出口、咽、喉、鼻部血块。必要时做气管插管或气管切开,以解除呼吸道阻塞。

咯血过多时，酌情给予小量输血。

(3) 胸腔积液：结核性胸膜炎胸腔积液较多时，应及时进行胸腔穿刺抽液，解除肺及心血管受压，使被压迫的肺迅速复张，使肺功能免受损伤，改善呼吸。结核性胸膜炎的胸水蛋白质含量高，容易引起胸膜粘连，应尽早抽尽胸腔内积液，减少粘连发生。结核性胸膜炎抽液后可减轻毒性症状，体温下降。

3. 手术治疗　经合理化学治疗无效，多重耐药的厚壁空洞，大块干酪灶，结核性脓胸，支气管胸膜瘘和大咯血保守治疗无效者可作外科手术治疗。

【护理诊断及医护合作性问题】

1. 营养失调，低于机体需要量　与机体消耗量增加，食欲减退有关。
2. 体温过高　与结核分枝杆菌感染所致的毒血症有关。
3. 气体交换受损　与结核病变范围大、胸腔积液压迫肺组织有关。
4. 潜在并发症：窒息　与大咯血造成气道阻塞有关。
5. 个人执行治疗方案无效　与肺结核疗程长、病情易反复、缺乏治疗信心和缺乏家庭、社会支持有关。
6. 焦虑　与肺结核疗程长、病情易反复、缺乏治疗信心和缺乏家庭、社会支持有关。
7. 知识缺乏　缺乏结核病治疗、自我护理与预防有关知识。

【护理措施】

(一) 一般护理

1. 环境　保持环境安静、整洁、舒适，室内应空气新鲜，阳光充足。

2. 休息与活动　毒性症状明显或病灶处于高度活动状态时应适当卧床休息。毒性症状消失，病灶活动性减退时，可适当增加户外活动，如散步、打太极拳、做保健操等，增强体质，提高机体抗病能力。部分轻症病人在坚持化疗的同时，可进行正常工作，但应避免劳累和重体力劳动，保证充足的睡眠和休息。

3. 饮食　足够的营养可补偿结核病引起的消耗，增加机体的免疫能力及机体修复能力，促进结核病变愈合，因此需要高度重视营养护理。①向病人及家属宣传饮食营养的重要性。②制订全面的饮食营养摄入计划。应给予高蛋白、高热量和高维生素饮食，成人每日蛋白质总量为90~120g，优质蛋白质应占总量的1/3~2/3，以奶类、蛋类、禽类、鱼虾、瘦肉、豆制品等食物作为蛋白质的来源。牛奶中含酪蛋白及钙质较丰富，是结核病人较为理想的营养食品，每日应给予200~400ml。碳水化合物类主食可按食量满足供给，主食400g左右，但脂肪不宜多吃，以免引起消化不良和肥胖。维生素和无机盐对结核病康复促进作用很大，维生素A有增强身体抗病能力的作用；食物中的维生素C有减轻血管渗透作用，可以促进渗出病灶的吸收；维生素B对神经系统及胃肠神经有调节作用；每天应摄入一定量的新鲜蔬菜和水果，补充维生素。如有反复咯血的病人，还应增加铁质供应。结核病的痊愈过程需要大量钙质，因此，应给予高钙饮食，如各种骨头汤、海产品等。③由于大量盗汗，使体内水分消耗增加，病人如无心、肾功能障碍，应鼓励病人多饮水，每日不少于1.5~2L，保证机体代谢的需要和体内毒素的排泄。必要时遵医嘱静脉补充液体。④提供色、香、味佳的饮食及整洁、安静、舒适的进餐环境，增强食欲，鼓励进食，使病人在愉快的心情中进食。⑤每周测一次体重并记录，观察病人营养状况的改善及进食情况。

(二) 病情观察

观察病人发热、咳嗽咳痰有无加重，痰量有无增多或呈脓性；监测生命体征；观察有无咯血及咯血的量、颜色、性质及出血速度，有无窒息表现。

（三）对症护理

1. 结核中毒症状　一般不需特殊处理。如病人持续高热，体温39℃以上应给予物理降温，鼓励病人多饮水，给流质或半流质饮食。夜间盗汗时，应勤洗热水澡、勤更衣，必要时更换床单、保持皮肤清洁舒适。

2. 咯血的护理　见本章第二节相关内容。

3. 抽液护理　见本章第十三节“胸腔穿刺术”相关内容。

（四）用药护理

1. 抗结核药　帮助病人和家属系统了解结核病的防治知识。督促病人按医嘱服药，观察药物的不良反应，如有无巩膜黄染，肝区疼痛及胃肠道反应，眩晕、耳鸣等，应及时与医生沟通，不能自行停药。在解释药物不良反应时，强调不良反应发生的几率很小，只要及时发现并处理，大部分不良反应可以消失，鼓励病人坚持全程化疗，加强访视宣传以取得病人合作，防止治疗失败产生耐药结核分枝杆菌，增加治疗难度和病人经济负担。用药前及用药过程中应定期检查肝功能和听力情况。

2. 止血药物　脑垂体后叶素能引起子宫、肠管平滑肌收缩和冠状动脉收缩，故对高血压、冠心病及孕妇忌用。静脉注射时速度不能过快，以免引起恶心、便意、心悸、面色苍白等不良反应，应用过程中须密切注意。

3. 镇静剂　对极度紧张、咳嗽剧烈病人使用镇静剂时，应注意年老体弱，肺功能不全者应慎用，以免抑制咳嗽反射和呼吸中枢，使血块不能咯出而发生窒息。

（五）心理护理

由于病人对结核病缺乏正确认识，加之住院隔离治疗，家人和朋友不能和病人密切接触，病人常常出现自卑、多虑、悲观的情绪。因此，应根据病人的情绪反应，及时给予帮助指导，耐心细致地给病人作好解释工作，使其尽快适应环境，消除孤独感。指导病人自我调节情绪的方法，根据病情组织病人参加适当的活动，如看电视、听广播、户外散步等，以分散注意力，消除焦虑，保持情绪稳定。动员病人亲属及好友，给予病人家庭支持和关心及社会支持。对情绪低落、悲观失望、缺乏自信心的病人需鼓励和安慰，给予同情和支持，向病人说明肺结核是一种慢性病，治疗过程和康复期较长，只要坚持合理、全程化疗就一定能治愈，指出各种有利因素，帮助病人振作精神，树立战胜疾病的信心，排除心理障碍，保持良好的心态，充分调动人体内在的自身康复能力，积极配合医疗护理，完成全程治疗，争取早日康复。

【健康指导】

1. 生活指导　指导病人和家属制定合理的休息和活动计划，如散步、做保健操、打太极拳等，但应保证充足的睡眠和休息时间，避免身心过劳。有条件的病人可到疗养院疗养，宜选择在空气新鲜、阳光充足、气候温和、风景宜人的海滨或湖畔疗养地为佳。有饮酒、吸烟嗜好的病人应戒酒、戒烟，要注意保证营养的补充，以增强抗病能力。

2. 疾病知识指导　指导病人及家属了解结核病防治知识和呼吸道隔离技术。用药指导：向病人和家属讲解治疗方法，药物剂量、用法和副作用，详细说明坚持规律用药，全程用药的重要性，以取得病人和家属主动配合。做好结核病的预防工作：①早期发现病人并登记管理，及时给予合理化疗，以控制传染源；②加强预防结核病的宣传，病人单居一室进行呼吸道隔离，做到室内保持良好通风，每日用紫外线照射消毒，或用0.1%过氧乙酸1~2ml加入空气清洁剂溶液做空气喷雾消毒。注意个人卫生，外出时应戴口罩，严禁随地吐痰，在打喷嚏或咳嗽时用双层纸巾遮住口鼻，纸巾用后焚烧。痰菌阳性的病人的痰液须加等量 1% 消毒净加盖浸泡 1 小时后方可倒掉。餐具、痰杯煮沸 5 分钟或用消毒液浸泡消毒。不饮未消毒的牛奶，同桌共餐时使用公筷，以预防传染。被褥、书籍在烈日下曝晒，时间不少于 6 小时。与病人密切接触者应去医院进行胸部 X 线检查。③对未受过结核分枝杆菌感染，如新生儿和结核菌素试验阴性的儿童及时接种卡介苗，使人体对结核分枝杆菌产生获得性免疫力。嘱病人定期复查，检查肝肾功能和胸部 X 线摄片，便于了解病情变化，有利于调整治疗方案。

第十一节　呼吸衰竭病人的护理

案例分析

男性，71 岁。因慢性咳嗽、咳痰 30 余年，呼吸困难 10 余年，下肢水肿 2 年，胸闷气促 1 天而就诊。该病人 30 多年来经常咳嗽、咳痰，逢冬加重，气候转暖时缓解，10 年前出现活动后气促，逐年加重。2 年前出现双下肢水肿。曾在当地医院诊断为“肺心病”，治疗不详。1 周前因气候变冷而“感冒”，上述症状复发并加重，发热，咳嗽、咳黄色脓痰，量多，呼吸困难，并出现多言、躁动而入院。护理查体：T 38.5℃，P 120 次 / 分，R 28 次 / 分，BP 140/90mmhg。发育正常，营养欠佳，半卧位，烦躁不安。呼吸促，颜面发绀多汗，结膜充血水肿，颈静脉怒张，桶状胸，双肺呼吸运动度减弱，叩诊过清音，呼吸音减弱，并可闻及干、湿啰音。心率 110 次 / 分，律整。腹部平坦，触痛不明显。肝脏在右肋缘下 4cm，边缘钝，有触痛。双下肢可见凹陷性水肿（+）。实验室及其他检查：①血常规：WBC 12×10^9/L、N 0.90。②X 线：双肺纹理增粗紊乱。肺气肿现象明显，右下肺动脉干增宽，大于 7mm。③心电图：窦性心动过速，心电轴右偏，肺型“P”波，Rv_1>1.5mV，右室肥大。④血气分析：PaO_2 40mmHg、$PaCO_2$ 60mmHg、pH=7.35。临床诊断：慢性支气管炎、阻塞性肺气肿、肺源性心脏病（心功能三级），合并呼吸衰竭（Ⅱ型）。请问：

(1) 该病人哪些表现提示缺氧和二氧化碳潴留？

(2) 病人出现多言、躁动可否用镇静药物？

(3) 该病人主要护理诊断和护理措施有哪些？

呼吸衰竭（respiratory failure）是指各种原因引起的肺通气和（或）肺换气功能严重障碍，以致在静息状态下不能维持有效的气体交换，导致缺氧伴或不伴二氧化碳潴留而引起的一系列生理功能和代谢障碍的临床综合征。由于其临床表现缺乏特异性，明确诊断有赖于血气分析，若在海平面、静息状态、呼吸空气条件下，动脉血氧分压（PaO_2）<60mmHg，伴或不伴二氧化碳分压（$PaCO_2$）>50mmHg，并排除心内解剖分流和原发于心排出量降低等低氧因素，即可诊断为呼吸衰竭。

呼吸衰竭按动脉血气分析分为Ⅰ型和Ⅱ型。Ⅰ型呼吸衰竭（缺氧型）：仅有缺氧（PaO_2<60mmHg），无二氧化碳潴留，$PaCO_2$ 降低或正常。见于肺换气功能障碍；Ⅱ型（高碳酸型）：既有缺氧又有二氧化碳潴留（PaO_2<60mmHg、$PaCO_2$>50mmHg）。见于肺泡通气不足。按病程分为急性呼吸衰竭和慢性呼吸衰竭。急性呼吸衰竭是指原肺功能正常，因多种突发因素的发生或突然迅速发展，引起通气和换气功能严重损害，在短时间内导致的呼吸衰竭。慢性呼吸衰竭是指一些慢性疾病，如 COPD、肺结核、间质性肺疾病、神经肌肉病变等，造成呼吸功能的损害逐渐加重，经过较长时间发展成为呼吸衰竭。由于发展过程缓慢，机体通过代偿适应，仍能从事个人生活运动，称为代偿性呼吸衰竭。一旦发生呼吸道感染或其他原因使呼吸负担加重，代偿失调，出现严重的缺氧、二氧化碳潴留的表现，称为失代偿性慢性呼吸衰竭。按照发病机制分为：泵衰竭和肺衰竭。

【病因与发病机制】

1. 病因

(1) 气道阻塞性病变:如慢性阻塞性肺部疾病(COPD)、重症哮喘等引起的气道阻塞和肺通气不足,或伴有通气/血流比例失调,导致缺氧和二氧化碳潴留,发生呼吸衰竭。

(2) 肺组织病变:肺炎、肺气肿、肺水肿等因肺泡减少,有效弥散面积较少,肺顺应性降低、通气/血流比例失调,导致缺氧或合并二氧化碳潴留。

(3) 肺血管疾病:肺栓塞、肺血管炎等可引起通气/血流比例失调,或部分静脉血未经氧合直接流入肺静脉,导致呼吸衰竭。

(4) 胸廓与胸膜病变:如严重的自发性或外伤性气胸、严重的脊柱畸形、大量胸腔积液或伴有胸膜肥厚与粘连、强直性脊柱炎等均可引起呼吸衰竭。

(5) 神经肌肉疾病:脑血管疾病、颅脑损伤、脑炎以及镇静催眠药中毒,可直接或间接抑制呼吸中枢。

2. 发病机制

(1) 缺氧和二氧化碳潴留的发生机制:①肺泡通气不足:在静息呼吸空气时肺泡通气量达 4L/min 才能维持正常的肺泡氧和二氧化碳分压,使气体交换有效进行。气道阻力增加,呼吸驱动力弱,无效腔气道增加均可导致通气不足使肺泡氧分压下降和二氧化碳分压上升。②通气/血流比例失调:是造成低氧血症最常见的原因。正常每分钟肺泡通气量(V)为 4L,肺毛细血管血流量(Q)为 5L,两者之比应保持在 0.8,才能够保证有效的气体交换。当肺血管发生病变时,如肺栓塞等,使部分肺泡血流量减少,$V/Q>0.8$,导致病变肺区的肺泡气不能充分利用,形成功能性死腔增大,又称死腔样通气,出现氧分压下降。由于慢性阻塞性肺疾病、肺炎、肺不张和肺水肿等病变并非均匀分布,病变严重部位肺泡通气明显减少,而血流未相应减少,$V/Q<0.8$,使流经该区的静脉血未经充分氧合便掺入动脉中,称为功能性动-静脉分流,使氧分压降低,而二氧化碳分压升高常不明显。③弥散障碍:肺内气体交换是通过弥散过程实现的。气体的弥散量取决于弥散面积、肺泡膜的厚度和通透性、气体和血液接触的时间和气体分压差等。许多肺部疾病如肺实变、肺不张可引起弥散面积减少,肺水肿、肺纤维化等可引起弥散距离增宽,从而导致弥散障碍。由于氧气的弥散速度比二氧化碳慢,且氧气的弥散能力仅为二氧化碳的 1/20,故在弥散障碍时通常以低氧血症为主。④氧耗量增加:氧耗量增加是缺氧加重的原因之一。正常人通过增加通气量来防止缺氧。发热、寒战、抽搐、呼吸困难时氧耗量明显增高。氧耗量增高,肺泡氧分压随之下降。故氧耗量增多的病人,如同时伴有通气功能障碍,则会出现严重的缺氧。

(2) 低氧血症和高碳酸血症对机体的影响:

1) 对中枢神经系统的影响:脑组织耗氧大,约占全身耗氧量的 1/5~1/4,所以脑对缺氧十分敏感。通常完全停止供氧 4~5 分钟就可引起不可逆的损害。缺氧对中枢神经系统的影响程度取决于缺氧的程度与缺氧发生速度。当 PaO_2 降至 60mmHg 时,可出现注意力不集中,智力和视力轻度减退;当 PaO_2 迅速降至 40~50mmHg 以下时,会引起一系列神经精神症状,如头痛、不安、定向与记忆力障碍、精神错乱、嗜睡;PaO_2 低于 30mmHg 时,神志丧失乃至昏迷;PaO_2 低于 20mmHg 时,数分钟即可导致神经细胞不可逆损伤。急性缺氧可引起头痛、烦躁不安、谵妄、抽搐;慢性缺氧时症状出现缓慢。

轻度 CO_2 增加,对皮质下层刺激加强,间接引起皮质兴奋。CO_2 潴留可引起头痛、头晕、烦躁不安、言语不清、精神错乱、扑翼样震颤、嗜睡、昏迷、抽搐和呼吸抑制,这种由缺氧和二氧化碳潴留导致的神经精神障碍综合征称为肺性脑病，又称 CO_2 麻醉。若 $PaCO_2$ 继续升高，皮质下层受抑制，可使中枢神经处于麻醉状态。

缺氧和二氧化碳潴留均可引起脑血管扩张，血流量增加。严重缺氧会引起脑间质水肿，导致颅内高压，继而加重组织缺氧而造成恶性循环，严重时出现脑疝。

2）对循环系统的影响：缺氧和二氧化碳潴留均可刺激心脏，使心率加快、心排出量增加、血压上升引起肺动脉收缩，肺循环阻力增加，导致肺动脉高压右心负荷加重。$PaCO_2$ 轻、中度升高，使浅表毛细血管和静脉扩张，表现为四肢红润、温暖、多汗；而肾、脾和肌肉血管则收缩。急性严重缺氧或酸中毒可引起严重心律失常或心脏骤停。

3）对呼吸系统的影响：缺氧对呼吸的影响是双向的，既有兴奋作用又有抑制作用。反射性兴奋作用：当氧分压低于 60mmHg 时，可作用于颈动脉窦和主动脉体化学感受器，反射性兴奋呼吸中枢，但若缺氧缓慢加重时，则这种反射的反应迟钝；直接抑制作用是缺氧对呼吸中枢产生直接的抑制作用，且当氧分压低于 30mmHg 时，抑制作用占优势。CO_2 是强有力的呼吸中枢兴奋剂，随 CO_2 浓度的增加，通气量也明显增加，但 CO_2 过分升高时（大于 80mmHg），反而抑制呼吸中枢使通气量下降，此时呼吸运动主要靠缺氧的反射性呼吸兴奋作用维持。

4）对电解质、酸碱平衡的影响：严重缺氧抑制细胞代谢，产生大量乳酸和无机磷，引起代谢性酸中毒。急性 CO_2 潴留加重酸中毒，并产生高钾和低氯血症。

5）对消化系统和肾功能的影响：严重缺氧可使胃壁血管收缩，胃黏膜屏障作用降低，而二氧化碳潴留可增强胃壁细胞活性，使胃酸分泌增多，出现胃肠黏膜糜烂、坏死、溃疡和出血。缺氧可损害肝细胞，使丙氨酸氨基转移酶升高，随缺氧的纠正，肝功能逐渐恢复正常。缺氧和二氧化碳潴留常合并肾功能不全，$PaO_2<40mmHg$，$PaCO_2>65mmHg$，肾血管收缩，肾功能受抑制，尿量减少。若及时治疗，随呼吸功能的好转，肾功能可以恢复。

【临床表现】

（一）症状、体征

除引起呼吸衰竭的原发病症状、体征外，主要是缺氧和二氧化碳潴留所致多脏器功能紊乱的表现。

1. 呼吸困难　多数病人有明显的呼吸困难，呼吸困难是呼吸衰竭的最早、最突出症状，多表现为呼吸急促、频率加快、辅助呼吸肌参与呼吸运动，可呈端坐、张口、点头、提肩样呼吸。严重高碳酸血症（$PaCO_2>80mmHg$）发生 CO_2 麻醉时，可抑制呼吸中枢，出现呼吸浅慢，甚至呼吸停止。严重呼吸衰竭可并发脑水肿累及呼吸中枢出现呼吸节律异常，如潮式呼吸、间停呼吸等。

2. 发绀　是缺氧的典型表现。当动脉血氧饱和度低于 90% 时或 $PaO_2<50mmHg$ 时，可在血流量较大的部位如口唇、指甲、舌等处出现发绀。发绀的程度与还原型血红蛋白的含量有关，故红细胞增多者发绀明显，而贫血病人则不明显。

3. 精神神经症状　急性缺氧可迅速出现精神错乱、躁狂、昏迷、抽搐等。慢性缺氧可出现智力或定向力减退。慢性呼吸衰竭随着二氧化碳分压升高，出现先兴奋后抑制症状。兴奋症状包括烦躁不安、昼夜颠倒，甚至谵妄。二氧化碳潴留加重时导致肺性脑病，出现抑制症状，表现为表情淡漠、肌肉颤动、间歇性抽搐、嗜睡，甚至昏迷。

4. 循环系统症状　早期心率加快，血压升高；晚期严重缺氧、酸中毒，引起循环衰竭、血压下降、心律失常甚至心脏停搏。CO_2 潴留使外周体表静脉充盈、皮肤潮红、温暖多汗、球结膜充血。慢性呼吸衰竭并发肺心病时可出现体循环淤血等右心衰表现。因脑血管扩张，病人常有搏动性头痛。

5. 酸碱平衡失调和电解质紊乱 严重缺氧抑制细胞能量代谢，产生大量乳酸和无机磷，导致代谢性酸中毒。CO_2 潴留可导致呼吸性酸中毒。常伴高钾和低氯血症。

6. 其他 严重缺氧和二氧化碳潴留对肝、肾功能影响，可出现黄疸、丙氨酸氨基转氨酶升高，蛋白尿、红细胞尿、管型尿，血浆尿素氮升高。也可导致胃肠道黏膜充血水肿、糜烂渗血，引起上消化道出血。

（二）并发症

主要并发症有感染、窒息、体液平衡失调、肺性脑病、消化道出血、休克、心力衰竭等。

【实验室及其他检查】

1. 血气分析 PaO_2<60mmHg，伴或不伴 $PaCO_2$>50mmHg。PH 值≥7.35 时，为代偿性呼吸性酸中毒，如 PH 值 <7.35 则为失代偿性呼吸性酸中毒。

2. 肺功能检查、影像学检查(X 线胸片、胸部 CT 和放射性核素肺通气 / 灌注扫描等) 可协助分析呼吸衰竭的原因。

3. 实验室检查 尿中可见红细胞、蛋白及管型。可有丙氨酸氨基转移酶、血尿素氮升高。酸中毒时常伴高血钾、低血钠、低血氯等。

【治疗要点】

呼吸衰竭的治疗原则是在保持呼吸道通畅的前提下，改善缺 O_2 和纠正 CO_2 潴留以及代谢功能紊乱，积极治疗原发病，消除诱发因素，防治和治疗并发症。

1. 保持呼吸道通畅 气道不畅可加重呼吸肌疲劳，气道分泌物积聚可加重感染，并可导致肺不张，减少呼吸面积，加重呼吸衰竭，因此，保持气道通畅是纠正缺氧和纠正二氧化碳潴留的最重要措施。必须采取各种措施保持呼吸道通畅，如清理呼吸道分泌物及异物；采用祛痰药、雾化吸入、支气管舒张剂或糖皮质激素缓解支气管痉挛，经上述处理效果差者则采用简易人工气道、气管插管或气管切开建立人工气道，以方便吸痰和做机械通气治疗。

2. 氧疗 氧疗是改善低氧血症的重要手段。其目的是通过提高肺泡氧分压，增加氧弥散能力，提高氧分压，改善低氧血症导致的组织缺氧、减轻组织损伤、恢复脏器功能，减轻心脏负荷。COPD 引起的呼吸衰竭病人长期低流量吸氧，尤其是在夜间，能降低肺循环阻力和肺动脉压，增强心肌收缩力，提高病人活动耐力，延长生存时间。不同疾病、不同血气分析结果给氧方法和给氧浓度亦不同(见护理措施)。

3. 增加通气量，减少 CO_2 潴留

(1) 呼吸兴奋剂：主要适用于以中枢抑制为主，通气量不足引起的呼吸衰竭，对以肺炎、肺水肿、弥漫性肺纤维化等病变引起的以肺换气功能障碍为主所致的呼吸衰竭，不宜使用。呼吸兴奋剂的使用原则：必须保持气道通畅，否则会促发呼吸肌疲劳，进而加重 CO_2 潴留，导致病情恶化。临床常用的药物有尼可刹米和洛贝林，用量过大可引起不良反应。近年来这两种药物在西方国家几乎被淘汰，取而代之的是多沙普仑，该药对镇静催眠药过量引起的呼吸抑制和 COPD 并发急性呼吸衰竭有显著的呼吸兴奋效果。

(2) 机械通气：当机体出现严重的通气和(或)换气功能障碍时，应用机械通气能维持必要的肺泡通气量，降低 $PaCO_2$；改善肺的气体交换效能；使呼吸肌得以休息，有利于恢复呼吸肌的功能。近年来，无创正压通气已扩展为治疗多种急、慢性呼吸衰竭。无创正压通气能增加肺容量，改善肺灌注，并通过降低呼吸功减少机体对氧的需求。经鼻 / 面罩行无创正压通

气，无需建立有创气道，简便易行，与机械通气相关的严重并发症发生率低。

4. 抗感染　感染是呼吸衰竭的重要病因之一，特别是慢性呼吸衰竭，急性加重感染是最常见诱因，一些非感染性因素诱发的呼吸衰竭加重也常继发感染，因此需要积极抗感染治疗。

5. 其他　病因治疗、纠正酸碱平衡失调和电解质紊乱、防治并发症（消化道出血、肺性脑病、脑水肿、休克、DIC 等）。

【护理诊断及医护合作性问题】

1. 气体交换受损　与肺功能减退、呼吸中枢抑制有关。

2. 清理呼吸道无效　与呼吸道感染、分泌物过多或黏稠有关。

3. 急性意识障碍　与缺氧和 CO_2 潴留有关。

4. 营养失调：低于机体需要量　与摄入不足，呼吸功能增加，呼吸道感染致能量消耗过多有关。

5. 有感染的危险　与痰液潴留、清理呼吸道分泌物无效有关。

6. 潜在并发症　消化道出血、肺性脑病、休克、心力衰竭。

7. 语言沟通障碍　与建立人工气道、极度衰竭有关。

【护理措施】

（一）一般护理

1. 环境和休息　保持环境安静，空气新鲜，维持适度的温度，光线柔和，避免灰尘、噪声、强光以及刺激性烟雾刺激，定时开窗通风、消毒，防止交叉感染。帮助病人取舒适且有利于改善呼吸状态的体位，一般呼吸衰竭的病人取半卧位，趴伏在床桌上，借此增加辅助呼吸肌的效能，促进肺膨胀。呼吸困难加重时，嘱病人绝对卧床，尽量减少自理活动和不必要的操作，减少体力消耗，降低氧耗量。慢性呼吸衰竭尚能代偿时，可适当下床活动，指导、教会病人腹式呼吸和缩唇呼吸，以改善通气功能。

2. 饮食　呼吸衰竭病人由于呼吸功增加、发热等因素，导致能量消耗增加，机体代谢处于负平衡。营养支持对于提高呼吸衰竭的抢救成功率及病人生活质量均有重要意义，故给予高蛋白、高脂肪、低碳水化合物、高维生素、易消化、产气少的饮食，避免食过冷、过热、过硬、过甜以及辛辣、刺激性食物。神志清楚的病人鼓励进食，增加营养；病情危重不能进食或昏迷的病人应予鼻饲营养。进餐时应维持给氧，防止气短和进餐时血氧降低。胃肠营养时要注意监测二氧化碳的变化，因为碳水化合物可能会加重高碳酸血症病人的二氧化碳潴留。

3. 卫生　呼吸衰竭病人应注意搞好口腔卫生、皮肤卫生，特别是昏迷时间长、卧床久的病人，应定时翻身拍背加强皮肤护理，做好口腔护理防止并发症出现。

（二）病情观察

应观察病人的呼吸频率、节律和深度、使用呼吸机辅助呼吸的情况，密切观察病人呼吸困难的程度，咳嗽的特征，咳痰的颜色、性质、量、气味，以及痰液的检验结果。监测生命体征，尤其是血压、心率和心律失常的情况，观察意识状态及神经精神症状，观察缺氧和二氧化碳潴留的症状和体征，如有无发绀、球结膜水肿等，有无烦躁、神志恍惚、抽搐、昏睡、昏迷等肺性脑病的表现，有无心力衰竭的症状和体征，尿量及水肿情况，若有异常及时报告医生，并给予相应处理。观察病人呕吐物及粪便的性质、颜色和量，以了解有无消化道出血。监测动脉血气分析值、肝肾功能情况、血电解质检查，以及血常规和尿常规结果，以及时发现并发症。

(三)合理给氧

根据病人病情和血气分析结果采取不同的给氧方法和给氧浓度。Ⅰ型呼吸衰竭多为急性呼吸衰竭,PaO_2 在 50~60mmHg、$PaCO_2$ 在 50mmHg 以下,可给予一般浓度(30%~35%)、一般流量(2~4L/min)氧吸入,使 PaO_2 提高到 7.98kPa(60mmHg)或 SaO_2 在 90% 以上。严重低氧血症者,PaO_2 在 40~50mmHg,$PaCO_2$ 正常,可给予高浓度(>50%)、高流量(4~6L/min)氧,短时间、间歇吸入。但当 PaO_2>70mmHg 时应逐渐降低氧浓度,避免长期吸入高浓度氧引起氧中毒。Ⅱ型呼吸衰竭,应立即采取低浓度(<30%~35%)、低流量(1~2L/min)持续吸氧。因为Ⅱ型呼吸衰竭发生时,呼吸中枢对二氧化碳的反应性差,因而呼吸的维持主要靠缺氧刺激,若给予高浓度氧吸入,可消除缺氧对呼吸的驱动作用,而使通气量迅速减低,$PaCO_2$ 进一步升高,导致 CO_2 麻醉很快致病人昏迷。给氧的方法有鼻导管、鼻塞、面罩、气管内和呼吸机给氧。如缺氧严重而无二氧化碳潴留者,可用面罩给氧;如缺氧伴二氧化碳潴留者,可用鼻导管或鼻塞法给氧。吸氧期间应密切观察氧疗效果,如吸氧后呼吸困难缓解、发绀减轻、心率减慢,表明氧疗有效;如果意识障碍加深或呼吸过度表浅、缓慢,可能为 CO_2 潴留加重,应根据动脉血气分析结果和病人临床表现,及时调整吸氧的流量或浓度,做到既保证氧疗效果,又防止氧中毒和 CO_2 麻醉。氧疗实施过程中还应保持吸入氧气的湿化,输送氧气的导管、面罩、气管导管清洁与通畅,定时更换或消毒,防止交叉感染。

(四)保持气道通畅

1. 清理呼吸道分泌物　呼吸衰竭病人的呼吸道净化作用减弱,炎性分泌物增多,痰液黏稠,引起肺泡通气不足。在氧疗和改善通气之前,必须采取各种措施,使呼吸道保持通畅。具体方法:①指导并协助病人进行有效咳嗽、咳痰。②每 1~2 小时翻身 1 次,并给予拍背,促进痰液引流。③对于痰液黏稠者,可适当补充液体,使气道湿化、痰液稀释;口服或雾化吸入祛痰剂稀释痰液。④病情严重、意识不清的病人因口、咽及舌部肌肉松弛,咳嗽无力,分泌物黏稠不易咳出,可导致分泌物及舌后坠堵塞气道,应取仰卧位,头后仰,托起下颌,并用多孔导管经鼻或经口进行机械吸引,以清除口咽部分泌物,并能刺激咳嗽,有利于气道内的痰液咳出。如有气管插管或切开,则给予气管内吸痰。吸痰时一定要注意无菌操作。

2. 遵医嘱使用支气管舒张剂,以松弛支气管平滑肌,减少气道阻力,改善通气功能。

3. 控制感染　遵医嘱选择有效抗生素控制呼吸道感染,在实施氧疗、气管插管或气管切开、人工呼吸器时,必须注意无菌操作,防止呼吸道感染。

4. 建立人工气道　对病情严重又不能配合,昏迷或呼吸道大量痰液潴留伴有窒息危险,或动脉血二氧化碳分压进行性增高者,应及时建立人工气道和机械通气。临床常采用经鼻带气囊塑料导管气管插管,应做好相应护理:①插管前应将塑料导管经 30℃加温使之变软,以易于经鼻孔插入气道,减少插管对气道的机械损伤。②吸痰时,吸痰管插入的深度必须超过导管顶端,抽吸时边抽边旋转吸痰管,将深部分泌物吸出。③充分湿化气道使痰液稀释,以利清除,防止管腔阻塞。④塑料导管气囊每日需放气 1~2 次,气囊可减少口咽分泌物进入下呼吸道。

(五)机械通气的护理

密切监测病情变化,如病人的意识状况、生命体征,准确记录出入量等;掌握呼吸机的参数,及时分析并解除呼吸机报警的原因;加强气道的护理工作,保持呼吸道通畅;预防并及时发现、处理可能的并发症。

（六）预防上消化道出血

合理氧疗，维持呼吸道通畅，改善通气和换气功能，纠正缺氧和二氧化碳潴留是预防上消化道出血的关键。遵医嘱给予西咪替丁和雷尼替丁口服，以预防消化道出血。监测血压、脉搏，观察有无呕血和黑变。若发现呕血或柏油样大便，应立即通知医生，迅速建立静脉通路，输入新鲜血液，胃内灌入去甲肾上腺素冰水止血。

（七）用药护理

1. 茶碱类、β_2受体兴奋剂　能松弛支气管平滑肌，减少气道阻力，改善呼吸功能，缓解呼吸困难。指导病人正确使用支气管解痉气雾剂，减少支气管痉挛。

2. 呼吸兴奋剂　能改善通气，减轻潴留。由于呼吸中枢兴奋剂在改善通气的同时，增加了呼吸做功，增加了氧耗量和CO_2产生量，所以使用此类药物时应注意保持呼吸道通畅，适当提高吸入氧浓度，静滴时速度不宜过快。注意观察呼吸频率、幅度以及神志的变化，若病人出现恶心、呕吐、烦躁、面色潮红、肌肉震颤等现象，应减慢滴速并及时通知医生减量，严重肌肉抽搐者应及时停药。

3. 禁用镇静催眠类药物　Ⅱ型呼吸衰竭的病人常因咳嗽、咳痰、呼吸困难而影响睡眠，缺氧及CO_2潴留引起烦躁不安，护士在执行医嘱时，应结合临床表现认真判别，禁用对呼吸有抑制的药物，如吗啡等。慎用镇静剂，如地西泮，以防止发生呼吸抑制。

（八）心理护理

由于对病情和预后的顾虑，病人往往会产生恐惧、忧郁心理，易对治疗失去信心；尤其气管插管或气管切开行机械通气的病人，语言表达及沟通障碍，情绪烦躁，痛苦悲观，甚至产生绝望的心理反应，表现为拒绝治疗或对呼吸机产生依赖心理。护理人员应加强巡视，与病人多沟通、多交流，评估病人的焦虑程度，了解病人的心理状态和心理需求，以便采取有效的护理措施。向病人解释紧张、焦虑等不良情绪会导致病情加剧，且不利于治疗，教会病人各种缓解不良情绪的方法，如缓慢缩唇呼吸、渐进性放松和想象疾病已经好转等。对建立人工气道和使用呼吸机治疗的病人，应经常做床旁巡视、照料，通过语言或非语言交流抚慰病人，以缓解焦虑、恐惧等心理反应，增强病人战胜疾病的信心和改善通气效果。在采用各项医疗护理措施前，应向病人作简要说明，并以同情、关切的态度和有条不紊的工作给病人以安全感，取得病人信任与合作。同时应做好病人家属、亲友、同事的工作，帮助病人树立治疗信心，并在精神和经济上给予大力支持，使病人更快回归社会和家庭。

【健康指导】

1. 生活指导　加强饮食指导，调整饮食结构，改善营养状况。注意劳逸结合，鼓励病人适当进行耐寒锻炼，在病情允许情况下，可进行适当的体育锻炼和体力活动，以增强体质。

2. 疾病知识指导　应向病人及家属讲解本病的病因、诱因、发病机制，病情发展和演变，以及防治措施，使病人及家属学会如何预防复发，如何提高自身抗病能力，延缓肺功能恶化，提高生活质量。劝告吸烟者戒烟，避免烟雾、粉尘、寒冷空气刺激，避免过度劳累，情绪激动，不要去人流量较大的公共场所，尽量减少与感冒者接触，预防上呼吸道感染。指导病人自我护理：教会病人正确的咳嗽、有效排痰的方法，以保持呼吸道通畅，并教会病人如何进行呼吸功能锻炼。指导病人及家属学会合理的家庭氧疗方法及注意事项，以保证用氧安全。指导病人及家属正确用药，掌握药物的剂量、用法、注意事项及毒副作用的预防和处理。指导病人进行自我病情监测，学会识别病情变化，如咳嗽加剧、痰液增多、色变黄、呼吸困难加重或神志改变，应尽早就医。

（丁淑芳）

第十二节　急性呼吸窘迫综合征病人的护理

急性呼吸窘迫综合征（acute respiratory distress syndrome，ARDS）是指原心肺功能正常，由心源性以外的各种肺内、外致病因素导致的急性、进行性呼吸衰竭。临床上以呼吸窘迫、顽固性低氧血症为特征。

【病因与发病机制】

ARDS 的病因尚不清楚，可分为肺内因素（直接因素）和肺外因素（间接因素）。

1. 肺内因素　是指对肺的直接损伤，包括：①化学性因素，如吸入烟尘、毒气、胃内容物及氧中毒等；②物理性因素，如肺挫伤、淹溺、放射性损伤等；③生物性因素，如重症肺炎等。

2. 肺外因素　包括严重休克、脓毒症、神经系统病变、弥散性血管内凝血、尿毒症、糖尿病酮症酸中毒、急性重症胰腺炎、严重非胸部创伤、大面积烧伤、大量输血、药物或麻醉品中毒等。

其主要病理特征为由于肺微血管高通透性所致的高蛋白质渗出性肺水肿和透明膜形成，可伴有肺间质纤维化。病理过程可分渗出期、增生期和纤维化期 3 个阶段，常重叠存在。病理生理改变以肺容积减少、肺顺应性降低和严重通气 / 血流比例失调为主。

【临床表现】

除原发病的临床表现外，常在受到发病因素攻击后 24 小时内（偶可长达 5 天）出现急性进行性呼吸窘迫和严重低氧血症。病人突然出现进行性加重的呼吸困难、发绀，常伴有烦躁、焦虑、出汗等。病人常感到胸廓紧束、严重憋气，即呼吸窘迫，不能用通常的吸氧疗法改善，亦不能用其他原发心肺疾病（如肺气肿、肺不张、肺炎、气胸、心力衰竭）解释。早期多无阳性体征或仅在双肺闻及少量细湿啰音；后期多可闻及水泡音，可有管状呼吸音。

【实验室及其他检查】

1. 动脉血气分析　动脉血氧分压（PaO_2）≤60mmHg；氧合指数[PaO_2/FiO_2（吸入氧的分数值）]<200mmHg。氧合指数降低是 ARDS 诊断的必备条件。

2. X 线检查　X 线胸片早期可无异常，或呈轻度间质改变，表现为边缘模糊的肺纹理增多；继之出现斑片状以至融合成大片状的浸润阴影，大片阴影中可见支气管充气征；后期可出现肺间质纤维化的改变。

3. 床边肺功能监测　肺顺应性降低，无效腔通气量比例（V_D/V_T）增加，但无呼气流速受限。

【治疗要点】

治疗原则为治疗基础病，改善肺氧合功能，纠正缺氧，生命支持，保护器官功能，防治并发症。

1. 积极治疗原发病　是治疗 ARDS 的首要原则和基础，应积极寻找原发病灶并予以彻底治疗。

2. 纠正缺氧 迅速纠正缺氧是抢救最重要的措施。采取有效措施，尽快提高 PaO_2。一般需高浓度（>50%）给氧，使 $PaO_2 \geq 60mmHg$ 或 $SaO_2 \geq 90\%$。轻症者可使用面罩给氧，但多数病人需使用机械通气。

3. 机械通气 需尽早应用。目的是维持适当的气体交换，减少呼吸做功，使呼吸窘迫改善，从而避免严重并发症。ARDS 的机械通气治疗采用肺保护性通气策略，多采用呼气末正压（PEEP）、小潮气量进行机械通气。也可选择双相气道正压通气、反比通气、俯卧位通气、压力释放通气等。

4. 维持适当的体液平衡 在血压稳定的前提下，出入液体量宜轻度负平衡（-1000~-500ml），可使用强效利尿剂促进水肿消退。ARDS 的早期除非有低蛋白血症，否则不宜输胶体液，因内皮细胞受损，毛细血管通透性增加，胶体液可渗入间质加重肺水肿。对于创伤出血多者，最好输新鲜血；用库存 1 周以上的血时，应加用微过滤器，以免发生微栓塞而加重 ARDS。

5. 营养支持与监护 ARDS 时机体处于高代谢状态，应补充足够的营养。静脉营养可引起感染和血栓形成等并发症，因此，宜早期开始全胃肠营养，不仅可避免静脉营养的不足，而且能够保护胃肠黏膜，防止肠道菌群移位。ARDS 病人应安置在 ICU 中，动态监测呼吸、循环、水电解质、酸碱平衡等，以便及时调整治疗方案。

【护理诊断及医护合作性问题】

1. 气体交换受损 与肺毛细血管损伤、肺水肿、肺泡内透明膜形成致换气功能障碍有关。

2. 潜在并发症 多脏器功能衰竭。

【护理措施】

（一）一般护理

1. 休息与体位 绝对卧床休息。帮助病人取舒适且有利于改善呼吸状态的体位，如半卧位或坐位，趴伏在床桌上，借此增加辅助呼吸肌的效能，促进肺膨胀。

2. 饮食 通过鼻饲或静脉高营养及时补充热量和高蛋白、高脂肪。遵医嘱输液，维持适当的体液平衡，严格控制输液速度，防止因输液不当而诱发或加重肺水肿。

3. 卫生 加强皮肤和口腔护理，注意保暖，防止受凉和继发感染。

（二）病情观察

应安置病人于 ICU 实行特别监护。监护生命体征和意识状态。尤其是呼吸和发绀状况的变化。准确记录出入液量，应特别注意每小时尿量变化。遵医嘱及时采集和送检血气分析和生化检测标本。

（三）氧疗护理

遵医嘱给予高浓度（>50%）、高流量（4~6L/min）氧以提高氧分压，在给氧过程中氧气应充分温化，防止气道黏膜干裂受损。给氧时，应记录吸氧方式、吸氧浓度和时间，并观察氧疗效果和副反应，防止发生氧中毒。

（四）机械通气的护理

见急救护理相关内容。

（五）心理护理

见本章第十一节相关内容。

【健康指导】

见本章第十一节相关内容。

（刘 杰）

第十三节 呼吸系统疾病常用诊疗技术及护理

一、动脉血气分析标本采集

动脉血气分析（blood gas analysis）能客观反映呼吸衰竭的性质和程度，是判断病人有无缺氧和 CO_2 潴留的可靠方法。对指导氧疗、调节机械通气的各种参数以及纠正酸碱和电解质失衡均有重要意义。

【适应证】

1. 各种疾病、创伤或外伤手术发生呼吸衰竭者。
2. 心肺复苏病人。
3. 急、慢性呼吸衰竭及进行机械通气的病人。

【操作前准备】

1. 物品准备 2ml 无菌注射器，肝素溶液（1250U/ml），橡皮塞，静脉穿刺盘。
2. 病人准备 向病人说明穿刺的目的和注意事项，使病人在平静状态下（活动后要休息 5~15 分钟）接受穿刺。

【操作过程及护理】

1. 穿刺前准备 用肝素液湿润注射器内壁，来回推动针芯，使肝素溶液涂布注射器内壁，然后针尖朝上，排弃注射器内多余的肝素溶液和空气。
2. 选择血管 一般选择桡动脉、股动脉或肱动脉为穿刺点进针。先用手指摸清动脉的搏动、走向和深度。
3. 动脉穿刺 常规消毒穿刺部位的皮肤和操作者的左手示指和中指后，用左手示指和中指固定动脉，右手持注射器刺入动脉，血液借助动脉压推动针芯上移，采血 1ml。
4. 穿刺后处理 拔针后，立即用消毒干棉签压迫穿刺点，排除注射器内气泡后将针头刺入橡皮塞，以隔绝空气，用手转动注射器使血液与肝素充分混匀。

【操作后护理】

1. 防止局部出血 穿刺处需用干棉签按压至少 5 分钟，以防局部出血或形成血肿。
2. 详细填写化验单 注明采血时间、吸氧方法及浓度、机械通气参数、病人实时的体温等。
3. 立即送检 为避免氧气逸失影响测定结果，采血后应立即送检。

二、胸腔穿刺术

胸腔穿刺术（thoracentesis）是自胸腔内抽取胸腔积液（或积气）的有创性操作。胸腔穿刺术的目的包括抽取胸腔积液送检，明确其性质，以协助其诊断；或排除胸腔内积液或积气，以缓解压迫症状，避免胸膜粘连增厚；胸腔内注射药物，辅助治疗。

【适应证】

1. 胸腔积液性质不明者，抽取积液检查，协助病因诊断。

2. 胸腔内大量积液或气胸者，排除积液或积气，以缓解压迫症状，避免胸膜粘连增厚。

3. 脓胸抽脓灌洗治疗，或恶性胸腔积液需胸腔内注入药物者。

【操作前准备】

1. 用物和药物准备　常规治疗盘一套，无菌胸腔穿刺包（内有接有胶管的胸腔穿刺针、5ml 和 50ml 注射器、7 号针头、血管钳、孔巾、纱布）、2% 利多卡因针剂、0.1% 肾上腺素、无菌手套、无菌试管、量杯等。治疗气胸者准备人工气胸抽气箱；需胸腔闭式引流者准备胸腔闭式引流贮液装置。

2. 病人准备　操作前应向病人解释操作目的、过程及有关配合事宜，并取得病人同意，协助病人做好精神准备。操作前指导病人练习穿刺体位，并告知病人在操作过程中不要咳嗽、深呼吸或突然移动体位，以免损伤胸膜或肺组织。必要时给予镇咳药。

【操作过程及护理】

1. 病人体位　协助病人反坐于靠背椅上，双手平放椅背上；或取坐位，使用床旁桌支托；亦可仰卧于床上，举起上臂；完全暴露胸部或背部。如病人不能坐直，还可采用侧卧位，床头抬高 30°。这些体位可使肋间隙增宽，利于穿刺。抽气时，协助病人取半卧位。

2. 确定穿刺点　胸腔积液的穿刺部位选在叩诊实音最明显的部位进行，或结合 X 线、超声波检查确定，一般在肩胛线或腋后线第 7~8 肋间隙或腋前线第 5 肋间隙。气胸者取患侧锁骨中线第 2 肋间隙或腋前线第 4~5 肋间隙进针。

3. 消毒、麻醉　常规消毒穿刺点皮肤，术者戴手套、铺孔巾，以利多卡因逐层浸润麻醉直达胸膜。

4. 穿刺、抽取　术者左手示指和拇指固定穿刺部位的皮肤及肋间，右手持穿刺针（针座胶管用血管钳夹住）沿下位肋骨上缘缓慢刺入胸壁直达胸膜，将 50ml 注射器接至胶管，然后在协助下抽取胸水或气体。注意，当注射器吸满后要先夹紧胶管，再取下注射器排液或排气，防止空气进入胸腔。

5. 抽液（气）要求　每次抽液抽气时不宜过快、过多，防止因抽液过快过多使胸腔内压骤然下降，发生肺水肿或循环障碍、纵隔移位等意外。首次抽液不应超过 600ml，抽气量不宜超过 1000ml，以后每次抽吸量不超过 1000ml，如胸腔穿刺是为了明确诊断，抽液 50~100ml 即可，置入无菌试管送检，如治疗需要，抽液后注入药物。

6. 病情观察　穿刺过程中应密切观察病人的脉搏、面色等变化，以判定病人对穿刺的耐受性。要注意询问病人有无异常感觉，如病人出现不适，应减慢抽吸或立即停止抽液。如病人突感头晕、心悸、冷汗、面色苍白、脉细、四肢发凉，提示病人可能出现“胸膜反应”，应立即停止抽液，使病人平卧，密切观察血压，防止休克。必要时按医嘱皮下注射 0.1% 肾上腺素 0.5ml。

7. 穿刺点处理　术毕拔出穿刺针，消毒穿刺点后覆盖无菌纱布，胶布固定。

【操作后护理】

1. 病情观察　嘱病人平卧位或半卧位休息，观察病人的脉搏和呼吸状况，及时发现并发症，如血胸、气胸、肺水肿等，观察穿刺处有无渗血或渗液。

2. 护理指导　鼓励病人深呼吸，促进肺膨胀；如无气胸或其他并发症，术后 1 小时可恢复活动。穿刺部位很快会愈合。24 小时后方可洗澡，以免穿刺部位感染。注入药物者，应嘱病人转动体位，以便药液在胸腔内混匀，并观察病人对药液的反应。

3. 书写护理记录　记录穿刺的时间、穿刺过程、抽液抽气的量、胸水的颜色以及病人穿刺前、中及穿刺后的状态。

三、纤维支气管镜检查

纤维支气管镜（fibrotic bronchoscopy，FOB）检查是利用光学纤维内镜对气管支气管管腔进行的检查。纤维支气管镜可经口腔、鼻腔、气管导管或气管切开导管插入段、亚段支气管，甚至更细的支气管，可在直视下行活检或刷检、钳取异物、吸引或清除堵塞物，并可做支气管肺泡灌洗，行细胞学或液体成分的分析。另外，利用支气管镜可注入药物，或切除气管内腔的良性肿瘤等。纤维支气管镜已经成为支气管、肺、胸腔疾病诊断及治疗不可缺少的手段。

【适应证】

1. 刺激性咳嗽、胸部 X 线占位改变或阴影而致肺不张、阻塞性肺炎、支气管狭窄或阻塞、胸腔积液等经 3 周抗生素治疗不缓解，疑为异物或肿瘤的病人。

2. 原因不明的咯血，需明确病因及出血部位。

3. 引流呼吸道分泌物、做支气管肺泡灌洗、去除异物、摘除息肉、局部止血及用药、扩张狭窄支气管或激光治疗。

【操作前准备】

1. 用物准备　纤维支气管镜；活检刷、细胞刷、冷光源等附件；吸引器；注射器；药物（1% 麻黄碱、2% 利多卡因、阿托品、肾上腺素、生理盐水）；氧气；必要时准备心电监护仪、呼吸气囊等复苏抢救设备，以防术中出现喉痉挛和呼吸窘迫，或因麻醉药的作用抑制咳嗽和呕吐反射，使分泌物不易咳出。

2. 病人准备

(1) 向病人说明检查目的、操作过程及有关配合注意事项，以消除紧张情绪，取得合作。

(2) 痰多的病人，在纤维支气管镜检查前数天给予抗生素及祛痰药物治疗，以免分泌物过多，妨碍检查结果。

(3) 了解病史和体格检查结果，对消毒剂及局麻药是否过敏；评估胸片，肝功能及出、凝血时间，血小板等检查结果，对心、肺功能不佳者必要时做心电图和血气分析。

(4) 术前 4 小时禁食禁水，术前半小时皮下注射阿托品 1mg；精神紧张者，肌注地西泮 10mg；年老体弱、病重者或肺功能不全者，给予吸氧。如病人口腔有活动假牙，应嘱其取下。

【操作过程及护理】

1. 局部麻醉　先用 1% 麻黄碱喷入鼻腔，继用 2% 利多卡因溶液喷雾鼻腔及咽喉部位做黏膜表面麻醉，每 2~3 分钟喷雾一次，共 3 次。插入纤维支气管镜过程中，根据需要可再注入 2~3ml 利多卡因，总量不超过 250mg。

2. 病人体位　常取仰卧位，不能平卧者可取坐位或半坐卧位。

3. 插入途径　一般采取经鼻腔插入，若鼻腔狭小，可通过口腔插入。气管切开病人可经气管切开处插入。

4. 依序检查　直视下自上而下依次检查各叶、段支气管。

5. 配合　按需配合医生做好吸引、活检、灌洗、治疗等。立即将所采标本以 10% 福尔马林固定，及时送检。

6. 病情观察　操作过程中密切观察病人的生命体征，必要时给氧。

【操作后护理】

1. 防误吸　禁食禁水2小时。麻醉消失、咳嗽和呕吐反射恢复后可进食温凉流质或半流质饮食。进食前试验小口喝水，无呛咳后再进食。

2. 病情观察　密切观察病人有无发热、胸痛，呼吸是否困难；观察分泌物的颜色和特征，有无呼吸道出血。若为痰中带血丝，一般不需特殊处理；当出血较多时，应通知医生，发生大咯血时应及时配合抢救，防止窒息的发生。注意有无气急情况，少数病人可并发气胸。

3. 减少咽喉部刺激　术后2小时内减少说话，使声带得以休息，如有声嘶和咽喉部疼痛，可给予雾化吸入。鼓励病人轻咳出痰液及血液。

4. 正确留取痰标本　对怀疑肿瘤的病人，应尽可能留取血痰部分送检，以提高痰检阳性率。

5. 预防感染　观察有无发热、咳嗽、痰多等，必要时按医嘱应用抗生素，预防呼吸道感染。

（丁淑芳）

复习思考题

1. 呼吸系统疾病病人怎样进行给氧护理？
2. 呼吸系统疾病病人怎样保持气道通畅？
3. 呼吸系统疾病病人主要危重症有哪些？如何处理？

第三章　循环系统疾病病人的护理

学习要点

1. 心功能不全、心力衰竭、心律失常、期前收缩、心房颤动、心绞痛、心肌梗死、高血压脑病、高血压危象、风湿活动的概念。

2. 循环系统疾病常见症状、体征的特点及护理措施。

3. 慢性心力衰竭常见诱因、临床表现、休息与活动原则、用药护理及健康指导；急性心力衰竭的临床表现、抢救配合及护理；常见心律失常的心电图特点及病情观察；心绞痛临床表现、发作时处理、用药护理、健康指导；心肌梗死的临床表现、典型心电图改变、休息及监护、并发症的观察及处理；原发性高血压的临床表现、非药物治疗、高血压急症处理、用药护理及健康指导；心脏瓣膜病类型、临床表现、对症护理及健康指导；病毒性心肌炎临床表现、休息与活动原则；心肌病临床表现、用药护理及健康指导；感染性心内膜炎临床表现、诊疗护理；心包炎临床表现、X 线检查特点。

4. 心脏电复律、人工心脏起搏、心血管介入性诊治术、心包穿刺术的配合与护理。

循环系统疾病包括心脏和血管病，合称心血管病。近年来我国人民生活条件逐渐改善，卫生事业不断发展，人民平均寿命明显增长，心血管病逐渐增多，尤其是冠心病、高血压成为最常见的心血管病，死亡率已上升至第一位，成为危害人民健康和社会劳动力的重要疾病。因此，积极开展心血管疾病的预防和治疗及对危险因素的干预，具有重要意义。循环系统疾病可由动脉粥样硬化、高血压、风湿热、感染、心脏传导系统异常、肺循环阻力增高、先天性发育异常、内分泌代谢疾病、自主神经功能失调及某些全身性疾病引起，社会、环境因素亦可引起循环系统疾病。心血管疾病具有起病急骤、症状复杂、病情凶险而易变等特点，严重时甚至发生猝死；且大多病程冗长，不易根治，容易复发。近年来，随着介入疗法、溶栓疗法的开展，新的降血脂、降血压、抗心律失常药物的不断问世，冠心病监护病房的建立、专科护理的推广、整体护理的开展，使心血管病的治疗效果和护理水平均有显著的提高。心血管疾病病人护理要点是加强病情观察，及时准确地执行医嘱，掌握心电监护和危重病人的抢救配合；给予心理安慰，以减轻病人身心痛苦；进行健康指导，帮助病人改变不良生活方式，避免加重病情的各种诱因，改善和维护心脏功能，防止病情复发和进展，延长寿命，提高病人生活质量。

第一节　循环系统的解剖结构和生理功能

循环系统包括心脏、血管和调节血液循环的神经体液装置。其主要生理功能是为全身组织器官运输血液，通过血液将氧、营养物质和激素等供给组织，并将组织代谢废物运走，以保证人体正常新陈代谢的进行。同时，循环系统也具有内分泌功能，如心肌细胞和血管内皮细胞能分泌心钠素和内皮素、内皮舒张因子等活性物质。

（一）心脏

1. 心脏结构　心脏是一个中空的肌性器官，形似倒置的、前后稍扁的圆锥体，约本人拳头大小。心脏位于胸腔中纵隔内，约2/3位于正中线左侧，1/3位于正中线右侧。心尖朝向左前下方，心底朝向右后上方。心脏被心间隔及房室瓣分成4个心腔，即左心房、左心室、右心房、右心室。同侧房、室间通过房室瓣相通，右心房、室之间的瓣膜称为三尖瓣，左心房、室之间的瓣膜称为二尖瓣，两侧房室瓣均有腱索与心室乳头肌相连。左、右心室与大血管之间也有瓣膜相隔，位于左心室与主动脉之间的瓣膜称为主动脉瓣，位于右心室与肺动脉之间的瓣膜称为肺动脉瓣。心瓣膜的功能是防止心房和心室之间在收缩和舒张时出现血液反流，保持循环血液朝着一个方向流动。炎症、退行性改变等因素可引起瓣膜粘连、挛缩、钙化、僵硬，可导致瓣膜口狭窄和（或）关闭不全。

心脏壁分为3层，由内向外依次为心内膜、肌层、心外膜。心外膜即心包的脏层，紧贴于心脏表面，与心包壁层形成心包腔，腔内含少量浆液起润滑作用。

2. 心脏的传导系统　由负责正常冲动形成与传导的特殊心肌细胞所组成。包括窦房结、结间束、房室结、希氏束、左右束支及其分支和浦肯野（Purkinje）纤维。

3. 心脏的血液供应　营养心脏的血管为冠状动脉，起源于主动脉根部，分左、右两支，围绕在心脏的表面并穿透到心肌内。左冠状动脉分前降支和回旋支。前降支主要负责心脏前壁、左室前侧壁及室间隔前2/3部位的心肌供应，回旋支主要负责左室侧壁、后侧壁及高侧壁部位心肌的血液供应。右冠状动脉主要供应右心室、左心室下壁、后壁及室间隔的后1/3部位的心肌。

（二）血管

循环系统的血管分动脉、毛细血管和静脉3类。动脉的主要功能为输送血液到组织器官，其管壁含平滑肌和弹性纤维，能在各种血管活性物质的作用下收缩和舒张，影响局部血流量，改变血流阻力，故又称“阻力血管”。静脉是将血液送回心脏的血管，机体的血液60%~70%存在于静脉中，其容量大，又称“容量血管”。毛细血管位于小动脉与小静脉之间，呈网状分布，是血液与组织液进行物质交换的场所，故又称“功能血管”。

（三）调节循环系统的神经体液

1. 调节循环系统的神经　主要包括交感神经与副交感神经。当交感神经兴奋时，通过肾上腺素α和β_1受体，使心率加快，心肌收缩力增强，外周血管收缩，血管阻力增加，血压升高；当副交感神经兴奋时，通过乙酰胆碱能受体，使心率减慢，心肌收缩力减弱，外周血管扩张，血管阻力减小，血压下降。

2. 调节循环系统的体液因素　如肾素-血管紧张素-醛固酮系统、血管内皮因子、某些激素和代谢产物等。肾素-血管紧张素-醛固酮系统是调节钠钾平衡、血容量和血压的重要因素。血管内皮细胞生成的收缩物质，如内皮素（ET-1）、血管收缩因子（EDCF）等具有收缩血管作用；内皮细胞生成的舒张物质，如前列环素（PGI_2）、一氧化氮（NO）、内皮源性舒张因子（EDRF）等具有扩张血管的作用。这两类物质的平衡对维持正常的循环功能起重要作用。

第二节　循环系统疾病病人的常见症状、体征及护理

循环系统疾病常见症状有心源性呼吸困难、心源性水肿、心悸、心前区疼痛、心源性晕厥等。

一、心源性呼吸困难

心源性呼吸困难(cardiac dyspnea)是指各种心脏病出现心力衰竭时引起的呼吸困难。病人主观上感觉空气不足、呼吸费力,客观上表现为呼吸运动用力,有呼吸频率、深度、节律的改变。严重时可出现张口呼吸、鼻翼扇动、端坐呼吸,甚至发绀、呼吸辅助肌参与呼吸运动。最常见的病因是左心衰竭,也可出现于右心衰竭、心肌病、心包炎、心脏压塞时。

根据心源性呼吸困难程度不同有下列类型:①劳力性呼吸困难:出现最早。其特点是在体力活动时发生或加重,休息后缓解或消失。如快步行走、爬楼梯、一般速度步行、吃饭、讲话、穿衣、洗漱等活动量增加时,呼吸困难可发生或加重。是因体力活动时静脉回心血量增加,肺淤血加重的结果。②夜间阵发性呼吸困难:病人已入睡后突然因憋气而惊醒,被迫采取坐位,呼吸深快。重者可有哮鸣音,称之为"心源性哮喘"。大多于端坐休息后可自行缓解。其发生机制除因睡眠平卧血液重新分配使肺血量增加外,夜间迷走神经张力增加,小支气管收缩,横膈高位,肺活量减少等也是促发因素。③端坐呼吸:肺淤血达到一定的程度时,病人不能平卧,因平卧时回心血量增多且横膈上抬,呼吸更为困难。高枕卧位、半卧位甚至端坐时方可使憋气好转。常为严重心力衰竭的表现之一。④急性肺水肿:是"心源性哮喘"的进一步发展,是左心衰竭呼吸困难最严重的形式。

【护理评估】

1. 健康史　询问病人呼吸困难发生和发展的特点、持续时间,呼吸困难的表现形式及严重程度,引起呼吸困难的体力活动类型,睡眠情况,以及有无呼吸困难减轻或加重原因,是否有咳嗽、咳痰、咯血、乏力等伴随症状。随着呼吸困难的逐步加重,对其日常生活活动能力的影响,能否生活自理。病人既往有无心脏病等疾病史。病人的生活规律、饮食习惯及爱好。病人是否因呼吸困难而产生焦虑、恐惧心理。

2. 护理体检　观察病人面容与表情;体位;意识状况;呼吸频率、节律及深度;脉搏、血压;营养状况;皮肤黏膜有无水肿、发绀;颈静脉有无充盈怒张等。注意观察双肺有无湿啰音或哮鸣音,啰音的分布是否随体位而改变。心率、心律、心音有无改变,有无奔马律。

3. 实验室及其他检查　评估血气分析,判断病人缺氧的程度及酸碱平衡状况。胸部 X 线检查有助于判断肺淤血或肺水肿的严重程度。

【护理诊断及医护合作性问题】

1. 气体交换受损　与左心衰竭引起的肺淤血、肺水肿或伴有肺部感染有关。

2. 活动无耐力　与心脏受损、心功能不全导致全身组织器官缺氧有关。

3. 焦虑　与呼吸困难影响病人的日常生活及睡眠、病情呈加重趋势有关。

【护理目标】

1. 病人呼吸困难减轻或消失。

2. 病人活动耐力逐渐增加,活动时心率、血压正常,无明显不适。

3. 病人情绪稳定,能积极配合治疗与护理。

【护理措施】

1. 一般护理

(1) 环境:保持病室安静、整洁、舒适、空气清新流通。病人衣着应宽松,盖被应轻软,以减轻憋闷感。病人外出时应戴口罩,以预防呼吸道感染。

(2) 休息与活动:劳力性呼吸困难病人,应减轻体力劳动,使心肌耗氧量减少,呼吸困难缓解。当呼吸困难加重时，应卧床休息，根据病情需要取半卧位或端坐位，可增加肺泡通气量，减少静脉回心血量以减轻肺淤血、肺水肿从而减轻呼吸困难。病人极度呼吸困难时，应立即端坐、两腿下垂，可用枕或软垫支托臂、肩、骶、膝部，以避免受压或下滑，还可使用床上小桌，让病人伏桌休息。病人卧床期间加强基础护理及生活护理，如照顾其饮食起居，协助大、小便等以减轻心脏负荷；进行床上主动或被动的肢体活动，定时翻身、按摩或用温水定时浸泡下肢、拍背，鼓励病人每 2~3 小时做深而慢的呼吸运动，以助排痰，防止下肢静脉血栓形成、压疮及肺部感染等并发症。

(3) 饮食：给予易消化、富含维生素和纤维素的饮食，少量多餐，避免过饱；保持大便通畅。

2. 病情观察　密切观察呼吸困难的特点、程度、发生时间，病人有无夜间睡眠中憋醒、不能平卧或活动后心悸、气促，甚至在休息状态下也出现呼吸困难；是否有咳嗽、咳白色或粉红色泡沫痰等，以便早发现心功能变化情况早处理。

3. 保持呼吸道通畅及给氧　着宽松衣服，盖被轻软，以减轻憋闷感，给予氧气吸入，根据缺氧程度调节氧流量，一般给予 2~4L/min，严重缺氧可给 4~6L/min，如合并有肺源性心脏病者应给予低流量（1~2L/min）吸氧。急性肺水肿时湿化瓶内加入适量乙醇。

4. 活动训练　评估病人目前心功能状态和日常活动量，根据病人身体情况制定活动目标和计划，在活动耐力可及的范围内，鼓励病人尽可能生活自理。应为病人进行自理活动提供方便条件，如抬高床头，使病人容易起身；指导自理的技巧：①教病人使用病房中的辅助设备，如床栏杆、椅背、走廊、厕所、浴室中扶手等，以节省体力和保证安全；②将经常使用的物品放在病人容易拿到的地方；③教给病人保持体力、较少氧耗的技巧，如以恒定的速度进行自理活动或其他活动，两项活动之间或一项较长的活动中穿插休息，有些自理活动如刷牙、洗脸、洗衣服等坐着进行。评估病人最大活动量，当病人活动中或活动后出现心悸、心前区不适、呼吸困难、头晕眼花、苍白、出汗、极度疲乏等现象时，应立即停止活动，就地休息，并以此作为限制最大活动量的指征。循序渐进增加活动量，逐步提高病人的活动耐力。

知识链接

心脏疾病活动量监测

心脏疾病开始进行康复训练时，必须在护士的监测下进行运动，以不引起任何不适为度，心率增加 10~20 次 / 分为正常反应。出现下列情况时应减缓运动进程或停止活动：①胸痛、心悸、气喘、头晕、恶心、呕吐等；②感冒未愈；③感到疲劳、肌肉酸痛；④不适当的心率和低血压反应：休息时心率大于 100 次 / 分；心肌梗死 3 周内活动时，心率变化超过 20 次 / 分或血压变化超过 20mmHg；心肌梗死 6 周内活动时，心率变化超过 30 次 / 分或血压变化超过 30mmHg。两次活动间应安排充分的休息时间，若病人夜间睡眠不好，则次日白天的活动应适当减少。

5. 用药护理　遵医嘱及时给予强心、利尿或血管紧张素转换酶抑制剂等治疗，注意观察药物疗效及副作用。静脉输液时严格控制滴速，一般为 20~30 滴 / 分，防止加重心脏负荷，诱发急性肺水肿。

6. 心理护理　给病人讲解疾病的有关知识，安慰鼓励病人，帮助病人树立战胜疾病的信心。建立良好的护患关系，赢得病人的信任，增加病人的安全感。当病人表现出对疾病的困惑时，应及时解释，以稳定病人情绪，降低交感神经兴奋性，使心率减慢，心肌耗氧量减少而减轻呼吸困难。多与病人交流，了解病人的心理状态，予以安慰和疏导。指导病人应用恰当的应对技巧，如听喜欢的音乐和广播、诉说自己的感受、与病友交谈等，减轻病人焦虑情绪。家属应给予积极的支持，以利于病人情绪稳定。

【护理评价】

病人呼吸困难和发绀有无减轻或消失；能否根据自身的耐受能力完成活动计划，活动耐力是否提高；恐惧、焦虑心理是否消失，能否接受患病事实，以积极的心态配合治疗及护理。

二、心源性水肿

心源性水肿（cardiac edema）是指由于心功能不全引起体循环淤血，机体组织间隙有过多的液体积聚。其最常见的病因为右心衰竭或全心衰竭，也可见于渗液性心包炎或缩窄性心包炎。

其特点是早期出现在身体低垂的部位，如卧床病人的背骶部或非卧床病人的胫前、足踝部，用指端加压水肿部位，局部可出现凹陷，称为压陷性水肿。水肿自下而上发展，重者可延及全身，出现胸腔积液、腹腔积液。病人常主诉手、脚肿，佩戴的手表、戒指、穿的鞋袜变紧。水肿在活动后加重，休息后减轻（即下午出现或加重，晨起减轻或消失）。有肝大伴腹水的病人常诉腰带变紧。此外，病人还会出现尿量减少，近期体重增加等。

【护理评估】

1. 健康史　了解水肿出现的部位、时间、程度、发展速度，水肿与饮食、体位及活动的关系，评估导致水肿的原因，饮水量、摄盐量、尿量等。病人是否因水肿引起形象的改变和躯体不适而心情烦躁。

2. 护理体检　评估水肿的部位、范围、程度，压之是否凹陷，水肿部位皮肤是否完整。观察生命体征、体重、颈静脉充盈程度，还应注意有无胸水征、腹水征等。

3. 实验室及其他检查　X 线及心电图评估心脏的大小及功能状态。血液生化检验了解有无低蛋白血症及电解质紊乱。

【护理诊断及医护合作性问题】

1. 体液过多　与右心衰竭引起体循环淤血有关。

2. 有皮肤完整性受损的危险　与水肿所致组织细胞营养不良，局部长时间受压有关。

【护理目标】

1. 病人水肿减轻或消退。

2. 病人皮肤完整，未发生压疮。

【护理措施】

1. 一般护理

(1) 休息与体位：向病人及家属解释休息的意义，运动不仅增加氧及能量的消耗，增加心脏负担，也使蛋白分解增加，加重肾脏负担。此外，运动使肾血流量减少，醛固酮分泌，肾远曲小管对钠的重吸收增多，故运动可加重水肿。休息则可增加肾血流量，提高肾小球滤过率，使尿量增加，减轻心脏负荷。因此，轻度水肿者应限制活动；重度水肿者，尤其心、肝、肾功能减退时，应卧床休息，有利于水肿消退。伴胸水或腹水的病人宜采取半卧位；下肢水肿者，间歇抬高下肢，利于静脉回流，以减轻肢体的肿胀不适。

(2) 饮食：应摄取低热量、低钠、高蛋白、高维生素、粗纤维、易消化、不胀气的饮食。钠盐限制程度应根据水肿程度、心力衰竭程度及利尿剂治疗情况而定，一般每日食盐量应少于 5g。水肿严重且利尿效果不佳时，每日进液量控制在前一天尿量加 500ml 左右。少食多餐，每餐不宜过饱，以免加重消化道淤血及心脏负担。

2. 维持体液平衡　定期测量体重和腹围，必要时记录24小时液体出入量，以观察水肿的情况。遵医嘱及时准确给予利尿剂，非紧急情况下，利尿剂的应用时间选择早晨或日间为宜，避免夜间排尿过频而影响病人的休息。观察用药后疗效及副作用，注意观察尿量、体重变化及水肿消退情况，监测血电解质变化，随时调整剂量，及时补充电解质，防止出现电解质紊乱。必要时静脉补充白蛋白。

3. 皮肤护理　加强皮肤护理，防止皮肤破损与感染。严重水肿者，由于循环及营养不良，皮肤抵抗力低、弹性差，破损后易发生压疮。故应保持床单干燥、柔软、平整无皱，嘱病人穿柔软、宽松的衣服。给病人翻身或使用便器时勿强行推、拉，防止擦破皮肤。协助和指导病人经常更换体位，骨头突出部位使用气圈或气垫床预防压疮发生。肌注时严格消毒，深部肌注，按压针孔防药液外渗，如有外渗，用无菌巾包裹。水肿局部皮肤每天擦洗，涂滑石粉或爽身粉。局部按摩，促进血液循环。避免过冷或过热的刺激，使用热水袋保暖时水温不宜太高，防止烫伤。定期观察水肿部位和皮肤受压部位的情况，注意有无发红、破溃现象，发现异常情况及时处理。

【护理评价】

病人水肿是否减轻或消失；皮肤有无破损及压疮。

三、心悸

心悸（palpitation）是一种自觉心脏跳动的不适感或心慌感。常见原因有：①心律失常：如期前收缩、心动过速、心动过缓等。②心脏搏动增强：见于健康人情绪激动、剧烈运动、吸烟、饮酒、浓茶、咖啡等，病理情况下见于发热、甲状腺功能亢进、贫血、心功能代偿期等。③心脏神经官能症：心脏本身无器质性病变，由于精神因素诱发心悸、胸闷、心动过速、头晕等症状，多见于青年女性，诱发因素去除后症状消失。④药物：应用肾上腺素类、阿托品、氨茶碱等药物时，因引起心率加快，心肌收缩力增强而致心悸。心悸严重程度并不一定与病情成正比。心悸对人体的影响取决于其持续的时间、心脏搏动强弱、节律紊乱及病人的敏感程度。初发、敏感性较强者、安静或注意力集中时明显，持续较久者适应后则减轻。心悸一般无危险性，但少数严重心律失常所致病人因心排血量减少可引起呼吸困难、胸痛、晕厥、抽搐及黑蒙等症状，甚至可发生猝死。护理人员对上述情况均应有充分的认识。

【护理评估】

1. 健康史　询问心悸发作的时间，是初发还是复发；是阵发性还是持续性，持续时间多长；发作时心率快慢，节律是否整齐；有无呼吸困难、心绞痛、意识障碍、血压波动等伴随症状及体征；是否与体力活动、情绪激动及烟酒等刺激食物有关；是否有应用肾上腺素、阿托品等药物的情况存在；了解病人既往健康状况及生活习惯；是否因心悸使病人产生焦虑心理。

2. 护理体检　评估病人的生命体征及意识状况，尤其是心律、心率、脉搏情况。

3. 实验室及其他检查　常规心电图检查或24小时动态心电图，心脏X线检查，心脏超声检查可明确病因。

【护理诊断及医护合作性问题】

1. 活动无耐力　与心脏排血量减少，机体代谢能量减少有关。

2. 焦虑　与心悸反复发作影响病人生活及工作有关。

【护理目标】

1. 病人不适感减轻或消失，活动耐力逐渐增加，活动时无明显的不适。

2. 病人情绪稳定，能积极配合治疗与护理。

【护理措施】

1. 一般护理

(1) 休息与体位：无器质性心脏病的心律失常病人，应鼓励其正常工作和生活，避免过度劳累，建立健康的生活方式；症状明显者应绝对卧床休息，减少心肌耗氧量和对交感神经的刺激，待心悸缓解后逐渐增加活动量。病人上衣应宽松，避免左侧卧位，因为紧束胸壁或左侧卧位可使心跳感更加明显，更易感到心悸。环境应安静、舒适，减少不良刺激，睡眠障碍者按医嘱给予少量镇静剂。

(2) 饮食：饮食宜少量多餐、避免过饱，不饮浓茶、咖啡等刺激性饮料，戒烟限酒。

2. 病情监测　密切观察病人的脉搏、心率、心律的变化及是否有呼吸困难、心前区疼痛、晕厥、抽搐等严重症状。对心律紊乱者应同时测脉搏与心率，时间不少于1分钟，必要时做心电图及心电监护、血压监护，发现严重心律失常，立即通知医师并积极配合抢救。

3. 治疗配合　合理给氧，一般可中等流量给氧。吸氧可增加机体的供氧，缓解心悸发作时的不适症状如呼吸困难、胸闷等。遵医嘱给予抗心律失常药物，观察疗效及不良反应。根据病情做好电复律、起搏、射频消融等操作前准备和操作后护理。

4. 心理护理　给病人讲解心悸的有关知识，让其了解心悸并不一定与病情成正比，消除病人的紧张情绪；说明精神紧张、焦虑可加重心悸及保持情绪稳定的重要性。指导病人进行自我调节，如散步、打太极拳、看喜欢的书等，以分散注意力，使病人放松。

【护理评价】

病人心悸感是否减轻或消失；能否有效地调节自己的情绪，焦虑情绪是否减轻或消失。

四、心前区疼痛

心前区疼痛(precordial pain)是各种化学因素或物理因素刺激肋间神经的感觉纤维、支配心脏及主动脉胸段的感觉纤维所致，表现为心前区或胸骨后疼痛。常见原因为各种类型的心绞痛、急性心肌梗死、主动脉夹层动脉瘤、梗阻性肥厚型心肌病、急性心包炎、心血管神经症等。典型心绞痛位于胸骨后，向左肩左臂内侧放射，呈阵发性、压榨性剧痛伴窒息感，常于体力活动或情绪激动时发生，大多持续3~5分钟，一般不超过15分钟，休息后或含服硝酸甘油可缓解；急性心肌梗死病人的胸痛多呈持续性剧痛伴冷汗，伴心律、血压改变、面色苍白等，含服硝酸甘油多不能缓解；主动脉夹层动脉瘤病人可出现胸骨后或心前区撕裂性剧痛或烧灼痛，可向背部放射。急性心包炎引起的疼痛可因咳嗽、深呼吸、体位改变及吞咽时加重，坐位身体前倾时减轻，呈刺痛，持续时间较长；心血管神经症病人也可出现心前区针刺样疼痛，但部位常不固定，与体力活动无关，且多在休息时发生，在活动或转移注意力后减轻，伴神经衰弱症状。

【护理评估】

1. 健康史　询问病人疼痛的部位、性质、程度、发作时间及持续时间，是否放射至其他部位，是首次发作还是经常发作，此次发作与以往发作有无差异，发作前有无过度劳累或情绪激动等诱发因素，有无伴随症状，了解病人以往健康状况，是否有高血压、冠心病、风湿性心脏病等疾病史。病人的生活规律、饮食习惯及爱好，运动参与程度、吸烟和饮酒情况等。病人是否因胸痛产生焦虑、恐惧心理。

2. 护理体检　评估病人生命体征、意识及精神状况，有无血压升高或下降、面色苍白、大汗淋漓等表现,了解疼痛程度是否随呼吸或咳嗽而改变,评估有无心脏杂音及心包摩擦音。

3. 实验室及其他检查 常规心电图或24小时动态心电图、心脏X线检查、心脏超声检查、冠状动脉造影、血液生化检查可协助诊断。

【护理诊断及医护合作性问题】

1. 胸痛 与疾病致心、肋间神经刺激等有关。

2. 恐惧 与剧烈疼痛引起的濒死感有关。

【护理目标】

1. 病人了解胸痛发生的原因及预防发作的方法,胸痛明显缓解或消失。

2. 病人恐惧心理消除,情绪稳定,能积极配合治疗与护理。

【护理措施】

1. 一般护理 胸痛发作时,嘱病人立即停止活动,卧床休息,协助病人取舒适体位。

2. 病情观察 密切观察胸痛情况,注意其部位、性质、持续时间、伴随症状、诱因、缓解方法及与活动和呼吸的关系等。严密观察生命体征、意识状况,监测血压、心电图以确定疼痛的病因,及时发现病情变化。

3. 针对不同病因进行护理 心绞痛、心肌梗死引起的疼痛,发作时立即停止活动,卧床休息,遵医嘱给氧,使用硝酸酯类、β-受体阻滞剂、钙通道阻滞剂、血管紧张素转换酶抑制剂、溶栓剂、镇痛剂、抗凝剂等药物治疗,并陪伴病人,以增加安全感。心包炎引起的胸痛,病人应卧床休息,可取坐位身体前倾,以减轻疼痛,勿突然改变体位,咳嗽或深吸气,遵医嘱给予镇静、止痛剂。心脏神经官能症引起者,应给予安慰,鼓励病人活动,以分散注意力。

4. 心理护理 解释心前区疼痛的原因和诱因,指导病人避免诱因,减少发作,减轻病人的紧张、恐惧情绪。

【护理评价】

病人是否掌握了自行缓解疼痛的有效方法,疼痛是否减轻或消失;能否调节自己的情绪,保持情绪稳定。

五、心源性晕厥

心源性晕厥(cardiac syncope)是由于心排血量突然骤减、中断或严重低血压而引起一时性脑缺血、缺氧,表现为突发的、短暂的可逆性意识丧失,又称为阿-斯综合征。常见原因有:①心律失常:严重窦性心动过缓、房室传导阻滞、阵发性室性心动过速、心脏停搏等。②心脏瓣膜病:严重主动脉瓣狭窄等。③心肌梗死。④心肌疾病:如梗阻性肥厚型心肌病。⑤心脏压塞。反复发作的晕厥是病情严重和危险的征兆。

【护理评估】

1. 健康史 向病人询问发作前有无诱因及发作先兆症状(如头晕、目眩、恶心、呕吐、黑蒙等),晕厥发作的频率,发作时的体位,持续时间,伴随症状,既往有无类似发作。有无器质性心脏病或其他疾病史,有无服药、外伤史。病人对晕厥发作的心理反应,有无焦虑或恐惧心理。

2. 护理体检 检查生命体征、意识状态,有无面色苍白或发绀,有无心率、心律变化及心脏杂音,是否发生外伤。

3. 实验室及其他检查 常规心电图或24小时动态心电图检查,发作频繁者进行持续心电监护、超声心动图检查等有助于判断晕厥的原因。

【护理诊断及医护合作性问题】

1. 有受伤的危险　与晕厥时意识丧失有关。

2. 恐惧　与晕厥反复发作有关。

【护理目标】

1. 病人能了解晕厥发生的原因、诱因及预防发作的方法；晕厥发作减少或不再发作；晕厥发作时未受伤。

2. 病人恐惧感减轻或消失。

【护理措施】

1. 一般护理　晕厥发作频繁的病人应卧床休息，加强生活护理。嘱病人避免单独外出，避免从事高空作业、驾车、游泳等工作，防止意外。

2. 避免诱因　嘱病人避免剧烈活动、情绪激动或紧张、快速改变体位，一旦出现头晕、黑蒙等先兆表现时应立即平卧，以免摔伤。

3. 发作时护理　晕厥发作时，应协助病人平卧，解开衣领及领带，保持呼吸道通畅。伴有抽搐者，应专人守护，将压舌板用纱巾包裹置入病人上下齿之间，防止舌咬伤；床加护栏，以免病人坠床。立即心电监护，严密观察生命体征及意识状况，并准备好抢救药品和器械。迅速建立静脉通道，遵医嘱给予治疗，如心律失常者可予以抗心律失常药物治疗；心率显著减慢者可予以阿托品、异丙肾上腺素等药物或配合人工心脏起搏治疗。

4. 积极治疗原发疾病，以防再次发生　如根据医嘱应用抗心律失常药物，配合医师做好电复律、射频消融或心脏起搏等治疗，主动脉狭窄手术者，做好术前准备和术后护理。

5. 心理护理　病人清醒后应鼓励其诉说内心的感受，耐心做好解释工作，消除病人的紧张及恐惧不安心理。

【护理评价】

病人晕厥发作是否减少或无再次发作；发作时有无受伤；能否采取措施避免各种诱发因素；情绪是否稳定。

第三节　心力衰竭病人的护理

案例分析

李某，女性，34 岁。患风心病二尖瓣狭窄多年，长期服用地高辛维持量 0.25mg/d。心室率保持在 70~80 次 / 分。3 天前出现高热、咳嗽，心率 108 次 / 分，加大地高辛用量至 0.5mg/d，共 3 天，心室率增加至 120次 / 分，心电图示阵发性房性心动过速伴二度房室传导阻滞，同时伴有恶心、呕吐、视力模糊等。临床诊断：强心苷中毒。请问：

(1) 该病人的护理诊断？

(2) 应采取哪些护理措施？

心力衰竭(heart failure)，简称心衰，是各种心脏疾病导致心功能不全的一种综合征，绝大多数情况下是指心肌收缩力下降使心排血量不能满足机体代谢的需要，器官、组织血液灌注不足，同时出现肺循环和(或)体环循环淤血的临床综合征，又称充血性心力衰竭。某些情况下心肌收缩力尚可使射血功能维持正常，但由于心肌舒张功能障碍左心室充盈压异常增高，使肺静脉回流受阻,而导致肺循环淤血,常见于冠心病和高血压性心脏病心功能不全的早期或原发性肥厚性心肌病等,称为舒张性心力衰竭。

心功能不全(心功能障碍)是经器械检查如超声心动图等提示,心脏收缩或舒张功能已不正常,而尚未出现临床症状的状态。包括无症状的心功能不全和有临床症状的心功能不全。心力衰竭是有临床症状的心功能不全,本节重点介绍有症状的心功能不全即心力衰竭。

心力衰竭的临床类型按其发展速度可分为急性和慢性两种,以慢性居多;按其发生的部位可分为左心、右心和全心衰竭三种,以左心衰竭居多;按有无舒缩功能障碍又可分为收缩性和舒张性心力衰竭。

一、慢性心力衰竭病人的护理

慢性心力衰竭又称慢性充血性心力衰竭,是几乎所有类型的心脏、大血管疾病的最终转归,也是病人死亡的最主要原因。西方国家引起慢性心力衰竭的病因以高血压、冠心病为主,我国过去以心瓣膜病居首位,但近年来其所占比例已趋下降,而高血压、冠心病的比例呈明显上升势态。

【病因与发病机制】

1. 基本病因 心力衰竭反映心脏的泵血功能障碍,也就是心肌的舒缩功能不全。从病理生理的角度来看,心肌舒缩功能障碍大致上可分为由原发性心肌损害及由于心脏长期容量及(或)压力负荷过重,导致心肌功能由代偿最终发展为失代偿两大类:

(1) 原发性心肌损害

1) 缺血性心肌损害:冠心病心肌缺血和(或)心肌梗死是引起心力衰竭最常见的原因之一。

2) 心肌炎和心肌病:各种原因的心肌炎及心肌病均可引起心力衰竭,临床上以病毒性心肌炎和扩张型心肌病最为常见。

3) 代谢性心肌损害:以糖尿病心肌病最常见,其他如维生素 B_1 缺乏、糖原贮积症、心肌淀粉样变性等少见。

(2) 心脏负荷过重

1) 心脏前负荷(容量负荷、舒张期负荷)过重:心脏舒张期承受的负荷为前负荷,可用心室舒张末期心室腔内的血容量或心室腔内的压力来代替。左心室前负荷过重,主要见于主动脉瓣关闭不全、二尖瓣关闭不全等;右心室前负荷过重主要见于肺动脉瓣关闭不全、三尖瓣关闭不全等。此外,伴有全身血容量增多或循环血量增多的疾病,如慢性贫血、甲状腺功能亢进症等,心脏前负荷也增加。

2) 心脏后负荷(压力负荷、阻力负荷、收缩期负荷)过重:心脏收缩期所遇到的阻力称为后负荷,可用动脉血压高低或动脉瓣膜狭窄程度来代替。左心室后负荷过重主要见于高血压、主动脉瓣狭窄等;右心室后负荷过重主要见于肺动脉高压,肺动脉瓣狭窄等。

2. 诱因

(1) 感染:是最主要、最常见的诱因,尤以呼吸道感染最常见,其次为感染性心内膜炎、风湿活动等。

(2) 心律失常:各种类型的快速性心律失常和严重的缓慢性心律失常均可诱发心衰。因心律失常可引起心排血量减少,加重心肌缺血而诱发心衰。特别是心房颤动,因心率增快,心肌耗氧量增加,加重心脏负担,是诱发心力衰竭最重要的因素。

(3) 血容量增加：见于钠盐摄入过多，静脉输液或输血过多、过快，妊娠和分娩造成循环负荷过重而致心衰。

(4) 生理或心理压力过大：如体力活动过量、情绪激动、精神紧张等。

(5) 其他：如强心苷、利尿剂或降压药使用不当或使用抑制心脏的药物、饮食过度、用力排便、环境与气候的突变、水电解质紊乱等。

3. 发病机制　慢性心力衰竭的发病机制相当复杂，其中最重要的可归纳为以下三个方面。①心肌损害与心室重构：在原发性的心肌损害和心脏负荷过重导致心室扩大、心室肥厚的过程中，心肌细胞、胞外基质、胶原纤维网等均发生相应变化，即心室重构。心肌肥厚初期起代偿作用，但心肌细胞在长期的能量供应相对或绝对不足及能量利用障碍的情况下，导致心肌细胞减少、纤维化，剩下存活心肌的负荷进一步加重，心肌细胞进一步肥厚，进行性纤维化，使心肌收缩不能发挥其应有的射血效应，导致动脉系统缺血、静脉系统淤血，如此形成恶性循环，最终发展为不可逆的终末阶段。②神经内分泌的激活：心力衰竭时，体内交感神经系统（SNS）的兴奋性增强，肾素 - 血管紧张素 - 醛固酮系统（RAAS）激活，血管加压素水平增高，使心肌收缩力增强，心排血量增加，钠、水潴留和外周血管阻力增加而加重心脏前、后负荷；大量儿茶酚胺对心肌有直接毒性作用，从而加剧心力衰竭的发生。③血流动力学异常：根据 Frank-Starling 定律，心室肌纤维的最佳长度为 2.2μm，在此限度内伸展越长，心排血量就越多。任何原因导致心脏的前负荷增加，使心室舒张末期压增高，心肌纤维长度增加超过此限度，则代偿失效引起心力衰竭。

【临床表现】

（一）左心衰竭

以肺循环淤血和心排血量降低为主要表现：

1. 症状

(1) 呼吸困难：是左心衰竭最主要的症状，与肺循环淤血有关。劳力性呼吸困难是左心衰最早出现的症状，多发生于较重体力劳动时，休息状态下可不出现，如不注意，可能忽视心力衰竭的存在。有的病人还可出现夜间阵发性呼吸困难，此为左心衰的典型表现。严重者可出现端坐呼吸。

(2) 咳嗽、咳痰、咯血：咳嗽、咳痰是肺泡和支气管黏膜淤血所致。开始常于夜间发生，坐位或立位时可减轻或消失，白色浆液泡沫痰为其特点，偶见痰中带血丝。长期慢性淤血肺静脉压力升高，导致肺循环和支气管血液循环之间形成侧支，在支气管黏膜下形成扩张的血管，一旦破裂可引起大咯血。

(3) 供血不足的表现：由于心排血量不足，导致心、脑、肾、肌肉等脏器、组织血液灌注不足，病人可出现疲倦、乏力、头晕、嗜睡、心悸、烦躁、少尿及肾功能损害等症状。

2. 体征

(1) 肺部湿性啰音：由于肺毛细血管压增高，液体可渗出到肺泡而出现湿性啰音。随着病情由轻到重，肺部啰音可从局限于肺底部直至全肺。啰音与体位变化有关，病人侧卧位时则下垂的一侧啰音较明显。

(2) 心脏体征：除原有心脏病体征外，可出现心脏扩大、心尖部舒张期奔马律、肺动脉瓣区第二心音亢进等。

（二）右心衰竭

临床上以体循环淤血为主要表现：

1. 症状

(1) 消化道症状：胃肠道及肝淤血引起腹胀、纳差、恶心、呕吐、上腹疼痛等，是右心衰竭最常见的症状。

(2) 呼吸困难：较左心衰竭轻，多表现为劳力性呼吸困难。

(3) 肾脏受损症状：有尿少、夜尿增多、蛋白尿等，与肾脏淤血肾功能受损有关。

2. 体征

(1) 水肿：由于体循环淤血液体外渗至皮下组织所致，是右心衰的主要表现。水肿首先出现在身体的下垂部位，为对称性、凹陷性水肿。严重者遍及全身、并可出现胸水、腹水等。

(2) 颈静脉征：颈静脉搏动增强、充盈、怒张，是右心衰的主要体征，肝颈静脉回流征阳性则更具特征性。

(3) 肝脏肿大：肝脏因淤血肿大且伴有压痛，常发生在皮下水肿之前，持续慢性右心衰可导致心源性肝硬化，病人可出现转氨酶升高，甚至黄疸、腹水。

(4) 心脏体征：除原有心脏病体征外，可闻及心率增快，三尖瓣区收缩期吹风样杂音，部分病人可出现舒张期奔马律。

(三) 全心衰竭

一般先有左心衰竭，当合并右心衰竭后形成全心衰竭。其临床表现为左、右心衰表现同时存在，但当右心衰竭后，右心排血量减少，肺淤血减轻，呼吸困难反而减轻。

(四) 并发症

1. 呼吸道感染　既是慢性心力衰竭最常见诱因，又是其主要并发症。其发生与肺淤血有关。

2. 下肢静脉血栓形成　与体循环淤血及病人长期卧床有关。

【实验室及其他检查】

1. X 线检查　心影的大小及外形可为心脏病的病因诊断提供重要依据，心脏扩大的程度和动态改变也可间接反映心功能状态。肺淤血的有无及其程度可直接反映心功能情况。

2. 超声心动图　比 X 线检查更能准确地提供各心腔大小变化、心瓣膜结构功能及心脏收缩功能与舒张功能。

3. 放射性核素检查　核素心室造影可以准确测定心室腔大小、心腔内血容量及左心室最大充盈速度，核素心肌灌注显像可诊断心肌缺血和梗死。

4. 有创性血流动力学检查　多用于为临床抢救病人提供可靠的血流动力学变化依据。目前多采用漂浮导管在床边进行，经静脉插管直至肺小动脉，测定各部位的压力及血液含氧量，计算心脏指数(CI)及肺小动脉楔压(PCWP)，直接反映左心功能。正常时 CI>2.5L/(min·m^2)，PCWP<12mmHg，当心力衰竭时，心脏指数值(反映心脏收缩功能)降低，肺小动脉楔嵌压(反映肺淤血程度)升高。

5. 心 - 肺吸氧运动试验　在运动状态下测定病人对运动的耐受量，更能说明心脏的功能状态。本试验仅适用于慢性稳定性心衰病人。进行心 - 肺吸氧运动试验时，主要测两个数据即最大耗氧量(VO_{2max})及无氧阈值。

【治疗要点】

慢性心力衰竭的治疗不能仅限于缓解症状，还必须采取综合治疗措施包括病因治疗，调节心衰的代偿机制，减少其负面效应，达到提高运动耐量、改善生活质量，阻止或延缓心室重塑，防止心肌损害进一步加重和降低死亡率的目的。

1. 病因治疗

(1) 基本病因的治疗：早发现、早治疗基本病因是预防心衰、控制心衰、改善预后、降低死亡率的主要措施，如控制高血压，应用药物、介入或手术治疗改善冠心病心肌缺血，心瓣膜病的换瓣手术以及先天畸形的纠治手术等。

(2) 消除诱因：包括及时有效地控制感染，纠正心律失常及电解质紊乱，治疗贫血、甲状腺功能亢进，避免过度劳累和情绪紧张等。

2. 改善生活方式　健康的生活方式（非药物治疗）对心血管疾病病人的治疗起到了药物不可取代的作用。如控制体力活动、限制钠盐、戒烟酒、劳逸结合、充足睡眠、身心愉快等可减轻心脏负荷，有利于心功能的恢复。

3. 药物治疗　常用药物有正性肌力药物、利尿剂、肾素 - 血管紧张素 - 醛固酮系统抑制剂、β 受体阻滞剂等。

(1) 正性肌力药：通过增加心肌收缩力而增加心排血量，是治疗心力衰竭的主要药物。

1) 强心苷类药物：能直接增强心肌收缩力，提高心排血量，亦可直接兴奋迷走神经系统，对抗心衰时交感神经兴奋的不利影响，是临床上常用的正性肌力药物。临床常用毒毛苷K、毛花苷丙（西地兰）、地高辛。中效制剂地高辛，0.25mg，1 次 / 天，适用于中度心力衰竭维持治疗，对 70 岁以上或肾功能不全的病人宜减量。速效制剂西地兰、毒毛苷 K，适用于急性心力衰竭或慢性心衰加重时。西地兰 0.2~0.4mg 稀释后静脉注射，24 小时总量 0.8~1.2mg。毒毛苷 K 0.25mg 静脉注射，24 小时总量 0.5~0.75mg。

2) β 受体兴奋剂：如多巴胺、多巴酚丁胺。

3) 磷酸二酯酶抑制剂：如氨力农、米力农。

(2) 利尿剂：是心力衰竭治疗中最常用的药物，通过排钠排水对缓解淤血症状、减轻水肿十分有效。但是不能将利尿剂作为单一治疗。常用的利尿剂有：

1) 噻嗪类利尿剂：以氢氯噻嗪（双氢克尿塞）为代表，是中效利尿剂，轻度心力衰竭可首选此药，开始 25mg，每日 1 次，逐渐加量。

2) 袢利尿剂：以呋塞米（速尿）为代表，为强效利尿剂。口服用 20mg，2~4 小时达高峰。低血钾是这类利尿剂的主要副作用，必须注意补钾。

3) 保钾利尿剂：常用的有：①螺内酯（安体舒通）：一般用 20mg，每日 3 次。②氨苯蝶啶：一般 50~100mg，每日 2 次。③阿米洛利（amiloride）：可单独用于轻型心衰的病人，5~10mg，每日 2 次。保钾利尿剂，可能产生高钾血症。一般与排钾利尿剂联合应用时，发生高血钾的可能性较小。

(3) 肾素 - 血管紧张素 - 醛固酮系统抑制剂

1) 血管紧张素转换酶抑制剂（ACEI）：能降低心力衰竭病人的总死亡率，是标准治疗不可缺少的药物。其主要作用机制为：①扩血管作用；②抑制醛固酮分泌；③抑制交感神经兴奋性；④改善心室及血管的重构，从而达到维护心肌功能，推迟心力衰竭的进展。现主张提早对心力衰竭进行治疗，从心功能尚处于代偿期而无明显症状时，即开始给予 ACEI 干预治疗。卡托普利（开搏通，常用剂量为 12.5~25mg，每日 2 次）为最早用于临床的 ACEI。也可用依那普利 2.5~5mg，每日 1~2 次；贝那普利（洛汀新）5~15mg，每日 2 次；培哚普利（雅施达）2~4mg，每日 1 次。

2) 血管紧张素受体阻滞剂：如坎地沙坦、氯沙坦、缬沙坦等。

3) 醛固酮受体拮抗剂：小剂量（亚利尿剂量，20mg，每日 1~2 次）的螺内酯阻断醛固酮效应，对抑制心血管的重构、改善慢性心力衰竭的远期预后有很好的作用。

（4）β 受体阻滞剂：可对抗代偿机制交感神经兴奋性增强这一效应，从而提高病人运动耐量，降低住院率、死亡率。常用药物如美托洛尔 5mg，每日 2 次，逐渐增至 100~150mg/d，通常每 2~4 周剂量加倍，达到最大耐受量或目标剂量后长期维持。

（5）血管扩张剂：能降低心脏前、后负荷，减轻肺淤血，减少心肌耗氧，改善心功能。适用于中、重度慢性心力衰竭。常用药物有：①小静脉扩张剂如硝酸甘油 0.3~0.6mg 舌下含化；②小动脉扩张剂如 α_1 受体阻滞剂（哌唑嗪）、直接舒张血管平滑肌的制剂（双肼屈嗪）等。

【护理诊断及医护合作性问题】

1. 气体交换受损　与左心衰竭致肺循环淤血有关。
2. 活动无耐力　与心排血量下降有关。
3. 体液过多　与右心衰竭致体循环淤血、水钠潴留、低蛋白血症有关。
4. 皮肤完整性受损　与长时间卧床、水肿及营养不良有关。
5. 焦虑　与病程长、病情反复发作呈加重趋势、担心疾病预后有关。
6. 潜在并发症　强心苷中毒、电解质紊乱、呼吸道感染、下肢静脉血栓形成。

【护理措施】

（一）一般护理

1. 休息与活动　休息可减轻心脏的工作负荷、促进利尿、减轻呼吸困难、减少静脉回流、降低血压、减慢心率，有利于心功能恢复。但长期卧床易发生静脉血栓形成甚至肾栓塞，同时也使消化功能降低，肌肉萎缩。因此应评估病人目前心功能状态和日常活动量，根据心功能状态分级安排休息与活动，并制订切实可行的活动原则。心功能分为四级，目前通用的仍是美国纽约心脏病协会（NYHA）1928 年提出、美国心脏病协会（AHA）标准委员会 1994 年修订的分级方案。心功能状态分级及休息与活动原则如下（表 3-1）。

表 3-1　心功能状态分级及休息与活动原则

心功能分级	临床表现	休息与活动原则
Ⅰ级	病人患有心脏病但体力活动不受限制。平时一般活动不引起疲乏、心悸、呼吸困难、心绞痛等症状	不限制一般的体力活动，积极参加体育锻炼，但避免剧烈运动和重体力劳动
Ⅱ级（轻度心衰）	体力活动轻度受限。休息时无自觉症状，一般的活动可出现上述症状，休息后很快缓解	适当限制体力活动（但不影响轻体力工作和家务劳动），增加午睡时间
Ⅲ级（中度心衰）	体力活动明显受限。休息时无症状，轻于平时一般的活动即可出现上述症状，休息较长时间后症状方可缓解	严格限制一般体力活动，每天有充分的休息时间，但日常生活可以自理或在他人协助下自理
Ⅳ级（重度心衰）	不能从事任何体力活动。休息时亦有心衰的症状，体力活动后加重	绝对卧床休息，取舒适体位，生活由他人照顾。可在床上做肢体被动运动，轻微的屈伸运动和翻身，逐步过渡到坐床边或下床活动

2. 饮食　应摄取低热量、低钠、高蛋白、高维生素、高纤维素、易消化、不胀气的饮食。每日热量以 5021~6270kJ 为宜，因低热量饮食可降低基础代谢率，减轻心脏负荷；限制钠盐摄入可减轻水肿和减轻心脏负担，钠盐限制程度应根据水肿程度、心力衰竭程度及利尿剂

治疗情况而定，一般每日食盐量应少于 5g；中度心衰每日钠摄入量宜小于 2g；重度心衰钠摄入量宜小于 1g 以下。但应注意在用强效排钠利尿剂时，可放宽限制，以防发生电解质紊乱。应限制钠盐量高的食品，如发酵面食、海产品、腌制品、罐头、味精、啤酒、碳酸饮料等。可用糖、醋、蒜调味品以增进食欲。限制饮水量，严重心衰病人，24 小时的饮水量一般不超过 800ml，应尽量安排在白天间歇饮用，避免大量饮水，以免增加心脏负担。高蛋白饮食可改善营养状况，提高机体抵抗力，且有助于减轻水肿；高维生素、高纤维，易消化，不胀气食物既可补充营养，减轻心脏负担，又可预防便秘。少食多餐，每餐不宜过饱，以免加重消化道淤血及心脏负担。

3. 日常生活护理 注意保持室内空气清新流通，病人外出时应戴口罩，以预防呼吸道感染。协助病人取高枕卧位、半卧位或端坐位，使回心血量减少，减轻心脏的负担，同时肺的扩张增大，有利于气体交换。宜间断双腿抬高，以减轻肢体的水肿。长期卧床病人，应鼓励活动下肢，必要时可按摩肢体，或用温水定时浸泡下肢以预防静脉血栓形成。养成每日定时排便习惯，同时配合腹部按摩、适当运动、调节饮食，以预防便秘。切忌排便时过度用力，以免增加心脏负担。

（二）病情观察

注意观察心力衰竭典型症状、体征的出现、注意并发症的发生。

1. 观察有无左心衰的征象 当病人出现夜间阵发性呼吸困难甚至端坐呼吸、心率增快、烦躁不安、大汗淋漓、咳粉红色泡沫痰等提示左心衰致急性肺水肿，应立即准备配合抢救。

2. 观察有无右心衰的征象 当病人出现恶心、呕吐、颈静脉怒张、肝大、水肿等提示右心衰，应及时与医生联系并详细交班。

3. 观察有无感染征象 当病人出现咳嗽、咳脓痰、呼吸困难加重、体温升高可能合并呼吸道感染，应及时处理。

4. 观察有无下肢静脉血栓征象 当病人出现下肢活动受限、疼痛、肢体远端出现局部肿胀时，可能合并下肢静脉血栓形成，应及时与医生联系且正确处理。

（三）对症护理

1. 呼吸困难 见本章第二节“心源性呼吸困难”相关内容。

2. 水肿 见本章第二节“心源性水肿”相关内容。

（四）用药护理

1. 强心苷类药物

(1) 密切观察强心苷中毒的表现：强心苷治疗量与中毒量接近，易发生中毒。主要表现为：①各种心律失常：是强心苷中毒最主要、最严重的反应，如频发室性期前收缩（多呈二联律）、非阵发性交界性心动过速、心房颤动及房室传导阻滞等，其中快速性心律失常又伴有传导阻滞是强心苷中毒的特征性表现；②胃肠道反应：是强心苷中毒最早的反应，如恶心、呕吐、食欲不振等；③中枢神经系统症状：如头痛、视力模糊、黄视、绿视等。

(2) 用药注意事项：①向病人讲解应用强心苷类药物治疗的必要性及强心苷中毒的表现；嘱病人如在用药期间出现不适应及时报告医护人员；②口服给药时，应指导病人严格按医嘱服药，如果一次漏服，则下一次不能补服，以免过量而中毒。给药前应测量病人心率，当心率 <60 次 / 分或节律不规则时，应暂停服药，并报告医师，同时注意询问有无强心苷中毒症状；③静脉给药时应稀释后缓慢注射，同时注意观察病人的心率、心律及心电图变化，并记

录给药时间。

(3) 强心苷中毒的处理:①立即停用强心苷;②补充钾盐,停用排钾利尿剂;③纠正心律失常。快速心律失常可选用利多卡因或苯妥英钠,缓慢心律失常可用阿托品或临时起搏。

2. 利尿剂　利尿剂应小剂量、间断、交替或联合应用;每日测量体重,准确记录出入水量,以观察利尿效果;监测电解质的变化,使用排钾利尿剂应观察有无腹胀、乏力、肠鸣音减弱等低血钾的表现,并补充含钾丰富的食物,如深色蔬菜、瓜果、红枣、蘑菇等。必要时遵医嘱补充氯化钾;保钾利尿剂长期使用可产生高钾血症,伴肾功能减退者应慎用;出现高血钾时,遵医嘱停用保钾利尿剂,嘱病人禁食含钾高的食物,严密观察心电变化,必要时给予胰岛素等紧急降钾处理。利尿剂应尽量在早晨或日间给药,防止因频繁排尿而影响病人夜间休息。

(1) 噻嗪类利尿剂:最主要的副作用是低钾血症,表现为腹胀、肠鸣音减弱、乏力等,并可诱发心律失常或强心苷中毒。应用过程中宜同时补充含钾丰富的食物,必要时,遵医嘱补充钾盐。口服补钾时,饭后服或将水剂与果汁同饮,以减轻胃肠道不适。静脉补钾时,液体含钾浓度不超过 0.3%。噻嗪类利尿剂还可抑制尿酸的排泄,引起高尿酸血症,长期大剂量应用还可干扰糖及胆固醇代谢,应注意监测。

(2) 氨苯蝶啶:副作用有嗜睡、乏力、皮疹、胃肠道反应,长期用药可产生低钾血症,伴肾功能减退,少尿或无尿者应慎用。螺内酯毒性小,可出现嗜睡、运动失调、男性乳房发育、面部多毛等,肾功能不全、高钾血症者禁用。

(3) 利尿剂的应用时间,除非在紧急情况下,一般以早晨或日间为宜,防止夜间排尿过频而影响病人休息。

3. β 受体阻滞剂　β 受体阻滞剂副作用有低血压、液体潴留(体重增加)、心动过缓、房室传导阻滞等。

(1) 低血压:一般在首剂或增加剂量的 24~48 小时内发生,重复用药后可自动消失,为了减少低血压的发生,血管扩张剂、ACEI 与 β 受体阻滞剂合用时应减量或在每天不同的时间应用,应遵循"用药过程中密切观察血压,在观察血压过程中调整剂量或服药时间(即用药中观察,观察中用药)"的原则。

(2) 液体潴留:每天应测量体重,若体重增加,应立即增加利尿剂用量,直至体重恢复治疗前水平。

(3) 心动过缓或房室传导阻滞:在增加用量过程中,如心率 <55 次 / 分或出现Ⅱ、Ⅲ度房室传导阻滞,应减量或停用。

4. ACEI　ACEI 最常见的不良反应是干咳,可发生于 10%~20% 的病人中,停药后可消失,通常不妨碍长期用药,但若出现声带、喉头水肿,危险性较大,可考虑停药。还可有直立性低血压、胃肠道反应等,偶见变态反应,出现药热、皮疹或血管性水肿等。

5. 血管扩张剂　使用时应严密监测病人的血压和心率,根据病人的血压和心率调整药物剂量和滴注速度。硝酸酯制剂可致头痛、面红、心动过速、血压下降等,尤其是硝酸甘油静脉滴注时,应严格掌握滴速。静脉滴注硝普钠时,应注意:①硝普钠见光易变质分解,应避光输液。②因稀释后的溶液不稳定,故应现用现配。③避免大剂量长期使用,以免发生硫氰酸中毒。

(五) 心理护理

由于病程长,病情反复,经济负担过重等,病人易产生焦虑情绪。焦虑可使病人心率增快，周围血管阻力和血液黏稠度增加，因此减轻病人精神负担与限制病人体力活动同样重要。医护人员应采取认真、和蔼的态度，鼓励病人说出内心的感受，分析产生焦虑的原因，为病人提供一切方便，给病人和家属心理支持，减轻焦虑。指导病人保持乐观态度，进行自我心理调整，如通过交谈、听音乐、看报纸等方式转移注意力，做深呼吸、放松疗法等调节情绪。对高度焦虑，不能放松者可遵医嘱给予少量镇静剂。

【健康指导】

1. 生活指导　合理安排活动与休息，解释即使心功能恢复也应尽量从事轻工作，避免重体力劳动，建议病人进行散步、打太极拳、练气功等运动。适当活动有利于提高心脏储备力，提高活动耐力，改善心理状态和生活质量。饮食宜清淡、易消化、富营养，每餐不宜过饱，多食蔬菜、水果，防止便秘。劝戒烟酒。保持情绪稳定。

2. 疾病知识指导　指导病人积极治疗原发病，注意避免心力衰竭的诱发因素，如感染（尤其是呼吸道感染）、过度劳累、情绪激动、钠盐摄入过多、输液过快过多等。育龄妇女应在医师指导下控制妊娠与分娩。强调严格遵医嘱服药，不随意增减或撤换药物的重要性。让病人明确所用药物的名称、剂量、用法、时间，可能出现的不良反应等。服强心苷者应学会识别其中毒反应；使用血管扩张剂、β 受体阻滞剂、ACEI 者，改变体位时动作不宜过快，以防止发生体位性低血压。教会病人自我监测，让病人学会自测脉搏，观察体重、尿量、水肿变化，观察有无夜间平卧时出现气急、咳嗽等症状，如有异常情况及时就医。嘱病人定期门诊随访，防止病情发展。

二、急性心力衰竭病人的护理

案例分析

> 夜间巡视病房时发现一病人突然坐起，张口呼吸，大汗，烦躁不安，伴咳嗽，喘息，咳大量浆液泡沫痰，心肺听诊闻哮鸣音及湿啰音。心率 120 次 / 分，律齐，可触及交替脉。临床诊断：急性左心衰（急性肺水肿）。请问：应如何配合抢救？

急性心力衰竭是因急性心脏病变引起心排血量急剧、显著降低，使组织器官血液灌注不足和急性淤血的综合征。临床上以急性左心衰较为多见，表现为急性肺水肿，严重者伴心源性休克甚至心脏骤停，是临床常见的急危重症之一，抢救是否及时、合理与预后密切相关。

【病因与发病机制】

1. 病因　急性心力衰竭在原本正常的心脏或已有病变的心脏均可发生。原有慢性心功能不全病人因一时性体力劳动、情绪激动而诱发。常见的病因有：

(1) 急性心肌损害：如冠心病急性广泛性心肌梗死、急性重症弥漫性心肌炎，导致心肌收缩力减弱。

(2) 瓣膜性急性反流：如感染性心内膜炎或心肌梗死引起瓣膜穿孔、腱索断裂导致急性反流。

(3) 急性机械性阻塞：如二尖瓣或主动脉瓣高度狭窄、左心室流出道梗阻、右心房黏液瘤急性堵塞二尖瓣口或嵌顿等，造成心脏压力负荷突然急速增高。

(4) 其他：如高血压心脏病血压急剧升高、快速型异位心律失常、急性心脏压塞（急性大量心包积液或积血)、输液过多过快等。

2. 发病机制　以上各种病因均可引起心脏收缩力突然严重减弱或左心室瓣膜急性反流,心排血量急剧减少,左心室舒张末压迅速升高,肺静脉回流不畅,导致肺静脉压快速升高,肺毛细血管压也随之升高使血管内液体渗入到肺间质和肺泡内,形成急性肺水肿。

【临床表现】

典型病人以急性肺水肿表现为主。

(一) 症状

病人突发严重的呼吸困难,强迫端坐位,面色灰白或发绀,大汗淋漓,烦躁不安,有窒息感,频频咳嗽,甚至咳出大量粉红色泡沫痰等。

(二) 体征

呼吸频率增快,可达 30~40 次 / 分,且为端坐呼吸,吸气时锁骨上窝和肋间隙内陷。听诊两肺布满湿啰音和哮鸣音,心率增快,心尖部可听到舒张期奔马律。动脉压早期升高,随后下降,严重者可出现心源性休克。

【护理诊断及医护合作性问题】

1. 气体交换受损　与急性肺水肿有关。

2. 恐惧　与极度呼吸困难产生的濒死感及对死亡的恐惧有关 。

3. 清理呼吸道无效　与呼吸道分泌物增多,咳嗽、咳痰无力有关。

4. 潜在并发症　心源性休克。

【护理措施】

急性左心衰病人的一般护理措施与慢性充血性心衰基本一致。重点强调抢救时配合与护理。

(一) 减少静脉回流

立即协助病人取坐位,两腿下垂;四肢轮扎止血带;必要时静脉放血 300~500ml,贫血者禁止放血。

知识链接

四肢轮扎止血带

在病情危急而其他治疗措施不能马上实施时可用软橡皮管或血压计袖带充气加压以阻断静脉回流,从而减轻心脏负荷。方法是先同时结扎三个肢体(结扎部位在肩及腹股沟以下),每 15 分钟放松一个肢体,同时结扎另一肢体,每个肢体结扎最长时间不超过 45 分钟。

注意:血压计袖带充气加压时压力应低于舒张压 10mmHg,这样既能阻断静脉回流而又能保持动脉供血通畅为度。

(二) 病情观察

严密观察病人呼吸频率、深度,意识、精神状态,皮肤颜色及温度,肺部啰音的变化,监测血气分析结果,对安置漂浮导管者应监测血流动力学指标的变化,判断药物疗效和病情进展。

知识链接

血流动力学监测

血流动力学监测(hemodynamic monitoring)是反映心脏、血管、血液、组织氧供氧耗及器官功能状态等方面的重要指标。可分为两类:①无创性血流动力学监测:指采用对机体没有机械损害的方法获得的各种心血管功能的参数。②有创血流动力学监测:指经体表插入各种导管或探头到心腔或血管腔内,直接测定心血管功能参数的方法。监测指标包括:上肢动脉血压(AP),心率(HR),中心静脉压(CVP),右心房压(RAP),右心室压(RVP),肺动脉压(PAP),肺毛细血管嵌顿压(PCWP),心输出量(CO)等。

(三)吸氧

吸氧原则为高流量(6~8L/min)、鼻导管乙醇(一般为50%乙醇,不能耐受者为20~30%)湿化、间歇吸氧,重症者面罩加压吸氧。高流量吸氧可使肺泡内压增加,利于气体交换且减少液体渗出从而减轻肺水肿;乙醇可使肺泡内泡沫表面张力降低而破裂,从而增加气体交换面积,改善呼吸困难;高流量吸氧应间断以防氧中毒发生。

(四)迅速建立两路静脉通路,遵医嘱正确用药并做好用药护理

1. 吗啡　吗啡是治疗急性心力衰竭极为有效的药物,它既可镇静又可扩张小血管从而减轻心脏负荷。用法:5~10mg皮下注射或缓慢静脉注射(3分钟注完),必要时隔15分钟重复1次,共2~3次。应注意病人有无呼吸抑制、血压降低、心动过缓、恶心等,伴有神志不清、颅内出血、慢性肺部疾病、呼吸衰竭、低血压、休克者禁用。

2. 快速利尿剂　呋塞米20~40mg静脉注射,2分钟内推完,4小时可重复一次。利尿可使回心血量减少,降低心脏前负荷,且本药还可扩张静脉,利于肺水肿的缓解。

3. 血管扩张剂　可选用硝普钠、硝酸甘油或酚妥拉明静滴,监测血压,根据血压调整剂量,维持收缩压在100mmHg左右。①硝普钠为动静脉扩张剂,一般剂量为12.5~25μg/min静脉滴注;②硝酸甘油可扩张小静脉减少回心血量,一般从10μg/min开始静滴,每10分钟调整1次剂量,每次增加5~10μg,至血压达上述水平;③酚妥拉明以扩张小动脉为主,降低心脏后负荷,从0.1mg/min开始静滴,每5~10分钟调整1次剂量,最大可增至1.5~2.0mg/min。

4. 强心苷制剂　适用于心房颤动伴有快速心室率并已知有心室扩大伴左心室收缩功能不全者。可用毛花苷丙静注,首剂0.4~0.8mg,2小时后酌情再给0.2~0.4mg。

5. 氨茶碱　可解除支气管痉挛,并有一定的正性肌力及扩张血管、利尿作用。通常以0.25g加入50%葡萄糖液20~40ml缓慢静脉注射。

6. 地塞米松　10~20mg静脉注射,可降低周围血管阻力,减少回心血量,解除支气管痉挛。

(五)心理护理

应配合医师,迅速完成抢救治疗措施,在抢救时必须保持镇静,操作熟悉、忙而不乱,尽量减轻病人的紧张不安情绪,同时向病人及家属简要介绍本病的救治措施及使用监测设备的必要性,使病人产生信任、安全感,积极配合治疗。避免在病人面前讨论病情,以减少误解和恐惧感。必要时可留亲属陪伴病人,给病人心理上的支持。

【健康指导】

向病人及家属介绍急性心力衰竭的病因,指导其继续针对基本病因和诱因进行治疗。告知有心脏病史的病人,在静脉输液前应主动向医护人员说明病情,以便在输液时控制输液量及速度。

第四节　心律失常病人的护理

一、概述

心律失常(cardiac arrhythmia)是指心脏冲动的频率、节律、起源部位、传导速度与激动次序的异常。按其发生原理,可分为冲动形成异常和冲动传导异常两大类。

【心脏传导系统】

心脏传导系统是由具有形成冲动与传导冲动作用的特殊心肌细胞组成,包括窦房结、结间束、房室结、希氏束、左束支、右束支和浦肯野纤维等部分(图3-1)。窦房结是心脏正常窦性心律的起搏点,冲动在窦房结形成后,随即由结间束和普通心房肌传递抵达房室结及左心房。冲动在房室结内传导速度极为缓慢,使心室收缩在心房收缩完成后才开始,从而有利于心室充分充盈。抵达希氏束后传导再度加速,经左、右束支至浦肯野纤维,浦肯野纤维传导速度极为快捷,使全部心室肌几乎同时被激动,以保证左、右心室同步收缩,完成射血。最后冲动抵达心外膜,完成一次心动周期。

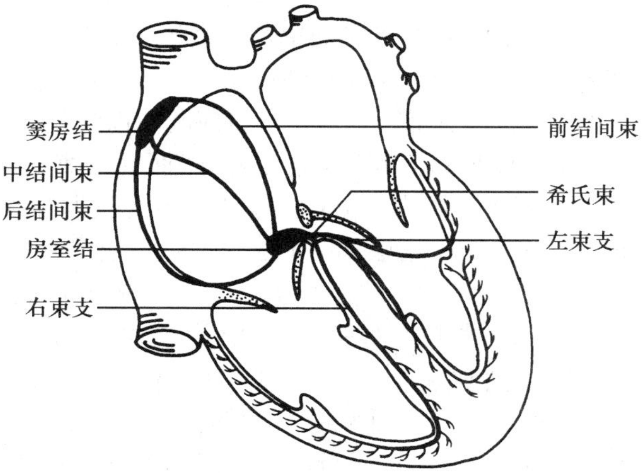

图 3-1　心脏传导系统示意图

心肌传导系统接受交感与迷走神经支配。迷走神经兴奋可抑制窦房结的自律性和传导性,延长窦房结和房室结的传导时间与不应期。交感神经的作用则与迷走神经相反。

【病因与发病机制】

1. 病因

(1) 生理性:健康人在运动、饮茶、饮酒、吸烟、情绪激动等情况下可出现。

(2) 病理性:如内分泌代谢失常、麻醉、手术、器质性心脏病(如风湿性心脏病、冠状动脉粥样硬化性心脏病、高血压心脏病等)、电击等可引起。

(3) 药物性:如肾上腺素、阿托品等药物可加快心率,强心苷可减慢心率等。

2. 发病机制

(1) 冲动形成异常:心脏传导系统具有自律性。正常情况下,以窦房结自律性最高,其他为潜在起搏点。当自主神经兴奋性改变或传导系统发生病变时,均可造成不适当的冲动发放。如当窦房结发放冲动频率减慢,潜在起搏点可取而代之,形成逸搏心律;而当心肌缺血、儿茶酚胺增多、炎症、药物、电解质紊乱等,可使原本无自律性的心肌细胞(如心房、心室肌细胞)出现自律性异常增高而形成各种异常心律失常。

触发活动是心房、心室与希氏束 - 浦肯野组织在动作电位后产生除极活动。与心肌局部儿茶酚胺增高、低血钾、强心苷中毒等有关。若后除极的振幅增高并达到阈电位水平,即可引发持续的反复激动,导致快速性心律失常。

(2) 冲动传导异常:折返是快速性心律失常最常见的发生机制。产生折返的基本条件是:①心脏两个或多个部位的传导性与应激性各不相同,相互连结形成一个有效的折返环路;②其中一条通道发生单向传导阻滞;③另一通道传导缓慢,使原先发生阻滞的通道有足够时间恢复兴奋性;④原先阻滞的通道再次激动,从而完成一次折返激动。冲动在环内反复循环,从而产生持续性快速的心律失常。

【分类】

(一)冲动形成异常

1. 窦性心律失常 包括:①窦性心动过速;②窦性心动过缓;③窦性心律不齐;④窦性停搏。

2. 异位心律

(1) 被动性异位心律:①逸搏(房性、房室交界区性、室性);②逸搏心律(房性、房室交界区性、室性)。

(2) 主动性异位心律:①期前收缩(房性、房室交界区性、室性);②阵发性心动过速(房性、房室交界区性、室性);③心房扑动、心房颤动;④心室扑动,心室颤动。

(二)冲动传导异常

1. 生理性 包括干扰及房室分离。

2. 病理性 ①窦房传导阻滞;②房内传导阻滞;③房室传导阻滞;④束支或分支阻滞(左、右束支传导阻滞及左束支分支传导阻滞)或室内阻滞。

3. 房室间传导途径异常 预激综合征。

按心律失常发生时心率的快慢,还可将其分为快速性心律失常与缓慢性心律失常两大类。

【治疗要点】

1. 药物治疗 常用抗心律失常药物(表 3-2)。

表 3-2 常用抗心律失常药物的剂量

药物	常用剂量范围			
	静脉给药		口服给药	
	负荷量	维持量	负荷量	维持量
奎尼丁		600~1000mg	200mg,q6h	200mg,q6~8h
普鲁卡因胺	6~13mg/kg,速度 0.2~0.5mg/(kg·min)	2~4mg/min	500~1000mg	250~500mg,q4~6h
丙吡胺				100~200mg,q6~8h
利多卡因	1~3mg/k,速 度:20~50mg/min	1~4mg/kg		
美西律				150~200mg,q6~8h
莫雷西嗪			300mg	150~400mg,q8h
普罗帕酮	1~1.5mg/kg		600~900mg	150~200mg,q8~12h
普萘洛尔	0.25~0.5mg,每 5min 一次,总量≤5mg			10~60mg,q6~8h
胺碘酮	5mg/kg,20~120min 内	600~800mg/24h	600mg/d,8~10d	100~400mg,qd

续表

药物	常用剂量范围			
	静脉给药		口服给药	
	负荷量	维持量	负荷量	维持量
索他洛尔				40~80mg，q12h，按需要渐增 320mg/d
维拉帕米	5mg，2~3min 内，必要时 10~15min 后重复一次	0.005mg/(kg·min)		80~120mg，q6~8h
腺苷	6~12mg(快速注射)			

2. 介入治疗和手术治疗　快速型心律失常可用同步直流电复律、射频消融术等；缓慢型心律失常可安装起搏器等。

二、窦性心律失常

正常心脏起搏点位于窦房结，由窦房结发出冲动引起的心律称为窦性心律。正常窦性心律的心电图特征是：① P 波在Ⅱ、Ⅲ、aVF 导联直立，aVR 导联倒置；② PR 间期为 0.12~0.20 秒；③ P-P 间距相差不超过 0.12 秒；④成人心率 60~100 次 / 分。窦性心律的频率因年龄、性别、体力活动等不同有显著的差异。

窦性心律失常（sinus cardiac arrhythmia）主要包括窦性心动过速、窦性心动过缓、窦性停搏和病态窦房结综合征。

窦性心动过速

成人窦性心律的频率超过 100 次 / 分时，即为窦性心动过速（sinus tachycardia）。

【病因】

窦性心动过速可见于健康人吸烟、饮茶或咖啡、饮酒、剧烈运动及情绪激动时。病理状态见于发热、甲状腺功能亢进、贫血、休克、心肌缺血、充血性心力衰竭等。应用肾上腺、阿托品等药物亦可引起窦性心动过速。

【临床表现】

可无症状。心率增快时，病人主要感心悸、烦躁不安或心脏搏动增强的感觉。心脏听诊快而规则，心率多在 100~180 次 / 分(不超过 200 次 / 分)。

【心电图特点】

窦性 P 波规律出现，P-P 间期 <0.6 秒。心率多在 100~180 次 / 分(图 3-2)。

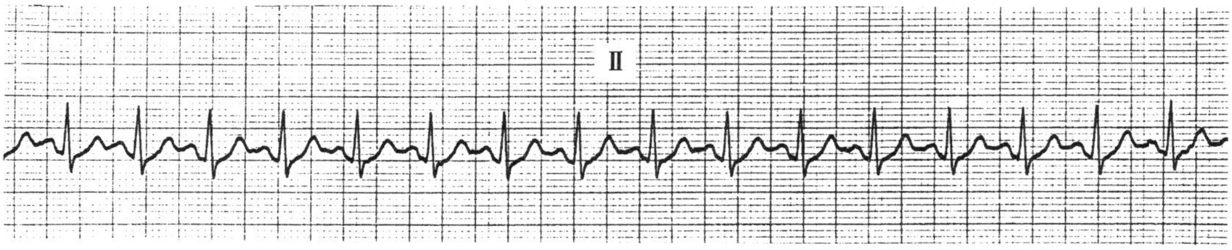

图 3-2　窦性心动过速

【治疗要点】

一般无需治疗，仅对原发病做相应处理即可。症状明显者可对症处理：①地西泮（安定）2.5mg，每日 3 次口服；②β 受体阻滞剂如普萘洛尔 5~10mg，每日 3 次口服，以减慢心率。

窦性心动过缓

成人窦性心律的频率低于 60 次 / 分时，即为窦性心动过缓（sinus bradycardia）。

【病因】

常见于健康的青年人、运动员与睡眠状态。病理状态见于颅内高压、冠心病、心肌炎、心肌病、甲状腺功能低下、严重缺氧、低温、阻塞性黄疸以及应用拟胆碱药物、强心苷及抗心律失常药物等。

【临床表现】

一般无症状，当心率低于 50 次 / 分时，可有头晕、乏力、胸闷等，严重时可诱发心力衰竭、心绞痛、低血压、晕厥等。心脏听诊心率慢而规则。

【心电图特点】

窦性 P 波，常伴有窦性心律不齐（P-P 间期之间的差异大于 0.12 秒）。P-P 间隔 >1.0 秒（图 3-3）。

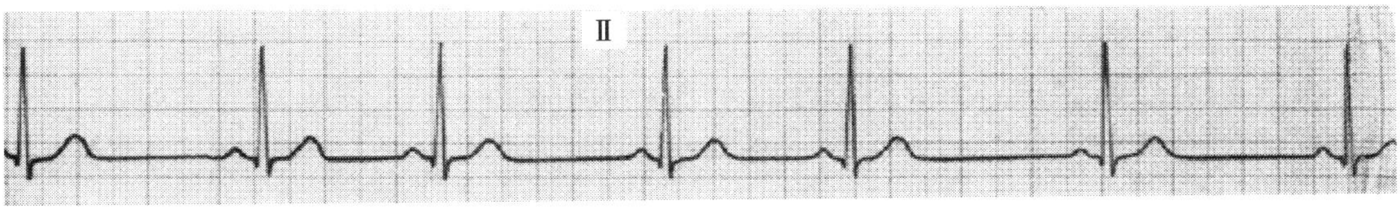

图 3-3 窦性心动过缓与窦性心律不齐

【治疗要点】

去除病因为治疗重点。当心率过慢症状明显时可选用：①麻黄素 25mg，每日 3 次口服；②阿托品 0.3~0.6mg，每日 3 次口服；③症状不能缓解者可考虑安置心脏起搏器。

窦 性 停 搏

窦性停搏（sinus pause ）或窦性静止（sinus arrest）是指窦房结不能产生冲动，由低位起搏点发出逸博或逸搏心律控制心室。

【病因】

窦性停搏可见于迷走神经张力增高或颈动脉窦过敏。此外，各类器质性心脏病、药物中毒如强心苷、奎尼丁、β 受体阻滞剂等，均可导致窦房结功能低下引起窦性停搏。

【临床表现】

窦性停搏时间过长而又不能及时出现逸搏时，病人常可发生头晕、眩晕、晕厥甚至抽搐，严重者可发生 Adams-Stokes 综合征。

知识链接

Adams-Stokes 综合征

Adams-Stokes 综合征（阿 - 斯综合征）即心源性脑缺血综合征，是指突然发作的严重的、致命性的缓慢性或快速性心律失常，引起心排出量在短时间内锐减，产生严重脑缺血、神志丧失和晕厥等症状。

临床表现为短暂意识丧失、面色苍白、紫绀、血压下降、大小便失禁、抽搐等。一旦出现，即予以胸外心脏按压。

【心电图特点】

心电图表现为较正常PP间期显著延长的间期内无P波发生，或P波与QRS波群均不出现，长的PP间期与基本的窦性PP间期无倍数关系。长时间的窦性停搏后，低位起搏点如房室交界区或心室，可发出冲动控制心室，形成逸搏或逸搏心律（图3-4）。

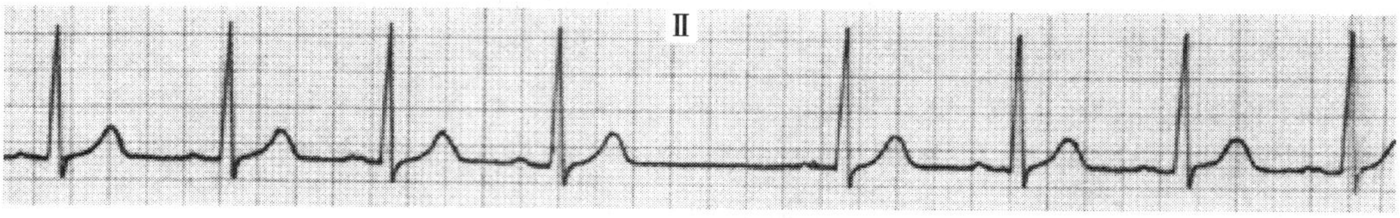

图3-4 窦性停搏

【治疗要点】

窦性停搏的治疗可参照病态窦房结综合征，必要时应考虑安装人工心脏起搏器。

病态窦房结综合征

由于窦房结或其周围组织的器质性病变导致其功能障碍，从而产生多种心律失常的综合表现，称病态窦房结综合征（sick sinus syndrome，SSS），简称病窦综合征。

【病因】

冠心病、心肌病、心肌炎、风湿性心瓣膜病、先天性心脏病及甲状腺功能减退等均可导致窦房结功能障碍，引起病态窦房结综合征发生。

【临床表现】

轻者出现发作性头晕、乏力、心绞痛等心脑供血不足的症状，重者可出现Adams-Stokes综合征。

【心电图特点】

心电图主要表现包括：①非药物引起的持续而显著的窦性心动过缓(每分钟50次以下)；②窦性停搏与窦房传导阻滞；③窦房传导阻滞与房室传导阻滞并存；④心动过缓－心动过速综合征（慢－快综合征）：指心动过缓与房性快速性心律失常交替发作（图3-5）。

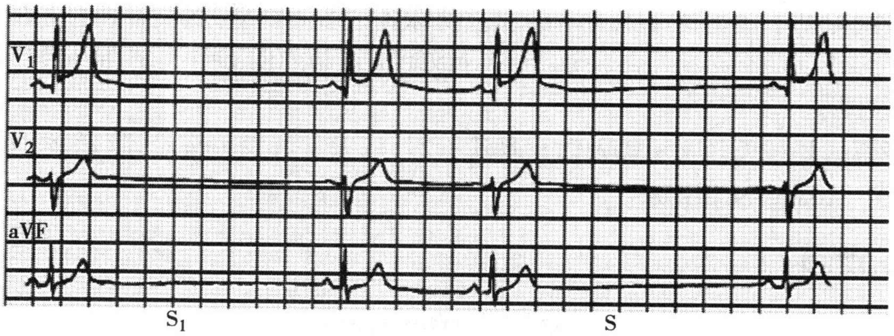

图3-5 病态窦房结综合征

【治疗要点】

无症状者应密切观察，不必接受治疗；有症状者宜选择心脏起搏治疗。应用起搏器治疗后，病人仍有心动过速发作时，可同时应用抗心律失常药物。

三、期前收缩

期前收缩（premature beats），又称早博，是临床上最常见的心律失常。是由于窦房结以外的异位起搏点兴奋性增高而过早发出冲动控制心脏收缩。根据异位起搏点的部位不同，将期前收缩分为房性、房室交界性、室性 3 类，其中以室性期前收缩最常见。期前收缩可偶尔出现，称偶发期前收缩；每分钟超过 5~6 次者称为频发期前收缩；每隔 1、2、3 次正常窦性搏动出现 1 次期前收缩，分别称为二联律、三联律、四联律；每隔 1 次正常窦性搏动而接连出现 2 个期前收缩者，称为成对出现的期前收缩；期前收缩从多个异位起搏点发出，形态不同者则称为多源性期前收缩。

【病因】

期前收缩可发生于健康人，如精神或体力过分疲劳、情绪紧张、过多吸烟，饮茶或饮酒时，属于生理性。各种心脏病，如冠心病、风湿性心脏病、心肌炎、心肌病、二尖瓣脱垂常可引起期前收缩，属病理性。此外，服用某些药物、电解质紊乱亦可引起期前收缩。

【临床表现】

偶发的期前收缩一般无特殊症状，部分病人可有漏跳的感觉。频发室性期前收缩可出现心悸、乏力、心绞痛、胸闷、憋气甚至晕厥等症状。听诊呈心律不齐，室性期前收缩后出现较长的停顿，期前收缩的第一心音常增强，而第二心音相对减弱甚至消失。频发室性期前收缩发作时间过长可引起血压下降。

【心电图特点】

1. 房性期前收缩　房性期前收缩的 P 波提前发生，其形态与窦性 P 波稍有差异。PR 间期大于 0.12 秒。提前的 P 波后的 QRS 波群有 3 种可能：与窦性心律的 QRS 波群相同；因室内差异性传导出现宽大畸形的 QRS 波群；无 QRS 波群（称阻滞的或未下传的房性期前收缩）。期前收缩后常见不完全代偿间歇（图 3-6）。

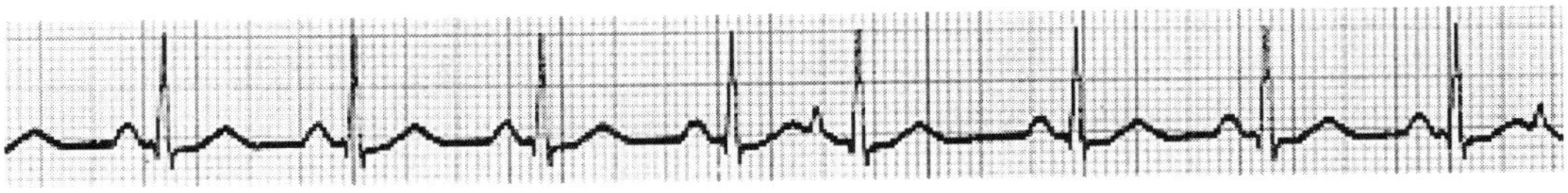

图 3-6　房性期前收缩

2. 房室交界性期前收缩　出现提前出现的 QRS 波群和逆行性 P 波（aVR 导联直立，Ⅱ、Ⅲ、aVF 导联倒置），若 P 波位于 QRS 波之前，则 P-R 间期小于 0.12 秒，P 波位于 QRS 波之后，则 R-P 间期小于 0.20 秒，P 波亦可埋入 QRS 波中不易辨别或引起 QRS 波轻度变形；代偿间歇多完全（图 3-7）。

3. 室性期前收缩　提前出现的 QRS 波群前无相关 P 波。提前发生的 QRS 波群宽大畸形，时限大于 0.12 秒，ST 段与 T 波的方向与 QRS 波群的主波方向相反。期前收缩后有一完全性代偿间歇。室性期前收缩可不规则或规则地出现。同一导联内，室性期前收缩形态相同者，为单形性室性期前收缩；形态不同者称多形性或多源性室性期前收缩（图 3-8）。

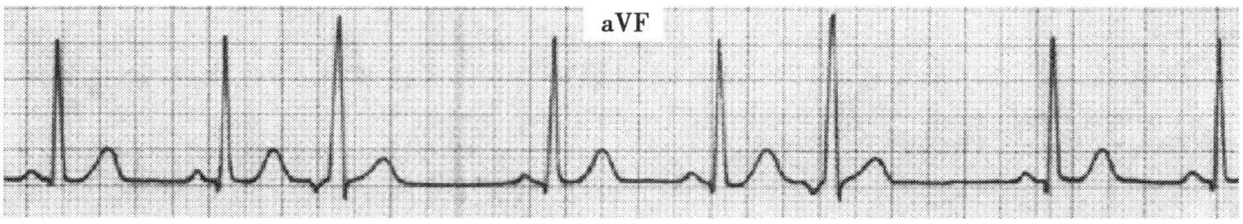

图 3-7 房室交界性期前收缩

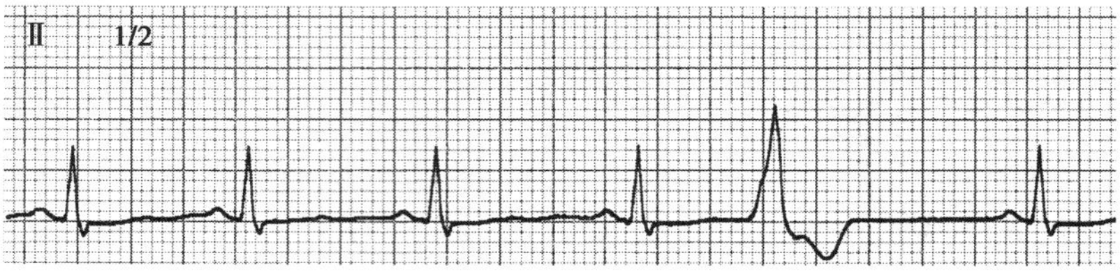

图 3-8 室性期前收缩

【治疗要点】

1. 病因治疗 ①积极治疗原发病，如控制心肌炎症、改善心肌供血。②消除诱因，如纠正电解质紊乱，防止情绪紧张或过度疲劳等。

2. 药物治疗 房性、交界性期前收缩通常无需治疗；严重者可选用维拉帕米（异搏定）、普罗帕酮（心律平）、胺碘酮等药物治疗。室性期前收缩如无器质性心脏病，又无症状，不必使用药物治疗；症状明显者常选用美西律（慢心律）、普罗帕酮、莫雷西嗪、胺碘酮等药物治疗；急性心肌梗死伴发的室性期前收缩常用利多卡因或β受体阻滞剂静脉推注，以减少室性心动过速或心室颤动的发生。强心苷中毒所致的室性期前收缩可选用苯妥英钠或利多卡因并及时补钾。

四、阵发性心动过速

案例分析

张某，男性，55岁，因胸痛半天入心电监护室，诊断为急性广泛心肌梗死，窦性心律，律齐。在心电监护过程中病人突然呼吸变浅，神志恍惚，心室率160次/分，QRS波群宽大畸形，时限>0.12秒，ST-T波方向与QRS波群主波方向相反。临床诊断：室性心动过速。请问：

(1) 病人应警惕发生什么情况？

(2) 该病人目前处理措施？

阵发性心动过速（paroxysmal tachycardia）是一种阵发性快速而规律的异位心律，由3个或3个以上连续发生的期前收缩形成，由于异位起搏点的部位不同，将其分为房性心动过速、阵发性室上性心动过速和室性心动过速。房性心动过速（atrial tachycardia）根据发生机制与心电图表现的不同，可分为自律性房性心动过速、折返性房性心动过速与紊乱性房性心动过速三种。阵发性室上性心动过速（paroxysmal supraventricular tachycardia，PSVT）简称室上速，系指起源于希氏分支以上的阵发性、规则、快速性心律。室性心动过速（ventricular tachycardia）简称室速，指连续出现三个或三个以上室性期前收缩，其间没有正常搏动。

【病因】

1. 房性心动过速

(1) 自律性房性心动过速：冠心病、慢性肺部疾病、大量饮酒、各种代谢障碍为常见病因，强心苷中毒尤其是低血钾时亦易发生。

(2) 折返性房性心动过速：较少见，折返发生在手术瘢痕、解剖部位缺陷的邻近部位。

(3) 紊乱性房性心动过速：常见于老年慢性阻塞性肺部疾病与充血性心力衰竭，亦见于强心苷中毒与低血钾病人。

2. 阵发性室上性心动过速　可发生在无明显器质性心脏病的病人，也可见于风湿性心脏病、冠心病、甲状腺功能亢进、强心苷中毒等病人；预激综合征的病人常伴发室上性阵发性心动心速。

3. 室性心动过速　多见于有器质性心脏病的病人，尤其是冠心病急性心肌梗死，也可见于心肌炎、心肌病、风湿性心脏病、强心苷中毒、电解质紊乱、Q-T 间期延长综合征、奎尼丁或胺碘酮中毒等。亦有个别发生于无器质性心脏病者。

【临床表现】

(一) 房性心动过速

常有心悸、头晕等症状，发作短暂或持续数日。听诊心律规则、心率常在 160~220 次 / 分。

(二) 阵发性室上性心动过速

临床特点为突然发作、突然终止，可持续数秒、数小时甚至数日，发作时病人可感心悸、头晕、胸闷、心绞痛，严重者可发生心力衰竭、休克。听诊心室率可达每分钟 160~250 次，心律规则，心尖部第一心音强度恒定。

(三) 室阵心动过速

临床表现视发作时心室率、持续时间、基础心脏病变的不同而异。非持续性室速（发作持续时间短于 30 秒，能自行终止）的病人通常无症状。持续性室速（发作持续时间超过 30 秒）则常伴有明显的血流动力学障碍致心、脑、肾血液供应骤然减少，临床上可出现心绞痛、呼吸困难、低血压、少尿、晕厥、休克甚至猝死。听诊心律稍不规则，频率多在 140~200 次 / 分，第一心音强度轻度不一。

【心电图特点】

1. 房性心动过速

(1) 自律性房性心动过速：①心房率通常为 150~200 次 / 分；②P 波形态与窦性者不同；③常出现二度Ⅰ型或Ⅱ型房室传导阻滞，呈现 2：1 房室传导者亦属常见，但心动过速不受影响；④刺激迷走神经不能终止心动过速，仅加重房室传导阻滞；⑤发作开始时心率逐渐加速（图 3-9）。

(2) 折返性房性心动过速：P 波与窦性者形态不同，PR 间期通常延长。

(3) 紊乱性房性心动过速：①有 3 种或以上形态各异的 P 波，PR 间期各不相同；②心房率 100~130 次 / 分；③大多数 P 波能下传心室，但部分 P 波因过早发生而受阻，心室率不规则（图 3-10）。

2. 阵发性室上性心动过速　①相当于 3 个或 3 个以上室性期前收缩连续出现；心率每分钟 160~250 次，节律规则；②QRS 波群形态及时限正常，但发生室内差异性传导或原有束支传导阻滞时可增宽；③P 波为逆行性往往不易辨认（P 波小，P 波与 T 波重叠，埋于 QRS 波群内或根本无 P 波）（图 3-11）。

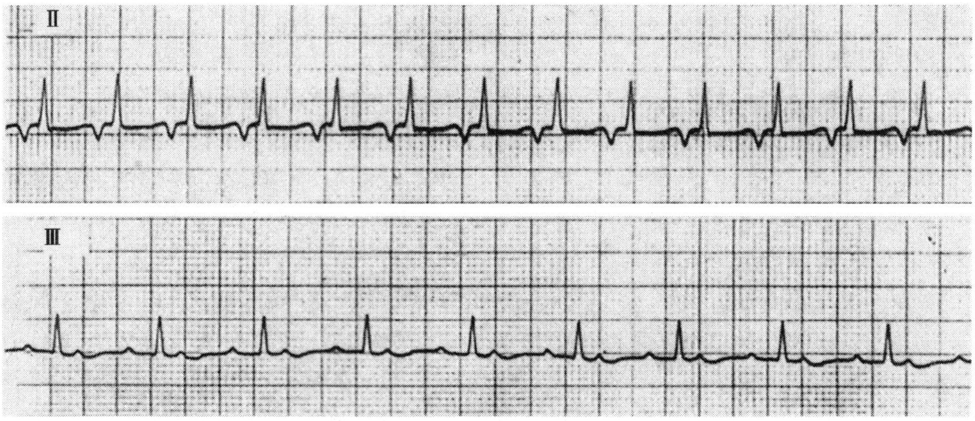

图 3-9　自律性房性心动过速

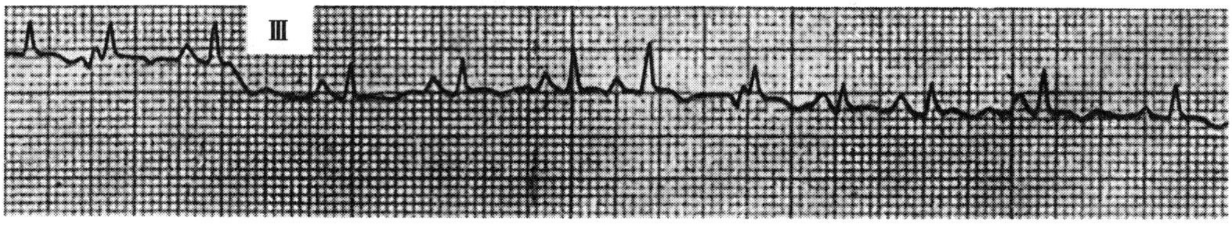

图 3-10　紊乱性房性心动过速

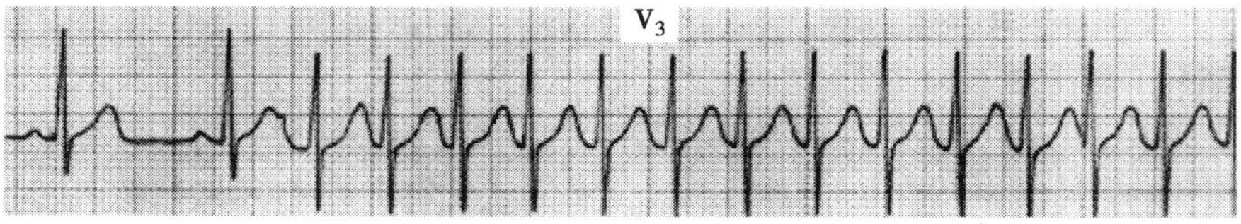

图 3-11　阵发性室上性心动过速

3. 室性心动过速　①3 个或 3 个以上室性期前收缩连续出现。②QRS 波群形态畸形，时限 >0.12 秒，ST-T 波方向常与 QRS 波群主波方向相反（继发性 ST-T 改变）。③心室率一般为每分钟 140~200 次，心律规则或略不规则。④P 波与 QRS 波群无固定的关系，形成房室分离现象。⑤常可见到心室夺获（室速发作时少数室上性冲动可下达心室，形成心室夺获，表现为 P 波之后提前发生一次正常 QRS 波群）或室性融合波（由室上性冲动部分夺获心室与室性异位搏动共同形成的 QRS 波群，称为室性融合波），这是确诊室性心动过速的重要依据（图 3-12）。

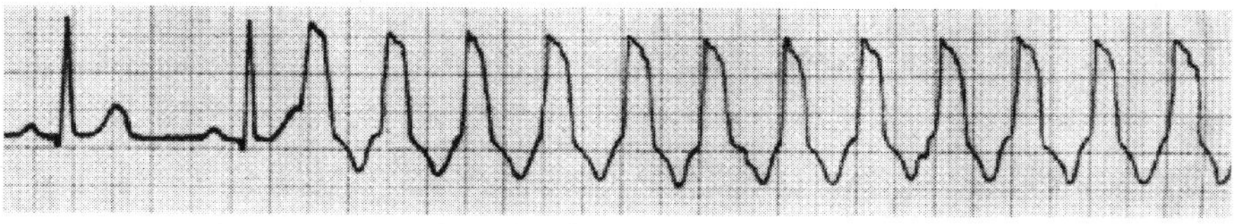

图 3-12　阵发性室性心动过速

【治疗要点】

1. 房性心动过速

(1) 自律性房性心动过速:合并房室传导阻滞者,心室率通常较慢,无需紧急处理。心室率达 140 次 / 分以上,有严重心力衰竭或休克征象时,应迅速处理。由强心苷中毒引起者立即停用强心苷制剂,持续心电监测,若血钾不高,可口服或静脉补充氯化钾;若有高血钾,则选用利多卡因、β 受体阻滞剂。非强心苷引起者,除针对病因治疗外,可给予强心苷制剂、β 受体阻滞剂、钙通道阻滞剂等减慢心率。若无效,可应用奎尼丁、胺碘酮、普罗帕酮等。

(2) 折返性房性心动过速:处理基本与阵发性室上性心动过速相同。

(3) 紊乱性房性心动过速:针对原发病治疗,肺部疾病者给予吸氧,控制感染,停用氨茶碱、去甲肾上腺素、异丙肾上腺素、麻黄碱等药物;强心苷中毒者予以补钾。控制心动过速可补充钾、镁制剂或使用维拉帕米、胺碘酮等。

2. 阵发性室上性心动过速

(1) 刺激迷走神经法:①刺激咽部诱发恶心、呕吐。②Valsalva 动作(深吸气后屏气,再用力作呼气动作)。③按压颈动脉窦:病人取仰卧位,在颈动脉搏动最明显处用拇指向颈椎方向先按压一侧 5~10 秒,无效时,可再按压另一侧,切忌两侧同时按压。按压同时监测心率,一旦心率减慢则停止按压。

(2) 强心苷类药物:室上速伴心衰病人作为首选,用毛花苷丙稀释后缓慢静脉推注。

(3) 抗心律失常药物:首选维拉帕米,其次为普罗帕酮、胺胰酮、ATP 等。

(4) 同步直流电复律术:以上方法无效时可采用同步直流电复律术,复律后用普罗帕酮、维拉帕米、胺碘酮等药物维持以预防复发。

(5) 导管消融治疗:对于长期频繁发作、症状较重、口服药物预防效果不佳者,建议行导管消融治疗,达到根治目的。

3. 室性阵发性心动过速　容易发展为心室颤动,必须给予紧急处理。

(1) 药物治疗:首选药物为利多卡因,其他药物可选用普罗帕酮、胺碘酮、普鲁卡因酰胺、溴苄胺等。

(2) 同步直流电复律术:如病人已发生低血压、休克、心绞痛、心衰或脑部血流灌注不足等危急情况时,应迅速施行同步直流电复律术。

五、扑动与颤动

当自发性异位搏动的频率超过阵发性心动过速的范围时,形成扑动和颤动。按照异位搏动起源部位不同,可分为心房扑动与颤动(atrial flutter and atrial fibrillation)简称为房扑、房颤;心室扑动与颤动(ventricular flutter and ventricular fibrillation)简称为室扑、室颤。心房颤动最常见,心室扑动与颤动是最严重的心律失常。

【病因】

1. 心房扑动与颤动　阵发性心房扑动可见于无器质性心脏病者,持续性心房扑动多见于各种器质性心脏病,以风湿性心脏病最常见。阵发性房颤可见于正常人,在情绪激动、手术后、运动或急性乙醇中毒时发生,多在 8 小时内自行终止,恢复为窦性心律;也可见于心脏和肺部疾病病人。持续性房颤常见于器质性心脏病病人如风湿性心脏病、冠状动脉粥样硬化性心脏病、高血压心脏病等。无基础心脏病的房颤称为孤立性房颤。

2. 心室扑动与颤动　常见病因为器质性心脏病、意外事件、药物中毒及其他疾病临终前的状态，如冠心病急性心肌梗死、心肌病、电击伤、严重低血钾及强心苷、胺碘酮、奎尼丁中毒等。

【临床表现】

（一）心房扑动与颤动

其临床症状与心室率的快慢密切相关，心室率不快者可无任何症状；心室率快者可出现心悸、胸闷、头晕、乏力等症状。心房扑动时的心律可规则亦可不规则。心房颤动典型体征是：①心律绝对不规则；②有脉搏短绌现象；③第一心音强弱不等。

心房颤动是左心衰最常见的诱因之一，尤其是心室率超过每分钟 150 次时更易导致左心衰和诱发心绞痛。房颤易并发体循环栓塞，尤其是脑栓塞。因房颤时心房有效收缩减弱，使左心房淤血形成附壁血栓，血栓脱落即可发生栓塞。栓塞的危险因素有：既往有栓塞史、严重的瓣膜性心脏病、糖尿病、高血压、冠心病、左心房扩大及年龄 >75 岁。

（二）心室扑动与颤动

心室扑动与颤动两者对血流动力学的影响均等于室性停搏，一旦发生病人迅速出现阿 - 斯综合征，表现为意识丧失、抽搐，继之呼吸停止，听诊心音消失、大动脉搏动消失、血压无法测到。如不及时治疗，病人迅速死亡。

【心电图特点】

1. 心房扑动　① P 波消失，代之以 250~350 次 / 分、振幅相等、形状相似、间隔均匀的 F 波，在Ⅱ、Ⅲ、avF 导联上最明显。②F 波与 QRS 波群成某种固定的比例下传，最常见的比例为 2 : 1，此时心律规则；比例关系不固定时，则引起心律不规则。③QRS 形态一般正常，伴有室内差异性传导或存在束支传导阻滞时 QRS 波群增宽（图 3-13）。

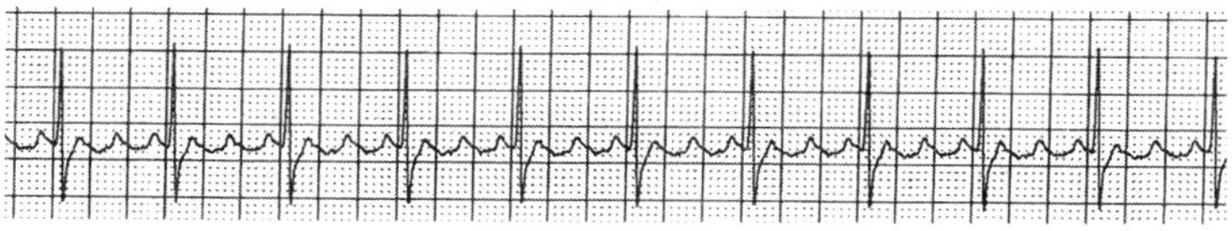

图 3-13　心房扑动

2. 心房颤动　①P 波消失，代之以 350~600 次 / 分、大小不等、形态不一、间隔不均的 f 波。②心律极不规则，心室率通常为每分钟 100~160 次。③QRS 波群形态一般正常，当心室率过快，发生室内差异性传导时可增宽（图 3-14）。

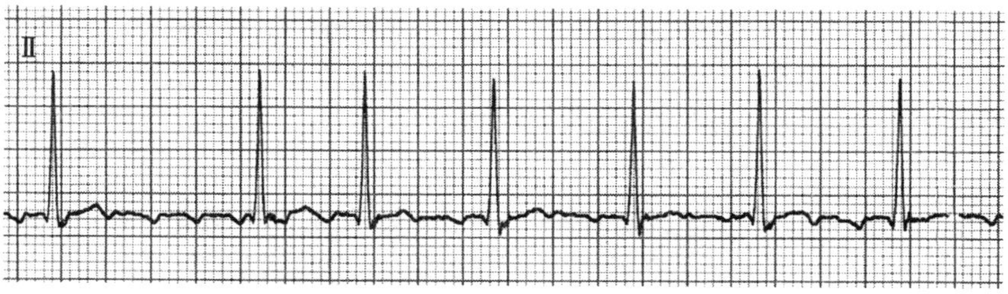

图 3-14　心房颤动

3. 心室扑动　P-QRS-T 波群消失，代之以 150~300 次 / 分、波幅大而规则的正弦波形（图 3-15）。

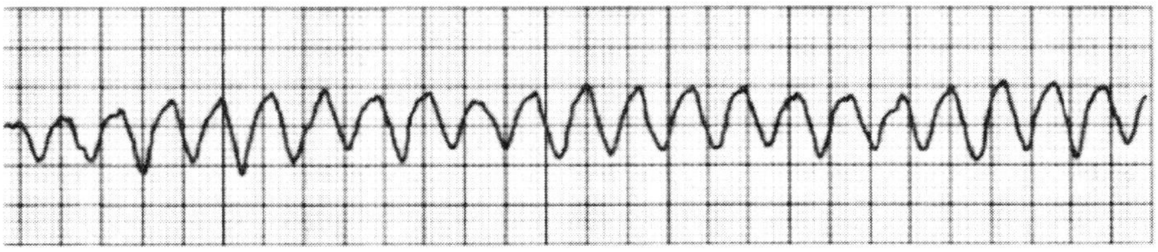

图 3-15　心室扑动

4. 心室颤动　P-QRS-T 波群消失，代之以形态、频率及振幅完全不规则的颤动波，频率 150~500 次 / 分(图 3-16)。

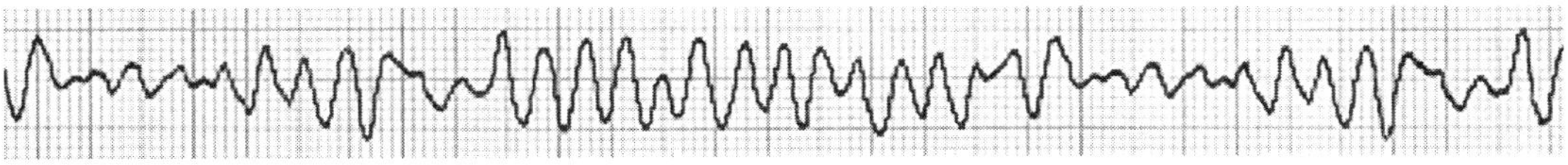

图 3-16　心室颤动

【治疗要点】

1. 心房扑动　主要针对原发病进行治疗。终止心房扑动最有效的方法是同步直流电复律。普罗帕酮、胺碘酮对转复及预防房扑复发有一定疗效；钙通道阻滞剂如维拉帕米等能有效减慢心室率；还可选用强心苷类制剂控制心室率。对以上方法无效的顽固性房扑病人可行导管消融治疗以求根治。

2. 心房颤动　积极治疗原发病，消除各种诱因。

(1) 阵发性心房颤动：如持续时间短、发作次数少、自觉症状不明显者无需特殊治疗。

(2) 药物治疗：发作时间长、频繁发作、发作时症状明显者可给予普罗帕酮、索他洛尔、胺碘酮等药物进行复律治疗；对持续心房颤动不能复律者，可应用强心苷类药物、钙通道阻滞剂等控制心室率。

(3) 同步直流电复律术：目前最有效的复律手段仍为同步直流电复律术。

(4) 抗凝治疗：慢性房颤有较高的栓塞发生率，如无禁忌证应采用抗凝治疗，药物有阿司匹林、华法林等。

(5) 其他：导管消融治疗或植入心脏起搏器。

3. 心室扑动与颤动　应争分夺秒进行抢救，尽快恢复有效的心脏收缩。包括胸外心脏按压、人工呼吸及药物复苏。如心电图示高大的颤动波，频率快，应立即采用非同步直流电复律。

六、房室传导阻滞

房室传导阻滞(atrioventricular block)是指冲动从心房传入心室的过程中，冲动传导的延迟或中断。其阻滞部位可在心房、房室结、房室束、双侧束支。根据阻滞程度可分为三度。一度、二度称为不完全性房室传导阻滞，三度称为完全性房室传导阻滞。二度房室传导阻滞可分为Ⅰ型和Ⅱ型，Ⅰ型又称文氏现象(莫氏Ⅰ型)，Ⅱ型又称莫氏Ⅱ型。

【病因与发病机制】

部分正常人或运动员可发生不完全性房室传导阻滞，与迷走神经张力增高有关。房室传导阻滞最常见的病因为器质性心脏病，如急性心肌梗死、病毒性心肌炎、风湿热、心内膜炎、心肌病、先天性心脏病、高血压等。还可见于强心苷中毒、电解质紊乱、心脏手术、甲状腺功能低下等。

【临床表现】

一度房室传导阻滞通常无症状。听诊第一心音减弱，由于 PR 间期延长，心室收缩开始时房室瓣叶接近关闭所致。二度房室传导阻滞可有心悸与心搏脱漏。二度Ⅱ型病人常有头晕、乏力、心悸等。听诊二度Ⅰ型房室阻滞的第一心音强度逐渐减弱并有心搏脱漏。二度Ⅱ型房室阻滞第一心音强度恒定，有间竭性心搏脱漏。三度房室传导阻滞常见疲倦、乏力、眩晕、心绞痛、心力衰竭等，严重时可出现暂时性意识丧失、抽搐甚至猝死。听诊第一心音强度不等，第二心音可呈正常或反常分裂；还可闻及响亮清晰的第一心音（大炮音），心率多在 40 次 / 分左右；血压偏低。

【心电图特点】

1. 一度房室传导阻滞　P-R 间期 >0.20 秒，无 QRS 波群脱落（图 3-17）。

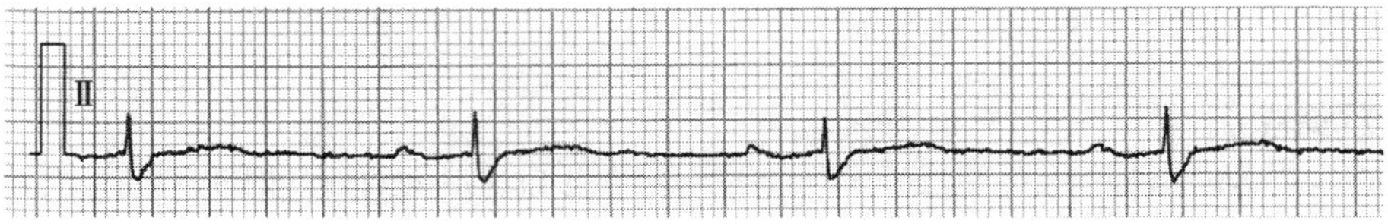

图 3-17　一度房室传导阻滞

2. 二度房室传导阻滞

(1) Ⅰ型（莫氏Ⅰ型、文氏现象）：① P-R 间期进行性延长，直至 QRS 波群脱落。②相邻的 R-R 间期进行性缩短，直至 P 波后 QRS 波群脱落（图 3-18）。

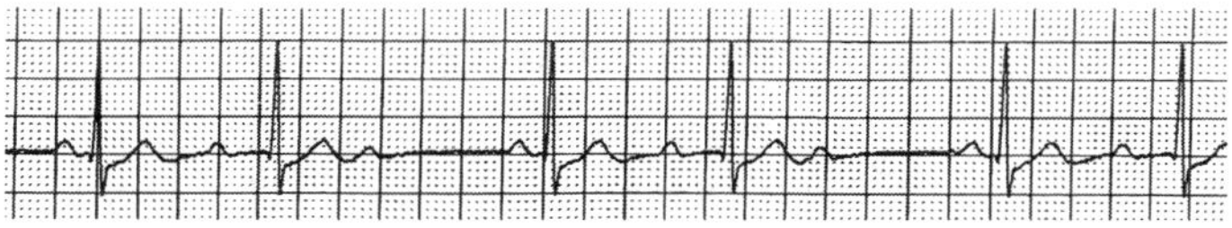

图 3-18　二度Ⅰ型房室传导阻滞

(2) Ⅱ型（莫氏Ⅱ型）：其特点为：①下传的搏动中，P-R 间期恒定不变，可正常亦可延长。②有间歇性的 QRS 波群脱落，常呈 2 : 1 或 3 : 1（图 3-19）。

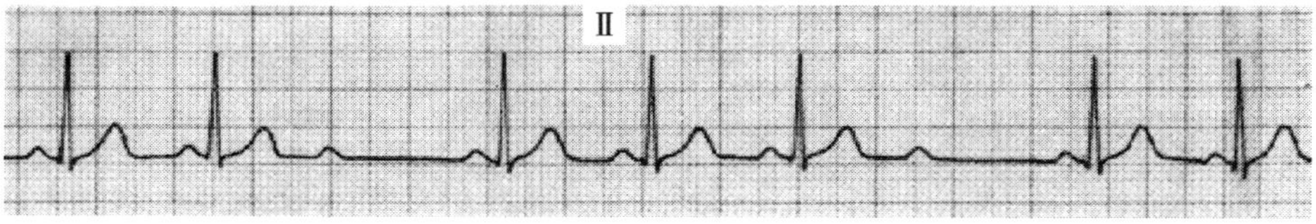

图 3-19　二度Ⅱ型房室传导阻滞

(3) 三度（完全性）房室传导阻滞：①P 波与 QRS 波群无关，P-P 间隔相等，R-R 间隔相等。②P 波频率大于 QRS 波频率。③QRS 波群形态取决于阻滞部位，阻滞部位位于希氏束及其邻近组织者，QRS 波群呈室上性；阻滞部位位于室内传导系统者，QRS 波群增宽（图 3-20）。

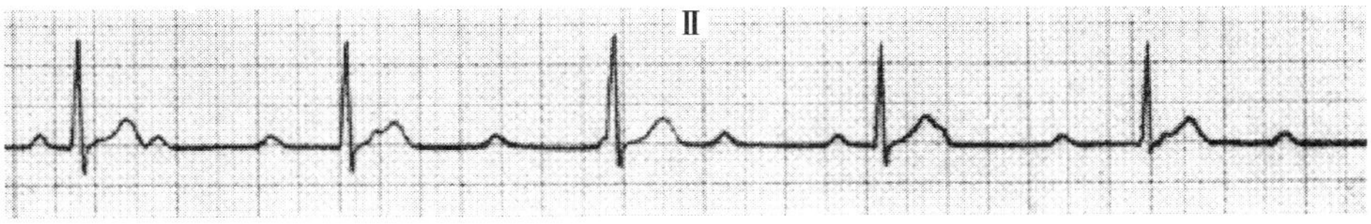

图 3-20　三度(完全性)房室传导阻滞

【治疗要点】

主要针对不同病因、不同阻滞程度及症状轻重进行治疗。一度和二度Ⅰ型房室传导阻滞心室率不太慢且无临床症状者,无需特殊治疗。二度Ⅱ型和三度房室传导阻滞心室率缓慢伴有血流动力学障碍者,应及时提高心室率以改善症状,防止发生阿-斯综合征。常用的药物有:①阿托品,0.5~2mg,静脉推注,适用于阻滞部位在房室结的病人。②异丙肾上腺素,1~4μg/min 静脉滴注,适用于任何部位的传导阻滞,但慎用于急性心肌梗死的病人,因可能导致严重室性心律失常。心室率 <40 次/分,症状严重,特别是有阿-斯综合征发作者,应首选临时或埋藏式心脏起搏治疗。

七、预激综合征

预激综合征(preexcitation syndrome)又称 Wolf-Parkinson-White 综合征(WPW 综合征),是指心房的冲动经异常的传导通路(旁路)下传,提前激动心室的一部分或心室冲动逆传提前激动心房的一部分或全体。WPW 综合征的病人除有典型的预激心电图特点外,临床上常有心动过速发作。

【病因与发病机制】

可发生于任何年龄,以男性居多,先天性心血管病如三尖瓣下移畸形、二尖瓣脱垂及心肌病均可并发预激综合征,发生预激综合征的解剖学基础是:在房室间除有正常的传导组织外,还存在附加的房-室肌束,称为房室旁路或 Kent 束。

【临床表现】

预激综合征本身不引起任何症状,当发生快速室上性心律失常时,可出现心悸、胸闷、心绞痛、休克及心力衰竭,甚至发生猝死。

【心电图特点】

预激综合征由于旁路不同,心电图表现也不同。房室旁路最常见而典型,其心电图特点为:①窦性搏动的 P-R 间期 <0.12 秒。②QRS 波群起始部粗钝(亦称 δ 波),终末部分正常。③QRS 波群时限≥0.11 秒。④ST-T 的方向与 QRS 波群主波方向相反,根据胸导联 V_1 的 QRS 波群的方向,将其分为 A、B 两型,主波向上称 A 型,主波向下称 B 型(图 3-21)。

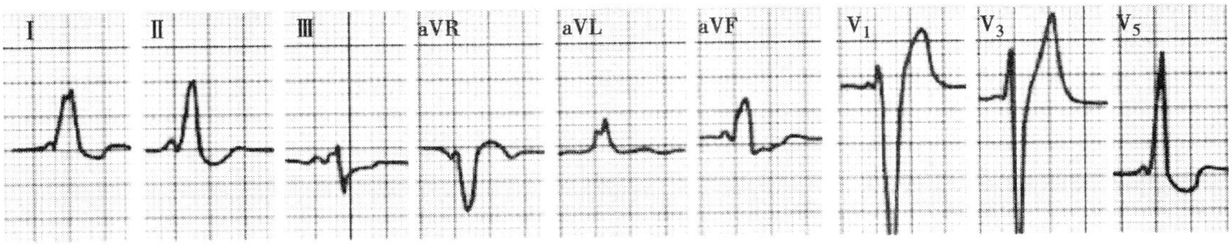

图 3-21　WPW 综合征(左侧旁路)

【治疗要点】

无症状者，可不必治疗。症状明显者，首选射频消融根治术，若射频消融术失败可用外科手术治疗。无条件行消融治疗者，可试用药物治疗，首选维拉帕米或腺苷类药物静脉注射，亦可选用普罗帕酮或胺碘酮。

八、心律失常病人的护理

【护理诊断及医护合作性问题】

1. 活动无耐力　与心律失常导致心排血量减少、组织缺血缺氧有关。

2. 有受伤的危险　与心律失常引起的晕厥有关。

3. 焦虑　与心律失常反复发作、疗效欠佳有关。

4. 潜在并发症　急性心力衰竭、猝死。

【护理措施】

（一）一般护理

1. 休息与活动　对于无器质性心脏病的心律失常病人，鼓励其正常工作和生活，建立健康的生活方式，戒烟、酒，避免过度劳累。当病人发生严重心律失常时应卧床休息，以减少心肌耗氧量和对交感神经的刺激。尽量避免左侧卧位，因左侧卧位时病人常能感觉到心脏的搏动而加重不适感。

2. 饮食　指导病人正确选择低热量、低脂、易消化、清淡、富营养的食物，且少食多餐。保持大便通畅，切忌排便过度用力，尤其是心动过缓者避免屏气用力，以免兴奋迷走神经加重心动过缓。

（二）病情观察

1. 密切观察病人的脉搏、心率、心律、血压的变化及是否有心悸、胸闷、头晕、呼吸困难、心前区疼痛、晕厥、抽搐等严重症状。评估心律失常可能引起的临床症状，如心慌、胸闷、乏力、气短、头晕、晕厥等，注意观察和询问这些症状的程度、持续时间以及给病人日常生活带来的影响。

2. 注意病人的神志变化，定期监测生命体征，尤其应严密观察心率、心律、血压及电解质变化等。

（1）心率：听心率数脉搏需测 1 分钟以上。①若心率 <40 次 / 分，可能发生严重窦性心动过缓、Ⅱ度或Ⅲ度房室传导阻滞；②若心率 >160 次 / 分，可能发生室上性心动过速、室性心动过速、房颤等；③当心音、脉搏消失，可能发生室扑、室颤、心脏骤停等，出现上述情况，应及时与医生联系，做好抢救准备。

（2）心律（心电监护）：对严重心律失常病人必须进行心电监护，护理人员应熟悉监护仪的性能、使用方法和观察结果。特别要密切注意有无引起猝死的危险征兆：①潜在着引起猝死危险的心律失常：频发性、多源性、成联律的室性早搏或室性早搏落在前一心搏的 T 波上（RonT 现象）、室上速、房颤、二度Ⅱ型房室传导阻滞；②随时有猝死危险的心律失常：室速、室颤、Ⅲ度房室传导阻滞等。一旦发现立即通知医生，并进行抢救，如胸外心脏按压、口对口人工呼吸、电复律或配合临时起搏等。

（3）血压：严重心律失常可导致心源性休克，如收缩压 <80mmHg、脉压差 <20mmHg、脉搏细速，或伴有四肢厥冷、肤色苍白、尿量减少、神志模糊等症状，应及时与医生联系，迅速建立静脉通道，做好抗休克的准备。

(4) 电解质：监测电解质变化，尤其是血钾。对心率过慢（每分钟小于 30 次）或伴有长 R-R 间期的病人，尤其是曾有晕厥史者，是心脏骤停的高危病人，应加强夜间的巡视和监测，随时做好抢救准备，因为夜间迷走神经兴奋性增高使心率更慢，心脏骤停的危险性增加。

（三）对症护理

1. 心悸的护理　见本章第二节相关内容。

2. 防止受伤　心律失常发作病人出现头晕、晕厥时，应防止发生受伤。病人一旦有头晕、黑蒙等先兆表现时，应平卧，以免跌伤；头部放低，松解衣领，以改善脑部循环；吸氧，改善机体缺氧状态，保护重要脏器的功能。

3. 防猝死　当病人出现严重心律失常时立即报告医师并积极采取抢救措施，如立即卧床休息、吸氧、心电监护，建立静脉通道，准备好抗心律失常药物、除颤器、临时起搏器等，对发生心室颤动者，立即行非同步直流电除颤或胸外心脏按压等。

（四）用药护理

严格按医嘱给药，口服药应按时按量服用，若漏服时不补服，以防中毒反应发生。静脉注射时速度应缓慢，必要时进行心电监测并防止血压过低。奎尼丁对心脏毒性较严重，可致心室内传导减慢（Q-T 间期延长）、血压下降、室速等。利多卡因有中枢抑制作用，剂量过大可引起震颤、抽搐，甚至呼吸抑制和心脏停搏。胺碘酮因含碘，长期应用后可影响甲状腺功能和角膜碘沉着。

（五）心理护理

心律失常病人易产生焦虑或恐惧的心理。护理人员应鼓励病人表达自己的感受，对病人的焦虑、恐惧等心理表示理解；耐心向病人解释病情，说明焦虑可加重心脏负荷，诱发或加重心律失常；说明心律失常是可治的，消除病人心理紧张和顾虑，使病人配合治疗。对进行心电监护的病人，需加强床旁巡视，多陪伴，以增强病人的安全感，减轻恐惧心理。

【健康指导】

1. 生活指导　适当休息与活动，可根据心功能状况适当运动，注意劳逸结合，生活规律，保持情绪稳定。改变不良饮食习惯，戒烟酒，避免摄入刺激性食物和咖啡、浓茶等。保持大便通畅，避免用力排便而加重心律失常。

2. 疾病知识指导　向病人讲解心律失常的原因及常见诱发因素，积极防治原发疾病，注意避免各种诱发因素。强调严格遵医嘱服药，不随意增减或撤换药物的重要性。指导病人及家属识别不良反应，如出现不良反应及时就诊。指导自我监测，教会病人及家属检查脉搏的方法以利于自我病情监测；教会家属心肺复苏术以备急用。心动过缓者，应避免屏气动作，以免迷走神经兴奋而加重心动过缓。有晕厥史的病人避免从事驾驶、高空作业等有危险的工作，有头昏、黑蒙时立即平卧，以免晕厥发作时摔伤。嘱病人定期门诊随访，防止病情发展。

第五节　冠状动脉粥样硬化性心脏病病人的护理

冠状动脉粥样硬化性心脏病（coronary atherosclerotic heart disease）是指冠状动脉粥样硬化使血管腔狭窄或阻塞，或（和）因冠状动脉功能性改变（痉挛）导致心肌缺血、缺氧，甚至坏死而引起的心脏病，统称冠状动脉性心脏病（coronary heart disease），简称冠心病，亦称缺血性心脏病（ischemic heart disease）。

【病因】

引起动脉粥样硬化有多种因素，常见的危险因素或易患的因素有：

1. 年龄、性别　本病多发生在 40 岁以上，但目前发病年龄有年轻的趋势。男性多于女性，脑力劳动者多见。

2. 血脂异常　目前认为动脉粥样硬化形成最重要的危险因素是血脂异常。总胆固醇（TC）、甘油三酯（TG）、低密度脂蛋白（LDL）或极低密度脂蛋白（VLDL）增高，高密度脂蛋白（HDL）减低，载脂蛋白 A 降低和载脂蛋白 B 增高都被认为是致病因素。

3. 高血压　血压增高与本病关系密切。高血压病人患本病者较血压正常者高 3~4 倍，冠状动脉粥样硬化病人 60%~70% 有高血压。收缩压和舒张压增高都与本病密切相关。

4. 糖尿病和糖耐量异常　高血糖可使血管内皮受损，动脉粥样硬化的发生率明显增加，糖尿病病人心肌梗死发病率比正常人高 2 倍。冠心病病人糖耐量减低者也十分常见。

5. 吸烟　吸烟可造成动脉壁缺血、痉挛，血管内皮损伤，促进动脉粥样硬化的发生。吸烟者与不吸烟者比较，本病的发病率和病死率增高 2~6 倍，且与每日吸烟的支数呈正比。吸烟者戒烟后发病危险可减少。

6. 肥胖　肥胖者（体重超过标准体重 20%）易患本病，尤其是在短期内体重明显增加者。

7. 家族史　有高血压、糖尿病、冠心病家族史者，动脉粥样硬化的发病率比无此类家族史者明显增高。家族中有较年轻时患本病者，其近亲患本病的几率比无此家族史者高 5 倍。常染色体显性遗传所致的家族性高脂血症常是这些家庭成员易患本病的原因。

8. 其他　缺少体力活动，进食过多的动物性脂肪、胆固醇、糖和钠盐，性情急躁、竞争性过强、工作专心而不注意休息、A 型性格者均易患冠心病。

【临床分型】

根据冠状动脉病变的部位、范围及病变严重程度、心肌缺血程度，可将冠心病分为以下各型：

1. 隐匿型冠心病　亦称为无症状型冠心病。病人无自觉症状，但静息、动态或负荷试验后心电图有心肌缺血性改变如 ST 段压低、T 波低平或倒置等。

2. 心绞痛型冠心病　有发作性胸骨后疼痛，为一过性心肌供血不足引起，心肌可无组织形态改变或有纤维化改变。

3. 心肌梗死型冠心病　由于冠状动脉闭塞以致心肌急性缺血坏死，症状严重，常伴有心力衰竭、心律失常、心源性休克、猝死等严重并发症。

4. 缺血性心肌病型冠心病　表现为心脏增大、心力衰竭和心律失常，临床表现与原发性扩张型心肌病类似。为长期心肌缺血导致心肌纤维化所致。

5. 猝死型冠心病　因原发性心脏骤停而死亡，多为缺血心肌局部发生电生理紊乱引起严重室性心律失常所致。

近年来，常提到“急性冠状动脉综合征”，是指由于冠状动脉内粥样斑块破裂，表面破损或出现裂纹，继而出血和血栓形成，引起冠状动脉不完全或完全性阻塞所致。临床上可表现为不稳定型心绞痛，非 ST 段抬高心肌梗死及 ST 段抬高心肌梗死。

本节主要介绍心绞痛型和心肌梗死型冠心病。

一、心绞痛病人的护理

心绞痛（angina pectoris）是指由于冠状动脉供血不足，导致心肌急剧的、暂时的缺血与缺氧，以发作性胸痛或胸部不适为主要表现的临床综合征。

【病因与发病机制】

心绞痛最基本的原因是冠状动脉粥样硬化引起管腔狭窄和（或）痉挛。此外，重度主动脉瓣狭窄或关闭不全、肥厚型心肌病、先天性冠状动脉畸形、冠状动脉栓塞等亦可引起。体力劳动、情绪激动、饱餐、寒冷、吸烟、用力排便等可诱发。

在正常情况下，冠状动脉有很大的储备力量，心肌耗氧量增加时，可通过神经体液的调节，扩张冠状动脉，使心肌供血增加。当冠状动脉病变导致管腔狭窄或扩张性减弱时，一旦心脏负荷突然增加，如体力活动或情绪激动等使心肌耗氧量增加时，心肌对血液的需求增加，冠脉不能迅速充分扩张，导致冠状动脉的供血与心肌的需血之间发生矛盾，引起心肌急剧、暂时缺血缺氧，即可发生心绞痛。

产生疼痛的直接原因，可能是在心肌缺血缺氧时，酸性代谢产物，如乳酸、丙酮酸、磷酸或类似激肽的多肽类物质等增多，刺激了心脏内的自主神经传入纤维末梢，经 1~5 胸交感神经节及相应的脊髓段传到大脑，产生疼痛感觉。这种痛觉反映在与自主神经纤维进入相同脊髓段的脊神经所分布的区域，即胸骨后及左肩、左臂内侧与小指尺侧。

【临床表现】

（一）症状

稳定型心绞痛以发作性胸痛为主要临床表现，疼痛的特点为：

1. 诱因　常因体力劳动或情绪激动（如愤怒、焦急、过度兴奋等）而诱发，也可在饱餐、寒冷、阴雨天气、心动过速、休克、吸烟时发病。

2. 部位　主要在胸骨体中段或上段之后，可波及心前区，范围有手掌大小，界限不很清楚。常放射至左肩、左臂内侧达无名指和小指，或至颈、咽或下颌部。有的病人可表现为牙痛，应予注意。

3. 性质　胸痛常为压迫、发闷、堵塞或紧缩性，也可有烧灼感，但不尖锐，偶伴濒死感。发作时，病人往往被迫停止原来的活动，直至症状缓解。

4. 持续时间　一般心绞痛持续时间 3~5 分钟，剧烈活动诱发的心绞痛可持续 10 分钟，但很少超过 15 分钟。可数天或数星期发作一次，亦可 1 日内多次发作。

5. 缓解方式　一般在停止原来诱发症状的活动后即可自行缓解；休息或舌下含服硝酸甘油可缓解。

6. 伴随症状　发作时伴有表情焦虑，心悸，面色苍白，出冷汗等。

（二）体征

一般无明显异常体征。心绞痛发作时常可有心率增快、血压升高，有时可闻及第四或第三心音奔马律。可有暂时性心尖部收缩期杂音，是乳头肌缺血导致功能失调引起二尖瓣关闭不全所致，第二心音可有逆分裂，可出现交替脉。

（三）临床类型

1. 稳定型心绞痛　即典型的劳累型心绞痛，其冠状动脉病变为稳定的粥样斑块，造成了管腔固定的狭窄，在劳累、情绪激动等诱因下，心肌耗氧量增加诱发心肌缺血而导致心绞痛。每次发作时疼痛的部位、性质、持续时间、缓解方式大致相同。

2. 不稳定型心绞痛　其冠状动脉病变为不稳定的粥样斑块。由于粥样斑块不稳定，易破裂脱落致管腔进一步狭窄，故其除疼痛的部位、性质与稳定型心绞痛相似外，还有以下特点：

(1) 原为稳定型心绞痛，但在一个月内疼痛特点发生改变如发作的频率增加，程度加重，时限延长，服用硝酸类药物无效等。

(2) 最近一个月之内新发生、较轻的负荷亦可诱发的心绞痛。

(3) 休息状态下或轻微活动即可诱发。发作时表现ST段抬高的变异型心绞痛亦属此列。

【实验室及其他检查】

1. 心电图检查　是诊断心绞痛最简便、最常用的方法。

(1) 静息时心电图检查：约有半数病人为正常范围，亦可出现非特异性ST-T改变。

(2) 心绞痛发作时心电图检查：绝大多数病人发作时常在以R波为主的导联中，出现心肌缺血性的ST段压低，T波可由直立变为平坦、双向或倒置。变异型心绞痛发作时可出现ST段抬高。

(3) 运动负荷心电图：通过运动增加心脏负荷以激发心肌缺血。运动方式有平板或踏车，运动后即刻、2、4、6、8分钟重复做心电图，有改变可帮助诊断。

知识链接

运动负荷实验

许多冠心病病人，尽管冠状动脉扩张的最大储备能力已下降，通常静息时冠状动脉血流量尚可维持正常，而无心肌缺血现象，心电图可以完全正常。为揭示已减少或相对固定的冠状动脉血流量，可通过运动方法给心脏以负荷，增加心肌耗氧量，诱发心肌缺血，辅助临床对心肌缺血作出诊断。这种通过运动增加心脏负荷而诱发心肌缺血，从而出现缺血性心电图改变的试验方法，叫心电图运动负荷试验。目前常用踏车及活动平板运动试验，优点是运动中便可观察心电图和血压的变化，运动量可按预计目标逐步增加。

(4) 动态心电图：又称活动性心电图，本技术系N.J.Holter于1957年所倡导，故也称为Holter。它是一种在日常生活和工作活动状态下，利用Holter记录技术长时间连续监测记录心电活动的诊断技术(如24小时、72小时或几日)。连续记录24小时(或更长)心电图，可从中发现心电图ST-T改变和各种心律失常，并与病人相应时间的活动和症状相对照。同时可发现无症状性心绞痛。

2. 放射性核素检查　利用放射性铊或锝显像，可显示灌注缺损或消失区域，对心肌缺血诊断极有价值。若同时做运动负荷试验，则能大大提高诊断的阳性率。

3. 冠状动脉内超声显像及冠状动脉造影　能显示血管壁的粥样硬化病变，发现冠状动脉及其主要分支狭窄的部位及程度，是诊断冠心病的重要手段。

【治疗要点】

心绞痛的治疗原则是改善冠状动脉的血供和降低心肌耗氧量，减轻或消除症状，防止心肌梗死，同时去除促使动脉粥样硬化的易患因素。通过治疗，达到缓解急性发作和预防再发作的目标。

1. 发作时的治疗

(1) 休息：发作时应立即就地休息，减轻心肌耗氧量，缓解疼痛。一般病人在停止活动后症状即可缓解。

(2) 药物治疗：宜选用作用较快的硝酸酯制剂，这类药物除扩张冠状动脉，降低阻力，增加冠状循环的血流量外，还通过对周围血管的扩张作用，减少静脉回流心脏的血量，降低心室容量、心腔内压、心排血量和血压，减低心脏前后负荷和心肌的需氧，从而缓解心绞痛。常用药物：①硝酸甘油片 0.3~0.6mg，舌下含服，1~2 分钟起效，药效可持续 15~30 分钟。②硝酸异山梨醇酯（消心痛），每次剂量 5~10mg，舌下含服，2~5 分钟见效，作用持续 2~3 小时。在应用上述药物的同时，可考虑用镇静剂。

2. 缓解期的治疗

(1) 一般治疗：尽量避免各种诱发因素如过度劳累、情绪激动等，积极治疗及预防诱发或加重冠心病的易患因素，如高血压、高脂血症、糖尿病等。

(2) 药物治疗：使用作用持久的抗心绞痛药物，预防心绞痛的发作，可单独选用、交替应用或联合应用。常用药物有：

1) 硝酸酯制剂：①硝酸异山梨醇酯（消心痛）片剂或胶囊 5~20mg，每日 3 次，服后半小时起作用，持续 3~5 个小时；②长效硝酸甘油制剂，口服后半小时起作用，持续 8~12 小时，可每 8 小时服 1 次，每次 2.5mg。对预防夜间心绞痛发作尤为适用。

2) β 受体阻滞剂：主要通过减慢心率，降低血压，减轻心肌收缩力和耗氧量，达到缓解心绞痛的作用。目前常用制剂有：①美托洛尔（美多心安），25~50mg，每日 2 次，缓释片 100~200mg，每日 1 次。②阿替洛尔（心得舒），每日 12.5~25mg，每日 1 次。

3) 钙通道阻滞剂：①维拉帕米（异搏定），每日 240mg，分 3 次口服；②硝苯地平（心痛定）10~20mg，每日 3 次，其缓释制剂 20~40mg，每日 1~2 次；地尔硫䓬（合心爽、恬尔心）30~60mg，每日 3 次，缓释制剂 90mg，每日 1 次。主要通过扩张冠状动脉，解除冠状动脉痉挛；抑制心肌收缩，减少心肌氧耗；扩张周围血管，减轻心脏负荷；降低血液黏度，抗血小板聚集，改善心肌微循环，缓解心绞痛，对变异型心绞痛疗效最好。

4) 抗血小板聚集的药物：可抑制血小板聚集，防止血栓形成，降低心血管事件发生，若无禁忌证，建议长期小剂量口服肠溶阿司匹林即 75~160mg/d；或噻氯匹定 250mg，每日 1~2 次。

(3) 介入治疗：对符合适应证的心绞痛病人可行经皮腔内冠状动脉成形术（PTCA）、定向斑块旋切术、斑块旋磨术、激光血管成形术、冠状动脉内支架植入术等。

(4) 手术治疗：对病情严重，药物治疗效果不佳，经冠状动脉造影后显示不适合介入治疗者，可考虑作冠状动脉旁路移植术（CABG）即冠状动脉搭桥术。

【护理诊断及医护合作性问题】

1. 疼痛　与心肌缺血、缺氧有关。
2. 活动无耐力　与心肌氧的供需失调有关。
3. 知识缺乏　缺乏控制心绞痛诱发因素及药物预防等方面的知识。
4. 潜在并发症　心律失常、急性心肌梗死。

【护理措施】

（一）一般护理

1. 休息与活动　心绞痛发作时应立即休息。缓解期应根据病人的活动能力制订合理的活动计划，以提高病人的活动耐力，鼓励病人参加适当的体力劳动和体育锻炼，活动量以不引起心绞痛为宜，避免竞赛活动和屏气用力动作。保证充足的睡眠。

2. 饮食　应选择低热量、低脂、低盐、低糖、高维生素、高纤维素、清淡易消化的食物，少量多餐，进食不宜过饱，尤其是晚餐。饱餐可加重心肌缺血、缺氧，甚至诱发心绞痛。由于便秘时用力排便可增加心肌耗氧量诱发心绞痛，需保持大便通畅，要养成定时排便的习惯，多食蔬菜和水果，多饮水，增加活动量以防止便秘。

（二）病情观察

严密监测血压、心率、脉搏及体温等。注意观察心绞痛发作时胸痛的部位、性质、持续时间，舌下含服硝酸甘油或休息后能否缓解。不稳定型心绞痛病人入院后应立即进行心电监护，因其可导致心律失常甚至心肌梗死，因此应重点观察有无心律失常，特别是快速性室性心律失常，一旦发现，应及时通知医师处理。

（三）对症护理

1. 缓解疼痛　①病人立即停止活动，卧床休息，保持环境安静，安慰病人，耐心解释病情，消除病人紧张情绪，以减少心肌的耗氧。②立即舌下含服硝酸甘油 0.3~0.6mg，必要时用硝酸甘油静脉滴注，观察用药效果。③给氧吸入（2~3L/min）。④疼痛严重者遵医嘱给予镇静止痛药，必要时可用哌替啶 50~100mg 肌内注射。⑤指导病人避免心绞痛的诱发因素。

2. 防止发生急性心肌梗死　指导病人避免心肌梗死的诱发因素，识别心肌梗死的先兆表现，如心绞痛发作加重、发作频繁应及时告知医师、护士，以免延误治疗。

（四）用药护理

1. 硝酸甘油类药物

(1) 疗效观察：硝酸甘油舌下含服，服药 1~2 分钟后开始起作用，半小时后作用消失。延迟见效或不见效者可能是由于病人长期反复应用产生耐药性，或药物保存不善或药物过期而失效，也许是并发心肌梗死，应高度警惕。

(2) 不良反应观察：①告诉病人用药后感头昏、头胀或跳痛、面红、心悸等反应，为药物导致头面部血管扩张造成的，以解除其顾虑。②含服者舌上有烧灼感、麻辣感。③静脉滴注过快者会有血压下降，甚至晕厥等。

(3) 注意事项：①硝酸甘油舌下含化者，不可整片吞服，舌下唾液不可过少，也不可不断地将含有硝酸甘油的唾液咽下。②第一次用药时，病人宜平卧片刻，必要时给予吸氧。③静脉滴注硝酸甘油时速度宜慢，以免造成低血压，并嘱病人不可擅自调节滴速。

2. β 受体阻滞剂　与硝酸酯类合用有协同作用，使用时宜从小量开始，以免引起体位性低血压；停用时应逐渐减药，若突然停用有诱发心肌梗死的可能；低血压、心动过缓、Ⅱ度或Ⅲ度房室传导阻滞者不宜应用。

3. 钙通道阻滞剂　副作用有头晕、恶心、呕吐、乏力、血压下降等。使用本类药物停用时应逐渐减量，以免发生冠状动脉痉挛，应用时需密切观察脉搏、血压情况。

（五）心理护理

心绞痛发作时，病人易产生焦虑或恐惧，这种不良心理又可增强交感神经兴奋性，增加心肌需氧量，诱发或加重心绞痛，形成恶性循环。护理人员应多与病人沟通，安慰病人，给予精神支持，适时做好健康教育，使病人了解情绪与心绞痛的关系，掌握各种放松方法，合理安排工作和生活，保持良好的心态。心绞痛发作时，护理人员应态度镇静，适时给予心理支持，消除紧张焦虑情绪，减少心肌耗氧量。必要时可给予镇静剂。

【健康指导】

1. 生活指导　合理休息和活动：劳累或过度活动可致心肌耗氧量增加而诱发心绞痛，适当的活动可促进侧支循环的建立。鼓励病人缓解期适当活动，可采取慢走、打太极拳、骑自行车、上下楼梯等活动，若活动时出现心前区疼痛、呼吸困难等应立即停止活动，就地休息，含服硝酸甘油，切勿强行继续活动。必要时在体力活动前含服硝酸甘油 1 片或硝酸异山梨酯 1 片预防发作。饮食指导：指导病人摄入低脂、低盐、低胆固醇、低热量、高纤维素饮食，忌烟酒及刺激性食物，保持大便通畅。保持情绪稳定。

2. 疾病知识指导 告诉病人疾病知识，积极去除危险因素，如治疗高血压、高脂血症、糖尿病等；嘱病人及家属避免各种诱发因素，如过度劳累、情绪激动、饱餐、寒冷刺激、用力排便等，改变不良的生活方式，防止心绞痛发作。指导病人坚持按医嘱给药，自我监测药物的副作用。外出时应携带硝酸甘油以应急，在家中，硝酸甘油应放在易取的地方。硝酸甘油遇光易分解，故应放在棕色瓶中，不宜贴身保存，最好每半年更换一次新药。指导病人进行自我病情监测，掌握心绞痛发作时的缓解方式，病情有变化时，如疼痛加重、发作次数增多、持续时间延长、休息或含硝酸甘油药片不能缓解时，应警惕心肌梗死的发生，必须立即送医院就诊。

二、心肌梗死病人的护理

案例分析

王某，男性，58 岁。午饭后 1 小时突感左前胸压榨样闷疼，向左前臂放射，伴上腹饱胀，出冷汗，烦躁，恐惧感，来院急诊。体查：T37℃，BP90/60mmHg，心率 60 次 / 分，律齐，心音低钝，两肺无特殊，腹平软，上腹压之不适，肝脾未扪及。心电图Ⅱ、Ⅲ、avF 导联 S-T 段明显抬高，有深度 Q 波。临床诊断：急性心肌梗死（下壁）。请问：

（1）该病人主要的护理诊断有哪些？应如何护理？

（2）怎样对该病人进行健康指导？

心肌梗死（myocardial infarction，MI）是在冠状动脉病变的基础上，因冠状动脉供血急剧减少或中断，使相应的心肌严重而持久地缺血导致心肌坏死。临床表现为持久的胸骨后剧烈疼痛、发热、心肌酶增高、心电图进行性改变，可发生心律失常、休克或心力衰竭，是冠心病的严重类型。本病冬春季节发病较多，可能与气候寒冷和气温变化有关。男性多于女性，多发生于 40 岁以后。

【病因与发病机制】

心肌梗死的基本病因是冠状动脉粥样硬化（偶为冠状动脉栓塞、炎症、先天性畸形、痉挛和冠状动脉口阻塞所致），造成血管管腔严重狭窄和心肌供血不足，而侧支循环未完全建立。在此基础上，一旦血供进一步急剧减少或中断，使心肌严重而持久地急性缺血达 1 小时以上，即可发生心肌梗死。

导致血供急剧减少或中断的情况包括：①管腔内血栓形成、粥样斑块破溃、出血，或冠脉持续痉挛，使管腔完全闭塞。②休克、脱水、出血、外科手术或严重的心律失常致心排血量骤降，冠状动脉灌注量锐减。③在饱餐特别是进食多量脂肪后，血脂增高，血黏稠度增高。④重体力活动、情绪过分激动、血压剧升或用力大便时，致左心室负荷明显加重，心肌需血量猛增，冠状动脉供血明显不足。

心肌梗死既可发生在频发心绞痛的病人，也可发生在原来从无症状的病人中。心肌梗死后发生的严重心律失常、休克或心力衰竭，均可使冠状动脉灌流量进一步降低，心肌坏死范围进一步扩大，严重者可导致死亡。

【临床表现】

（一）症状

1. 先兆 大多数病人在发病前数日有乏力，胸部不适，活动时心悸、气急、烦躁、心绞痛等前驱症状，其中以新发生心绞痛或原有心绞痛加重为最突出。心绞痛发作频率较以往频繁、程度较重、持续较久、硝酸甘油疗效差、诱发因素不明显。心绞痛发作时伴恶心、呕吐、大汗和心动过速，或伴急性心功能不全、严重心律失常、血压大幅度波动等，同时心电图示ST段一过性明显抬高（变异性心绞痛）或压低，T波倒置或增高，应警惕近期内发生心肌梗死的可能。发现先兆，及时住院处理，可使部分病人避免发生心肌梗死。

2. 疼痛 是最先出现的症状，多发生在安静和睡眠时（如清晨），多无明显诱因。疼痛部位和性质与心绞痛相同，但程度较重，持续时间较长，可达数小时或数天，含服硝酸甘油片多不能缓解。病人常烦躁不安、大汗、恐惧，或有濒死感。少数病人无疼痛，一开始即表现为休克或急性心力衰竭。部分病人疼痛位于上腹部，或放射至下颌、颈部、背部，易被误诊为急腹症。

3. 全身症状 有发热，白细胞增高和血沉增快等，因坏死物质被吸收所引起。一般在疼痛后24~48小时出现，程度与梗死范围常呈正相关。体温在38℃左右，一般不超过39℃，约持续1周。

4. 胃肠道症状 部分病人在疼痛剧烈时常伴有频繁的恶心、呕吐和上腹胀痛，与迷走神经受坏死心肌刺激、心排血量降低、组织灌注不足等有关。重症者可发生呃逆。

5. 心律失常 见于75%~95%的病人，多发生在起病1~2天，尤以24小时内最多见，可伴乏力、头晕、昏厥等症状。以室性心律失常最多见，尤其是室性期前收缩。频发、多源、成对或RonT现象的室性期前收缩及短阵室性心动过速，常为心室颤动的先兆。前壁心肌梗死易发生室性心律失常，下壁心肌梗死易发生房室传导阻滞。

6. 低血压和休克 休克多在起病后数小时至数日内发生，主要为心源性休克，为心肌广泛（40%以上）坏死，心排血量急剧下降所致。心肌梗死疼痛期中血压常下降，但未必是休克。若疼痛缓解而收缩压仍低于80mmHg，有烦躁不安，面色苍白，皮肤湿冷，脉细数，大汗淋漓，尿量减少（少于20ml/h），神志迟钝，甚至昏厥者，则是休克表现。

7. 心力衰竭 发生率约为32%~48%。主要是急性左心衰竭，可在起病最初几天内发生，或在疼痛、休克好转阶段出现，为梗死后心脏舒缩力显著减弱或不协调所致。病人常表现为突然出现呼吸困难、咳嗽、发绀、烦躁等，严重者可发生肺水肿，随后可发生右心衰竭表现。

（二）体征

1. 心脏体征 心率多增快，少数也可减慢；心浊音界可正常也可轻度至中度增大；心尖区第一心音减弱，可闻及奔马律；10%~20%病人在起病第2~3天出现心包摩擦音，为反应性心包炎所致；心尖区可出现粗糙的收缩期杂音或伴收缩中晚期喀喇音，为二尖瓣乳头肌功能失调或断裂所致。

2. 血压 除极早期血压可增高外，几乎所有病人血压都会降低。起病前高血压病人，血压可降至正常，且可能不再恢复到起病前的水平。

3. 其他 当伴有心律失常、休克或心力衰竭时，可有相应体征。

（三）并发症

1. 乳头肌功能失调或断裂 总发生率高达50%。二尖瓣乳头肌因缺血、坏死等使收缩功能发生障碍，造成不同程度的二尖瓣脱垂和关闭不全。心尖区出现收缩中晚期喀喇音和吹风样收缩期杂音，重者发生心力衰竭。

2. 心脏破裂　少见但严重，常在起病1周内出现，多为心室游离壁破裂，造成心包积血引起急性心包压塞而猝死。

3. 栓塞　发生率1%~6%。见于起病后1~2周，左心室附壁血栓脱落引起脑、肾、脾、四肢等动脉栓塞。下肢静脉血栓形成部分脱落导致肺动脉栓塞。

4. 室壁瘤　主要见于左心室，发生率5%~20%。体格检查可见左心界扩大，心脏搏动较广泛，可有收缩期杂音。心电图ST段持续升高。

5. 心肌梗死后综合征　心肌梗死后数周至数月内出现，可反复发生，表现为心包炎、胸膜炎或肺炎，有发热、胸痛等症状，可能为机体对坏死物质的过敏反应。发生率约10%。

【实验室及其他检查】

1. 心电图检查　对心肌梗死的诊断、定位、估计病情演变和预后都有帮助。急性心肌梗死病人的心电图可出现特征性和动态性改变。

(1) 特征性改变：急性透壁性心肌梗死的心电图特点为：

1) 深而宽的Q波(病理性Q波)：在面向透壁心肌坏死区的导联上出现。

2) ST段呈弓背向上明显抬高：在面向坏死区周围心肌损伤区的导联上出现。

3) T波倒置：在面向损伤区周围心肌缺血区的导联上出现。

(2) 动态性改变：ST段抬高性心肌梗死可出现下列改变：发病后数分钟至数小时，T波高耸，称为超急性期改变；继之ST段弓背向上抬高，与直立的T波连接形成单向曲线，数小时至数天内病理性Q波出现，同时R波降低，此为急性期改变；数日至2周左右ST段回到基线，T波倒置并逐渐加深成冠状T波称为亚急性期改变；数周至数月T波倒置稳定不变或永久存在，此为慢性期改变。T波也可在数月至数年后恢复，但异常Q波常持续存在。

2. 实验室检查

(1) 血液检查：起病24~48小时后白细胞可增至$(10\sim20)\times10^9$/L，中性粒细胞增多，嗜酸性粒细胞减少或消失；红细胞沉降率增快；C反应蛋白(CRP)增高可持续1~3周。起病数小时至2日内血中游离脂肪酸增高。

(2) 血心肌坏死标记物测定

1) 肌红蛋白：常在起病后2小时内升高，12小时内达高峰；24~48小时内恢复正常。

2) 肌钙蛋白Ⅰ(cTnI)或T(cTnT)：起病3~4小时后升高，cTnI于11~24小时达高峰，7~10天降至正常，cTnT于24~48小时达高峰，10~14天降至正常。这些心肌结构蛋白含量的增高是诊断心肌梗死的敏感指标。

3) 肌酸激酶同工酶CK-MB：病后4小时内增高，16~24小时达高峰，3~4天恢复正常，其增高的程度能较准确地反映梗死的范围，其高峰出现时间是否提前有助于判断溶栓治疗是否成功。

肌酸激酶(CK)、天门冬氨酸氨基转移酶(AST)、乳酸脱氢酶(LDH)特异性和敏感性虽不如心肌坏死标记物，但仍有一定参考价值。CK于病后6小时升高，24小时达峰值，3~4天恢复正常。AST于病后6~12小时升高，24~48小时达峰值，3~6天恢复正常。LDH于病后8~10小时升高，2~3天达峰值，1~2周恢复正常。

3. 超声心动图　可了解心室各壁的运动情况，评估左心室梗死面积，测量左心功能，诊断室壁瘤和乳头肌功能不全，为临床治疗及判断预后提供重要依据。

4. 其他　如放射性核素检查、心电向量图等对心肌梗死的诊断，判断心肌代谢及心肌存活有重要价值。

【治疗要点】

1. 一般治疗

(1) 休息:急性期需卧床休息1周,保持环境安静。减少探视,防止不良刺激,解除焦虑。

(2) 监测:入冠心病监护室(CCU)进行心电图、血压、呼吸等监测5~7天,有血流动力学改变者可行漂浮导管作肺毛细血管楔嵌压和静脉压监测。密切观察心律、心率、血压和心功能的变化。

(3) 吸氧:对有呼吸困难和血氧饱和度降低者,可间断或持续鼻导管吸氧2~3天,氧流量一般2~4L/min;重者可以面罩给氧,氧流量4~6L/min。

2. 解除疼痛 选用下列药物尽快解除疼痛:哌替啶50~100mg肌内注射,吗啡5~10mg皮下注射,硝酸甘油0.3mg或硝酸异山梨醇酯5~10mg舌下含服或静脉滴注。严重者可行亚冬眠治疗即哌替啶与异丙嗪(非那根)合用。

3. 再灌注心肌 起病3~6小时最多在12小时内,使闭塞的冠状动脉再通,心肌得到再灌注,防止梗死面积扩大,缩小心肌缺血范围。

(1) 介入治疗:主要是经皮穿刺腔内冠状动脉成形术(PTCA)及冠脉内支架植入术。

(2) 溶栓疗法:溶栓是指心肌梗死发病12小时内,没有溶栓禁忌证(出血、出血倾向或出血史、严重肝肾功能不全、新近手术或伤口未愈者、活动性溃疡)的病人,使用纤溶酶原激活剂,可溶解冠状动脉内的血栓,使冠状动脉再通,恢复心肌灌注。常用药物有尿激酶(urokinase,UK)30分钟内静脉滴注100万~150万U、链激酶(streptokinase,SK)60分钟内静脉滴注150万U。新型溶栓剂有重组组织型纤溶酶原激活剂(rt-PA)对血栓溶解有高度选择性、起效快,先静脉注射15mg,继而30分钟内静脉滴注50mg,其后60分钟内再滴注35mg。

4. 消除心律失常 心肌梗死后的心律失常必须及时消除,以免演变为严重心律失常甚至猝死。若发生室性期前收缩或室性心动过速,首选利多卡因50~100mg静注,必要时3~5分钟后重复,心律失常控制后以1~4mg/min静脉滴注维持1~2天。发生心室颤动时,应立即行非同步直流电复律。发生二度或三度房室传导阻滞,尽早使用经静脉右心室心内膜临时起搏治疗。

5. 控制休克 根据休克的病因分别处理。治疗措施包括补充血容量、应用升压药和扩张血管剂、纠正酸中毒、糖皮质激素的应用等。如上述处理无效时,应在主动脉内气囊反搏术的支持下,即刻行PTCA或支架植入,使冠脉及时再通。亦可作急诊冠脉旁路移植术(CABG)。

6. 治疗心力衰竭 主要是治疗急性左心衰竭,以应用吗啡、利尿剂为主,亦可选用血管扩张剂、硝酸甘油、硝普钠、血管紧张素转换酶抑制剂等。急性心肌梗死发生后24小时尽量避免使用强心苷制剂,以免引起室性心律失常。

7. 其他治疗

(1) β受体阻滞剂及钙通道阻滞剂:急性心肌梗死早期应用β受体阻滞剂对伴有交感神经功能亢进者防止梗死范围扩大、改善预后有利。常用药物有阿替洛尔、美托洛尔等。钙通道阻滞剂亦有类似效果,常用药物有地尔硫䓬等。

(2) 血管紧张素转化酶抑制剂(ACEI):可改善恢复期心肌的重构,降低心律失常的发生率,如卡托普利等。可降低心力衰竭的发生率和死亡率。

(3) 促进心肌代谢药物:维生素C(3~4g)、辅酶A(50~100U)、肌苷(200~600mg)、细胞色素

C(30mg)、维生素 B_6(50~100mg) 等加入 5%~10% 葡萄糖液中静脉滴注，每日 1 次，2 周为一疗程。

(4) 极化液疗法：用氯化钾 1.5g、普通胰岛素 8~12U 加入 10% 葡萄糖液 500ml 静滴，每日 1~2 次，7~14 天为一疗程。此法对恢复心肌细胞膜极化状态、改善心肌收缩功能、减少心律失常有益，对伴有二度以上房室传导阻滞者禁用。

(5) 抗凝疗法：目前多用在溶栓疗法之后，对防止梗死面积扩大及再梗死有积极疗效。常用药物为肝素 500~1000U/h 静滴，维持凝血时间在正常的 1.5~2 倍左右。亦可选用抗血小板聚集的药物，如阿司匹林，每日 150~300mg。

【护理诊断及医护合作性问题】

1. 疼痛　与心肌缺血坏死有关。

2. 生活自理缺陷　与病情需要绝对卧床休息及医疗限制有关。

3. 有便秘的危险　与进食纤维素少、绝对卧床休息、不习惯床上排便有关。

4. 焦虑、恐惧　与剧烈胸痛产生濒死感及担心疾病预后有关。

5. 潜在并发症　心律失常、心力衰竭、心源性休克等。

【护理措施】

(一) 一般护理

1. 休息与活动　解释休息与活动的意义，并根据病情指导病人活动。

(1) 梗死后 1~3 天应绝对卧床休息，日常生活(进食、排便、洗漱、翻身等)需由护理人员协助完成。保持病室安静、减少探视，护理操作尽量集中进行，保证病人充足的休息和睡眠，以减轻心脏负荷，减少心肌耗氧，限制或缩小心肌梗死范围。

(2) 梗死后 4~6 天卧床休息，鼓励病人深呼吸、活动肢体，以防止深静脉血栓形成、肺部并发症等。

(3) 若无并发症，病后 1~2 周可由床上坐起逐渐过渡到坐床边、椅子上及在病房内走动，日常生活(进食、排便、洗漱、翻身等)自理；每次活动 20~30 分钟，每日 3~5 次，动作要缓慢，由病情而定。

(4) 梗死后第 2~3 周可在走廊内活动；第 4~6 周可试着上下一层楼梯。避免长期卧床，以减少下肢深静脉血栓、肌肉萎缩和肺部感染的发生机会。梗死后 7~9 周每天步行、打太极拳等；10~12 周进行较大活动量的锻炼如洗衣、骑自行车等；3~6 个月可部分或全部恢复工作，但对重体力劳动、驾驶员、高空作业及其他精神紧张或工作量过大的工种应予更换。

知识链接

心肌梗死病人活动新观念

对于病情稳定者，目前主张早期活动，有利于减少并发症，及早康复。一般急性期 12 小时卧床休息，若无并发症，24 小时内应鼓励病人在床上行肢体活动，若无低血压，第 3 天就可在病房内走动；梗死后第 4~5 天，逐步增加活动直到每天 3 次步行 100~150m。活动以不出现胸闷、气促为原则。

2. 饮食　疼痛剧烈时应暂禁食，缓解后进流质、半流质，2~3 天后逐渐过渡到软饭、普食。进食不宜过饱，少食多餐。宜低钠、低脂、低胆固醇、高维生素、易消化的饮食，少食产气食物，多吃水果、蔬菜。禁烟酒，避免浓茶、咖啡及过冷、过热、辛辣刺激性食物。超重者应控制总热量。

3. 保持大便通畅　由于病人长期卧床休息，胃肠蠕动减弱，常有便秘。可食用蜂蜜、香蕉和粗纤维食物有助于保持大便通畅；训练床上排便；并适当腹部按摩，以促进肠蠕动；遵医嘱服用缓泻药，必要时给予甘油灌肠。嘱病人勿用力排便，防止用力导致急性左心衰竭、心脏破裂或猝死。

（二）病情观察

病人入院后安置于冠心病监护病房（CCU），严密监测心电图、血压、呼吸、神志、出入水量、末梢循环等情况 3~5 日，有条件还可进行血流动力学监测。发现心律失常、心力衰竭、休克等并发症的早期表现及时报告医师，备好各种急救药品和设备配合抢救。观察心电图的动态变化，注意有无室壁瘤的发生。观察肢体活动情况，注意有无下肢静脉血栓形成和栓塞表现。

（三）对症护理

1. 疼痛　疼痛可加重心肌缺血缺氧，使梗死面积扩大，应尽快解除病人的疼痛症状。应保持病室环境安静，限制探视，减少干扰，避免不良刺激，应尽量守护在病人身边，稳定病人情绪，以减少心肌耗氧。遵医嘱及时给予吗啡或哌替啶止痛，给予硝酸甘油或硝酸异山梨酯，烦躁不安者可肌注地西泮，并及时询问病人疼痛及其伴随症状的变化情况。吸氧可使血液中氧的张力升高，使氧气较容易向缺氧的心肌层扩散。可采用鼻导管吸氧（4~6L/min）或面罩吸氧（6~8L/min），若无并发症一般吸氧 3~5 天。溶栓疗法和急诊 PTCA 是解除疼痛的最根本方法，能使闭塞的冠状动脉再通，心肌得到再灌注。对于有适应证的病人，应配合医师积极做好各项准备工作，严密观察病情变化。

2. 并发症的观察及处理

(1) 急性期病人住 CCU 3~5 日，持续心电监护，注意心律失常的发生；观察病人有无头晕、晕厥等表现；评估有无电解质紊乱的征象。发现异常及时通知医师并随时做好急救准备。

(2) 严密观察病人有无咳嗽、咳痰及呼吸困难表现；避免情绪烦躁、饱餐、用力排便等加重心脏负担的因素；注意控制病人液体入量及速度，防止发生急性左心衰。

(3) 监测生命体征及意识状况，如病人出现表情淡漠、血压下降、心率增快等情况，应及时通知医师并按休克处理。

（四）用药护理

1. 硝酸甘油　见本节“心绞痛病人的护理”相关内容。

2. 溶栓疗法　尿激酶为我国应用最广的溶栓剂，主要副作用为引起组织或器官出血，使用前应详细询问病人有无出血病史及近期有无出血倾向或潜在的出血危险；溶栓前常规描记心电图，迅速建立静脉通道，备好起搏器、除颤器；用药时应守护在病人身边，严格调节滴速，保证药物在 30 分钟内滴完。用药后注意有无寒战、发热、皮疹等过敏反应，如果发生，给予抗过敏治疗；观察是否有皮肤、黏膜、内脏出血等副作用，一旦出血严重立即终止治疗，且给予相应处理。询问病人胸痛是否缓解，监测心肌酶，心电图变化，如胸痛消失、ST 段回降 50%、CPK 峰值前移和出现再灌注心律失常等是溶栓成功的指标。在溶栓治疗时，容易出现再灌注心律失常，一旦出现严重心律失常应及时配合医师处理。

3. 对有出血倾向者、活动性溃疡病、新近手术而创面未愈合者、血压过高及严重肝功能不全者禁用抗凝治疗。

（五）心理护理

急性心肌梗死病情危急，会使病人产生焦虑、抑郁、恐惧等不良情绪。护士应尽量陪伴在病人身旁，耐心倾听病人的诉说，了解病人的思想状态，与病人保持良好的沟通，解释不良情绪会增加心脏负荷和心肌氧耗；指导病人身体、心理放松，分散注意力，必要时遵医嘱给予镇静剂。护理人员在进行各项操作时应沉着、冷静、正确、熟练，给病人以安全感，帮助病人树立战胜疾病的信心。对于病人家属，也应给予心理支持，嘱家属保持情绪稳定，不要在病人面前表现出绝望的情绪，消除病人的紧张、恐惧心理。

【健康指导】

1. 生活指导　指导病人摄取低盐、低脂肪、低胆固醇、高纤维素食物，肥胖者限制热量摄入，控制体重，少量多餐，多食蔬菜和水果，保持大便通畅，戒烟酒。合理安排休息与活动，保持足够的睡眠，进行适当的体育锻炼。急性心肌梗死若无并发症，6周后可逐渐增加活动量，如可进行慢走、打太极拳等，避免剧烈运动。

2. 疾病知识指导　向病人及家属说明远期存活率除与心肌梗死的部位和范围有关外，还与生活方式有关。指导病人调整生活方式，避免过度劳累、情绪激动、饱餐；保持大便通畅，防止用力排便。保持乐观情绪。积极治疗梗死后心绞痛、高血压、糖尿病、高脂血症，控制危险因素。指导病人坚持按医嘱服药，随身携带急救药品以备急用。每月门诊复查一次，若胸痛不易缓解和消除时应立即就诊。

（吕云玲）

第六节　原发性高血压病人的护理

案例分析

刘某，男性，30岁。半年前发现高血压，近来血压逐渐增高，伴心慌、气急、头晕、头疼、视力模糊，有时夜间因憋气从熟睡中惊醒坐起，今晨感头疼加剧，烦躁，心前区疼痛来医院就诊。查体：BP 250/140mmHg，心界扩大，两肺无异常，眼底见出血及视乳头水肿，心电图示左室肥大，尿蛋白(++)，血尿素氮及血肌酐明显增高。临床诊断：原发性高血压。请问：

(1) 病人目前发生了什么情况？

(2) 怎样配合医生进行紧急抢救？

高血压是以体循环动脉血压升高为主要表现的临床综合征，可分为原发性和继发性高血压两大类。原发性高血压(primary hypertension)是指病因未明的、以体循环动脉血压升高为主要表现伴或不伴有多种心血管危险因素的临床综合征，通常简称为高血压。高血压是多种心、脑血管疾病的重要病因和危险因素，并影响重要脏器如心、脑、肾的结构和功能，最终可导致这些器官的功能衰竭。继发性高血压约占5%，其血压升高是由某些疾病或病因引起的。

目前，我国采用国际上统一的高血压诊断标准，即在非药物状态下，收缩压≥140mmHg和(或)舒张压≥90mmHg。流行病学调查显示，我国高血压患病率总体上呈明显上升趋势，北方高于南方，沿海高于内地，城市高于农村，男、女两性高血压患病率差别不大，青年期男性略高于女性，中年后女性稍高于男性。

【病因与发病机制】

1. 病因　原发性高血压的病因为多因素，是遗传易感性和环境因素相互作用的结果。

(1) 遗传：高血压有明显的家族聚集性，双亲均有高血压的子女患高血压的概率高达46%。

(2) 饮食：临床观察和流行病学均显示钠盐摄入量与高血压的发生密切相关，高钠摄入使血压升高，而低钠饮食可降低血压。钠潴留使血容量增加，心排血量增加；促使细胞内钙离子浓度升高，使血管收缩反应增强，血管外周阻力升高，这些均促使高血压的形成。

(3) 精神应激：从事脑力劳动和精神高度紧张的职业发生高血压的几率大。长期受噪音、视觉刺激亦可引起高血压。

(4) 体重：超重或肥胖是血压升高的重要危险因素。高血压病人约1/3有不同程度的肥胖。血压与体重指数（BMI）呈显著正相关。腹型肥胖者容易发生高血压。

(5) 其他：服避孕药妇女亦可引起血压升高，发生率及程度与服药时间长短有关。阻塞性睡眠呼吸暂停综合征（OSAS）亦与高血压有关，约50%OSAS病人有高血压。高血压发生还与吸烟、过量饮酒有关。

2. 发病机制

(1) 交感神经系统活性亢进：是高血压发病机制中的重要环节。长期的精神紧张、焦虑、压力或长期环境噪音、视觉刺激使大脑皮层的兴奋抑制平衡失调，导致交感神经活动增强，儿茶酚胺类介质的释放使小动脉收缩并继发血管平滑肌肥厚；另外，交感神经兴奋还可促使肾素释放增多，以上均促使高血压的形成并使高血压状态得以维持。

(2) 肾素 - 血管紧张素 - 醛固酮系统（RAAS）激活：肾小球入球动脉的球旁细胞分泌的肾素可将肝脏合成的血管紧张素原转化为血管紧张素Ⅰ，然后经血管紧张素转换酶（ACE）的作用转化为血管紧张素Ⅱ（AⅡ）。AⅡ能强烈收缩小动脉平滑肌，使外周阻力增加；并可刺激肾上腺皮质球状带分泌醛固酮，使血容量增加；还可促使去甲肾上腺素分泌增加。以上作用均可使血压升高，参与高血压发病并维持。

(3) 血管内皮功能异常：血管内皮可生成和释放多种血管活性物质，包括血管舒张物质和收缩物质，调节血管的收缩与舒张。当这些血管活性物质分泌失调，即可引起高血压。

(4) 胰岛素抵抗：胰岛素抵抗（insulin resistanc，IR）是指必须以高于正常的血胰岛素释放水平来维持正常的糖耐量，表示机体组织对胰岛素处理葡萄糖的能力减退。临床观察发现，大多数高血压病人空腹胰岛素水平升高，糖耐量有不同的降低，提示有胰岛素抵抗现象。胰岛素抵抗在高血压发病机制中的作用尚不清楚，但胰岛素有以下作用：使肾小管对钠重吸收增加；增强交感神经的活性；使细胞内钠、钙浓度增加；刺激血管壁增生肥厚等。

上述机制主要从总外周血管阻力增高出发，然而此机制尚不能解释单纯收缩期性高血压和脉压明显增大。通常情况下，大动脉弹性和外周血管的压力反射波是收缩压与脉压的主要决定因素，所以近年来重视动脉弹性功能在高血压发病中的作用。

【临床表现】

（一）一般表现

原发性高血压通常起病缓慢、渐进，早期多无症状，仅在测量血压时或在发生心、脑、肾并发症后才被发现。

1. 症状　病人可有头晕、头痛、心悸、气急、耳鸣、疲劳等，不一定与血压水平有关，在紧张或劳累后加重，休息后多可缓解。

2. 体征　血压随季节、昼夜、情绪等有较大波动。冬季血压较高，夏季较低；夜间较低，清晨起床后血压迅速升高，形成清晨血压高峰。高血压时体征一般较少。心脏听诊可有主动脉瓣第二心音亢进、主动脉瓣区收缩期杂音或收缩早期喀喇音，并发左心室肥厚时可闻及第四心音。

（二）并发症

随病程的进展，血压持久升高可导致心、脑、肾等靶器官损害。

1. 心脏　长期高血压可致左心室负荷过重，左心室肥厚、扩大，最终引起心力衰竭。高血压还促使冠状动脉粥样硬化的形成和发展，可出现心绞痛、心肌梗死及猝死。

2. 脑　长期高血压可形成微动脉瘤，血压急剧升高时引起动脉破裂导致脑出血。高血压也促进脑动脉硬化引起缺血性脑血管病如短暂的脑缺血发作、脑血栓的形成等。血压极度升高可发生高血压脑病。

3. 肾　长期血压升高使肾小球入球小动脉硬化，导致进行性肾硬化，并加速肾动脉粥样硬化的发生。可出现蛋白尿、多尿、夜尿增多等肾功能损害表现，长期持久的高血压可致肾动脉硬化，出现肾衰竭。

4. 视网膜　视网膜小动脉早期发生痉挛，随病程进展出现硬化。血压急剧升高时可引起视网膜渗出和出血。

（三）高血压危重症

1. 高血压危象　因紧张、疲劳、寒冷、嗜铬细胞瘤发作或突然停服降压药等诱因，小动脉发生强烈痉挛，血压急剧升高，影响重要脏器血液供应而产生危急症状。临床上表现为头痛、眩晕、恶心、呕吐、烦躁、心悸、气急及视力模糊等症状，以及伴有靶器官动脉痉挛出现缺血症状。血压以收缩压显著升高为主，也可伴舒张压升高。发作历时短暂，血压控制后病情可迅速好转。

2. 高血压脑病　发生在重症高血压病人，在高血压病程中出现急性脑循环障碍，引起脑水肿和颅内压升高而产生的剧烈弥漫性严重头痛、呕吐、烦躁、意识模糊甚至抽搐、昏迷等表现。发病机制可能为过高的血压导致脑组织血流灌注过多，出现脑水肿所致。

（四）恶性或急进型高血压

约 1%~5% 的中、重度高血压病人发病急骤，舒张压持续≥130mmHg，并有头痛、视力模糊、眼底出血、渗出和视乳头水肿，肾脏损害突出，表现为持续蛋白尿、管型尿及血尿，并可伴肾功能不全。病情进展迅速，若不及时治疗，可死于肾衰竭、脑卒中和心力衰竭。病理上以肾小动脉纤维样坏死为特征。其发病机制尚不清楚。

（五）高血压分类

目前，我国采用国际上统一的血压分类和标准（表 3-3）。

表 3-3　血压水平分类和定义表（中国高血压防治指南，2010 年）

类别	收缩压（mmHg）		舒张压（mmHg）
正常血压	<120	和	<80
正常高值	120~139	和（或）	80~89
高血压：	≥140	和（或）	≥90
1 级高血压（轻型）	140~159	和（或）	90~99
2 级高血压（中型）	160~179	和（或）	100~109
3 级高血压（重型）	≥180	和（或）	≥110
单纯收缩期高血压	≥140	和	<90

注：当收缩压和舒张压分属于不同级别时，以较高的分级为准。

【实验室检查及其他检查】

1. 实验室检查　为了解靶器官的损害，必须进行以下实验室检查：血、尿常规，血糖、血脂、肾功能、血尿酸等。部分病人可伴血清总胆固醇、甘油三酯、低密度脂蛋白胆固醇的升高和高密度脂蛋白胆固醇的降低，亦常有血糖、血尿酸的升高。肾损害时，尿液检查可出现血尿、蛋白尿、管型尿。伴肾衰竭时可有血尿素氮、血肌酐升高。

2. X线检查　胸部X线可见主动脉纡曲延长、左室增大。

3. 超声心动图　提示左心室和室间隔肥厚，左心房和左心室腔增大。

4. 眼底检查　详细检查眼底变化对高血压的诊断，严重程度及预后的判断有重要意义。目前采用Keith-Wagener眼底分级法，分级标准如下：Ⅰ级，视网膜动脉变细、反光增强；Ⅱ级，视网膜动脉狭窄、动静脉交叉压迫；Ⅲ级，在上述血管病变基础上又出现眼底出血、棉絮状渗出；Ⅳ级，在上述基础上出现视神经乳头水肿。

5. 动态血压监测（ambulatory blood pressure monitoring，ABPM）　动态血压监测是由仪器自动定时测量血压，可每隔15~30分钟自动测压（时间间隔可调节），连续24小时或更长。对高血压的诊断有较高的价值。能判断高血压的严重程度，了解其血压变异性和血压昼夜节律；指导降压治疗和评价降压药物疗效。

【治疗要点】

原发性高血压的治疗目标是降低血压，防止或减少心、脑、肾并发症，降低病死率和致残率。

1. 非药物治疗　适用于各级高血压病人，尤其是轻度高血压病人。通过限制钠盐摄入、减轻体重、适当运动及其他生物行为疗法，血压即可有一定程度的下降（见护理措施）。

2. 降压药物治疗

(1) 目前常用降压药有五类（表3-4）。

表3-4　常用降压药物名称、剂量及用法

药物分类	药物名称	剂量(mg)	用法
利尿剂：噻嗪类	氢氯噻嗪	12.5~25	1~2次/日
袢利尿剂	呋塞米	20~40	1~2次/日
保钾类	螺内酯	20	2次/日
	氨苯蝶啶	50	1~2次/日
	阿米洛利	5~10	1次/日
血管紧张素转换酶抑制剂	卡托普利	12.5~50	2~3次/日
	依那普利	5~10	2次/日
	贝那普利	10~20	1次/日
	培哚普利	4~8	1次/日
β受体阻滞剂	美托洛尔	25~50	2次/日
	阿替洛尔	50~100	1次/日
	卡维地洛	12.5~25	1次/日
钙通道阻滞剂	硝苯地平	5~20	3次/日
	尼群地平	10	2次/日
	氨氯地平	5~10	1次/日
血管紧张素Ⅱ受体阻滞剂	洛沙坦	25~100	1次/日
	缬沙坦	80	1次/日

(2) 用药原则：①药物剂量一般从小量开始，逐渐增加，达到降压目的后改用维持量以巩固疗效；2~3周后如血压未能满意控制可增加剂量或换用其他类药。②可联合用药以提高疗效，减少副作用；较好的联合用药方法有：利尿剂与β受体阻滞剂，利尿剂与ACE抑制剂或血管紧张素Ⅱ受体阻滞剂，钙通道阻滞剂（二氢吡啶类）与β受体阻滞剂，钙通道阻滞与ACE抑制剂，α与β受体阻滞剂。尽可能用每日1次的长效制剂，便于长期治疗且可减少血压波动。③不宜将血压降至过低，以免引起或加重心、脑、肾供血不足。一般高血压病人，应将血压控制至 <140/90mmHg；老年人的收缩压应控制在150mmHg以下，如能耐受可进一步降低；糖尿病或慢性肾病合并高血压病人，血压控制在 <130/80mmHg。

3. 高血压急症治疗

(1) 快速降血压：首选硝普钠，开始以每分钟10μg静脉点滴，每隔5~10分钟可增加5μg/min。近来多推荐静脉滴注硝酸甘油以代替硝普钠，该药降压迅速，副作用少。硝酸甘油开始5~10μg/min静滴，每隔5~10分钟增加5~10μg/min。

(2) 降低颅内压、消除脑水肿：20%甘露醇快速静脉滴注，也可使用呋塞米20~40mg静脉注射。

(3) 镇静：有烦躁、抽搐者肌注或静脉注射地西泮。

【护理诊断及医护合作性问题】

1. 疼痛：头痛　与血压升高有关。

2. 有受伤的危险　与头晕、视力模糊、或降压药致血压过度降低有关。

3. 知识缺乏　缺乏高血压病的治疗和自我保健知识。

4. 焦虑　与高血压使躯体不适以及血压控制不满意或已发生并发症有关。

5. 潜在并发症　高血压危象、高血压脑病、冠心病、心力衰竭、肾衰竭等。

【护理措施】

（一）一般护理

1. 休息与活动　血压过高、症状明显的病人应减少活动，宜绝对卧床休息，以免血压继续升高。伴剧烈头痛、呕吐、意识障碍时要注意协助病人取侧卧位或头偏向一侧，保持呼吸道通畅，防止呕吐物进入气道。通过治疗，当血压下降且稳定在正常水平、无明显脏器功能损害的病人，除保证足够的睡眠外，应坚持适当的体力活动，运动不仅有利于血压下降，使收缩压和舒张压下降(6~7mmHg)，且对减轻体重、增强体力、降低胰岛素抵抗有利。可选择慢跑、快步走、太极拳等运动方式，运动频度一般每周3~5次，每次持续20~60分钟。从轻度或中等强度的活动开始，逐渐增加活动量。

2. 饮食　限制食盐摄入，每日应低于6g；少吃动物脂肪和内脏；体重超重者限制热量的摄入；多吃蔬菜、水果和能降血压及降脂的食物，如芹菜、胡萝卜、番茄、黄瓜、木耳、海带、香菇、银耳等；摄入足够钾、镁、钙；戒烟、限酒；睡前忌饮浓茶和咖啡，以免影响睡眠，导致血压升高；每餐不宜过饱，以免增加心脏负担。

（二）病情观察

1. 血压及症状观察　定时测量病人血压，了解高血压的程度，评估头痛的部位、性质、程度、是否伴随头晕、耳鸣、恶心、呕吐等症状。

2. 严密观察并发症征象　观察病人有无血压急剧升高、剧烈头痛、呕吐、视力模糊等高血压脑病表现；观察有无呼吸困难、咳嗽、咳泡沫痰、胸痛等心脏受损表现；观察有无头痛、语言障碍、肢体活动障碍等脑血管疾病表现；观察有无尿量变化、水肿及肾功能检查异常等，尽早发现肾衰竭。

（三）对症护理

1. 头痛、头晕的护理　保持环境安静，光线柔和，避免刺激加重头痛。护理操作应相对集中，动作轻巧，防止过多干扰加重病人不适感。嘱病人卧床休息，抬高床头，改变体位时动作宜缓慢，防止直立性低血压。指导病人使用放松技术，如音乐治疗、缓慢呼吸。避免加重头痛的因素，如劳累、缺乏睡眠、情绪激动、精神紧张、吸烟、酗酒、环境嘈杂等。监测血压，遵医嘱给予降压及对症处理。

2. 高血压急症的护理

(1) 绝对卧床休息，抬高床头。避免一切不良刺激，安定病人情绪，必要时使用镇静剂。

(2) 保持呼吸道通畅，必要时吸氧。

(3) 迅速建立静脉通路，遵医嘱尽早给予速效降压、脱水、镇静剂，并密切观察疗效和副作用。

(4) 加强心电监护，严密监测生命体征的变化。

3. 低血压反应的护理　使用降压药后应预防低血压：

(1) 向病人宣教在联合用药、首剂用药或加量时应特别注意血压变化。

(2) 警惕低血压反应，如有头晕、恶心、心悸、出汗时立即平卧，采取头低足高位，增加脑部血流量。

(3) 教会病人预防直立性低血压的方法，如服药后平静休息，避免立即活动或长时间站立，因长时间站立会使腿部血管扩张，血液淤积于下肢，脑部血流量减少，导致晕厥；改变体位时，特别由卧位、蹲位改为立位时动作宜缓慢，防止急性低血压反应发生。

(4) 避免用过热的水洗澡或蒸汽浴，更不宜大量饮酒，以免血管扩张进一步使血压降低。

（四）用药护理

1. 用药注意事项　向病人宣教长期用药的重要性，原发性高血压一旦确诊，通常需要终身治疗。用药期间应指导病人降压药物使用从小剂量开始，遵医嘱调整剂量，不可自行增减剂量或突然撤换药物。定期测量血压判断降压效果。血压得到满意控制后继续服用维持量。注意降压不宜过快过低，使用降压药后应预防低血压。尤其在联合用药、首剂用药或加量时应特别注意血压变化，警惕低血压反应，如有头晕、恶心、心悸、出汗时立即平卧，采取头低足高位，增加脑部血流量。教会病人预防直立性低血压的方法，如服药后平静休息，避免立即活动或长时间站立，因长时间站立会使腿部血管扩张，血液淤积于下肢，脑部血流量减少，导致晕厥；改变体位时，特别由卧位、蹲位改为立位时动作宜缓慢，防止急性低血压反应发生。避免用过热的水洗澡或蒸汽浴，更不宜大量饮酒，以免血管扩张进一步使血压降低导致晕厥；外出活动应有人陪伴，以防晕倒引起外伤。

2. 注意观察药物的不良反应　利尿剂、β受体阻滞剂、血管紧张素转换酶抑制剂的不良反应及预防见本章第三节“心力衰竭病人的护理”相关内容。钙通道阻滞剂可引起头痛、面红、下肢水肿、心动过速等副作用。

（五）心理护理

高血压病病人多有焦虑或抑郁的心理，易激动。向病人宣教不良的情绪如生气、愤怒、焦虑、紧张、恐惧会使血压升高，嘱病人尽量保持心态平和、情绪稳定。护理人员应以热情、耐心的态度了解病人性格特征和有无引起精神紧张的心理及社会因素，根据病人不同的性格特征给予指导，训练自我控制的能力，教给病人心理放松的方法如练气功、听轻音乐等。

鼓励病人树立战胜疾病的信心，积极配合治疗。

【健康指导】

1. 生活方式指导　合理安排休息和活动，睡眠充足，高血压控制后适度运动，如散步、打太极拳、健身操等，血压升高时减少活动，注意休息；学会自我心理平衡调整，保持乐观情绪；坚持低盐、低脂、低胆固醇、高维生素、高纤维素饮食，多食新鲜蔬菜、水果，少量多餐，避免过饱，控制体重，戒烟限酒。

2. 疾病知识指导　向病人及其家属讲解原发性高血压的相关知识，使他们了解其发病的相关因素，避免刺激血压升高的各种因素如情绪激动、紧张、过劳、寒冷、便秘等，采取积极有效的防治措施，使血压控制在接近正常血压水平，减少心、脑、肾的损害。向病人宣教长期平稳降压的重要性。嘱病人遵医嘱按时、按量服药，不要随意增减药物或停药，教会病人药物不良反应的自我观察和护理。指导病人自我监测，教会病人及家属及时测量血压并记录，定期门诊随访复查，病情变化时及时就医。

第七节　心脏瓣膜病病人的护理

案例分析

张某，女性，34 岁。心悸、气促 5 年，加重伴双下肢水肿 1 年。病人 5 年前过劳后觉心悸、气促，休息后可缓解，未经任何治疗，能胜任一般的日常工作。近 1 年反复出现双下肢水肿，在当地医院用利尿药后水肿消退。近 2 天由于受凉，再次出现气促、水肿而来院求治。既往史：间断咳血 5 年。体检：T 36.5℃，P 130 次 / 分，R 20 次 / 分，BP 120/80mmHg。呼吸略促，口唇发绀，可见颈静脉怒张，双肺底可听到干、湿性啰音，心界叩诊向左扩大，心尖部可触及舒张期震颤，HR130 次 / 分，心律规整，心尖部可听到舒张中晚期隆隆样杂音，第一心音亢进，并听到清脆响亮的开瓣音。肝脏于右锁骨中线肋缘下触及 3.0cm，前正中线剑突下 5.0cm，双下肢中度水肿。心电图窦性心律，心电轴右偏 +120°，P 波呈双峰型，峰间距 >0.04 秒，RV_1>1.2mV，RV_1+SV_5=2.1mV。临床诊断为：风湿性心脏瓣膜病二尖瓣狭窄。请问：

(1) 主要的护理诊断有哪些？

(2) 此病人护理及健康指导的重点是什么？

心脏瓣膜病（valvular heart disease）是由于炎症、退行性改变、黏液变性、先天性畸形、缺血坏死、创伤等原因引起单个或多个瓣膜（包括瓣叶、瓣环、腱索或乳头肌）的功能或结构异常，导致瓣口狭窄和（或）关闭不全。在瓣膜中二尖瓣最常受累，其次为主动脉瓣，三尖瓣较少见，肺动脉瓣极少受累。如病变累及 2 个或 2 个以上瓣膜时，称为多瓣膜病（multivalvular heart disease）。临床上以二尖瓣狭窄合并主动脉瓣关闭不全常见。

临床上最常见的瓣膜病为风湿性炎症所致的瓣膜损害，即风湿性心瓣膜病（rheumatic valvular heart disease），简称风心病。在慢性瓣膜病的基础上，可有急性风湿炎症的反复发作，称为风湿活动，反复的风湿活动可使原有的瓣膜病变进一步加重。风心病近年来发病率已有所下降，但仍为我国最常见的心脏病之一，多发于 40 岁以下人群，女性多于男性。其次可见于动脉硬化及老年退行性变所致的心脏瓣膜病。本章内容主要讨论慢性风湿性心瓣膜病。

一、二尖瓣狭窄

二尖瓣狭窄（mitral stenosis）的最常见病因是风湿热，风湿性二尖瓣狭窄是我国主要的瓣膜病。约 2/3 病人为女性。约半数病人无急性风湿热史，但多有反复链球菌感染史如扁桃体炎、咽峡炎等。二尖瓣从初次风湿病变至狭窄形成，一般需时 2 年左右。单纯二尖瓣狭窄占风心病 25%，二尖瓣狭窄伴二尖瓣关闭不全占 40%。其他病因还有先天性畸形、老年人二尖瓣环钙化、系统性红斑狼疮等。

【病理生理】

病理解剖改变轻者可表现为瓣膜交界处粘连和(或)瓣膜本身增厚，但瓣膜尚保留一定的弹性，能自由活动；重者则瓣膜极度增厚，腱索、乳头肌粘连缩短，使瓣膜活动显著受限，甚至整个瓣膜似一强直的漏斗，瓣口呈“鱼口”状，此时常伴明显的关闭不全。

正常成人二尖瓣口面积为 4~6cm^2。瓣口面积 1.5cm^2 以上为轻度，1~1.5cm^2 为中度，小于 1cm^2 为重度狭窄。本病的病理生理演变分三个阶段：①左房代偿期，瓣口面积减至 2cm^2 以下，左心房压升高，左心房代偿性扩大、肥厚。②左房失代偿期，瓣口面积小于 1.5cm^2，左房内压力持续升高，引起肺静脉和肺毛细血管压被动升高，导致肺循环淤血。③右心受累期，由于长期的肺循环压力增高，使右心室负荷过重，导致右心室扩大、肥厚，最后引起右心功能不全。

【临床表现】

(一) 症状

1. 呼吸困难　为最常见的早期症状，可表现为劳力性呼吸困难，随狭窄加重，出现静息呼吸困难、夜间阵发性呼吸困难、端坐呼吸，严重者出现急性肺水肿。

2. 咳嗽　多在睡眠或活动后加重，冬季明显，可能与支气管黏膜、肺淤血并发感染或左心房增大压迫左主支气管有关。

3. 咯血　可表现为以下四种形式：①痰中带血丝，为支气管内膜微血管或肺泡内毛细血管破裂所致；②突发大咯血，发生于严重二尖瓣狭窄病人，尤其妊娠期或较大体力活动时；③粉红色泡沫样血痰，并发急性肺水肿的病人可出现；④肺梗死伴咯血，为本症晚期并发慢性心衰时少见的情况。

4. 右心衰竭的表现　右心室受累时出现食欲下降、恶心、呕吐、腹胀、少尿、水肿等表现。

(二) 体征

重度二尖瓣狭窄常有“二尖瓣面容”，双颧绀红。心尖部可触及舒张期震颤。心尖部第一心音亢进，有低调的隆隆样舒张中晚期杂音及二尖瓣开瓣音，肺动脉瓣区第二心音亢进伴分裂。二尖瓣开瓣音的出现，提示瓣膜弹性及活动度尚好，可进行球囊成形术，开瓣音消失提示瓣叶钙化僵硬，必须进行人工瓣膜置换术才可根治。右心功能不全时可有颈静脉怒张、肝肿大、水肿等。

(三) 并发症

1. 充血性心力衰竭　是瓣膜病的主要致死原因之一。呼吸道感染是常见诱因，女性妊娠和分娩亦为常见诱因。

2. 心律失常　以心房颤动最常见。常为诱发心力衰竭、栓塞、急性肺水肿的主要原因之一。

3. 栓塞　20% 的病人可发生体循环栓塞，以脑栓塞最多见，其次可见于下肢动脉、肠系统动脉、视网膜中央动脉等。

4. 亚急性感染性心内膜炎　较少见。

5. 肺部感染　较常见，为诱发和加重心力衰竭的主要原因之一。

6. 急性肺水肿　为重度二尖瓣狭窄的严重并发症，如未及时抢救，易致死。

【实验室及其他检查】

1. X线检查　轻度二尖瓣狭窄时，X线表现可正常。中、重度狭窄时，左心房增大，肺动脉段突出，心外形呈梨形（二尖瓣型），有肺淤血体征，晚期右心室扩大。

2. 心电图检查　重度二尖瓣狭窄可出现宽大而有切迹的P波，称"二尖瓣型P波"。并可出现各类心律失常，以心房颤动最常见。

3. 超声心动图检查　为明确和量化二尖瓣狭窄的可靠方法。M型示二尖瓣前叶活动曲线双峰消失，呈城墙样改变，前叶与后叶呈同向运动，左心房扩大。二维超声心动图显示狭窄瓣膜的形态和活动度，可测量二尖瓣瓣口面积。食管心脏超声对检出左心房血栓的意义极大。

二、二尖瓣关闭不全

二尖瓣关闭不全（mitral incompetence）常与二尖瓣狭窄同时存在，亦可单独存在。慢性二尖瓣关闭不全最常见原因为风湿性炎症，男性多见。其他原因还可见于二尖瓣脱垂、冠心病、感染性心内膜炎等。

【病理生理】

风湿性炎症可引起瓣叶纤维化、增厚、僵硬和缩短，使心室收缩时两瓣叶不能紧密接合；如有腱索和乳头肌纤维化、融合和缩短，更加重关闭不全。

当二尖瓣关闭不全时，左心室收缩，左心室内部分血液反流入左心房，左心房的容量负荷增加，左心室舒张期末期容量亦增加，若持续严重的容量负荷增加，使左心室代偿性扩大、肥厚和衰竭，进一步导致肺淤血、肺动脉高压和右心衰竭。

【临床表现】

（一）症状、体征

1. 症状　轻度二尖瓣关闭不全可无症状，且无症状期较长，有时终生无症状。严重反流致心排血量下降，首见的突出症状是疲乏无力，肺淤血的症状如劳力性呼吸困难出现较晚。急性肺水肿和咯血的机会远较二尖瓣狭窄少。

2. 体征　心尖搏动可向左下移位，心浊音界向左下扩大，心尖区可扪及有力的、局限性抬举样搏动。心尖区可听到响亮、粗糙、高调、时限较长的全收缩期吹风样杂音，常向左下传导。心尖区第一心音减弱或消失，肺动脉瓣区第二心音分裂，吸气时更明显；可闻及第三心音，卧位明显。

（二）并发症

与二尖瓣狭窄相似，但出现较晚。感染性心内膜炎较多见，血栓栓塞少见。

【实验室及其他检查】

1. X线检查　左心室、左心房增大，肺动脉段突出，左心衰时可见肺淤血和肺间质水肿征。

2. 心电图检查　主要为左心房扩大，部分有左心室肥厚及非特异性ST-T改变，常见心房颤动。

3. 超声心动图检查　左心房、左心室增大，脉冲多普勒超声和彩色多普勒血流显像可在左心室内探及收缩期高速射流，诊断二尖瓣关闭不全的敏感性几乎达100%。

三、主动脉瓣关闭不全

主动脉瓣由于风湿性炎症病变使瓣膜增厚、硬化、缩短、变形，可造成主动脉瓣关闭不全(aortic incompetence)。

【病理生理】

由于主动脉瓣关闭不全，舒张期血流从主动脉反流入左心室，左心室在舒张期不仅要接受左心房流入的血液，同时还要接受由主动脉反流的血液，左心室容量负荷增加。收缩期心搏出量增加，导致左心室代偿期肥大与扩张，后期可发生左心衰竭。此外，由于心脏收缩时射血增多，故收缩压升高；由于舒张早期主动脉瓣口的反流，致使舒张压降低，出现脉压增大和周围血管征。若主动脉瓣口反流量大，可引起外周动脉供血不足，导致主要脏器灌注不足而出现相应的临床表现。

【临床表现】

(一) 症状

可无症状或仅有心悸、心前区不适、头部强烈搏动感等症状，与心搏量增多有关。严重者可出现劳累后呼吸困难等左心衰竭的症状。

(二) 体征

心尖搏动向左下移位，弥散而有力。心浊音界向左下扩大。胸骨左缘第 3~4 肋间可闻及舒张早期高调哈气样杂音，向心尖部传导，是主动脉瓣关闭不全最重要的体征。严重者在心尖部可闻及舒张中晚期隆隆样杂音，称为奥 - 弗氏杂音(Austin-Flint 杂音)，但不伴第一心音亢进。严重主动脉瓣关闭不全病人可出现周围血管征：颈动脉搏动增强的点头征、水冲脉、毛细血管搏动征、股动脉枪击音，听诊器压迫股动脉可闻及双期杂音(Duroziez 双重杂音)。

(三) 并发症

左心衰竭为其主要并发症。感染性心内膜炎和室性心律失常亦较常见，心脏性猝死少见。

【实验室及其他检查】

1. X 线检查　不同程度的左心室扩大，心影呈靴型，主动脉弓突出，搏动明显。

2. 心电图检查　电轴左偏，有左心室肥大和劳损表现。

3. 超声心动图检查　左心室内径及左室流出道增宽，主动脉根部内径增大，二尖瓣前叶可见舒张期震颤。脉冲多普勒超声检查和彩色多普勒血流显像可在主动脉瓣心室侧探及全舒张期高速射流，此为最敏感的确定主动脉瓣反流的方法。

4. 升主动脉造影　当以上方法不能确定反流程度，并考虑外科治疗时，可进行造影确诊。

四、主动脉瓣狭窄

主动脉瓣狭窄(aortic stenosis)多因风湿性炎症导致主动脉瓣膜交界处粘连融合、瓣叶纤维化、僵硬、钙化和挛缩畸形而致瓣口狭窄。先天性主动脉瓣狭窄最常见于先天性二叶瓣畸形。老年人单纯主动脉瓣狭窄的常见原因是退行性钙化。风湿性主动脉瓣狭窄大多合并关闭不全或二尖瓣病变。

【病理生理】

正常成人主动脉瓣口≥3.0cm²，当瓣口面积减少一半时，通过代偿临床不出现症状；当面积≤1.0cm²时，左室收缩压明显升高，跨瓣压差显著。主动脉瓣口狭窄使左心室射血受阻，后负荷增加，因而左心室呈进行性向心性肥厚，久之可出现左心功能不全。因左心射血受阻，左心搏出量减少，使脑动脉、冠状动脉供血减少，临床出现相应症状、体征。

【临床表现】

（一）症状

轻度狭窄多无症状，严重狭窄可出现“三联征”，即呼吸困难、心绞痛和晕厥。少数出现急性左心衰竭，甚至猝死。

（二）体征

心尖搏动呈抬举性；心界向左扩大。主动脉瓣区可触及收缩期震颤；主动脉瓣听诊区闻及粗糙而响亮的收缩期喷射性杂音，向颈部传导，是主动脉瓣狭窄最重要的体征；主动脉瓣区第二心音减弱。脉搏平而弱，晚期收缩压和脉压均降低。主动脉瓣区收缩期杂音为最主要体征，多为粗糙响亮的收缩期喷射性杂音，向颈部、心尖区传导。主动脉瓣区可扪及收缩期震颤，心尖呈抬举样搏动。第一心音正常。如主动脉瓣钙化僵硬，主动脉瓣区第二心音减弱或消失。

（三）并发症

常见并发症为左心衰；其次为心律失常，可发生心房颤动、传导阻滞、室性心律失常等。亦可发生心脏性猝死。感染性心内膜炎、体循环栓塞少见。

【实验室及其他检查】

1. X线检查　心影可正常或轻度增大，左心房可能轻度扩大，主动脉根部可见狭窄后扩张。

2. 心电图检查　重度狭窄有左心室肥厚伴继发性ST-T改变和左心房大，可有房室传导阻滞、房颤等心律失常。

3. 超声心动图检查　为诊断本病的最重要方法。左心室壁增厚，主动脉瓣开放幅度减低。多普勒超声可测出主动脉瓣口面积及跨瓣压差。

4. 心导管检查　可直接测出左心室与主动脉之间有明显的跨瓣压差。

五、心脏瓣膜病病人的治疗及护理

【治疗要点】

1. 内科治疗　治疗原则为防止风湿活动，改善心功能，防止并发症。

(1) 预防和治疗风湿活动：可肌内注射长效青霉素，如苄星青霉素120万U，每月1次。口服抗风湿药物，如阿司匹林等。

(2) 预防感染，避免增加心脏负荷，如重体力活动、剧烈运动等，防止发生心力衰竭。

(3) 防治并发症：心功能不全者应用强心剂、利尿剂和血管紧张素转化酶抑制剂等；并发心房颤动者给予抗心律失常及抗凝治疗，以防诱发心力衰竭或栓塞。

2. 外科治疗　是解决瓣膜病的根本手段。常用方法有扩瓣术、瓣膜成形术和瓣膜置换术。

3. 介入治疗　二尖瓣狭窄、主动脉瓣狭窄者可行经皮球囊瓣膜扩张成形术。

知识链接

经皮穿刺球囊二尖瓣成形术

经皮穿刺球囊二尖瓣成形术（PBMV）是利用特制的球囊，从股静脉送入右心房，通过房间隔穿刺，将球囊导管送入左心房并到达二尖瓣瓣口，加压后使球囊扩张以达到扩张二尖瓣的目的，它是目前治疗慢性风湿性单纯二尖瓣狭窄的一种非外科手术方法。凡中、重度二尖瓣狭窄而瓣叶较柔软，无明显钙化，心功能Ⅱ～Ⅲ级者可接受此手术。该方法不需开胸，对病人创伤性小，疗效也好。

【护理诊断及医护合作性问题】

1. 心输出量减少　与瓣膜狭窄或关闭不全心排血量减少有关。
2. 气体交换受损　与肺淤血有关。
3. 活动无耐力　与瓣膜功能障碍、氧的供需失调有关。
4. 有感染的危险　与长期肺淤血呼吸道抵抗力下降及风湿活动有关。
5. 焦虑　与担心疾病预后有关。
6. 潜在并发症　心力衰竭、心律失常、栓塞、感染性心内膜炎等。
7. 知识缺乏　缺乏疾病的预防及治疗等有关知识。

【护理措施】

（一）一般护理

1. 休息与活动　心功能代偿期，可做力所能及的工作，活动量以不出现心悸、气促、疲劳为度，保证充分睡眠。心功能失代偿期，应限制活动，增加休息时间，甚至绝对卧床休息，保持情绪平稳，待病情好转，实验室检查正常后逐渐增加活动。

2. 饮食　应给予低脂、高蛋白、高维生素、易消化的清淡饮食，增强机体抵抗力，预防感染。多食蔬菜、水果和粗纤维食物，保持大便通畅。对伴有心功能不全的病人应适当限制钠盐及水分的摄入，每餐不宜过饱，少量多餐，以免加重心脏负担。

（二）病情观察

观察有无风湿活动的表现，如发热、关节红肿及疼痛、皮肤环行红斑、皮下结节等；观察病人有无呼吸困难、乏力、食欲减退、尿少等心力衰竭的征象。密切观察有无栓塞、感染的征象。一旦发生，立即报告医师并给予相应处理。

（三）对症护理

1. 防治感染和风湿活动　监测体温，观察热型及伴随症状，有无风湿活动的表现，如发热、皮肤环形红斑、皮下结节、关节红肿及疼痛不适等，遵医嘱给予抗生素及抗风湿药物治疗，观察疗效及不良反应。体温超过38.5℃时给予物理降温，测量体温并记录降温效果。做好口腔与皮肤护理，出汗多的病人应勤换衣服、被褥，防止受凉。关节肿痛病人应尽量减少关节活动，应垫软枕，避免受压、碰撞，局部制动、热敷，以促进血液循环，减轻肿痛。

2. 心力衰竭的防护　预防和控制各种感染，如呼吸道感染、风湿活动。避免过度劳累和情绪激动，纠正心律失常，预防心力衰竭的发生。保持生活规律，根据病情进行适当的体育锻炼，提高机体抵抗力。严密观察病情变化，一旦出现呼吸困难、乏力、食欲不振、尿量减少等表现时，按心力衰竭护理。

3. 心律失常的防护　心房颤动最常见。应注意避免各种诱因，如情绪激动、过量吸烟、饮浓茶咖啡等。观察心率、心律、脉搏的变化，发现心房颤动时遵医嘱用药以控制心室率或复律等治疗，以免诱发心力衰竭或栓塞。

4. 血栓栓塞的防护 重度二尖瓣狭窄伴心房颤动者，遵医嘱使用抗凝或抗血小板聚集的药物，如阿司匹林或华法林，预防血栓形成。定期进行超声心动图检查，了解左心房有无附壁血栓，如发现有较大附壁血栓者应卧床休息，避免用力咳嗽、排便及情绪激动，防止血栓脱落造成栓塞。卧床休息期间，应协助病人翻身、做肢体的被动运动、按摩及用温水泡脚，防止下肢深静脉血栓形成。密切观察病人有无胸痛、咯血、腰痛、血尿、肢体剧痛、动脉搏动消失、局部皮肤苍白发凉、头痛、肢体活动及感觉障碍等栓塞表现。一旦发生，应配合医师给予溶栓、抗凝治疗，配合抢救。

5. 感染性心内膜炎的防护 注意防寒保暖，防止上呼吸道感染，各种技术操作应注意严格无菌，在手术或侵入性检查前应预防性使用抗生素。如发现病人有不明原因的发热、皮肤黏膜瘀点、贫血、脾大、杵状指及栓塞等表现时，应警惕感染性心内膜炎的发生，让病人卧床休息，遵医嘱采血进行血培养，物理降温，应用抗生素等。

（四）用药护理

预防风湿热复发，应用苄星青霉素应长期甚至终身使用，注意观察药物的副作用；心脏瓣膜病病人合并有房颤时长期服用抗凝剂如华法林、阿司匹林等预防血栓形成，应注意出血倾向，出现皮肤瘀斑、鼻衄及牙龈出血，及时向医生报告。严密监测凝血功能，维持国际标准化比值（INR）为 2.0~3.0。阿司匹林大剂量使用时，注意观察胃肠道反应及出血情况，宜饭后服用，同时服用保护胃黏膜的药物如硫糖铝。

（五）心理护理

风湿性心脏瓣膜病为慢性疾病，病程迁延不愈，易出现各种并发症。病人易产生焦虑、恐惧、消极等不良情绪，对病人恢复不利。应关心病人，评估病人存在的心理问题，采取针对性措施，加强与病人沟通，耐心向病人解释病情，详细介绍治疗的目的与方法，消除病人因紧张焦虑而产生的压力。

【健康指导】

1. 生活指导 改善居住环境，保持室内空气流通、阳光充足、温暖；根据心功能合理安排休息和活动，适当锻炼，避免劳累；指导病人限制食盐及脂肪的摄入，饮食以少量多餐为原则，加强营养，以增加病人的抵抗力。

2. 疾病知识指导 告知病人及家属本病病因及进程特点，说明治疗风心病的长期性和艰巨性，有手术指征者，应动员病人尽早手术，以提高生活质量。鼓励病人正确对待，积极配合治疗，树立战胜疾病的信心。指导病人预防感染及风湿活动：注意防寒保暖，防治上呼吸道感染、咽炎、扁桃体炎等链球菌感染。扁桃体炎反复发作的病人最好在风湿活动控制后 2~4 个月手术摘除扁桃体，牙龈炎与龋齿要及早治疗。病人在拔牙、导尿术、内镜检查、分娩、人工流产等手术操作前应告诉医师自己有风心病史，以便于预防性使用抗生素。病人感冒发热、咽喉疼痛、扁桃体炎急性发作或风湿活动时应立即就医，按医嘱应用青霉素治疗；风湿活动控制后长期应用长效青霉素 120 万 U，每 4 周肌注 1 次，以预防风湿活动。告诉病人坚持按医嘱服药的重要性，详细介绍所用药物的名称、用法、疗效及副作用。女性病人应做好妊娠指导，育龄妇女应根据心功能情况在医师指导下控制好妊娠和分娩时机（心功能Ⅲ、Ⅳ级的病人最好不要生育）。嘱病人定期门诊复查，病情变化时及时就医。

第八节 心肌疾病病人的护理

心肌疾病是指除心脏瓣膜病、冠状动脉粥样硬化性心脏病、高血压心脏病、肺源性心脏病、先天性心血管病和甲状腺功能亢进性心脏病等以外的以心肌病变为主要表现的一组疾病,包括原发性心肌病和心肌炎。

一、病毒性心肌炎病人的护理

案例分析

张某,女性,19岁。半个月前受凉,鼻塞,流涕,2天来心慌,气短,发热,T 37.8℃,两肺底有湿啰音,肝肋下3cm、触痛,双下肢浮肿。心电图:心率120次/分,S-T段压低,T波平坦。临床诊断:病毒性心肌炎。请问:

(1) 主要的护理诊断及护理措施是什么?

(2) 如何进行健康指导?

病毒性心肌炎(viral myocarditis)是由病毒感染引起的心肌急性或慢性炎症。约占心肌炎的半数,在尸检中出现率约为4%~10%。轻者可无临床症状,严重可致猝死,诊断及时并经适当治疗者,可完全治愈,迁延不愈者,可形成慢性心肌炎或导致心肌病。多见于儿童、青少年,但成人也不罕见。

【病因与发病机制】

很多病毒均可引起心肌炎,其中以肠道和呼吸道病毒感染较常见。临床上绝大多数病毒性心肌炎由柯萨奇病毒A、B,埃可病毒及流感病毒引起。当机体处于细菌性感染、营养不良、劳累、寒冷、酗酒、妊娠、缺氧等情况下,机体抵抗力下降,更容易导致病毒感染而发病。

病毒性心肌炎的发病机制为:病毒直接侵犯心肌和心肌内小血管;病毒介导的免疫损伤作用。急性病毒性心肌炎的组织学特征为心肌细胞的溶解、间质水肿、炎性细胞浸润等。目前认为病毒性心肌炎早期以病毒直接侵犯心肌为主,同时存在免疫反应因素,在慢性阶段,免疫反应可能是发病的主要机制。

【临床表现】

病毒性心肌炎临床表现差异很大,轻者可无明显症状,重者可并发严重心律失常、心力衰竭、心源性休克甚至猝死。

(一) 症状

发病前1~3周,约半数病人常有发热、咽痛、全身肌肉酸痛、全身倦怠感等“感冒”样症状或呕吐、腹泻等消化道症状。随后出现心悸、胸闷、气促、心前区隐痛、乏力等心脏受累的表现。严重时可有咳嗽、呼吸困难、发绀,甚至急性肺水肿。

(二) 体征

体检可见心率增快与体温升高不成比例,还可见各种心律失常。心尖区第一心音减弱,出现第三心音。重者可出现舒张期奔马律、心包摩擦音及心脏扩大,甚至出现血压下降、脉搏细速、肝大、颈静脉怒张、水肿、肺部啰音等心源性休克和心力衰竭的表现。

【实验室及其他检查】

1. 实验室检查 外周血白细胞计数可增高,部分病人血沉增快,血清天门冬氨酸氨基转移酶(AST)、乳酸脱氢酶(LDH)、肌酸磷酸激酶(CPK)及其同工酶增高,肌钙蛋白T(cTnT)、肌钙蛋白Ⅰ(cTnI)升高。咽拭子、粪便、心肌组织中可分离出病毒。血清病毒中和抗体的滴度增高。

2. X线检查 心影正常或扩大,心力衰竭者可有肺淤血征。

3. 心电图 常见ST-T改变,R波减低,病理性Q波以及各种心律失常如房性传导阻滞、室性期前收缩等。

【治疗要点】

1. 休息 急性期应安静卧床休息,减轻心脏负荷,有利于心功能恢复。应卧床休息2~4周,严重心肌炎伴有心脏扩大者,应休息6个月至1年,直到临床症状完全消失,心脏大小恢复正常。

2. 营养心肌 应用促进心肌代谢的药物如三磷酸腺苷、1,6-二磷酸果糖、辅酶A、肌苷、大剂量维生素C、细胞色素C等药物静脉滴注。

3. 并发症处理 心力衰竭者给予利尿剂和血管紧张素转换酶抑制剂血管扩张剂,但强心苷用量需偏小。严重房室传导阻滞者,可考虑使用临时体外起搏器。心源性休克可用糖皮质激素、大量维生素C及血管活性药(如多巴胺)等。目前不主张早期使用糖皮质激素。

4. 抗病毒感染 近年来提出用干扰素或干扰素诱导剂预防和治疗心肌炎,一些中草药如板蓝根、连翘、大青叶、虎杖等实验研究认为可能对病毒感染有效。

【护理诊断及医护合作性问题】

1. 活动无耐力 与心肌受损有关。

2. 体温过高 与心肌炎症有关。

3. 焦虑 与病情加重和担心疾病预后及影响学习或工作有关。

4. 潜在并发症 心律失常、心力衰竭等。

【护理措施】

(一)一般护理

1. 休息与活动 急性期应卧床休息,以减轻心脏负荷,减少心肌的耗氧,有利心功能的恢复,防止病情恶化或转为慢性病程。病人需卧床休息数周至2~3个月,直到症状消失,血清心肌酶、抗体滴定度、红细胞沉降率等恢复正常后方可渐增加活动量,与病人及家属一起制定并实施每日活动计划,严密监测活动时病情变化,如出现胸闷、心悸、呼吸困难、心律失常等,应停止活动,延长卧床休息时间,并以此作为限制病人最大活动量的指征。若出现心律失常,应延长卧床时间。心脏扩大或出现心力衰竭者应卧床休息半年。恢复期仍应适当限制活动3~6个月。

2. 饮食 嘱病人进食高蛋白、高维生素、易消化的食物,如瘦肉、牛奶、蔬菜、水果等,同时避免刺激性的食物及饮料,如过酸、过辣、咖啡、浓茶等。若伴心功能不全者则注意限制热能及钠盐的摄入,以免加重心脏的负担。

(二)病情观察

1. 密切观察生命体征变化 急性期应定时测体温、脉搏,观察体温与脉率是否成正比;密切观察呼吸、心率、心律、血压、尿量变化,尽早发现心源性低血压、心律失常等。

2. 观察有无咳嗽、呼吸困难、颈静脉怒张、水肿、肺部啰音等心力衰竭的临床表现。

（三）对症护理

1. 心悸　督促病人严格卧床休息，为病人提供一个安静、舒适的环境，限制探视，减少不必要的干扰，保证病人充分的休息和睡眠时间，避免不良刺激对病人情绪的影响，有利于减慢心率，减少心肌的耗氧，促进心肌的恢复。

2. 心力衰竭、心律失常的护理　参见本章第三、四节的相关内容。

（四）用药护理

遵医嘱用药，心肌炎时病人对强心苷耐受性差，当发生心力衰竭应用强心苷时应特别注意其毒性反应。

（五）心理护理

多数心肌炎病人年龄较轻，思想顾虑重，担心疾病会影响以后的学习、工作和生活。护理人员应加强与病人的沟通和交流，了解其心理特点和性格特征，做好解释和安慰工作，使其解除病人的焦虑、恐惧心理，减轻心理压力，树立信心，积极配合治疗、护理工作，争取早日康复。

【健康指导】

1. 生活指导　指导病人合理休息与活动，出院后一般需继续休息 3~6 个月，半年至 1 年内避免重体力劳动。进食营养丰富易消化的食物，尤其是补充富含维生素 C 的食物如新鲜蔬菜、水果，以促进心肌代谢与修复，戒烟酒、咖啡等刺激性食物。

2. 疾病知识指导　向病人介绍病毒性心肌炎的有关知识。嘱病人坚持治疗，预防感染。定期随访，教会病人及家属测脉搏的方法，发现异常或伴有胸闷、心悸等不适及时复诊。

二、心肌病病人的护理

心肌病也称为原发性心肌病（primary cardiomyopathy），是指伴有心肌功能障碍的心肌疾病。根据 1995 年 WHO/ISFC 工作组的报告，心肌病分类包括扩张型心肌病、肥厚型心肌病、限制型心肌病和致心律失常型右室心肌病四型。其中以扩张型心肌病常见，其次是肥厚性心肌病。近年心肌病有增加的趋势，据统计，在住院病人中，心肌病可占心血管病的 0.6%~4.3%。青年男性发病率高。本节重点阐述扩张型心肌病和肥厚型心肌病。

扩张型心肌病

扩张型心肌病（dilated cardiomyopathy，DCM）是以单侧或双侧心腔扩大、室壁变薄，心肌收缩期功能障碍为特征，伴或不伴有充血性心力衰竭，常合并心律失常。男性多于女性，病死率较高。

【病因及病理】

病因尚不清楚，可能与病毒、细菌、药物中毒和代谢异常等所致各种心肌损害有关。其中病毒感染是其重要原因，病毒对心肌的直接损伤或体液、细胞免疫反应所致心肌炎均可导致和诱发扩张型心肌病。此外，酒精中毒、抗肿瘤药物、代谢异常等因素也可引起本病。家族遗传因素与本病也有一定关系。本病的病理改变以心腔扩张为主，肉眼可见心室扩张，室壁多变薄，纤维瘢痕形成，且常伴附壁血栓。瓣膜、冠脉多无改变。组织学为非特异性心肌细胞肥大、变性，常混合程度不等的纤维化。

【临床表现】

起病缓慢，早期病人多无明显症状。后期出现气急，甚至出现端坐呼吸、水肿、肝肿大等充血性心力衰竭的表现，常合并各种类型心律失常。主要体征为心脏扩大，75%的病人可听到第三或第四心音，心率快时呈奔马律。晚期出现左、右心功能不全的体征。可并发心力衰竭、各种类型心律失常。部分病人可发生栓塞或猝死。

【实验室及其他检查】

1. X线检查　心影明显增大，心胸比>50%，肺淤血。

2. 心电图检查　可见各种心律失常如心房颤动、房室传导阻滞等。亦可有ST-T改变、低电压、R波降低，少数出现病理性Q波，多是由于心肌广泛纤维化所致。

3. 超声心动图　本病早期即可有心腔轻度扩大，后期心脏四腔均明显扩大，左侧为著。左心室流出道增宽，室间隔、左心室后壁运动减弱。

4. 心导管检查和心血管造影　早期接近正常，有心力衰竭时可见左心室舒张末期压、左心房压和肺毛细血管楔压增高、心搏量、心脏指数减低。心室造影可见左心室扩大，弥漫性室壁运动减弱，心室射血分数低下。冠状动脉造影多无异常。

5. 心脏放射性核素检查　核素血池扫描可见舒张末期和收缩末期左心室容积大，心搏量降低。

6. 心内膜心肌活检　可见心肌细胞肥大、变性、间质纤维化等。

【治疗要点】

因病因未明，尚无特殊的治疗方法。主要是对症治疗，控制心力衰竭和心律失常。对无症状的病人，应预防感染，防止过劳，戒烟禁酒，以防发生心力衰竭。有心功能不全时与一般心衰处理相同，但本病病人对强心苷耐受性差，易发生中毒，故用量宜偏小。必须及时有效地控制各类心律失常。还可用1，6-二磷酸果糖、辅酶Q_{10}、三磷酸腺苷、维生素等改善心肌代谢。中药黄芪、生脉散和牛磺酸等有抗病毒，调节免疫，改善心功能等作用，长期使用对改善症状及预后有一定辅助作用。晚期条件允许可行心脏移植术。

肥厚型心肌病

肥厚型心肌病（hypertrophic cardiomyopathy，HCM）是以心肌非对称性肥厚、心室腔变小、左心室血液充盈受限、舒张期顺应性下降为特征的心肌病。根据左心室流出道有无梗阻分为梗阻性（obstructive）和非梗阻性（non-obstructive）肥厚型心肌病。本病常为青年猝死的原因。

【病因及病理】

病因尚不清楚。本病常有明显的家族史，约占1/3，目前认为是常染色体显性遗传疾病。肌节收缩蛋白基因突变是主要的致病因素。儿茶酚胺代谢异常、高血压、高强度运动等可为本病发病的促进因子。主要病变为不均等的心室间隔肥厚（非对称性肥厚），亦有心肌均匀肥厚或心尖部肥厚。组织学特征为心肌细胞肥大，形态特异，排列紊乱，尤以左心室间隔改变明显。

【临床表现】

起病缓慢，部分病人可完全无自觉症状，因猝死或在体检中发现。非梗阻性肥厚型心肌病病人的临床表现与扩张型心肌病相似，梗阻性肥厚型心肌病病人可有头晕、黑蒙、心悸、胸痛、劳力性呼吸困难，伴有流出道梗阻的病人在突然起立、运动、应用硝酸酯类药物时，可降低外周阻力，使左室流出道更为狭窄，导致上述症状加重，甚至出现晕厥、猝死。部分病人因肥厚心肌耗氧增多而致心绞痛，但用硝酸甘油和休息多不能缓解。晚期可出现心力衰竭。主要体征有心脏轻度增大，能听到第四心音；流出道梗阻的病人可在胸骨左缘第3~4肋间或心尖部听到较粗糙的喷射性收缩期杂音。

【实验室及其他检查】

1. X线检查　心脏增大多不明显，心功能不全时心影明显增大。

2. 心电图检查　最常见的表现为左心室肥大，ST-T改变、T波倒置及病理性Q波。室内传导阻滞和期前收缩亦常见。

3. 超声心动图　是本病临床上主要诊断手段。检查可见室间隔的非对称性肥厚，舒张期室间隔厚度与左心室后壁厚度之比大于或等于1.3，间隔运动低下。

4. 心导管检查和心血管造影　左心室舒张末压上升。心室造影显示左心室腔变小、心壁增厚。冠状动脉造影多无异常。

【治疗要点】

梗阻性肥厚型心肌病治疗以β受体阻滞剂及钙通道阻滞剂最常用，可以减慢心率，减轻流出道肥厚心肌的收缩，缓解流出道梗阻，增加心搏出量，并可治疗室上性心律失常。常用美托洛尔或维拉帕米（由小剂量逐渐增加）。对重度梗阻性肥厚心肌病可做左心室流出道心肌切开术，或无水乙醇化学消融。

心肌病病人的护理

【护理诊断及医护合作性问题】

1. 胸痛　与心肌肥厚耗氧量增加、冠状动脉供血不足有关。
2. 活动无耐力　与心肌收缩力降低、心搏出量降低有关。
3. 有感染的危险　与机体抵抗力下降有关。
4. 有受伤的危险　与梗阻性肥厚型心肌病所致晕厥有关。
5. 潜在并发症　心力衰竭、心律失常、栓塞、猝死等。

【护理措施】

（一）一般护理

1. 休息与活动　无症状病人，日常工作、生活多不受影响，但应生活规律，避免过度劳累和剧烈运动。有明显心力衰竭或心律失常的病人应充分休息，以不引起胸闷、心悸等症状为原则，随病情逐渐稳定可适当增加活动量。

2. 饮食　早期饮食无特殊限制，鼓励多吃富含维生素C的食物。晚期有明显心力衰竭病人按心力衰竭饮食指导。防止便秘，避免用力排便，必要时可使用缓泻剂。

（二）病情观察

密切观察生命体征，必要时进行心电监护，及时发现心律失常。观察有无呼吸困难、颈静脉怒张、肝脏肿大、水肿等心力衰竭表现；扩张型心肌病心脏明显扩大病人，若合并心房颤动，易形成附壁血栓，需观察有无栓子脱落引起心、脑、肾等重要脏器及肢体的栓塞。肥厚型心肌病病人，因心排血量明显减少，导致心、脑、肾等脏器严重供血不足，应注意观察病人有无头晕、黑蒙、晕厥、心绞痛等表现，一旦出现，积极采取相应措施，防止意外发生。

（三）对症护理

1. 心绞痛　与一般心绞痛护理相似，但不宜用硝酸酯类药物，应遵医嘱使用β受体阻滞剂及钙通道阻滞剂治疗。嘱病人避免突然屏气或站立，以免加重病情。

2. 晕厥　肥厚型心肌病病人体力活动后有晕厥和猝死的危险，故应避免持重、屏气及剧烈的运动如跑步、球类比赛等，有晕厥史者避免独自外出活动，以免发生意外。

3. 心力衰竭、心律失常、栓塞，应做好相应的护理。

（四）用药护理

遵医嘱用药，因心肌病病人对强心苷的耐受性差，应特别注意其毒性反应。肥厚性心肌病病人应用钙通道阻滞剂时，应注意观察血压，以防血压降得过低。肥厚性心肌病病人出现心绞痛时不宜用硝酸酯类药物，以免加重左心室流出道梗阻。

（五）心理护理

心肌病尚无特殊治疗方法，只能对症治疗，病人反复发作心力衰竭，需要经常住院治疗，且病人多正值青壮年，担心疾病影响将来的学习、工作和家庭生活，思想负担大，可产生明显的焦虑或恐惧心理。家属也有较大的心理压力和经济负担。护理人员应经常与病人沟通、交流，了解其心理特点，做好解释、安慰工作，解除思想顾虑，树立战胜疾病的信心。

【健康指导】

1. 生活指导　指导病人保持室内空气流通，阳光充足，注意防寒保暖、预防感冒及上呼吸道感染。合理安排休息与活动，症状轻者可参加轻体力工作但要避免劳累；症状明显者应卧床休息，肥厚型心肌病者体力活动后有晕厥和猝死的危险，应避免激烈活动。有晕厥史者应避免独自外出活动，防意外发生。给予高蛋白、高维生素、高纤维素的清淡饮食，以促进心肌代谢，增强机体抵抗力。心衰时，低盐饮食，不吃含钠高的食物。

2. 疾病知识指导　耐心细致地向病人及家属宣教疾病的有关知识，让其了解心肌病有一长期、慢性的发展过程，积极有效的预防措施有助于控制疾病、延缓病情、提高生活质量。坚持遵医嘱用药，说明用法、剂量，教会病人及家属观察药物疗效及不良反应。嘱病人定期门诊随访，症状加重时立即就诊，防止病情进展恶化。

第九节　感染性心内膜炎病人的护理

案例分析

张某，女性，23 岁。风湿性心瓣膜病史 4 年。心慌、气促、发热、寒颤 2 天。护理体检：T 38.5℃，P 140 次 / 分，R 24 次 / 分，BP 110/70mmHg。急性病容、全身皮肤有多处出血斑及出血点。两侧扁桃体肿大，两肺湿性啰音，心尖区可闻及双期杂音，肝下缘位于右锁骨中线肋下 2.5cm 处，脾未触及，肾区叩压痛（+），双下肢水肿。血常规：WBC 9.8×10^9/L，中性粒细胞 0.84，淋巴细胞 0.16。临床诊断为：感染性心内膜炎。请问：

（1）进一步确诊应做哪项检查？检查时应注意什么？

（2）该病人健康指导的内容有哪些？

感染性心内膜炎（infective endocarditis，IE）是微生物感染心脏内膜，伴赘生物形成。赘生物为大小不等、形状不一的血小板和纤维素团块，内含大量微生物和少量炎症细胞。最常受累的部位为瓣膜，但间隔缺损部位、腱索和心壁内膜也可感染。临床特点为发热、心脏杂音、脾大、瘀点、周围血管栓塞等。按临床病程可分为急性和亚急性两类，亚急性多见，约占 2/3。

【病因与发病机制】

急性感热性心内膜炎，主要由金黄色葡萄球菌引起，病原菌来自皮肤、肌肉、骨骼或肺等部位的活动性感染灶，血液循环中细菌量大、毒性强、侵袭性和黏附性高，主动脉瓣常受累。

亚急性心内膜炎，草绿色链球菌为最常见的致病菌，主要发生于心瓣膜病（尤以二尖瓣和主动脉瓣关闭不全）病人，细菌可在咽峡炎、扁桃体炎、上呼吸道感染或拔牙、扁桃体摘除术、泌尿系器械检查或心脏手术时侵入血流。当心血管内存在病理损害或缺陷时，细菌进入血液在损害部位黏附、滋长繁殖，继之有血小板和纤维蛋白附着形成赘生物。

【临床表现】

（一）症状

1. 急性　潜伏期一般很短暂，起病急，进展迅速，败血症为主要表现，如高热、寒战、呼吸急促、皮肤黏膜出血、血管栓塞和转移性脓肿等。

2. 亚急性　起病缓慢、隐匿，发热是最常见的临床表现，多在 37.5~39.5℃之间，热型多变，以不规则热多见，也可呈弛张热或间歇热，午后和晚上较高，伴寒颤和盗汗。并有全身乏力、食欲不振、面色苍白、体重减轻等表现。头痛、背痛和肌肉关节痛亦可出现。以上症状缺乏特异性，易被忽视和误诊。

（二）体征

1. 急性　几乎所有的病人短期内出现心脏杂音，且杂音粗糙、多变，可由于原有心脏病和（或）心内膜炎引起的瓣膜关闭不全所致。周围体征多为非特异性，由细菌毒素作用于毛细血管使其脆性增加和破裂、出血或微栓塞所引起，包括多出现在锁骨以上皮肤、口腔黏膜和眼结合膜的瘀点，中心呈白或黄色；指甲下线状出血；手掌或足底出现无压痛的出血红斑（Janeway 损坏）等。

2. 亚急性　约 30% 的病程超过 6 周的病人出现轻至中度的肝、脾大。发病 1~2 个月内可出现杵状指（趾）。多为轻、中度贫血，晚期出现中度贫血，主要由于感染抑制骨髓所致。心脏杂音，比急性杂音强度弱。周围体征包括瘀点；指甲下线状出血；视网膜出现中心呈白色卵圆形血斑块（Roth 斑）；手指或足趾末端的掌面出现豌豆大小有明显压痛的红色或紫色结节（Osler 结节）。手掌或足底出现无压痛的出血红斑（Janeway 损坏）。

（三）并发症

1. 心脏　①心力衰竭最常见；②心肌脓肿，急性病人多见，可发生于心脏任何地方，主动脉瓣环多见；③急性心肌梗死，多由冠状动脉栓塞引起。

2. 动脉栓塞　多见于病程后期，但约 1/3 的病人为首发症状。栓塞可发生于机体任何部位。

（1）脑：病人可有神志和精神改变、视野缺损、偏瘫、失语、吞咽困难、瞳孔不对称、抽搐或昏迷等表现。

（2）肾：常出现腰痛、血尿等，严重者可有肾功能不全。

（3）脾：病人出现左上腹剧痛，呼吸或体位改变时加重。

（4）其他：肠系膜动脉栓塞可表现为急腹症；肢体动脉栓塞表现为受累肢体变白或紫绀、发冷、疼痛、跛行，甚至动脉搏动消失。

【实验室及其他检查】

1. 血培养　是确诊感染性心内膜炎的最重要方法，也是选择抗生素的主要依据。急性比亚急性阳性率高，尤其近期内未接受过抗生素治疗的病人血培养阳性率可高达 95% 以上。

2. 血液检查　急性者常有白细胞计数增高和明显核左移。亚急性者属正常色素型正常细胞性贫血，白细胞计数轻度升高或正常，甚至偏低，但常有核左移。血沉几乎均升高。

3. 尿液检查　可有镜下血尿和轻度蛋白尿，肉眼血尿提示肾栓塞。红细胞管型和大量蛋白尿提示弥漫性肾小球肾炎。

4. 超声心动图检查 约 50%~75% 以上的病人能检出赘生物。

【治疗要点】

1. 抗感染 为最重要的治疗措施。用药原则为:①早期应用,在连续 3~5 次血培养后应尽早使用。②充分用药,大剂量、长疗程应用杀菌性抗生素。一般用药 4 周或 4 周以上。③静脉用药为主,保持高而稳定的血药浓度。④病原微生物不明时,急性者选用对金黄色葡萄球菌、链球菌和革兰阴性杆菌均有效的广谱抗生素;亚急性者选择针对大多数链球菌的抗生素。⑤联合用药,根据血培养和药敏试验选择抗生素。

2. 外科治疗 适用于:①药物治疗效果不佳、反复出现栓塞及心力衰竭的病人。②抗生素治疗过程中出现主动脉瓣关闭不全或二尖瓣组织结构断裂征象的病人,应及早进行人工瓣膜置换术。③二维超声心动图显示赘生物直径大于 1cm,随时可能发生脱落者。

【护理诊断及医护合作性问题】

1. 体温过高 与感染有关。

2. 营养失调:低于机体的需要量 与长期发热机体消耗较大有关。

3. 疼痛 与动脉栓塞有关。

4. 焦虑 与病程长、病情反复有关。

5. 潜在并发症 心力衰竭、动脉栓塞、转移性脓肿。

【护理措施】

(一)一般护理

1. 休息与活动 急性病人卧床休息,限制活动,以减少回心血量和减少赘生物脱落,从而减少栓塞出现的机会;保持环境安静,空气新鲜,减少探视;亚急性病人,可适当活动,但应避免剧烈活动和情绪激动。

2. 饮食 高热者,给予全流质或半流质饮食。热退后,应给予高热量、高蛋白、高维生素而易消化的饮食,以增强抵抗力和补充机体的消耗。加强口腔护理以增加食欲,脑栓塞不能进食者可鼻饲。

(二)病情观察

密切观察体温变化及病人有无皮肤瘀点、指和趾甲下出血、Osler 结节等皮肤黏膜病损;注意观察有无脑、肾、肺、脾和肢体动脉等栓塞的表现。

(三)对症护理

1. 发热护理 高热病人应卧床休息,准确记录体温变化,体温过高时,遵医嘱给予药物降温,防止降温过快、大量出汗而发生虚脱。降温过程中,督促病人多饮水,应注意更换病人床单、衣服,保证被服干燥清洁,以增加舒适感,防止病人受凉感冒。

2. 心力衰竭、栓塞 应做好相应的护理。

(四)诊疗护理

1. 用药护理 遵医嘱给予抗生素治疗,观察用药效果,告诉病人病原体隐藏在赘生物内和内皮下,需坚持大剂量全疗程较长时间的抗生素治疗才能杀灭,严格按照时间点用药,以确保维持有效的血药浓度。注意保护静脉,可使用静脉留置针,避免多次穿刺而增加病人的痛苦。注意观察药物治疗效果、可能产生的副作用和毒性反应,并及时报告医师。

2. 正确采集血标本

(1) 未经治疗的亚急性病人,应在第一日隔 1 小时采血 1 次,共 3 次,如次日未见细菌生长，重复采血3次后开始抗生素治疗。

(2) 用过抗生素者，停用2~7日后采血。

(3) 每次采血量10~20ml，做需氧和厌氧菌培养，至少应培养3周。

(4) 告诉病人暂时停用抗生素和反复多次大量采血的必要性，以取得病人的理解与配合。

(五) 心理护理

病人可因病情重，疗效不佳而产生焦虑、恐惧、消极悲观等心理，护士应多与病人沟通，向病人宣教不良心理对疾病的影响，关心体贴病人，评估病人产生不良心理的原因，并根据病人病情、性格特点及个人需求采取针对性的措施，调整病人的心态，帮助病人及家属消除不良心理，增强战胜疾病的信心。

【健康指导】

1. 生活指导　保持口腔清洁、皮肤卫生，防止感染。适当锻炼身体，增强机体的抵抗力。给予高蛋白、高热量、高维生素易消化饮食，禁烟、酒及刺激性食物。

2. 疾病知识指导　告诉病人及家属有关本病的病因、发病机制及坚持足够疗程抗生素治疗的意义，取得病人的积极配合。指导病人行器械检查或手术前应告诉医师心内膜炎病史，预防性使用抗生素。按医嘱服药，定期复查。告知病人感染及动脉栓塞的表现，如出现不适症状，应及时到医院就诊。

第十节　心包炎病人的护理

案例分析

男，30岁。午后低热，盗汗、厌食、乏力1年，近半月来出现心慌、胸闷，呼吸困难逐渐加重。体检：消瘦、端坐呼吸，颈静脉怒张，心界向两侧扩大，心率112次/分，律齐，无杂音，心音遥远，肝肋下2cm，肝-颈静脉回流征阳性。血沉增快；心脏X线检查心影明显增大，呈烧瓶状。临床诊断：急性心包炎。请问：

(1) 病人主要护理诊断是什么？

(2) 如何对该病人进行护理？

心包炎(Pericarditis)是心包脏层和壁层的炎症，可因细菌、病毒、自身免疫、物理、化学等因素而引起。按病程分为急性心包炎(acute Pericarditis)和慢性缩窄性心包炎(chronic constrictive Pericarditis)两种。

一、急性心包炎

【病因与发病机制】

1. 病因

(1) 感染性：由病毒、细菌、真菌、寄生虫、立克次体等感染引起。

(2) 非感染性：常见的有急性非特异性心包炎，包括自身免疫性(如风湿热、系统性红斑狼疮、类风湿关节炎)、肿瘤性、内分泌及代谢性(如尿毒症、痛风)心包炎，心肌梗死后综合征，外伤性、放射性心包炎等。

2. 发病机制　心包腔是由壁层和脏层构成的一个封闭囊袋，正常心包腔内约含50ml液体。急性炎症反应时，心包上有纤维蛋白、白细胞及少许内皮细胞渗出，此时为急性纤维蛋白性心包炎。随着渗出物增加，则转为渗液性心包炎，渗出液常为浆液纤维蛋白性，液体量一般在100~500ml，也可多达2000~3000ml，多为黄而清的液体，也可为脓性或血性。

当渗液迅速积聚和（或）渗液量超过一定水平时，心包内压力即急骤上升，影响心室舒张期充盈，使心搏量降低，动脉收缩压下降。同时，心包内压力增高也影响血液回流，使静脉压升高，从而出现急性心脏压塞的临床表现。

【临床表现】

（一）纤维蛋白性心包炎

1. 症状　心前区疼痛为纤维蛋白性心包炎的主要症状，因炎症使壁层和脏层心包变得粗糙，心脏活动时两层心包相互摩擦刺激痛觉神经末梢而产生疼痛。多呈尖锐性疼痛，常因咳嗽、深呼吸或变换体位而加重。疼痛也可为压榨样，位于胸骨后。

2. 体征　心包摩擦音是纤维蛋白性心包炎的典型体征，也是确诊的主要依据。心包摩擦音的产生是由于心脏活动时两层心包相互摩擦而产生的，多呈刮抓样粗糙音，于胸骨左缘第3~4肋间听诊最清楚，坐位身体前倾、深呼吸时更容易听到。当心包腔中液体增加将两层心包隔开时心包摩擦音消失，同时心前区疼痛减轻。部分病人可有心包摩擦感。

（二）渗出性心包炎

1. 症状　呼吸困难是渗出性心包炎最突出的症状，可能与肺、支气管受压或肺淤血有关。严重时可有端坐呼吸（病人可出现呼吸浅速、面色苍白、发绀等）。也可因压迫气管、食管而产生干咳、声音嘶哑、吞咽困难等。此外可有发热、出汗、乏力、烦躁等全身症状。

2. 体征　心尖搏动减弱或消失，心浊音界向两侧扩大，心率快，心音低而遥远。大量心包积液时心脏舒张受限，心搏出量减少收缩压下降，而舒张压变化不大，故脉压减小；静脉回流受阻淤血，出现颈静脉怒张、肝大、水肿及腹水等。严重者可引起急性循环衰竭、休克、奇脉等心脏压塞征。

【实验室及其他检查】

1. 血液检查　取决于原发病，感染者常有白细胞计数增加及红细胞沉降率增快等炎症反应。

2. X线检查　当心包内积液量超过300ml时，可见心脏阴影普遍性向两侧增大，呈烧瓶样，心脏搏动减弱或消失；尤其是肺部无明显充血现象而心影显著增大是心包积液的有力证据。

3. 心电图　常规导联（除aVR外）皆呈弓背向下型ST段抬高；一至数日后，ST段回到基线，出现T波低平及倒置，持续数周至数月后T波逐渐恢复正常；渗液性心包炎时可有QRS波群低电压以及电交替；无病理性Q波。

4. 超声心动图　对诊断心包积液简单易行，迅速可靠。M型或二维超声心动图可见液性暗区。

5. 心包穿刺　心包穿刺不但可确诊又可用于治疗，主要用于未能明确病因的渗出性心包炎和心脏压塞。通过心包穿刺液常规检查，寻找肿瘤细胞、细菌培养等，可鉴别积液性质，明确病因。通过穿刺放液还可解除心脏压塞症状，达到治疗目的。

【治疗要点】

主要包括：①病因治疗，如用抗结核药、抗生素、化疗药物等；②对症治疗，如用镇痛剂；

③心包穿刺，以解除心脏压塞和减轻大量渗液引起邻近器官的压迫症状；④心包切开引流以及心包切除术等。

二、缩窄性心包炎

缩窄性心包炎是指心脏被致密厚实的纤维化和钙化心包所包围，使心室舒张期充盈受限而产生一系列循环障碍的病症。

【病因与发病机制】

缩窄性心包炎继发于急性心包炎，其病因以结核性心包炎最常见，其次为化脓性或外伤性心包炎，少数为非特异性或肿瘤性心包炎等。

缩窄性心包炎是急性心包炎的后果，部分急性心包炎痊愈后，其脏层与壁层可残留不同程度的粘连，并可出现纤维组织增生，最终形成坚厚的瘢痕，使心包失去伸缩性，致使心脏舒张期充盈受限而产生血液循环障碍（静脉压升高、心搏量降低等）。

【临床表现】

（一）症状

起病缓慢，心包缩窄的表现多于急性心包炎后 1 年内形成，少数可长达数年。主要症状为劳力性呼吸困难，这是由于心排出量不能随活动而相应增加所致。随着腹水的出现及增加，或合并胸腔积液时，使病人肺活量减少，以致休息时也出现呼吸困难，甚至出现端坐呼吸。由于静脉淤血，也可有上腹胀满或疼痛、食欲不振等。

（二）体征

主要表现体循环静脉压升高的一系列体征，有颈静脉怒张、肝大、腹水、胸腔积液、下肢水肿等。心脏体征表现为心浊音界正常或稍增大，心尖搏动减弱或消失，心率增快，心音减弱，可触及奇脉。约有半数病人可在胸骨左缘第 3~4 肋间听到心包叩击音，叩击音的出现系心包缩窄，心室舒张充盈时血流突然受阻引起心包壁振动所致。

（三）并发症

缩窄性心包炎不及时手术治疗可发展为心肌萎缩、心源性恶液质和严重肝肾功能不全等。

【实验室及其他检查】

X 线检查心影偏小、正常或轻度增大，可呈三角形，部分病人可见心包钙化影；心电图有非特异性的 ST-T 变化、QRS 波群低电压；超声心动图可提示心包增厚，心室腔容积变小，室间隔矛盾运动。右心导管检查血流动力学可有相应改变。

【治疗要点】

本病治疗主要为早期施行心包切除术，病程过长后因心肌纤维变性而影响手术效果。通常在心包感染被控制、结核活动已静止时即应手术，并在术后继续用药 1 年。

三、心包炎病人的护理

【护理诊断及医护合作性问题】

1. 疼痛：胸痛　与心包炎症有关。
2. 气体交换受损　与肺或支气管受压、肺淤血有关。
3. 体温过高　与心包炎症有关。

【护理措施】

（一）一般护理

1. 休息与活动　根据病情帮助病人采取半卧位或前倾坐位，提供床上小桌依靠，并保持舒适。疼痛时卧床休息，减少活动，保持情绪稳定，勿用力咳嗽、深呼吸或突然改变体位，以免使疼痛加重。

2. 饮食　给予高热量、高蛋白、高维生素、易消化的半流食或软食，保证合理营养，适当限制钠盐摄入。

（二）病情观察

观察病人的意识、生命体征、胸痛的性质及部位、呼吸困难的程度，有无心包摩擦音和心脏压塞的表现。

（三）对症护理

胸痛、呼吸困难的护理　见本章第二节相关内容。

（四）心包穿刺术的配合与护理

见本章第十一节“心包穿刺术”相关内容。

（五）用药护理

遵医嘱给予解热镇痛剂，注意有无胃肠道反应、出血等副作用。若疼痛严重，可适量使用吗啡类药物。遵医嘱给予糖皮质激素及抗菌、抗结核、抗肿瘤等药物治疗并注意观察药物的疗效与副作用。

（六）心理护理

向病人介绍病情，鼓励病人说出内心感受，给予心理安慰，帮助病人树立战胜疾病的信心。

【健康指导】

1. 生活指导　心包炎病人机体抵抗力下降，应注意充分休息，避免剧烈运动，加强营养。注意防寒保暖，防止呼吸道感染。

2. 疾病知识指导　告诉病人药物的作用、使用方法及副作用，强调坚持足够疗程药物治疗的重要性，勿擅自增加或减少药物的剂量和种类，防止复发。注意药物不良反应，定期随访。对缩窄性心包炎的病人应讲明行心包切除术的重要性，解除其思想顾虑，尽早接受手术治疗。

第十一节　循环系统疾病常用诊疗技术及护理

一、心脏电复律

心脏电复律(cardioversion)是在短时间内向心脏通以高压强电流，使心肌瞬间同时除极，消除异位性快速心律失常，使之转复为窦性心律的方法。最早用于消除心室颤动，故亦称心脏电除颤(defibrillation)。

【电复律分类】

1. 同步电复律　电复律器的同步触发装置能利用病人心电图的R波来触发放电，即放电仅在心动周期的绝对不应期中发放，从而可避免心室颤动的发生，常用于心室颤动以外的各种快速性异位心律失常的治疗。如室性心动过速、室上性心动过速、心房颤动、心房扑动等。

2. 非同步电复律　电复律器可在任何时间放电，仅用于转复心室颤动。

【适应证】

主要用于异位型快速性心律失常。

1. 心室颤动和扑动是电复律的绝对指征。

2. 心房颤动和扑动伴血流动力学障碍者。

3. 药物及其他方法治疗无效或有严重血流动力学障碍的阵发性室上性心动过速、室性心动过速、预激综合征伴快速心律失常者。

【操作前准备】

1. 用物准备　电复律器、血压和心电监护设备及心肺复苏所需的抢救设备和药品。

2. 病人准备

(1) 向择期复律的病人介绍电复律的意义、必要性，解除思想顾虑。

(2) 遵医嘱停用强心苷类药物 1~3 天，改善心功能，纠正低钾血症和酸中毒。

(3) 复律前 1~2 天口服奎尼丁，预防转律后复发，服药前做心电图，观察 QRS 波时限及 QT 间期变化。

(4) 复律前当日晨禁食，排空膀胱。

(5) 建立静脉通道。

【操作过程及护理】

1. 非同步电复律　仅适用于心室颤动和扑动，此时病人神志多已丧失。病人置于硬板床上，勿与金属接触，非操作人员远离床边。立即将两电极板上均匀涂满导电糊或包以生理盐水浸湿的纱布，分别置于主动脉瓣区（胸骨右缘第 2~3 肋间）和心尖部（图 3-22），并与皮肤紧密接触，按充电钮充电到功率达 300J 左右，两电极板同时放电，此时病人身体和四肢抽动一下，通过心电示波器观察病人的心律是否转为窦性。

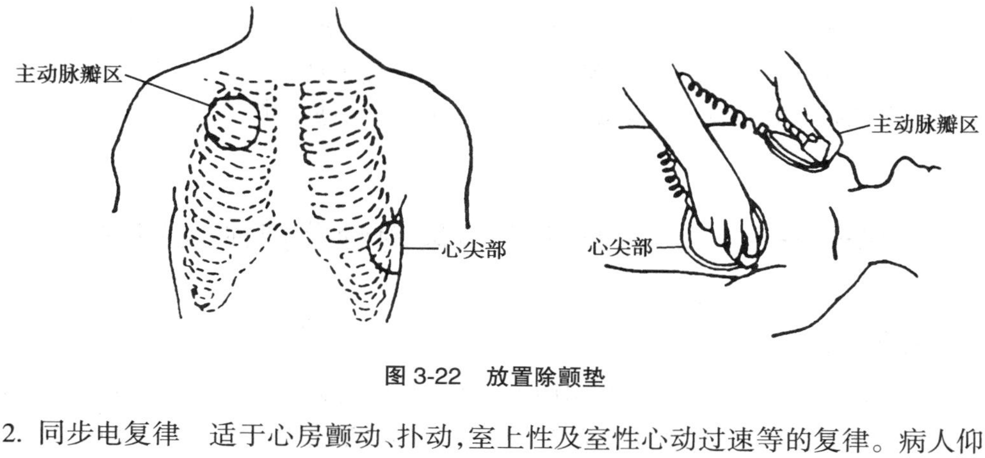

图 3-22　放置除颤垫

2. 同步电复律　适于心房颤动、扑动，室上性及室性心动过速等的复律。病人仰卧于硬板床上，松开衣领，有义齿者取下，开放静脉通道。先连接好心电图机及示波器，术前做全导心电图，选 R 波较大的导联测试电复律仪的同步性能，即放电时电脉冲是否落在 R 波下降支，同时选择 R 波较高的导程来触发同步放电。用地西泮 0.3~0.5mg/kg 缓慢静注，嘱病人出声数“1、2、3……”直至入睡、睫毛反射消失。麻醉过程中严密观察呼吸，有呼吸抑制时，面罩给氧。电极板放置方法和部位及操作程序同前，充电到 100~200J，按同步复律键，放电。

如心电图显示未转复为窦性心律，可增加电功率，再次电复律。

【操作后护理】

1. 休息与饮食　卧床休息 1 天，清醒后 2 小时避免进食，以防恶心、呕吐。

2. 病情监测　持续心电监护 24 小时，注意心率、心律变化，密切观察病情变化如神志、瞳孔、呼吸、血压、皮肤及肢体活动情况，及时发现有无心律失常、栓塞、局部皮肤灼伤、肺水肿等并发症，并协助医师给予处理。

3. 遵医嘱用药　继续服用奎尼丁、强心苷或其他抗心律失常药物以维持窦性心律。

二、人工心脏起搏

人工心脏起搏（artifical cardiac pacing）是通过人工心脏起搏器发放脉冲电流，通过导线和电极的传导刺激心肌，使之兴奋和收缩，使心脏按脉冲电流的频率有效地搏动，即模拟正常心脏的冲动形成和传导。经长期观察表明，缓慢型心律失常病人如无严重心肌病变，接受起搏治疗后，其平均寿命已接近同年龄的正常人。人工心脏起搏器由脉冲发生器、电极及其导线、电源三部分组成。

【人工心脏起搏器类型】

1. 单腔起搏器　只有一根电极导线置于一个心腔。有固定频率起搏器和按需型起搏器，目前临床上常用按需型起搏器，可感知心内电信号而使自身频率受抑制，因而不引起竞争心律。最常用的为心室按需型起搏器（VVI）、心房按需型起搏器（AAI）。

2. 双腔起搏器　有两根电极导线分别置于心房和心室，使心房和心室能顺序起搏，更合乎生理要求。有房室同步型心室起搏（VAT）、房室顺序起搏（DVI）、房室全自动型起搏（DDD）等。

3. 其他　如程序可控型起搏器、抗心动过速起搏器、频率适应性起搏器、植入型心律转复除颤器（ICD）、治疗心衰起搏器。

【起搏方式】

1. 临时起搏　首选股静脉穿刺的方法进行（或大隐静脉切开进入），其次选用锁骨下静脉、颈内静脉、颈外静脉穿刺的方法。将双电极导管经周围静脉送达右心室心尖部，电极接触心内膜，起搏器置于体外而起搏。常用于临时急救或预防性使用。

2. 埋藏式起搏（永久性经静脉心内膜起搏）　将单极电极导管从头静脉、锁骨下静脉、颈外静脉送达右心室心尖部，电极接触心内膜，起搏器埋藏于胸大肌前皮下组织，该方法适用于需长期起搏的病人。

【适应证】

1. 治疗性起搏　①严重房室传导阻滞、严重窦性心动过缓、窦性停搏伴心源性脑缺氧综合征（阿 - 斯综合征）发作或近乎晕厥者。②各种原因引起 Q-T 间期延长，并发尖端扭转型室性心动过速。③阵发性室上性心动过速需行超速抑制治疗。

2. 保护性起搏　①有慢性心脏传导系统功能障碍者进行大手术、妊娠分娩、心血管造影时。②冠心病者行 PTCA 或瓣膜病病人行球囊扩张瓣膜成形术时。③心肌病或疑有窦房结功能不全的心脏病病人行心房颤动、心房扑动或室上性心动过速电复律时。④心律不稳定病人在安置永久性心脏起搏或更换起搏器时。

3. 诊断性起搏　主要用于临床电生理检查。

【操作前准备】

1. 用物准备　起搏器械(核对起搏器外包装上标明的有效消毒日期)、静脉穿刺针、手术器械、12 导联心电图机、2% 利多卡因、除颤器及各类急救药品。

2. 病人准备

(1) 心理准备:术前向病人介绍手术目的及过程,说明病人的配合对手术成功的重要性,使病人做好充分的思想准备,保持稳定的情绪,消除疑虑心理,保证充足的睡眠。

(2) 皮肤准备:进行常规备皮,保持手术区的清洁干净,选择柔软衣服,避免搔抓,防止皮肤感染。

(3) 生命体征监测:需要安装起搏器的病人,大多有严重的心脏病,有发生心跳骤停及各类心律失常的危险。因此,需要观察病人生命体征,给予持续心电监护,床边备以除颤器及各类急救药品。

(4) 用药准备:遵医嘱做青霉素和普鲁卡因皮试。于术前一天晚 8 点给病人安定 5~10mg 口服,保证充足的睡眠。于术前半小时给予安定肌注,防止精神紧张及血管痉挛。建立静脉通道,以保证手术中用药。应用异丙肾上腺素、抗凝剂者,术前应停药。

(5) 其他:血液常规检查、血小板计数、凝血时间测定。一般常规描记 12 导联心电图,核对起搏器外包装上标明的有效消毒日期。

【操作过程及护理】

1. 临时性起搏　常规消毒,局部麻醉,将双极电极导管经外周静脉穿刺(常用右股静脉,其次是贵要静脉、左锁骨下静脉)送入右心室心尖部,将电极接触到心内膜,固定电极,进行起搏参数测定,连接临时起搏器。该方法适用于急需起搏救治或需"保护性"应用的病人,放置时间不宜过长(不超过 1 个月),以免发生感染。

2. 永久性(埋藏式)起搏　常规消毒穿刺部位,用 2% 利多卡因局部麻醉,将单极电极导管从头静脉或锁骨下静脉、颈外静脉送至右心室心尖部,电极接触心内膜,固定电极,进行起搏参数测定,将起搏器埋藏于切口同侧的胸大肌前皮下组织。该方法适用于需长时间起搏的病人。

【操作后护理】

1. 卧床休息、防电极脱位　术后 48 小时内电极导管易移位。术后应绝对卧床 1~3 天,限制手术侧肢体活动。术后当日取半卧位,3 天后病人可下床活动,但应避免高举、伸拉手臂。术后 6 周内避免抬举重物。

2. 心电监护　术后对病人进行 2~3 天持续心电监护,观察记录心率、心律变化,以了解起搏器的工作情况。

3. 伤口护理　手术的静脉穿刺点在术后应以小沙袋压迫 8~12 小时,以防止出血及导管移位。起搏器囊袋处避免外力压迫、冲击。切口敷料每日更换 1 次,行床头交班,观察皮肤血运情况,有无渗血、渗出,有异常及时做出相应处理。避免穿太紧的衣服,以免对伤口及起搏器产生过度的压力。

4. 预防感染　术后应用抗生素 3~5 天,预防感染。

5. 皮肤护理　卧床期间指导病人床上排便,便后清洗皮肤,对骶尾部、背部等受压时间长的部位给予按摩,防止压疮发生。定时帮助病人活动下肢,防止深静脉血栓形成。

【健康指导】

1. 告诉病人起搏器的设置频率及使用年限。

2. 教会病人自己数脉搏，出现脉搏明显过快、过慢（低于起搏频率 5 次 / 分以上）或有头晕、乏力、晕厥等症状应及时就医。

3. 装有起搏器的一侧上肢应避免做过度用力或幅度过大的动作，如举重物、打网球等，以免影响起搏器功能。

4. 避开强磁场和高电压，如核磁、激光、理疗设备、变电站等，但家庭生活用电一般不影响起搏器工作。嘱病人一旦接触某种环境或电器后出现胸闷、头晕等不适，应立即离开现场或不再使用该种电器。

5. 妥善保管起搏器卡（注明起搏器类型、品牌、有关参数、安置日期等），外出时随身携带，便于出现意外时为诊治提供信息。

6. 定期随访，测试起搏器功能。出院后每 1~3 个月随访 1 次，情况稳定后每半年随访 1 次，电池消耗使起搏脉冲减慢，此时应缩短随访间隔，在电池耗尽之前及时更换起搏器。

三、心血管介入性诊治术

心导管检查术

心导管检查术包括右心导管检查与选择性右心造影、左心导管检查与选择性左心造影，其目的是明确诊断心脏和大血管病变的部位与性质，病变是否引起了血流动力学改变及其程度，为采用介入性治疗或外科手术提供依据。

【适应证】

1. 需做血流动力学检测者，从静脉置入漂浮导管至右心及肺动脉。
2. 先天性心脏病，特别是有心内分流的先心病诊断。
3. 心内电生理检查及心肌活检术。
4. 室壁瘤需了解瘤体大小与位置以决定手术指征。
5. 主动脉弓及侧支病变，肺动脉、肺静脉造影，选择性冠状动脉造影术等。

【操作前准备】

1. 用物准备　备好麻醉药、穿刺包及急救药等。

2. 病人准备

(1) 心理准备：向病人及家属介绍心导管检查的方法和意义、手术的必要性和安全性，以解除思想顾虑和精神紧张。

(2) 完善检查：指导病人完成必要的实验室检查（如出凝血时间、肝肾功能）、胸片、超声心动图等。

(3) 皮肤准备：术前双侧腹股沟及会阴部进行常规备皮。

(4) 用药准备：术前详细询问有无药物过敏史，并做静脉碘过敏试验。术前 1 日晚遵医嘱应用镇静剂，保证病人良好睡眠。术前 0.5~2 小时给病人应用合适的抗生素预防感染。遵医嘱术前 30 分钟给予镇静剂。

(5) 配合训练：在医护人员指导下，进行必要的术前配合训练，如吸气和屏气、咳嗽训练和床上排尿训练等。

(6) 动脉观察：穿刺动脉者应检查两侧足背动脉搏动情况并做好标记，以便与术中、术后对照观察。

(7) 饮食护理：术前 4 小时禁食、禁水。小儿全麻者术前 6 小时禁食，4 小时禁水，适当补液。

【操作过程及护理】

一般采用 Seldingers（心导管）经皮穿刺法，局麻后自股静脉、上肢贵要静脉或锁骨下静脉（右心导管术）或股动脉、肱动脉（左心导管术）插入导管到达相应部位。整个检查均在 X 线透视下进行，并作连续的心电和压力监测。动脉穿刺成功后应注入肝素 3000U，随后操作每延长 1 小时追加肝素 1000U。

【操作后护理】

1. 病情观察　持续监测生命体征、心率、心律，注意有无心律失常，若发现血压降低、心跳加快、心律不规则等，立即通知医生，采取相应的处理措施。注意穿刺部位有无出血、血肿、血管栓塞及感染等并发症，并做好相应护理。

2. 穿刺局部处理与观察　术后平卧，静脉穿刺者局部沙袋压迫 4 小时，术侧肢体制动 4~6 小时，卧床 12 小时；动脉穿刺者以左手示、中二指压迫止血 15~20 分钟，压迫点在皮肤穿刺点近心侧 1~2cm 处，确认无出血后，以弹力绷带加压包扎，用 1kg 左右沙袋压迫 6 小时，穿刺侧肢体制动 12 小时，卧床 24 小时。观察肢体皮肤颜色与温度、感觉与运动功能有无变化，检查足背动脉搏动是否减弱或消失等。

3. 预防感染　术后常规预防性使用抗生素抗感染，一般首选青霉素，连续静脉滴注 3 天。

4. 生活护理　婴幼儿全麻后应注意保温，头偏向一侧，防止误吸，待患儿完全清醒后方可进水、进食。指导病人适当多饮水，促进造影剂排泄。排尿困难者进行诱导，无效时可导尿。

心导管射频消融术

心导管射频消融（radiofrequency catheter ablaton，RFCA）是指通过心导管将电能、激光、冷冻或射频电流引入心脏内，以消融特定部位的心肌细胞。融断折返环路或消除病灶，达到根治或控制心律失常发作的一种介入性治疗方法。

【适应证】

1. 频繁发作的室上性心动过速（房室折返性心动过速或房室结折返性心动过速），经药物治疗无效或不能耐受药物副作用者。

2. 反复发作的折返性室速。

3. 预激综合征并发室率较快的心房颤动。

4. 发作频繁、心室率不易控制的房性心律失常并发心力衰竭者，可消融房室结后安装永久性心脏起搏器。

5. 药物治疗欠佳的心房颤动和扑动。

6. 发作频繁、症状重、药物治疗效果差的心肌梗死后室速。

【操作前准备】

1. 用物准备　备好麻醉药、穿刺包及急救药等。

2. 病人准备

(1) 心理准备：向病人简单介绍心导管消融治疗的基本原理、手术过程、麻醉方法、穿刺部位等，以减轻病人对手术的紧张及恐惧心理，使病人能积极配合。

(2) 皮肤准备：常规清洁备皮，备皮范围为颈部、双侧腹股沟及会阴部，备皮后沐浴、更换衣服及被服。防止感冒。

(3) 用药准备：术前3日停用各种抗心律失常药物(口服胺碘酮需要停用1个月的时间药物才能完全排出体外)。做青霉素皮试。遵医嘱于手术前晚给予地西泮5mg口服，以减轻病人紧张心理，保证睡眠质量。手术当日遵医嘱肌内注射地西泮10mg，可起到抗焦虑与镇静作用。

(4) 动脉观察：术前观察足背动脉搏动并做足背动脉标记(明确位置后用甲紫涂2cm即可)。

(5) 饮食护理：术前6小时禁食，少量饮水。

【操作过程及护理】

选用大头导管发放射频电流。左侧房室旁路，大头导管经股动脉逆行置入；右侧房室旁路，大头导管经股静脉置入。通过X线透视和心腔内电生理检查，确定靶点后，放电消融。

【操作后护理】

1. 病情监测　持续心电监测24小时，严密观察心电示波图及生命体征变化，防止并发症发生。心导管消融治疗的并发症发生率为2%~5%，尤其是三度房室传导阻滞、急性心包填塞、锁骨下动脉破裂出血、心肌穿孔及肺栓塞等，抢救不及时将导致死亡。术后每日复查心电图(3~5天内)，遵医嘱服用血小板抗凝剂。注意观察有无血栓形成、心脏压塞、房室传导阻滞的发生。

2. 穿刺部位护理、预防感染　同心导管检查术。

3. 出院指导　嘱病人出院后休息1~2周，避免负重和剧烈活动，常规服用阿司匹林3个月，病人掌握自测脉搏的方法及定期复查的要求，出院后1~2周复查心电图1次，以后1~3个月复查心电图1次，直至6个月，如有变化应及时复诊。

冠状动脉造影术

选择性冠状动脉造影术(SCA)是目前诊断冠心病最为可靠的方法和最主要的手段之一，它可提供冠状动脉病变的部位、性质、范围、侧支循环状况等准确资料，有助于选择最佳治疗方案。

【适应证】

凡疑有冠状动脉病变者：

1. 对药物治疗中心绞痛仍较重者，明确动脉病变情况以考虑介入性治疗或旁路移植手术。

2. 胸痛似心绞痛而不能确诊者。

3. 中老年病人心脏增大、心力衰竭、心律失常、疑有冠心病而无创性检查未能确诊者。

【操作前准备】

1. 用物准备　准备术中必备的药物、急救设备，包括急救药物和造影剂、心脏起搏器、心动图机等。

2. 病人准备

(1) 心理准备：术前向病人介绍手术目的及过程，说明病人的配合对手术成功的重要性，使病人做好充分的思想准备，保持稳定的情绪，消除疑虑心理，与医务人员配合好。

(2) 皮肤准备：手术区进行常规备皮，保持术区的清洁干净。

(3) 术前检查：包括血常规、血小板计数、凝血酶时间测定、电解质、肝肾功能、心电图或运动心电图；有条件应做超声心动图及胸片。

(4) 用药准备:术前 2~3 天给予 5% 葡萄糖 500ml、10% 氯化钾 10ml、25% 硫酸镁 10ml,每日一次静脉滴注,以增加心肌膜稳定性,防止发生心律失常。对有明确变异性心绞痛者,为防止冠状动脉造影术中发生冠状动脉痉挛,可在术前 2~3 天开始服钙拮抗剂和(或)硝酸酯类药物。

【操作过程及护理】

将心导管经皮穿刺插入股动脉、肱动脉或桡动脉,推送至主动脉根部,使导管顶端进入左、右冠状动脉开口,注入造影剂,可使左、右冠状动脉及其分支得到清晰的显影。常用的造影剂为 76% 的泛影葡胺及其他非离子型碘造影剂如优维显。

【操作后护理】

除与心导管术基本相同外,术后尤其要注意动脉穿刺部位按压 15~20 分钟以彻底止血,加压包扎,沙袋压迫 6 小时,术侧肢体制动 12 小时,注意观察穿刺部位有无出血、血肿及足背动脉搏动情况,观察心率、血压及心电图变化。

经皮腔内冠状动脉成形术及冠状动脉内支架植入术

经皮穿刺腔内冠状动脉成形术(percutaneous transluminal coronary angioplasty,PTCA)是使用特制的球囊导管,通过气囊膨胀作用,对冠状动脉进行扩张,消除其狭窄,改善心肌的血液供应的一种心导管治疗技术。

经皮穿刺冠状动脉内支架安置术(percutaneous intracoronary stent implantation)在 PTCA 的基础上,通过一根特制的导管将支架放到冠状动脉狭窄处并用气囊将其扩张,使支架支撑起管壁,使狭窄或闭塞的血管重新开放或最大限度地减少血管成形术后再狭窄。

【适应证】

1. PTCA 的适应证

(1) 急性和陈旧性心肌梗死病人稳定和不稳定心绞痛。冠状动脉狭窄程度超过 75%。

(2) 冠心病左心功能不全者及外科行冠脉搭桥手术后又有心绞痛发作者。

(3) 单支或多支冠脉血管病变;病变部位局限、孤立、向心性、长度不超过 15mm 的无钙化病变。

(4) 被保护的左主干病变或无保护但左主干病变在开口部或中段及冠脉外科搭桥手术后的桥血管病变。

2. 冠状动脉支架植入术适应证

(1) 冠状动脉分支起始部或近端病变。

(2) 行 PTCA 后夹层形成和弹性回缩病变。

(3) 病变血管直径大于 3mm。

【操作前准备】

1. 用物准备　根据诊断结果备好导管、支架,抢救药品及心肺复苏设备。手术日用紫外线消毒病人房间,并更换床单、被套等。

2. 病人准备　同心导管检查术,但应注意:①术前 1 周行冠脉造影。术前记录 1 份 12 导联心电图。②术前 1 周内常规服用硝酸异山梨醇酯、硝苯地平、阿司匹林等药物,以扩张冠状动脉,减少血小板凝集,避免术中及术后血栓形成。术前 5 日停用口服抗凝剂。

【操作过程及护理】

先行冠状动脉造影明确病变血管部位后,再用指引导管带球囊导管置入,到达病变血管后，以 1∶1 稀释的造影剂注入球囊，使其膨胀以扩张血管。血管扩张后抽出造影剂，并将气囊抽成负压状态撤出。冠状动脉支架植入术，即血管扩张后在病变血管处置入金属支架。术中病人如出现心悸、胸闷不适、再灌注心律失常引起的心电、血压变化，应立即通知医师并给予有效的措施。

【操作后护理】

1. 病情监测　将病人安置于 CCU 病房，给予吸氧，持续心电监护，密切观察心电示波及生命体征，严密观察有无心律失常、心肌缺血、心肌梗死等急性期并发症。PTCA 术后的严重并发症有急性冠脉闭塞及冠状动脉穿孔、破裂，病人可出现胸痛、血压下降、心率加快等表现，心电图出现心肌缺血、损伤甚至坏死的相应改变。一旦发生，应积极抢救。

2. 股动脉内留置鞘管部位的护理

(1) 撤出鞘管前，该侧肢体平伸，防止折损鞘管。

(2) 鞘管一般于术后 4 小时拔除，拔管时，注意心率、血压及心电图监测，防止迷走神经反射(由于局部疼痛使迷走神经兴奋性增强，导致心动过缓和低血压使冠脉血流减少所致)。迷走神经反射常表现为血压下降伴心率减慢、恶心、呕吐、出冷汗，严重时心跳停止。一旦发生则立即报告医师，给予阿托品 1mg 静脉注射。

(3) 撤出鞘管后，压迫穿刺部位 30 分钟，止血后用弹力绷带加压包扎，局部压沙袋 12 小时，该侧肢体平伸、制动 24 小时，病人咳嗽及大小便时压紧穿刺点，防止出血，1 周内避免用力、屏气等动作，防止伤口再度出血。

3. 用药观察　PTCA 术后常规给予肝素抗凝以预防血栓形成。应遵医嘱准确给药，严格掌握剂量和时间。并注意观察有无出血倾向，如伤口渗血、皮下瘀斑、牙龈出血等。

4. 预防感染　常规使用抗生素 3~5 天，预防感染。

5. 一般护理　病人术后需绝对卧床至少 24 小时。可能出现腰酸背胀、全身不适及排便困难。护士应关心病人，主动协助病人的生活，尽量缓解病人的不适。宜进易消化清淡饮食，但避免过饱；鼓励病人多饮水，促进造影剂排泄。训练病人床上排便，尿潴留者可用温水冲洗会阴部、听流水声、热敷、按摩膀胱等方法诱导排尿，无效可行导尿。

【健康指导】

术后，嘱病人要服用抗血小板凝聚的药物，防止血栓形成。定期到医院监测血小板、出血时间、凝血时间的变化。避免用尖锐器物剔牙、挖耳、掏鼻孔。术后 3~6 个月，约 30% 病人可发生再狭窄，故应定期复查。

四、心包穿刺术

心包穿刺术(pericardiocentesis)常用于心包积液性质判定与协助病因的诊断；有心包压塞时，穿刺抽液以减轻或缓解症状；化脓性心包炎时，穿刺排脓、冲洗、注药。

【适应证】

1. 心包炎伴积液需判断积液的性质和查找病因者。
2. 心包腔注射药物进行治疗者。
3. 大量积液有心包压塞症状者。
4. 炎性或脓性心包积液需穿刺排脓、反复冲洗者。

【操作前准备】

1. 用物准备　常规消毒治疗盘；无菌心包穿刺包，内有心包穿刺针(针座接胶管)、5ml

和 50ml 注射器、7 号针头、血管钳、洞巾、纱布；其他用物如 1% 普鲁卡因、无菌手套、试管、量杯等。备用心电图机，抢救药品（阿托品），心脏除颤器和人工呼吸器。

2. 病人准备　向病人说明穿刺目的，消除紧张情绪。术前做普鲁卡因皮试。并嘱其在穿刺过程中切勿咳嗽或深呼吸。必要时给镇静剂和止咳药，如安定 10mg 与可待因 0.03g。病人取半卧位，检查血压和心率，并做记录。行肢导联心电监护。术前须进行心脏超声检查，确定液平段大小与穿刺部位，选液平段最大、距体表最近点作为穿刺部位，或在超声显像指导下进行穿刺抽液更为准确、安全。

【操作过程及护理】

1. 穿刺部位选择

(1) 剑突与左肋缘相交的夹角处。

(2) 心前区左侧第五肋间或第六肋间心浊音界内侧 2.0cm 内，心浊音界内侧 1~2cm 处。

2. 消毒、麻醉　常规消毒穿刺部位皮肤，打开穿刺包，戴无菌手套。术者铺洞巾，以 2% 利多卡因做局部麻醉。

3. 穿刺、抽液　术者持穿刺针并用血管钳夹紧胶管，按选定部位及所需方向缓慢推进。在心前区穿刺时，应使穿刺针自下而上，向脊柱方向缓慢刺入；在胸骨处穿刺时，应使针体与腹壁成 30°~40° 角，向上、向后并稍向左进针。当刺入心包腔时，感到阻力突然消失，并有心脏搏动感，助手立即用血管钳夹住针体固定其深度，术者将注射器接于橡皮管上，助手放松橡皮管上止血钳，缓慢抽液。记录抽出液量，留取标本送检。抽吸过程中注意随时夹闭胶管，防止空气进入心包腔。注意观察病人反应，如有异常，应及时通知医师。抽液量第一次不宜超过 100~200ml，以后再抽渐增到 300~500ml。抽液速度要慢，过快、过多，使大量血回心可导致肺水肿。如抽出鲜血，立即停止抽吸，并严密观察有无心包填塞发生。

4. 穿刺点处理　抽液完毕，取下空针前夹闭橡皮管，以防空气进入。若需注入药物，将事先准备好的药物注入。拔出穿刺针，局部盖以纱布，用胶布固定。

【操作后护理】

密切观察呼吸、血压、脉搏等变化。心包引流者需做好引流管护理。

（胡　治）

复习思考题

1. 心脏疾病病人应如何减轻心脏负荷？
2. 严重心律失常有哪些？护理重点是什么？
3. 强心、降压、缓解心绞痛常用药物有哪些？如何做好护理？
4. 一严重高血压、冠心病病人，应警惕发生哪些危重症？
5. 风湿性心脏病常见的类型有哪些？易发生哪些并发症？健康指导内容有哪些？

第四章　消化系统疾病病人的护理

学习要点

1. 腹泻、呕血、黑便、慢性胃炎、消化性溃疡、复合性溃疡、穿透性溃疡、溃疡性结肠炎、肝硬化、肝肾综合征、肝性脑病、急性胰腺炎、上消化道出血的概念。

2. 恶心、呕吐、腹痛、腹泻的特点及护理措施。

3. 慢性胃炎的类型、临床表现、健康指导；消化性溃疡病因及发病机制、临床表现特点、饮食护理、药物治疗及用药护理、并发症及护理、健康指导；溃疡性结肠炎、肠结核与结核性腹膜炎临床表现；肝硬化的病因、失代偿期表现、腹水治疗及护理、饮食护理、并发症及护理；肝性脑病的病因及诱因，临床分期及表现，脑电图检查，减少氨生成、吸收及降血氨措施，饮食护理，用药护理；急性胰腺炎的病因、临床表现、实验室及其他检查、抑制胰液分泌及缓解疼痛措施、健康指导；上消化道大量出血的病因、临床表现、止血措施、病情观察。

4. 双气囊三腔管压迫止血术的操作与护理；腹腔穿刺术，胃、十二指肠镜检查，结肠镜检查的配合与护理。

消化系统疾病是临床上常见病和多发病，其病因复杂，常见病因有感染、外伤、理化因素、营养缺乏、吸收障碍、代谢紊乱、自身免疫、肿瘤、神经系统功能失调、遗传和医源性因素等。消化系统疾病的发生发展与个体的饮食、行为习惯和心理状态密切相关，某些药物对胃肠道和肝脏也有损害作用，且其他系统疾病也可影响消化系统的功能，甚至引起病变（如脑血管病变可导致上消化道出血，心血管病变可导致肝硬化等）。消化道疾病呈慢性过程，易导致严重的吸收、消化功能障碍，当病情发展也可因急性病变，如穿孔、出血、肝功能衰竭等危及病人的生命。对消化系统疾病病人应指导病人建立良好的生活方式，重视饮食护理及健康指导，注意用药的针对性，减少对胃肠黏膜的刺激，掌握消化系统疾病的发生发展规律，并积极采取相应措施，以预防复发、防止并发症发生，保持良好心态，实施以人的健康为中心的整体护理。

第一节　消化系统的解剖结构和生理功能

消化系统由食管、胃、十二指肠、空肠、回肠、结肠、直肠、肛门、肝、胆囊、胆道及胰腺构成（图 4-1）。

（一）食管

食管是连接咽和胃的通道，长约 25cm。门齿距食管起点约 15cm。其功能是把食物和唾液等运到胃内。食管在起始部、与左支气管交叉处和穿越膈处有 3 个生理性狭窄，是异物滞留嵌顿和肿瘤的好发部位，行食管插管时要注意这些狭窄；食管下段括约肌功能失调可引起胃食管反流症；门静脉高压症时食管下段静脉曲张，破裂时可引起大出血。食管壁由黏膜、黏膜下层和肌层组成，没有浆膜层，故食管病变易扩展至纵隔。

（二）胃

胃分为贲门部、胃底、胃体和幽门部4部分。上端与食管相接处为贲门，下端与十二指肠相接处为幽门。胃壁由黏膜层、黏膜下层、肌层和浆膜层组成。黏膜层有贲门腺、泌酸腺和幽门腺3种外分泌腺，其中泌酸腺分布在胃底和胃体部，主要由3种细胞组成：①壁细胞：分泌盐酸和内因子，盐酸激活胃蛋白酶原使其转变为具有活性的胃蛋白酶，并为其生物活性提供必要的酸性环境。此外，盐酸还可杀灭随食物进入胃内的细菌。盐酸分泌过多对十二指肠黏膜有侵袭作用，是消化性溃疡发病的决定因素之一。内因子与食物中维生素B_{12}结合，有利于维生素B_{12}在回肠末端吸收。当内因子缺乏时（如慢性萎缩性胃炎），可发生巨幼细胞贫血。②主细胞：分泌胃蛋白酶原，胃蛋白酶原被盐酸或已活化的胃蛋白酶激活后，参与蛋白质的消化。③黏液细胞：分泌碱性黏液，可中和胃酸、保护胃黏膜。此外胃黏膜还有多种内分泌细胞，如胃窦部的G细胞分泌血清促胃液素，作用于壁细胞引起胃酸分泌；胃体和胃窦部的D细胞释放生长抑素，抑制胃酸的分泌。胃液由腺体和胃黏膜上皮细胞的分泌物构成，呈酸性，PH值为0.9~1.5。胃的主要功能为暂时贮存食物，通过胃蠕动将食物与胃液充分混合，使之形成食糜，并将食糜送入十二指肠。幽门括约肌可控制胃内容物进入十二指肠的速度，并能阻止十二指肠内容物反流入胃。混合性食物由胃完全排空约需4~6小时。

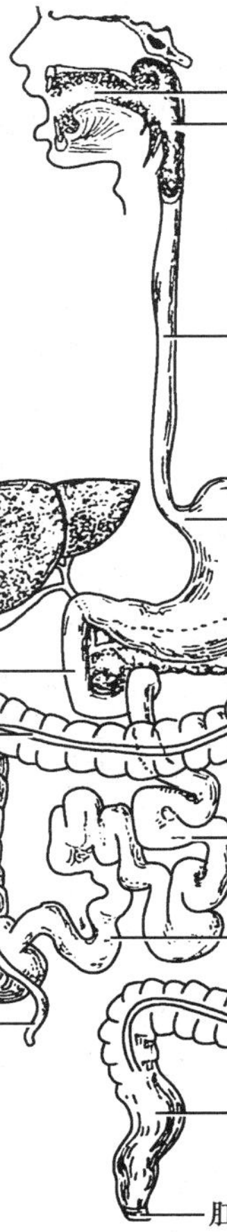

图4-1　消化系统模式图

（三）小肠

由十二指肠、空肠和回肠组成，是消化管中最长的一段。十二指肠起始于幽门，下端至十二指肠空肠曲与空肠相连，全长约25cm，呈“C”形弯曲并包绕胰头。十二指肠分球部、降部、横部和升部。球部为消化性溃疡好发处。降部有一乳头状突起称十二指肠乳头，是胆总管与胰管分离或汇合开口处，胆汁和胰液由此进入十二指肠。升部与空肠相连，连接处被屈氏（Tre-itz）韧带固定，为上、下消化道的分界处。空肠和回肠没有明显的分界，两者借助肠系膜固定于腹后壁，在腹腔内有较大的移动性。小肠的主要功能是消化和吸收。小肠黏膜内肠腺分泌含有多种酶的碱性小肠液，使食糜在小肠内分解和吸收。

（四）大肠

包括盲肠及阑尾、结肠、直肠三部分，全长约1.5m。回肠末端和盲肠交界处的环形肌显著增厚,形成回盲括约肌。其主要功能是使回肠内容物间歇进入结肠,延长其在小肠内停留的时间,有利于小肠充分的消化和吸收。此外,回盲括约肌还具有活瓣样作用,阻止大肠内容物逆流入小肠。结肠包括升结肠、横结肠、降结肠和乙状结肠,上连盲肠、下接直肠。大肠液由大肠黏膜表面的柱状细胞及杯状细胞分泌,分泌液富含黏液和碳酸氢盐,呈碱性,其中的黏液蛋白具有保护肠黏膜和润滑粪便的作用。大肠的主要功能是吸收水分、电解质及由结肠内微生物产生维生素 B 和维生素 K,暂时贮存食物残渣并形成粪便。

(五)肝

肝是人体最大的腺体器官,由门静脉和肝动脉双重供血。75% 血供来自门静脉,门静脉是肝的功能性血管,收集来自腹腔脏器的血流,内含营养物质和有害物质,它们将在肝内进行物质代谢或被解毒。肝动脉是肝的营养血管,其血液是肝营养的来源。肝的主要功能有:①物质代谢:食物中各种营养成分被消化、吸收后,糖、蛋白质、脂肪及维生素等的合成代谢均在肝内进行。②分泌胆汁:胆汁可促进脂肪在小肠内的消化和吸收。③解毒作用:肝脏是人体内主要的解毒器官,进入人体内的各种异物(药物、毒物等)和代谢产物(如氨、胆红素等)均要经过肝脏分解去毒后随胆汁或尿液排出体外。某些激素(如雌激素、醛固酮和抗利尿激素等)在肝脏灭活。

(六)胆道与胆囊

胆道系统起始于肝细胞间的毛细胆管,毛细胆管汇合成小叶间胆管,然后汇合成左右肝管自肝门出肝。左右肝管出肝后汇合成肝总管,并与胆囊管汇合成胆总管,胆总管与胰总管汇合形成 Vater 壶腹开口于十二指肠乳头。胆汁经由胆道系统运输和排泄至十二指肠,胆囊的作用是浓缩胆汁和调节胆流。

(七)胰

胰为腹膜后器官,分头、体、尾三部。胰的输出管为胰管,与胆总管合并或分别开口于十二指肠乳头。胰腺具有外分泌和内分泌功能。外分泌腺由腺泡和导管组成,分泌的主要成分是胰液,胰液含有胰淀粉酶、胰脂肪酶、胰蛋白酶和糜蛋白酶,能对三大营养物质(淀粉、蛋白质和脂肪)进行消化、分解。胰的内分泌结构为散在于胰腺组织中的胰岛,胰岛中重要的细胞有 A 细胞和 B 细胞,分别分泌胰高血糖素和胰岛素,主要参与糖代谢。

第二节　消化系统疾病病人的常见症状、体征及护理

消化系统疾病的常见症状体征有:恶心与呕吐、腹痛、腹泻、呕血和黑便等。

一、恶心与呕吐

恶心(nausea)是一种紧迫欲吐的不适感。呕吐(vomiting)是胃内容物或部分肠内容物逆行经过食管和口腔排出体外的反射性动作。两者可单独发生,但多数病人先有恶心继而发生呕吐。引起恶心呕吐的病因很多,其中消化系统的常见病因有:①胃炎、消化性溃疡并发幽门梗阻、胃癌;②肝、胆道、胰腺、腹膜的急性炎症;③胃肠道功能紊乱等。呕吐的时间、频度,呕吐物的量与性状因疾病而异:消化性溃疡并发幽门梗阻时呕吐常在餐后发生,量大,呕吐物为酸性发酵宿食;胃癌呕吐物为含坏死物质的黏液且有恶臭味;急性胰腺炎可出现频繁剧烈的呕吐,吐出胃内容物甚至胆汁;上消化道出血时呕吐物呈咖啡色甚至鲜红色;低位

肠梗阻时呕吐物带粪臭味；消化系统功能性疾病呕吐多与精神因素有关，可有恶心感，进食后即发生呕吐，呕吐物量不多。频繁剧烈的呕吐可使病人出现水、电解质紊乱，酸碱平衡失调。长期呕吐可致营养不良。昏迷病人呕吐时易发生误吸，引起肺部感染等。病人可出现紧张、焦虑不安等不良情绪反应。

【护理评估】

1. 健康史　应询问恶心与呕吐发生的时间、频率、原因或诱因，与进食的关系，呕吐的特点及呕吐物的性状、量，有无腹痛、腹泻、发热、头痛等伴随症状。了解既往健康状况及相关疾病病史，病人的生活习惯、职业，目前治疗及用药情况等。还应了解病人的精神状态，有无焦虑、抑郁及其程度。

2. 护理体检　①全身情况：生命体征、神志、营养状况，注意有无口渴、皮肤弹性下降、尿量减少、眼球下陷等失水表现。②腹部检查：有无胃肠型及蠕动波、腹痛、腹胀、腹肌紧张、压痛、反跳痛及其部位，有无振水音，肠鸣音是否正常。

3. 实验室及其他检查　呕吐量大者注意有无水电解质紊乱、酸碱平衡失调，必要时做呕吐物、毒物分析或细菌培养等检查。

【护理诊断及合作性问题】

1. 有体液不足的危险　与大量呕吐导致失水有关。

2. 活动无耐力　与频繁呕吐导致失水、电解质丢失有关。

3. 营养失调：低于机体需要量　与长期反复呕吐，食物摄入量不足有关。

4. 焦虑　与频繁呕吐、不能进食有关。

【护理目标】

1. 病人恶心、呕吐症状减轻或消失，无失水、电解质紊乱及酸碱失衡。

2. 病人活动耐力恢复或有所改善。

3. 病人饮食逐渐恢复，能保证机体所需热量、水分、电解质的摄入。

4. 病人焦虑程度减轻或消失。

【护理措施】

1. 一般护理

(1) 体位：呕吐时应协助病人取坐位或侧卧位，使其头部偏向一侧，并用容器接取呕吐物；对昏迷病人应尽可能吸尽口腔呕吐物，以防发生误吸导致吸入性肺炎或窒息。

(2) 饮食：呕吐剧烈时应暂禁食。呕吐停止后，可进食少量清淡、易消化的饮食，少量多餐，逐渐增加进食量，恢复至正常饮食。

(3) 卫生：呕吐后协助病人漱口，清理呕吐物、被污染的床褥、衣被等，开窗通风去除异味。用棉签、纱布清洁口腔时，注意避免刺激舌、咽、上腭等，以免诱发再次出现呕吐。

2. 病情观察　密切观察病人呕吐的特点，记录呕吐的次数，呕吐物的量、性状、颜色、气味等，必要时留取标本送检；定时测量和记录病人的生命体征及其24小时出入量，观察有无水、电解质、酸碱紊乱的表现；观察呕吐时有无呛咳及窒息表现，如有呕吐物呛入气管，可采取轻拍背部协助其将呕吐物咳出，保持呼吸道通畅，防止发生误吸或窒息发生；长期慢性呕吐者应定期测量体重，了解饮食情况及营养状况。

3. 对症护理

(1) 呕吐：当病人出现恶心感、想呕吐时，应鼓励病人做深呼吸动作(用鼻吸气，然后张口慢慢呼气，深吸慢呼，反复进行)，减少进入胃内的空气，减轻恶心、呕吐。或采用交谈、听音乐等方法转移病人的注意力，减少呕吐的发生。对频繁呕吐的病人配合医生针刺内关、足三里、中脘等穴位，或遵医嘱给甲氧氯普氨（胃复安）、多潘立酮（吗丁啉）等止吐药物。

（2）维持体液平衡：口服或静脉输液补充水分和电解质。口服补液时，应少量多次饮用，以免诱发恶心呕吐。剧烈呕吐不能进食或有严重水电解质紊乱时，遵医嘱给予静脉输液，以保证机体的营养需要，避免发生水、电解质紊乱及酸碱平衡失调。

4. 用药护理　止吐剂甲氧氯普胺可出现体位性低血压，应嘱病人用药后改变体位时动作缓慢。多数病人服用镇吐类药物会引起嗜睡、倦怠等不良反应，应予以解释，加强观察，以免掩盖病情。门诊病人服用镇吐药时，应避免开车或高空作业等危险性工作。

5. 心理护理　关心和安慰病人，给病人提供热情的帮助，以减轻病人紧张、焦虑等不良情绪，有利于减轻恶心、呕吐的症状。紧张、焦虑的病人可指导应用放松技术，如深呼吸、转移注意力等。

【护理评价】

病人恶心、呕吐是否减轻或消失，生命体征是否在正常范围，有无脱水、电解质紊乱和酸碱失衡发生，病人活动耐力是否增加，营养状况是否得到改善，焦虑是否减轻。

二、腹痛

腹痛（abdominal pain）是指腹部的感觉神经纤维受到某些因素（如炎症、缺血、肌肉痉挛、腹膜刺激等）刺激后，产生的疼痛或不适感。可因腹腔内外脏器的病变引起。临床上腹痛按发病的急缓、病程的长短可分为急性腹痛和慢性腹痛两类。急性腹痛一般起病急、病情重、演变快，多由于腹腔内脏器急性炎症、扭转或破裂，空腔脏器阻塞或扩张、腹腔内血管病变等引起。慢性腹痛一般起病较缓慢、病程较长，多由于消化性溃疡、腹腔内脏器的慢性炎症、慢性扭转，腹腔内实质性脏器的肿胀，肿瘤等引起。另外，还有一些腹腔外的脏器（如肺、心）病变、中毒、代谢障碍及神经精神因素也可引起腹痛。腹痛病因不同，其在疼痛的部位、性质、强度及影响因素等方面的表现多不相同，如胃、十二指肠疾病疼痛多位于中上腹部，呈隐痛、钝痛、烧灼痛及刀割样，进食后可诱发、加重或缓解疼痛，伴厌食、恶心、呕吐、嗳气、反酸等；小肠疾病疼痛多在脐周，并有腹泻、腹胀等表现；大肠病变所致的腹痛为下腹部一侧或双侧疼痛；肝胆疾病疼痛多位于右上腹部，呈胀痛、绞痛，常伴有黄疸等。急性胰腺炎常出现上腹部剧烈疼痛，为持续性钝痛、钻痛或绞痛；急性腹膜炎时疼痛弥漫全腹，腹肌紧张，有压痛、反跳痛。腹痛是一种主观的症状，容易引起病人情绪改变，如紧张、焦虑、恐惧等，剧烈的疼痛可影响病人的睡眠及饮食，甚至可引起血压升高、脉搏加快等，甚至有的病人可出现神经源性休克。

【护理评估】

1. 健康史　应询问腹痛发生的缓急、原因和诱因、持续时间，腹痛的部位、性质、严重程度，腹痛与进食、活动、体位等因素的关系，腹痛发生时的伴随症状，如有无恶心、呕吐、腹泻、呕血、便血、血尿、发热等。询问是否因疼痛而造成饮食、睡眠等发生改变，有无紧张、焦虑、恐惧等心理反应。

2. 护理体检　①全身情况：生命体征、神志、营养状况、体位等。②腹部检查：有无全腹压痛或局部压痛、腹肌紧张与反跳痛，有无包块，有无胃型、肠型，肠鸣音是否正常。

3. 实验室及其他检查　应做血、尿、粪的常规检查；粪便隐血试验；血、尿淀粉酶的测定等；必要时做腹部超声、X 线检查、CT 检查、消化道内镜检查及腹腔穿刺液检查。

【护理诊断及医护合作性问题】

1. 疼痛：腹痛　与腹腔脏器或腹外脏器的炎症、平滑肌痉挛、缺血、梗阻、溃疡、肿瘤等刺激有关。

2. 焦虑　与剧烈腹痛、反复或持续腹痛不易缓解有关。

【护理目标】

1. 病人腹痛减轻或消失。

2. 病人焦虑程度减轻。

【护理措施】

1. 一般护理

(1) 休息与体位：急性剧烈腹痛的病人应卧床休息，加强巡视。保持病室内安静清洁、光线柔和。协助病人采取舒适体位以减轻疼痛，如急性腹膜炎可协助病人采取屈曲位，使腹部肌肉放松以减轻疼痛。烦躁不安者应采取适当防护措施，防止坠床等意外发生。

(2) 饮食：根据不同的病因指导病人合理饮食，如消化性溃疡禁食酸性食物；溃疡性结肠炎宜摄取低纤维饮食；急、慢性胆囊炎应摄取低脂肪饮食；诊断未明的急性腹痛病人宜禁食，必要时行胃肠减压；慢性腹痛病人宜摄取营养丰富、富含维生素的易消化饮食。

2. 病情观察　密切观察并记录腹痛的部位、性质及程度、疼痛发作的时间、频率以及持续时间、加重以及缓解因素、伴随症状等。如腹痛突然加重、性质发生改变，经一般对症处理不能缓解、全身状况恶化等需要警惕某些并发症的出现，应及时报告医生给予处理。

3. 缓解疼痛

(1) 非药物缓解疼痛：①行为疗法，包括指导式想象（利用一个人对某特定事物的想象而达到特定的正向效果，如回忆一些有趣的往事可分散对疼痛的注意力）、深呼吸、冥想、音乐疗法、生物反馈等。②局部热疗法：除急腹症外，对疼痛局部可用热水袋进行热敷，从而解除肌肉痉挛而达到减轻疼痛的效果。③针灸止痛：根据不同疾病和疼痛部位，遵医嘱选择相应的穴位进行针灸止痛。

(2) 药物缓解疼痛：镇痛药物种类甚多，应根据病情、疼痛性质和程度选择性给药。急性腹痛病因未明时，不可随意使用镇痛药物，以免掩盖症状，延误病情。

4. 用药护理　遵医嘱用药后应注意观察药物疗效和不良反应，如阿托品有口干、面色潮红、心动过速、视力模糊等副作用，哌替啶、吗啡有成瘾性、抑制呼吸中枢等。

5. 心理护理　因剧烈腹痛、持续存在或反复出现的腹痛，可造成病人精神紧张、情绪低落，而消极悲观和紧张情绪又可使疼痛加剧。故护士对病人和家属应进行全面的心理评估，取得病人家属的配合，有针对性的给予心理疏导，说明情绪紧张可加剧疼痛，使病人保持精神放松、情绪稳定，增强对疼痛的耐受性，以减轻疼痛。

【护理评价】

病人腹痛是否缓解或消失，情绪是否稳定。

三、腹泻

腹泻（diarrhea）是排便次数多于平时习惯的频率，粪质稀薄。腹泻多由肠道疾病引起，药物、过敏、全身性疾病及心理因素也可引起。其发生机制为肠蠕动亢进、肠分泌增多和(或)吸收障碍等。腹泻可分为急性腹泻和慢性腹泻两类。急性腹泻发病急骤，病程在2~3周内，每天排便可达10次以上，粪便量多，常伴腹痛或里急后重。常见病因为感染（如轮状病毒感染、霍乱弧菌和产毒性大肠埃希菌等),其次为食物中毒、药物。慢性腹泻可缓慢起病,或由急性腹泻迁延而来,病程在2个月以上,常因胃肠道慢性感染性疾病、非感染性炎症及肿瘤,肝胆胰的慢性疾病等所致。剧烈频繁的腹泻可造成脱水、电解质丢失,肛周出现溃烂、疼痛。长期腹泻可导致营养不良等。

【护理评估】

1. 健康史 应询问起病的急缓、病程长短、发生时间、间隔时间;排便量、次数、颜色、气味、有无黏液、脓血等;腹泻与饮食、用药、过敏的关系;有无腹痛、里急后重等伴随症状;注意有无口渴、疲乏无力、低钾血症等脱水、电解质紊乱、酸碱失衡的表现。询问既往有无胃肠、肝、胆、胰等疾病史。家族中有无类似的疾病史。病人饮食习惯及生活规律。有无精神紧张、焦虑等心理反应。

2. 护理体检 ①全身情况:急性腹泻应注意观察病人的神志、生命体征、尿量、皮肤弹性等;慢性腹泻应注意体重、营养状况。②腹部检查:腹部有无腹胀、腹部包块、压痛,肠鸣音有无异常。肛门周围皮肤情况,有无因排便频繁及粪便刺激而引起肛周皮肤糜烂。

3. 实验室及其他检查 遵医嘱采集粪便标本做粪常规检查,或做细菌学检查。急性频繁腹泻者,应严密监测血清电解质、酸碱平衡失调情况。根据病情采取相应检查,如血常规、血沉、X线钡剂胃肠造影及纤维结肠镜检查等。

【护理诊断及医护合作性问题】

1. 腹泻 与消化系统疾病或全身性疾病有关。

2. 有体液不足的危险 与大量腹泻引起失水有关。

3. 营养失调,低于机体需要量 与大量腹泻或长期慢性腹泻有关。

4. 有皮肤完整性受损的危险 与粪便刺激引起肛周皮肤糜烂有关。

【护理目标】

1. 病人排便次数减少,粪便性状逐渐恢复正常。

2. 病人能保证机体所需水分、电解质、营养素的摄入。

3. 病人无肛门周围皮肤糜烂。

【护理措施】

1. 一般护理

(1) 休息:休息可减少肠蠕动,减轻腹泻。根据病情给予适当的休息和活动,急性腹泻、全身症状明显的病人应卧床休息,注意腹部保暖。避免精神刺激,告知病人及家属精神紧张可加重病情。

(2) 饮食:腹泻者应摄取低脂肪、低纤维素、营养丰富、易消化的饮食,适当补充水分和食盐,忌食生冷和刺激性食物,以免加重病情。急性腹泻病人应根据病情的轻重及医嘱给予禁食、流质、半流质或软食。

2. 病情观察 观察记录大便的次数、量和性状。记录24小时出入量,定期测体重。观察病人的生命体征、皮肤黏膜、血液生化检查结果,以判断有无脱水、电解质紊乱、酸碱失衡的临床表现。

3. 对症护理 遵医嘱留取大便标本,及时送检。对肠道传染病所致的腹泻病人,应严格执行隔离消毒。注意腹部保暖,避免受凉。腹泻者可给予腹部热敷以减少肠道蠕动,减轻腹泻。遵医嘱给予抗生素、止泻药及补充液体、电解质及营养物质等。腹泻频繁时,因粪便的刺激,可损伤肛周皮肤。告知病人排便后应用软纸擦拭肛周,动作要轻柔,便后用温水清洗或用 1∶5000 高锰酸钾溶液坐浴，保持肛周皮肤清洁干燥，必要时可涂凡士林、鞣酸或抗生素软膏以保护肛周皮肤，促进损伤处愈合。

4. 用药护理　腹泻诊断未明时，慎用止泻药，以防贻误病情。一般均采取口服补液，宜少量、多次。严重腹泻伴恶心、呕吐，禁食或全身症状明显时，需通过静脉补充水分和电解质。静脉补液时，要注意调节输液速度，尤其是老年病人，输液速度不宜过快，以免引起肺水肿，注意观察。

5. 心理护理　慢性腹泻因反复发生，病人对预后感到担忧，某些腹泻如肠易激惹综合征与精神因素有关。故应注意病人心理状况的评估和护理，鼓励病人配合治疗，稳定病人情绪。

【护理评价】

病人腹泻及其伴随症状是否减轻或消失；有无失水、电解质紊乱的表现；能否合理饮食，体重是否恢复正常；肛门周围皮肤有无糜烂。

四、呕血与黑便

呕血(hematemesis)主要是指屈氏韧带(Treitz)以上的消化道，包括食管、胃十二指肠、胆道、胰腺等部位的出血或反流入胃的血液经口呕出。黑便(black stool)是指消化道出血后，血液在肠道内停留时间过长，血红蛋白中的铁在肠道内经硫化物作用，形成黑色的硫化铁随大便排出使其呈柏油样黑色。呕血与黑便见于上消化道疾病(如食管、胃十二指肠、胆道、胰腺疾病)或全身性疾病导致的上消化道出血(见本章第十节“上消化道大量出血病人的护理”)。

第三节　慢性胃炎病人的护理

案例分析

男，45 岁。近 2 年来反复上腹部胀痛，反酸嗳气，食欲不振。2 天前上述症状加重。平时嗜酒和吸烟。检查：生命体征无异常，消瘦。大便潜血试验(+)，胃镜见胃黏膜呈颗粒状，黏膜血管显露，色泽灰黯，皱壁细小，幽门螺杆菌检测为阳性。临床诊断：慢性萎缩性胃炎。请问：

1. 该病人主要的护理诊断有哪些？
2. 怎样对该病人进行健康教育？

慢性胃炎(chronic gastritis)是由多种病因引起的胃黏膜慢性炎症。按国际上新悉尼系统(update sydney system)的分类方法将慢性胃炎分为非萎缩性、萎缩性和特殊类型三大类。慢性非萎缩性是指不伴有胃黏膜萎缩性改变，胃黏膜层以淋巴细胞和浆细胞浸润为主的慢性胃炎。慢性萎缩性胃炎是指胃黏膜已发生萎缩性改变的慢性胃炎，常伴有肠上皮化生。慢性萎缩性胃炎又可分为多灶性萎缩性胃炎和自身免疫性胃炎两大类。特殊类型胃炎临床少见，如感染性胃炎、化学性胃炎等。慢性胃炎与幽门螺杆菌感染密切相关，我国属幽门螺杆菌高感染国家，因此慢性胃炎发病率在各种胃病中居首位。

【病因与发病机制】

1. 幽门螺杆菌(helicobacter pylori，Hp)感染　幽门螺杆菌感染是慢性胃炎最主要的病因。其机制主要有：①幽门螺杆菌具有鞭毛，且能分泌黏附素使其紧贴上皮细胞，直接侵袭胃黏膜。②幽门螺杆菌分泌的尿素酶可分解尿素产生 NH_3，中和胃酸，既形成了有利于幽门螺杆菌在胃黏膜表面定居和繁殖的中性环境，又可损伤胃上皮细胞。③幽门螺杆菌分泌的空泡毒素 A（Vac A）使胃上皮细胞空泡变性，造成黏膜损害和炎症；④幽门螺杆菌的菌体胞壁还可作为抗原诱导自身免疫反应，损伤胃上皮细胞。

2. 自身免疫　自身免疫性胃炎以含壁细胞的胃体黏膜萎缩为主。壁细胞损伤后能作为自身抗原刺激机体免疫系统产生相应壁细胞抗体和内因子抗体，破坏壁细胞，使胃酸分泌减少乃至缺乏，亦可引起维生素 B_{12} 吸收不良，导致恶性贫血。

3. 饮食和环境因素　流行病学资料显示，饮食中高盐和缺乏新鲜蔬菜、水果与慢性胃炎的发生密切相关。

4. 其他因素　十二指肠液反流、长期饮浓茶或咖啡、过热 / 过冷 / 过于粗糙的食物、长期大量服用非甾体类抗炎药、吸烟、饮酒等，皆可导致胃黏膜损害。

【临床表现】

本病起病缓慢，病程迁延，反复发作，缺乏特异性症状。70%~80% 的病人无任何症状，部分病人表现为上腹痛或不适，食欲不振、上腹饱胀、反酸、嗳气、恶心和呕吐等。少数病人有少量上消化道出血。自身免疫性胃炎病人可出现明显厌食、消瘦、贫血、舌炎等表现。体征多不明显，有时可有上腹部轻度压痛。

【实验室及其他检查】

1. 胃镜及胃黏膜活组织检查　是诊断慢性胃炎最可靠的方法。内镜下慢性浅表性胃炎可见点状、片状或条状红斑，黏膜粗糙不平；慢性萎缩性胃炎可见黏膜呈颗粒状、血管显露、色泽灰黯、皱襞细小。胃黏膜活组织检查可进行病理诊断，并可检测幽门螺杆菌。

2. 幽门螺杆菌检测　可通过侵入性（如快速尿素酶测定、组织学检查等）和非侵入性（如 ^{13}C 或 ^{14}C 尿素呼气试验等）方法检测幽门螺杆菌。

3. 血清学检查　自身免疫性胃炎血清中抗壁细胞抗体和抗内因子抗体可呈阳性，血清促胃泌素水平常明显升高。多灶萎缩性胃炎血清促胃泌素水平正常或偏低。

4. 胃液分析　多灶萎缩性胃炎胃酸分泌正常或偏低，自身免疫性胃炎病人胃酸明显减少或缺乏。

【治疗要点】

1. 根除幽门螺杆菌感染　根据 2006 年全国慢性胃炎共识意见，建议根除幽门螺杆菌治疗适用于：①伴有胃黏膜糜烂、萎缩和肠化生、异型增生；②有消化不良症状者；③有胃癌家族史。根治幽门螺杆菌感染常用三联疗法（详见本章第四节“消化性溃疡病人的护理”）。

2. 对症治疗　胆汁反流者可给予氢氧化铝凝胶和胃动力药以中和胆盐及防止反流。如因非甾体类抗炎药引起者，应停用该药并给予制酸剂或硫糖铝。腹胀、恶心、呕吐者可给予胃动力药如多潘立酮（吗丁啉）、甲氧氯普胺（胃复安）、或西沙必利。胃黏膜肠上皮化生及不典型增生者可应用 β 胡萝卜素、维生素 C 和叶酸等抗氧化以帮助其逆转，定期做内镜随访，观察病变进展情况，重度不典型增生宜予以预防性手术，目前多采用内镜下胃黏膜切除术。自身免疫性胃炎恶性贫血者可肌注维生素 B_{12}，胃酸缺乏者可给予 1% 稀盐酸、胃蛋白酶合剂。

【护理诊断及医护合作性问题】

1. 疼痛：腹痛　与胃黏膜炎性病变有关。

2. 营养失调：低于机体需要量　与食欲不振、消化吸收不良有关。

3. 焦虑　与病情反复、病程迁延有关。

4. 知识缺乏　缺乏慢性胃炎的病因和防治知识。

【护理措施】

（一）一般护理

1. 休息与活动 慢性胃炎缓解期或轻症病人可适当活动，保证充足的睡眠，注意保持生活规律，避免过度劳累；急性发作时应卧床休息。

2. 饮食 给予高热量、高蛋白、高维生素、易消化饮食。注意饮食卫生，宜细嚼慢咽、定时定量，少量多餐。避免摄入过咸、过甜、过辣的刺激性食物，减少食盐摄入量，戒除烟酒。指导病人及家属改进烹饪技巧，增加食物的色、香、味，刺激病人的食欲。低胃酸者宜食用完全煮熟的食物，以利消化吸收，可给予刺激胃酸分泌的食物，如山楂、食醋、鸡汤、浓肉汤等。高胃酸者应避免进食酸性及高脂肪食物。

（二）病情观察

观察病人消化不良有无好转，注意腹痛的部位、性质、发作频次，呕吐物及大便的颜色、量、性状，记录病人每天进餐次数、量、品种，以了解其摄入的营养素能否满足机体需要。定期测量体重，监测有关营养指标的变化，如血红蛋白浓度、血清白蛋白等。

（三）对症护理

恶心、呕吐时让病人做深呼吸动作，或针刺内关、足三里等穴位，或遵医嘱给止吐药物。腹痛时可局部热敷或用针灸内关、合谷、足三里等穴位来缓解疼痛，遵医嘱使用解痉、制酸、止痛药，指导病人避免精神紧张，转移注意力、做缓慢深呼吸，以利于疼痛的缓解。腹胀病人可给予腹部按摩或遵医嘱给予胃动力药物。

（四）用药护理

稀盐酸、胃蛋白酶合剂使用时，宜用吸管送至舌根部咽下，避免接触牙齿，服完后用温开水漱口。胃动力药应饭前服用，不宜与阿托品等解痉剂合用。多潘立酮的不良反应较少，偶见惊厥、肌肉震颤等锥体外系症状。西沙必利有促进小肠运动作用，部分病人可出现腹鸣、稀便或腹泻、腹痛等不良反应。根治幽门螺杆菌药物、抑制胃酸药物、保护胃黏膜药物的护理见本章第四节“消化性溃疡病人的护理”。

（五）心理护理

注意观察病人的心理反应，多与病人沟通，减少因不适造成的烦躁、焦虑等负性情绪。对异型增生及反复发作担心自己患胃癌病人应加以解释、安慰，说明正规治疗及定期随访的重要性，以解除病人的心理负担，树立治疗的信心。

【健康指导】

1. 生活指导 指导病人加强饮食卫生和饮食营养，养成有规律的饮食习惯，避免辛辣、过冷、过热、粗糙的食物以及浓茶、咖啡等饮料，戒除烟酒。保持良好的心理状态，注意劳逸结合，生活规律。

知识链接

防治胃炎“五宜”

1. 宜嚼 细嚼慢咽可以减少粗糙食物对胃黏膜的刺激；
2. 宜节 饮食应有节律，切记暴饮暴食及食无定时；
3. 宜洁 注意饮食卫生，杜绝外界微生物对胃黏膜的侵害；
4. 宜细 尽量做到进食较精细易消化、富有营养的食物；
5. 宜清淡 少食肥、甘、厚、辛辣等食物，少饮酒及浓茶。

2. 疾病知识指导　向病人及家属讲解本病相关知识，指导病人避免诱发因素，避免使用阿司匹林、吲哚美辛、糖皮质激素等对胃黏膜有刺激的药物，必须使用时应同时服用制酸剂或胃黏膜保护剂。嘱病人坚持按医嘱服药，并向病人及家属介绍常用药的用法及注意事项，观察药物的疗效及不良反应。因慢性胃炎可有10%的病人转为胃癌，应指导病人定期复诊。告知病人及家属病情如有变化，应及时就诊。

第四节　消化性溃疡病人的护理

案例分析

男性，52岁，货运司机。反复上腹疼痛4年余。疼痛呈烧灼样，常有午夜痛，伴反酸、嗳气、食欲减退，进食后疼痛可缓解，冬春季好发。近日症状有所加重。平时爱好辛辣食物，吸烟，喝酒。检查：生命体征无异常。上腹部有压痛。胃镜见十二指肠球部黏膜潮红水肿，球腔变形变小，前壁近大弯处有一椭圆形溃疡，边缘光滑，溃疡底部覆盖厚白苔，周围黏膜明显充血、水肿。临床诊断：十二指肠溃疡。请问：

(1) 该病人主要的护理诊断和护理措施是什么？

(2) 如何对该病人进行健康指导？

消化性溃疡（peptic ulcer，PU）主要指发生在胃、十二指肠的慢性溃疡，即胃溃疡（gastric ulcer，GU）和十二指肠溃疡（duodenal ulcer，DU）。因溃疡形成与胃酸 - 胃蛋白酶的消化作用有关，故称消化性溃疡。临床表现特点为慢性过程、周期性发作、节律性上腹部疼痛。消化性溃疡是全球常见疾病，可发生于任何年龄。全世界约有10%的人一生中患过此病。临床上DU较GU多见，两者之比约3∶1。DU好发于青壮年，GU多见于中老年，GU发病高峰较DU约迟10年。秋冬和冬春之交是本病的好发季节。

【病因与发病机制】

胃、十二指肠黏膜具有一系列防御和修复机制，如胃黏液/碳酸氢盐、黏膜屏障、黏膜丰富的血液、上皮细胞更新、前列腺素和表皮生长因子对细胞保护等。正常情况下，当胃十二指肠黏膜受到侵袭因素（如幽门螺杆菌的感染、胃酸和胃蛋白酶的自身消化作用、胆盐、乙醇、药物及其他有害物质对胃肠道黏膜的刺激损伤等）的侵袭后依然能维护黏膜的完整性。消化性溃疡的发生是由于对胃、十二指肠黏膜有损害作用的侵袭因素与黏膜自身防御/修复因素之间失去平衡的结果。这种失平衡可能是由于侵袭因素增强，也可能是防御/修复因素减弱，或两者兼而有之。GU主要是防御/修复因素减弱，DU则主要是侵袭因素增强。

1. 幽门螺杆菌（Hp）感染　是消化性溃疡的主要病因。DU病人的幽门螺杆菌检出率为90%，GU约为70%~80%。Hp感染通过直接或间接作用于胃黏膜的G细胞、D细胞以及壁细胞，导致胃酸分泌增加，Hp感染引起胃黏膜炎症削弱了胃黏膜的屏障功能，破坏了胃黏膜屏障，使氢离子和胃蛋白酶渗入黏膜，发生自身消化作用形成溃疡。

2. 非甾体类抗炎药　非甾体类抗炎药（NSAID）（如阿司匹林、吲哚美辛等）是引起消化性溃疡的另一常见原因。长期服用NSAID可诱发消化性溃疡，阻碍溃疡的愈合，增加溃疡的复发率和出血、穿孔等并发症的发生。NSAID可直接作用于胃、十二指肠黏膜导致损伤，还可通过抑制前列腺素合成，削弱后者对胃、十二指肠黏膜的保护作用。

3. 胃酸和胃蛋白酶　消化性溃疡的最终形成是由于胃酸和胃蛋白酶对黏膜自身消化

所致，而胃蛋白酶的活性取决于胃液 pH 值，当胃液 pH 值 >4 时，胃蛋白酶失活，因此胃酸在其中起决定性作用，是溃疡发生的直接原因。

4. 其他 ①吸烟：吸烟者消化性溃疡的发生率比不吸烟者高，可能与吸烟增加胃酸分泌、减少十二指肠碳酸氢盐分泌、降低幽门括约肌张力和增加黏膜损害性氧自由基等因素有关。②长期饮酒和不良的饮食习惯：烈酒、粗糙和刺激性食物或饮料、饮食失调可引起黏膜的物理性和化学性损伤，破坏胃酸的分泌规律，与消化性溃疡的发生和复发有关。③遗传：消化性溃疡有家庭聚集现象，GU 病人的家族中，GU 的发病率较正常人高 3 倍。O 型血者 DU 的发病率较其他血型高 1.4 倍。④胃十二指肠运动异常：GU 病人常有胃排空延缓，刺激 G 细胞分泌胃泌素，胃泌素能兴奋壁细胞使胃酸分泌增多。还可致十二指肠液反流入胃引起胃黏膜的慢性炎症。⑤应激：长期精神紧张可引起大脑皮质功能紊乱，导致迷走神经兴奋、肾上腺皮质激素分泌增加，胃酸和胃蛋白酶分泌增多，易患消化性溃疡。急性应激可造成应激性溃疡甚至上消化道出血。

知识链接

“漏屋顶”假说

“屋顶”（胃黏膜屏障），保护其下方黏膜组织免受“雨”（胃酸）的损伤。Hp 能伤胃黏膜屏障造成“漏屋顶”，使“雨”漏入屋内（H^+ 反弥散），导致黏膜损伤和溃疡的发生。

【临床表现】

（一）症状

1. 上腹痛 是消化性溃疡的主要症状，但部分病人可无症状，或以出血、穿孔等并发症为首发症状。消化性溃疡的典型特点：①慢性过程：腹痛长期反复发作，病史可达数年至十数年。②周期性发作：发作期与缓解期交替，发作期可为数天、数周或数月。发作常有季节性，多在秋冬或冬春之交发病。过度疲劳、精神紧张、饮食不调或服用与消化性溃疡发病有关的药物可诱发溃疡发作。③节律性疼痛：多数病人上腹痛具有节律性，节律性的消失提示可能发生并发症。消化性溃疡的疼痛特点（表 4-1）如下。

表 4-1 消化性溃疡的疼痛特点

	胃溃疡（GU）	十二指肠溃疡（DU）
疼痛部位	剑突下正中或偏左	剑突下正中或偏右
疼痛时间	进食后 1/2~ 1 小时，至下次进餐前消失，较少发生夜间痛	进食后 2~3 小时，至下次餐后缓解，常有午夜疼痛
疼痛性质	烧灼感或痉挛感	饥饿感或烧灼感
疼痛规律	进食 - 疼痛 - 缓解	疼痛 - 进食 - 缓解

2. 全身症状 病人常伴有嗳气、反酸、流涎、恶心、呕吐等消化不良的症状；还可有失眠、脉缓、多汗等自主神经功能失调的表现。胃溃疡因进食疼痛而影响食欲，久之可导致营养不良、消瘦及贫血。

（二）体征

发作期若无并发症，可仅有剑突下固定而局限压痛点。缓解期无明显体征。

(三)特殊溃疡

1. 无症状性溃疡 约15%~35%消化性溃疡病人无任何症状,以长期服用非甾体类抗炎药病人及老年人多见。多因其他疾病做胃镜或X线胃肠钡餐检查时偶尔发现,或当发生上消化道出血、穿孔等并发症时发现。

2. 老年人溃疡 临床表现多不典型,常无症状或症状不明显,疼痛多无规律,较易出现体重减轻和贫血。老年人胃溃疡多位于胃体上部,溃疡常较大,需与胃癌鉴别。

3. 复合性溃疡 指胃和十二指肠同时存在溃疡,多数情况下DU发生先于GU,男性多见,幽门梗阻发生率较高。

4. 幽门管溃疡 较少见,常伴胃酸分泌过高,主要表现为餐后立即出现较为剧烈而无节律性中上腹疼痛,对抗酸药反应差,易出现幽门梗阻、出血和穿孔等并发症。

5. 球后溃疡 指发生于十二指肠球部以下的溃疡,多位于十二指肠乳头的近端。其夜间痛和背部放射性疼痛较为多见,易出血,药物治疗效果差。

(四)并发症

1. 出血 是消化性溃疡最常见的并发症,50%的上消化道大出血是由消化性溃疡所致。十二指肠溃疡比胃溃疡更易发生出血。出血的临床表现取决于出血的部位、出血的量和速度,可表现为粪便隐血试验阳性、黑粪、呕血,甚至周围循环衰竭、低血容量性休克。

2. 穿孔 溃疡穿孔在临床上可分为急性、亚急性、慢性三种类型,以急性穿孔最常见。急性穿孔的溃疡常位于十二指肠前壁或胃前壁,发生穿孔后胃肠道的内容物渗入腹腔而引起急性弥漫性腹膜炎,主要表现为突发的剧烈腹痛,多自上腹部开始迅速蔓延至全腹,腹肌强直,有明显的压痛和反跳痛,肝浊音界缩小或消失,肠鸣音减弱或消失,部分病人出现休克。亚急性穿孔为邻近后壁的穿孔或穿孔较小只引起局限性腹膜炎,症状较急性穿孔轻。慢性穿孔是溃疡深至浆膜层时已与邻近器官组织粘连,胃肠内容物不流入腹腔,又称为穿透性溃疡,主要表现为腹痛规律变得顽固而持久,常放射至背部。

3. 幽门梗阻 大多由DU或幽门管溃疡引起。急性梗阻多因炎症水肿和幽门部痉挛所致,梗阻为暂时性,随炎症好转而缓解;慢性梗阻主要由于溃疡愈合后瘢痕收缩而呈持久性。幽门梗阻使胃排空延迟,病人可感餐后上腹饱胀不适,频繁呕吐酸腐宿食。严重频繁呕吐可致失水和低氯低钾性碱中毒,常继发营养不良。查体可见蠕动波(胃型),空腹检查胃内有震水声、抽出胃液量>200ml,是幽门梗阻的特征性表现。

4. 癌变 少数GU可癌变。对长期慢性GU病史,年龄在45岁以上,溃疡顽固不愈,粪便隐血试验持续阳性者,应警惕癌变。

【实验室及其他检查】

1. 胃镜和胃黏膜活组织检查 是确诊消化性溃疡的首选检查方法。可直接观察溃疡部位、大小、性质,并可取活体组织作病理学检查和幽门螺杆菌检测。

2. X线胃肠钡餐检查 适用于对胃镜检查有禁忌或不愿接受胃镜检查者。直接征象可见龛影,对溃疡诊断具有确诊价值。间接征象可为局部压痛、十二指肠球部激惹和球部变形、胃大弯痉挛性切迹,仅提示可能有溃疡。

3. 幽门螺杆菌检查 是消化性溃疡的常规检查项目,可作为选择根除幽门螺杆菌治疗方案的依据。可通过侵入性(需作胃镜检查取胃黏膜活组织检测,主要包括快速尿素酶测定、组织学检查作幽门螺杆菌培养等)及非侵入性(^{13}C或^{14}C尿素呼气试验、大便幽门螺杆菌抗原检测等)方法检测幽门螺杆菌,其中 ^{13}C 或 ^{14}C 尿素呼气试验检测幽门螺杆菌的敏感性特异性均较高,常作为根除治疗后复查的首选方法。

4. 粪便隐血试验　隐血试验阳性提示溃疡有活动性,持续阳性,提示有癌变可能。

【治疗要点】

治疗原则为消除病因、控制症状、愈合溃疡、预防复发及防治并发症。

1. 药物治疗

(1) 降低胃酸的药物:包括抗酸药和抑制胃酸分泌药两类。①抗酸药:与胃内盐酸作用形成盐和水,使胃内酸度降低,对缓解溃疡疼痛症状有较好效果。常用碱性抗酸药有氢氧化铝、铝碳酸镁及其复方等,长期和大量应用不良反应较大,目前很少单一应用抗酸药来治疗溃疡。② H_2 受体拮抗剂(H_2RA):能阻止组胺与 H_2 受体结合,使壁细胞分泌胃酸减少。常用药物有西咪替丁 800mg/d、或雷尼替丁 300mg/d、或法莫替丁 40mg/d,可分两次口服或睡前顿服,服药后基础胃酸分泌尤其是夜间胃酸分泌明显减少。③质子泵抑制剂(PPI):是目前抑制胃酸分泌作用最强的药物,其作用于壁细胞 H^+-K^+-ATP 酶,使其不可逆地失去活性,导致壁细胞内的 H^+ 不能转移至胃腔中而抑制胃酸分泌。常用药物有奥美拉唑 40mg、或兰索拉唑 30mg、或泮托拉唑 40mg,每日 1 次服用。

(2) 胃黏膜保护剂:①枸橼酸铋钾(CBS):能与溃疡面渗出的蛋白质相结合,形成防止胃酸和胃蛋白酶侵袭的保护屏障,具有保护胃黏膜和抗幽门螺杆菌的作用,常用剂量是 120 mg,每日 4 次,4 周为 1 个疗程。②硫糖铝:可与溃疡面上带阳电荷的渗出蛋白结合,形成覆盖于溃疡的保护膜,还可刺激局部内源性前列腺素合成,对黏膜起保护作用,常用剂量是 1.0g,每日 4 次,每日餐前 30 分钟及睡前各 1g,嚼服。③前列腺素类药物:如米索前列醇,能增强胃黏膜防御能力。

(3) 根除幽门螺杆菌治疗:凡有幽门螺杆菌感染的消化性溃疡,无论初发或复发、活动或静止、有无合并症,均应给予根除幽门螺杆菌治疗。目前多采用以质子泵抑制剂(PPI)或胶体铋剂为基础加上两种抗生素的三联疗法(表 4-2)。

表 4-2　根治 Hp 的三联疗法

PPI 或胶体铋剂		抗菌药物	
奥美拉唑	40mg/d	克拉霉素	500~1000mg/d
兰索拉唑	60mg/d	阿莫西林	1000~2000mg/d
胶体次枸橼酸铋	480mg/d	甲硝唑	800mg/d
选择一种		选择两种	
上述剂量分 2 次服,疗程 7~14 天			

2. 手术治疗　对于大量出血经内科紧急处理无效、急性穿孔、瘢痕性幽门梗阻、内科治疗无效的顽固性溃疡以及胃溃疡疑有癌变者可行手术治疗。

【护理诊断及医护合作性问题】

1. 疼痛:腹痛　与胃酸刺激溃疡面,引起化学性炎症反应等有关。
2. 营养失调:低于机体需要量　与摄食量减少或频繁呕吐有关。
3. 潜在并发症　出血、穿孔、幽门梗阻、癌变。
4. 焦虑　与疼痛、疾病反复发作、病程迁延有关。

5. 知识缺乏 缺乏消化性溃疡病因及防治知识。

【护理措施】

（一）一般护理

1. 休息与活动 溃疡活动期，症状较重或有并发症者，应卧床休息，以缓解疼痛等症状。溃疡缓解期，鼓励病人适当活动，劳逸结合，以不感到劳累和诱发疼痛为原则，避免餐后剧烈运动。

2. 饮食 向病人解释加强营养、调整饮食的重要性，指导合理的饮食。①进餐方式：指导病人有规律地定时进食，在溃疡活动期，以少食多餐为宜，每天进餐4~5次，避免餐间零食和睡前进食，使胃酸分泌有规律，症状控制后尽快恢复正常的饮食规律。饮食不宜过饱，以免胃窦部过度扩张而增加胃泌素的分泌。进餐时应细嚼慢咽。②食物选择：选择营养丰富、易消化、刺激性小的食物。除症状较重或并发出血等情况外，病人一般无需规定特殊食谱。若症状较重主食以面食为主，因面食柔软、含碱、易消化并能中和胃酸。不习惯者可改为软饭、米粥代替。由于蛋白质类食物具有中和胃酸作用，适当饮用脱脂牛奶，宜安排在两餐之间饮用，因其钙质吸收有刺激胃酸分泌，故不宜多饮。脂肪可刺激十二指肠分泌抑促胃液素，抑制胃酸分泌，但因其在胃内排空较慢，胃窦扩张，导致胃酸分泌增多，故脂肪摄入应适量。忌食粗糙、辛辣刺激性强的食物，如生、冷、硬、粗纤维较多的蔬菜和水果（洋葱、韭菜、芹菜等）、咖啡、浓茶、浓肉汤、辣椒、酸醋等调味品。

（二）病情观察

注意观察腹痛的部位、性质和程度及规律性有无改变，有无恶心、呕吐，以及呕吐物的量、性状、颜色，若出现突发剧痛，应考虑有无穿孔的可能；若出现频繁呕吐、呕吐物呈酸酵味，应考虑幽门梗阻的发生。若呕血或粪呈柏油样便，应考虑并发出血的可能。一旦出现并发症征象，应及时通知医生，积极配合做好各项护理工作。

（三）对症护理

1. 腹痛 向病人解释疼痛的原因和机制，指导其减少或去除加重和诱发疼痛的因素，如服用NSAID药者，若遵医嘱可停药或换用对胃黏膜损伤小的药物（如塞来昔布、罗非昔布）。观察腹痛规律和特点，并按其疼痛特点指导缓解疼痛的方法，如DU有空腹痛或夜间痛者，可指导病人进食碱性食物（如苏打饼干等），或服用抑酸剂等。也可采用局部热敷或针灸止痛等方法（见本章第二节“腹痛”相关内容）。

2. 出血 应避免促发出血的诱因，如饮酒、劳累、焦虑、服用阿司匹林等。注意病情观察，一旦发现，应立即通知医生，配合治疗（见本章第十节“上消化道大量出血病人的护理”）。

3. 穿孔 一旦确定应立即禁食，插置胃管抽吸、引流胃内容物作胃肠减压，如病人无休克应将病人的床头抬高35°~45°，使腹肌较为松弛和利于胃肠漏出物向下腹部及盆腔处引流，可减轻腹痛和减少有毒物质的吸收。迅速建立静脉通路、输液和备血，做好各项术前准备。

4. 幽门梗阻 轻者可进流质饮食，重者应禁食禁水，插胃管连续胃肠减压（抽吸72小时）。每天清晨和睡前用3%盐水或2%碳酸氢钠溶液洗胃，保留1小时后排出，可减轻炎症，缓解梗阻症状。保持口腔清洁。加强支持疗法，保证机体能量供给，静脉补液2000~3000ml/d，遵医嘱予以解痉治疗。注意观察病人呕吐量、呕吐物性质、气味。记录出入水量，测血电解质及血气分析。经上述治疗无效时应做好手术准备。

（四）用药护理

遵医嘱用药，注意观察药效及不良反应。

1. 抗酸药　如氢氧化铝凝胶等，应在餐后1小时和睡前服用。服用片剂时应嚼服，乳剂服药前应充分摇匀。抗酸药应避免与奶制品同时服用，因两者相互作用可形成络合物，也不宜与酸性食物及饮料同服。氢氧化铝凝胶能阻碍磷的吸收，引起磷缺乏症，表现为食欲不振、软弱无力等症状，甚至可导致骨质疏松。长期大量服用还可引起严重便秘、代谢性碱中毒与钠潴留，甚至造成肾损害。

2. H_2受体拮抗剂　应在餐中或餐后即刻服用，也可把一天的剂量在睡前服用。若与抗酸药同时服用，应间隔1小时以上。静脉给药应注意控制滴速，速度过快可引起低血压和心律失常。西咪替丁可致男性乳腺发育、阳痿及性功能紊乱，亦可损害肾脏，少数病人还可出现一过性肝损害和粒细胞缺乏等，如出现上述情况应及时通知医生进行处理。哺乳期妇女禁用。

3. 质子泵抑制剂　奥美拉唑可引起头晕，特别是用药初期，应嘱病人避免开车或从事其他必须高度集中注意力的工作。兰索拉唑的主要不良反应包括荨麻疹、皮疹、瘙痒、头痛、口苦、肝功能异常等，严重时应及时停药。

4. 保护胃黏膜药　枸橼酸铋钾，在酸性环境中起作用，故宜在餐前半小时服用。不宜与抗酸药同服。服用过程中可使齿、舌发黑，可用吸管直接吸入。部分病人服药后出现便秘和粪便变黑，停药后可自行消失，应向病人解释。硫糖铝，可引起便秘、口干、皮疹、眩晕、嗜睡等不良反应，宜在进餐前1小时服用。不能与多酶片同服，以免降低两者的效价。在酸性环境中能起到保护作用，故不宜与碱性药物合用。米索前列醇，可引起子宫收缩，孕妇禁用。与抗酸药合用时会加重本药所致的腹泻、腹痛等不良反应。

5. 抗菌药物　服用阿莫西林前应询问病人有无青霉素过敏史，应用过程中注意有无迟发型过敏反应的出现，如皮疹等。服用甲硝唑可引起恶心、呕吐等胃肠道反应，应在餐后半小时服用。

（五）心理护理

护士应与病人多接触、交谈，鼓励病人说出自己的心理感受，以评估焦虑的原因及程度。向病人说明紧张焦虑可增加胃酸分泌，诱发和加重溃疡。向病人解释本病临床表现特点及治疗效果，增强其对治疗的信心。介绍松弛技巧及分散注意力方法，使病人保持乐观的情绪。注意环境安静，减少刺激，必要时遵医嘱给予镇静药以减轻、消除焦虑情绪。

【健康指导】

1. 生活指导　指导病人避免精神过度紧张，保持良好的心态。养成良好的生活习惯，生活规律。注意饮食卫生，定时进食，少量多餐，细嚼慢咽；避免暴饮暴食、过冷、过热、辛辣、油炸和过酸的食物，禁饮咖啡、浓茶等饮料；戒烟、禁酒。

2. 疾病知识指导　向病人及家属讲解本病相关知识，指导其避免诱发因素。指导病人遵医嘱坚持治疗，忌用或慎用对胃黏膜有损害的药物，如阿司匹林、咖啡因、糖皮质激素、利血平等。向病人和家属介绍常用药物的使用方法及不良反应，教会病人正确用药。观察病情变化，定期门诊复查。告知病人及家属消化性溃疡常见并发症的临床表现，病人一旦出现应及时就诊。

第五节　溃疡性结肠炎病人的护理

案例分析

女性，35 岁。6 年前无明显诱因出现左下腹痛、腹泻，每日 5~7 次，为黏液脓血便，伴里急后重，经治疗后好转。以后上述症状多次发作。1 周前因进食冷饮后再次出现左下腹痛、腹泻，每日 6~8 次，为黏液脓血便。体检：T 38.6℃、P 78 次 / 分、R 20 次 / 分、BP 110/70mmHg。腹平软，左下腹部压痛，无反跳痛及肌紧张，肠鸣音 6 次 / 分。粪常规：外观呈黏液状，隐血阳性，RBC 2 个 /HP，WBC 40 个 /HP。临床诊断：溃疡性结肠炎。请问：

（1）该病人主要的护理诊断有哪些？

（2）对该病人应采取哪些护理措施？

溃疡性结肠炎（ulcerative colitis，UC）是一种病因不明的直肠和结肠慢性非特异性炎症性疾病。病变主要限于大肠黏膜与黏膜下层，以溃疡为主。主要症状有腹泻、脓血便、腹痛和里急后重。病程漫长，病情轻重不一，常反复发作。本病多见于20~40岁，男女发病率无明显差别。

【病因与发病机制】

病因尚未完全清楚，可能与下列因素有关。

1. 环境因素　溃疡性结肠炎的发病率持续增加，且有明显的地域差异，以社会经济高度发达的北美、北欧增加最快。说明环境因素的变化在溃疡性结肠炎发病中起重要作用，如饮食、吸烟等。

2. 遗传因素　溃疡性结肠炎病人一级亲属发病率显著高于普通人群。单卵双胎可同患本病。我国溃疡性结肠炎病人中 HLA-30/31 抗原频率明显高于对照组，且与病情严重程度有一定关系。这些都提示溃疡性结肠炎的发病可能与遗传有关。

3. 感染因素　本病可能与痢疾杆菌或溶组织阿米巴感染有关。

4. 免疫因素　一般认为肠道黏膜免疫系统在溃疡性结肠炎肠道炎症发生、发展、转归过程中发挥重要作用。

5. 精神因素　应激事件、重大精神创伤后可诱发本病。

病变部位主要位于结肠的黏膜层，呈弥漫性分布，且以溃疡为主，多累及直肠和乙状结肠，并可向近端扩展，以至遍及整个结肠。

病变多数在直肠和乙状结肠，病灶呈延续性非结段分布，一般仅限于黏膜和黏膜下层，少数重症者可累积肌层。结肠炎症在反复发作的慢性过程中，大量新生肉芽组织增生，出现炎性息肉。黏膜因不断破坏和修复，丧失其正常结构，且由于溃疡愈合形成瘢痕，黏膜肌层与肌层增厚，使结肠变形缩短，结肠袋消失，甚至出现肠腔狭窄。少数病人有结肠癌变，以恶性程度较高的未分化型多见。

【临床表现】

（一）症状

1. 消化系统表现　主要表现为腹泻、黏液脓血便和腹痛。①腹泻和黏液脓血便：腹泻主要与炎症导致大肠黏膜对水钠吸收障碍以及结肠运动功能失常有关，黏液脓血为炎症渗出和黏膜糜烂及溃疡所致。黏液脓血便是本病活动期的重要表现。排便次数和便血程度反映病情严重程度，轻者排便每日 2~4 次，粪便呈糊状，可混有黏液脓血，便血轻或无；重者腹泻可达每日10次以上，大量脓血，甚至呈血水样。病变限于直肠和乙状结肠的病人，偶有腹泻与便秘交替的现象。②腹痛：轻者或缓解期病人多无腹痛或仅有腹部不适，活动期有轻或中度腹痛，为左下腹或下腹的阵痛。有疼痛-便意-便后缓解的规律，多伴有里急后重，为直肠炎症刺激所致。若并发中毒性结肠扩张或腹膜炎，则腹痛剧烈而持续。③其他：可有腹胀、食欲不振、恶心、呕吐等。

2. 全身表现　轻者常不明显。中、重型病人活动期有低热或中等度发热，高热多提示有并发症或见于急性暴发性。重症病人可出现衰弱、低蛋白血症、水和电解质平衡紊乱等表现。

3. 肠外表现　主要表现为外周关节炎、结节性红斑、坏疽性脓皮病、口腔黏膜溃疡、虹膜睫状体炎等。

（二）体征

病人呈慢性病容，精神状态差，重者呈消瘦贫血貌。轻者仅有左下腹轻压痛，重者可有明显的鼓肠、腹部压痛。

（三）并发症

可并发中毒性结肠扩张、直肠结肠癌变、大出血、急性肠穿孔、肠梗阻等。

（四）临床分型

1. 根据病情程度分型：①轻型：腹泻每日4次以下，便血轻或无，无发热、脉速，贫血无或轻，血沉正常。②中型：介于轻、重度之间，一般指腹泻每日4次以上，仅伴有轻微全身表现。③重型：腹泻每日6次以上，有明显黏液血便，T>37.7℃，P>90次/分，Hb≤75g/L，ESR>30mm/h，血清白蛋白<30g/L，短期内体重明显减轻。

2. 根据病程经过分型　①初发型：首次发作。②慢性复发型：最多见，发作期与缓解期交替。③慢性持续型：症状持续半年以上，间有症状加重的急性发作。④急性暴发型：少见，急性起病，病情严重，常出现各种并发症。

【实验室及其他检查】

1. 血液检查　中、重度者可有红细胞和血红蛋白减少。活动期白细胞计数增高、红细胞沉降率增快和C反应蛋白增高。重症病人可有血清白蛋白下降。

2. 粪便检查　粪便肉眼检查常见黏液血便，显微镜检见红、白细胞或脓细胞，急性发作期可见巨噬细胞。

3. 结肠镜检查　是本病诊断的最重要手段之一。内镜下可见病变黏膜充血和水肿，粗糙呈颗粒状，质脆易出血。黏膜上有多发性浅溃疡，散在分布，亦可融合，表面附有脓性分泌物。慢性病变者可见假性息肉，结肠袋变钝或消失。

4. X线钡剂灌肠检查　可见黏膜粗乱或有细颗粒改变，也可呈多发性小龛影或小的充盈缺损、肠壁变硬、结肠袋消失。重型或爆发型一般不宜做此检查。

【治疗要点】

治疗原则为控制急性发作，缓解病情，减少复发，防治并发症。

1. 氨基水杨酸制剂　柳氮磺吡啶（SASP）是治疗本病的首选药物。适用于轻型、中型或重型经糖皮质激素治疗已缓解者。用药方法：活动期4g/d，分4次口服，用药3~4周；病情缓解后可减量使用3~4周，然后改为维持量2g/d，分次口服，维持1~2年。也可用美沙拉嗪、奥沙拉嗪、巴柳氮等其他氨基水杨酸制剂。

2. 糖皮质激素　适用于对氨基水杨酸制剂疗效不佳的轻、中型病人，特别是重型活动期病人及急性暴发型病人。常用泼尼松口服40mg/d，重症病人常先予氢化可的松

200~300mg/d 或地塞米松 10mg/d，静脉滴注 7~14 天后改为泼尼松 60mg/d 口服，病情缓解后逐渐减量至停药。

3. 免疫抑制剂　硫唑嘌呤或硫嘌呤可用于对糖皮质激素治疗效果不佳或对糖皮质激素依赖的慢性持续性病例。

4. 手术治疗　并发大出血、肠穿孔、中毒性结肠扩张、结肠癌或经积极内科治疗无效者可选择手术治疗。

知识拓展

治疗溃疡型结肠炎新药——英夫利西（infliximab）

TNF-α 是由单核巨噬细胞产生的一种具有多种生物学效应的炎性介质，在克罗恩病、溃疡型结肠炎等疾病的发病中起着关键的作用。英夫利西是肿瘤坏死因子（TNF-α）单克隆嵌合体 IgGl 抗体，特异性结合 TNF-α。通过诱导产生 TNF-α 的炎症细胞发生凋亡而起作用。

【护理诊断及医护合作性问题】

1. 腹泻　与炎症导致肠黏膜对水钠吸收障碍及结肠运动功能异常有关。
2. 疼痛：腹痛　与肠道炎症、溃疡有关。
3. 营养失调：低于机体需要量　与长期腹泻和吸收障碍有关。
4. 有体液不足的危险　与炎症导致腹泻频繁有关。
5. 焦虑　与病情反复迁延有关。
6. 潜在并发症　中毒性结肠扩张、大出血、癌变、急性肠穿孔、肠梗阻。

【护理措施】

（一）一般护理

1. 休息与活动　轻者适当休息，重型病人应卧床休息，以减少胃肠蠕动，减轻腹泻、腹痛症状。

2. 饮食　指导病人食用细软、易消化、少纤维素、富含营养、有足够热量的食物，维持机体代谢的需要。避免食用冷饮、水果、多纤维的蔬菜及其他刺激性食物，忌食牛乳和乳汁品。急性发作期病人，应进流质或半流质饮食，病情严重者应禁食，遵医嘱给予静脉高营养以改善全身状况，使肠道得以休息，有利于减轻炎症和控制症状。应注意给病人提供良好的进餐环境，以增进病人食欲。

（二）病情观察

观察并记录排便的次数、量和性状。观察饮食、定期测体重，监测血红蛋白、血清白蛋白等，了解病人的营养状况。观察皮肤黏膜的弹性、血压及电解质检查结果以判断有无脱水表现。观察腹痛的部位、性质、程度及生命体征的变化，警惕中毒性结肠扩张、大出血、肠梗阻、肠穿孔等并发症发生。如病情恶化、毒血症明显、高热伴腹胀、腹部压痛、肠鸣音减弱或消失，或出现腹膜刺激征，提示有并发症应立即与医师联系协助抢救。

（三）对症护理

腹痛、腹泻：见本章第二节“腹痛、腹泻”的护理措施。

（四）用药护理

遵医嘱用药，注意药物的不良反应，如应用 SASP 时，病人可出现恶心、呕吐、皮疹、粒细胞减少等，应嘱病人餐后服药，服药期间定期复查血象。应用糖皮质激素者，不可随意停药，防止出现反跳现象。

（五）心理护理

溃疡性结肠炎的病人由于病程迁延反复，大多有抑郁或焦虑。护理人员应使病人及家属认识到精神因素可成为溃疡性结肠炎的诱发和加重因素，通过心理疏导鼓励病人树立战胜疾病的信心，促进病人治疗的主动性，教会病人注意生活中的自我调节，以平和的心态应对疾病，保持乐观情绪，配合治疗。

【健康指导】

1. 生活指导 指导病人合理休息与活动，避免精神紧张、过度劳累。摄入足够的营养，忌生冷和饮酒，避免多纤维及刺激性食物。

2. 疾病知识指导 向病人及家属介绍疾病有关知识，了解本病的长期性、反复性；说明良好的心态及正确自我护理对缓解症状、控制病情、预防复发的重要性。指导病人保持稳定的情绪，树立战胜疾病的信心。嘱病人遵医嘱用药，坚持治疗，了解药物的疗效及不良反应，不要随意换药或停药，出现不适症状如疲乏、头痛、发热、手脚发麻、排尿不畅等症状，应及时就医。教会病人进行病情观察，定期门诊复诊。告知病人及家属中毒性结肠扩张、出血、肠梗阻、肠穿孔等并发症的表现，使病人能及时发现并就诊。

第六节 肠结核与结核性腹膜炎病人的护理

肠结核（intestinal tuberculossis）是由于结核分枝杆菌侵犯肠道引起的慢性特异性感染，结核性腹膜炎（tubercculous peritonitis）则是由结核分枝杆菌侵犯腹膜引起的慢性弥漫性腹膜感染。多见于中青年，女性较男性多见。近年肠结核与结核性腹膜炎的发病率有逐渐下降趋势，但仍不少见。

一、肠结核

案例分析

女性，26岁。低热、腹泻3个月，大便为糊状，无黏液脓血，近1周出现呕吐、脐周阵发性疼痛。体检：T 37.8℃、P 86次/分、R 20次/分、BP 110/70mmHg。右下腹可触及4cm×5cm大小包块，质中等，轻压痛，肠鸣音亢进。ESR 67mm/h，PPD皮试硬结直径15mm。临床诊断：肠结核。请问：

(1) 该病人主要的护理诊断有哪些？

(2) 对该病人应采取哪些护理措施？

【病因与发病机制】

90%以上肠结核由人型结核分枝杆菌引起，少数由牛型结核分枝杆菌引起。结核分枝杆菌侵犯肠道主要经口感染，病人多由开放性肺结核或喉结核，因经常吞咽含有结核分枝杆菌的痰液，或经常与开放性肺结核病人共餐而忽视餐具消毒隔离，或饮用未经消毒的带菌牛奶或乳制品等而致病。当结核分枝杆菌进入肠道后，由于肠内容物在回盲部停留时间较长，且回盲部淋巴组织丰富，故肠结核主要发生在回盲部，也可发生在升结肠、空肠、横结肠、降结肠、阑尾、十二指肠和乙状结肠，直肠少见。肠结核的发病是人体和结核分枝杆菌相互作用的结果，当入侵的结核分枝杆菌数量多、毒力强，且人体免疫功能低下、肠功能紊乱引起局部抵抗力减弱时才可发病。本病病理变化因人体对结核分枝杆菌的免疫力与过敏反应的情况而异。若人体过敏反应强，病变以渗出为主；当侵入的结核杆菌数量多、毒力大，可有干酪样坏死，形成溃疡，称为溃疡型肠结核。若人体免疫状况好、感染轻，则表现为肉芽组织增生和纤维化，称为增生型肠结核。兼有两种病变者称为混合型或溃疡增生型肠结核。

【临床表现】

肠结核大多数起病缓慢，早期症状可不明显，病人常伴有活动性肠外结核，容易被忽视。

（一）症状

1. 全身症状和肠外结核表现　溃疡性肠结核多有结核毒血症，表现为长期不规则低热、盗汗、贫血和乏力，如同时有活动性肠外结核也可呈弛张热或稽留热。增生型者全身情况一般较好。

2. 腹痛　多位于右下腹或脐周，间歇性发作，于进餐后加重，疼痛伴便意，排便后可有不同程度的缓解。其发生可能与进餐引起胃肠反射或肠内容物通过炎症、狭窄肠段，引起局部肠痉挛或加重肠梗阻有关。

3. 腹泻与便秘　腹泻是溃疡性肠结核的主要表现之一。粪便呈糊状或稀水状，不含黏液或脓血，不伴里急后重。有时腹泻与便秘交替。增生型肠结核以便秘为主。

（二）体征

腹部肿块为增生型肠结核病人主要体征，多位于右下腹，质地中等，较固定，伴压痛。而溃疡型者亦可因病变肠段和周围肠段、肠系膜淋巴结粘连形成腹部肿块。

（三）并发症

多在晚期出现，主要有肠梗阻、瘘管形成，肠出血少见，也可并发结核性腹膜炎，偶有急性肠穿孔。

【实验室及其他检查】

1. 实验室检查　溃疡性肠结核可有不同程度贫血，白细胞总数一般正常。血沉多明显加快，可作为评估结核病活动程度的指标之一。结核菌素试验强阳性有辅助诊断作用。

2. X线检查　X线胃肠钡餐造影或钡剂灌肠检查对肠结核的诊断具有重要意义。溃疡型肠结核表现为X线钡影跳跃征象，即钡剂在病变肠段排空快，充盈不佳，呈激惹状态，病变的上下肠段充盈良好。增生型肠结核表现肠腔变窄，肠段缩短变形，回肠和盲肠的正常角度消失。

3. 结肠镜检查　内镜下见回盲部等处黏膜充血、水肿，溃疡形成，大小及形态各异的炎症息肉，肠腔变窄等。如果活检找到干酪样坏死性肉芽肿或结核分枝杆菌则可以确诊。

【治疗要点】

1. 抗结核化学药物治疗　是本病治疗的关键。治疗方案详见第二章第十节“肺结核病人的护理”。

2. 对症治疗　严重腹泻或摄入不足者，应注意纠正水、电解质和酸碱平衡紊乱。腹痛可应用阿托品等药物解痉、止痛。对不完全肠梗阻者，需行胃肠减压。

3. 手术治疗　并发完全性肠梗阻、急性肠穿孔、慢性肠穿孔形成肠瘘、肠道大量出血经积极抢救不能止血者均适宜手术治疗。

二、结核性腹膜炎

【病因与发病机制】

多数病人继发于体内其他部位的结核病，肠结核、肠系膜淋巴结核、输卵管结核等结核病灶可直接蔓延至腹膜，是本病的主要感染途径，少数由血行播散引起。病理改变一般可分为渗出、粘连、干酪三型，以前两型为多见，可混合存在。

【临床表现】

（一）症状

1. 全身症状　结核毒血症常见，主要是发热和盗汗。以低热与中等热多见，约 1/3 病人有弛张热，少数可呈稽留热。高热伴有明显毒血症主要见于渗出型、干酪型，或见于伴有粟粒性肺结核、干酪样肺炎等严重肺结核的病人。后期有营养不良，出现消瘦、水肿、贫血、舌炎、口角炎等。

2. 腹痛　多位于脐周、右下腹，间歇性发作，常为痉挛性阵痛，进餐后可加重，排便或肛门排气后缓解。如腹痛呈阵发性加剧，提示并发不完全性肠梗阻。

3. 腹泻与便秘　腹泻常见，排便次数因病变严重程度和范围不同而异，粪便呈糊状，一般不含有脓血，不伴有里急后重。有时腹泻与便秘交替出现。

4. 腹胀　常有腹胀，多为结核毒血症或腹膜炎伴有肠功能紊乱引起，也可因腹水或肠梗阻所致。

（二）体征

1. 腹部压痛与反跳痛　多数有腹部轻微压痛，少数明显，且有反跳痛，常见于干酪型结核性腹膜炎。

2. 腹壁柔韧感　是结核性腹膜炎的临床特征，与腹膜慢性炎症、增厚、粘连有关。

3. 腹部包块　多见于粘连型或干酪型。多位于脐周，大小不一，边缘不整，表面粗糙，不易推动。

4. 腹水　多为少量至中量腹水。

（三）并发症

肠梗阻最常见，多见于粘连型。肠瘘多见于干酪型。

【实验室及其他检查】

1. 血液检查　可有轻度至中度贫血，干酪型病人或腹腔结核病灶急性扩散时，白细胞计数增高。多数病人红细胞沉降率增快，可作为活动性病变指标。

2. 结核菌素试验　呈强阳性有助本病诊断。

3. 腹水检查　腹水多为草黄色渗出液，少数为血性，偶有乳糜性。结核性腹膜炎的腹水腺苷脱氨酶活性常增高。

4. X 线检查　腹部 X 线平片检查可见到散在钙化影，为肠系膜淋巴结钙化。胃肠 X 线钡餐检查可发现肠粘连、肠结核、肠瘘、肠腔外肿块等征象。

5. 腹腔镜检查　一般适用于有游离腹水的病人，可窥见腹膜、网膜、内脏表面有散在或集聚的灰白色结节，浆膜失去正常光泽、混浊粗糙。活组织检查有确诊价值。腹腔镜检查禁用于有广泛腹膜粘连者。

【治疗要点】

1. 抗结核化学药物治疗　详见第二章第十节“肺结核病人的护理”。对粘连或干酪型病例，由于大量纤维增生，药物不易进入病灶，需加强药物的联合应用，并适当延长疗程。

2. 腹腔穿刺放液治疗　如有大量腹水，可适当放腹水以减轻症状。

3. 手术治疗　对内科治疗未见好转的肠梗阻、肠穿孔及肠瘘均适宜手术治疗。

三、肠结核与结核性腹膜炎病人的护理

【护理诊断及医护合作性问题】

1. 疼痛：腹痛　与肠结核、腹膜炎症及伴有肠梗阻或盆腔结核有关。

2. 腹泻　与溃疡性肠结核、结核性腹膜炎所致肠功能紊乱有关。

3. 营养失调：低于机体需要量　与结核杆菌毒素所致毒血症、消化吸收功能障碍有关。

4. 知识缺乏　缺乏肠结核和结核性腹膜炎相关知识。

5. 潜在并发症　肠梗阻、肠穿孔、肠瘘、腹腔脓肿。

【护理措施】

（一）一般护理

1. 休息与活动　嘱病人卧床休息，减少活动，降低代谢，减少毒素的吸收。

2. 饮食　应与病人及家属共同制定饮食计划，保证营养摄入。应给予高热量、高蛋白、高维生素、易消化的食物。腹泻明显的病人应少食乳制品、富含脂肪的食物和粗纤维食物，以免加快肠蠕动。严重营养不良者应协助医师进行静脉营养治疗，以满足机体代谢需要。

（二）病情观察

严密观察腹痛的性质、部位及伴随症状，正确评估病情进展状况。如病人疼痛突然加重，压痛明显，或出现便血等应及时报告医师并积极配合采取抢救措施。

（三）对症护理

腹痛、腹泻　见本章第二节“腹痛、腹泻”的护理措施。

（四）用药护理

抗结核药物治疗护理见第二章第十节“肺结核病人的护理”有关内容。解痉、止痛药物，如阿托品可松弛肠道平滑肌缓解腹痛，但由于同时抑制唾液腺的分泌，可出现口干现象，应嘱病人多饮水，以解除不适。

（五）心理护理

由于肠结核和结核性腹膜炎病程长、结核毒血症状、腹痛和腹泻等不适，病人易产生焦虑情绪。应多与病人交流，介绍有关肠结核和结核性腹膜炎的相关知识，说明早期、合理、适量应用抗结核药物的重要性。指导病人掌握放松的技巧，改变生活方式，保持轻松愉快的心情，以缓解紧张、焦虑。

【健康指导】

1. 生活指导　指导病人保证充足的休息，规律生活，劳逸结合，保持良好的心态，增强机体抵抗力。给予高热量、高营养、高蛋白、富含维生素的少渣饮食，少食多餐。戒烟酒。

2. 疾病知识指导　向病人及家属解释肠结核和结核性腹膜炎疾病相关知识，配合医师对原发结核病积极治疗。加强有关结核病的卫生宣教，指导病人有关消毒、隔离等知识，防止结核菌的传播，注意个人卫生，提倡用公筷进餐及分餐制，牛奶应消毒后饮用，对结核病人的粪便要消毒处理等。指导病人坚持按医嘱服药，忌随意停药或减量，学会观察药物的不良反应。定期复查，根据病情变化调整治疗方案。

（王进军）

第七节 肝硬化病人的护理

案例分析

男，58岁。乙型肝炎病史15年。近2个月来，食欲减退、恶心、厌食、乏力、腹胀。近2周上述症状加重，并出现低热、尿少而来院就诊。体检：T 37.8℃、P 120次/分、R 28次/分、BP 130/82mmHg。巩膜黄染，腹部膨隆，移动性浊音阳性，肝略缩小，脾肿大。B超检查见肝内纤维增生，肝硬化结节形成，门静脉和脾静脉增宽。血常规检查全血细胞减少。临床诊断：肝硬化失代偿期。请问：

(1) 目前主要存在的护理诊断有哪些？如何护理？

(2) 常见的并发症有哪些？如何对该病人进行健康指导？

肝硬化(hepafic cirrhosis)是由不同病因引起的慢性、进行性、弥漫性肝病。病理特点为广泛的肝细胞变性坏死、再生结节形成、结缔组织增生及纤维化，正常肝小叶结构破坏和假小叶形成，致使肝脏血液循环障碍和肝细胞功能丧失，肝脏逐渐变硬变形。临床以肝功能损害和门静脉高压为主要表现，晚期可出现上消化道大出血、肝性脑病等严重并发症。肝硬化是常见病，世界范围内的年发病率约为100(25~400)/10万，病人以青壮年男性多见，发病高峰年龄在35~50岁，男性多于女性。

【病因与发病机制】

引起肝硬化的原因在国内以病毒性肝炎最为常见，国外以乙醇中毒多见。

1. 病毒性肝炎(肝炎后肝硬化) 主要是乙型肝炎，其次是丙肝，或乙肝合并丁肝感染。而甲型和戊型肝炎一般不发展为肝硬化。

2. 慢性酒精中毒 长期大量饮酒(每日摄入乙醇80g达10年以上)，乙醇及中间代谢产物(乙醛)的毒性作用，引起酒精性肝炎，继而发展为肝硬化。

3. 循环障碍 慢性充血性心力衰竭、心包炎、肝静脉和(或)下腔静脉阻塞等使肝脏长期淤血，肝细胞缺氧坏死、结缔组织增生，最终引起肝硬化。

4. 胆汁淤积 持续肝内淤胆或肝外胆管阻塞时，高浓度胆酸及胆红素可作用于肝细胞，引起原发性或继发性胆汁肝硬化。

5. 药物或化学毒物 长期服用某些药物如双醋酚丁、甲基多巴等，或长期接触某些化学毒物如磷、砷、四氯化碳等，可引起中毒性肝炎，最终演变为肝硬化。

6. 血吸虫病 反复或长期感染血吸虫病者，虫卵沉积在汇管区，虫卵及代谢毒物的刺激引起肝脏结缔组织增生，导致肝纤维化和门静脉高压，称之为血吸虫病性肝硬化。

7. 营养障碍 食物中长期缺乏蛋白质、维生素、胆碱等抗脂肪肝物质，可导致肝细胞脂肪变形和坏死，降低肝细胞对其他致病因素的抵抗力，可作为肝硬化的直接(间接)原因。

8. 遗传及代谢障碍 由于遗传或先天性酶缺陷，使代谢产物沉积于肝脏，引起肝细胞坏死和结缔组织增生，如肝豆状核变性(铜沉积)、血色病(铁沉积)、半乳糖血症及α_1-抗胰蛋白酶缺乏症等。

9. 免疫紊乱 如自身免疫性肝炎可进展为肝硬化。

10. 原因不明 约有5%~10%的病例发病原因难以确定，称为隐源性肝硬化，其中部分病例可能与隐匿性无黄疸型肝炎有关。

上述一种或多种病因长期作用于肝脏，导致广泛的肝细胞变性坏死、再生结节形成和广泛的结缔组织增生、假小叶形成。这些病理变化使肝内的血管扭曲、受压、闭塞致肝血管床变小，致使肝内血循环障碍，由此构成了门脉高压的病理解剖基础，同时血循环障碍加重了肝脏的营养代谢障碍，促使肝脏病变的进一步发展和肝功能的不断下降。

【临床表现】

起病隐匿，病程发展缓慢，可潜伏 3~5 年或更长。临床上可分为肝功能代偿期和肝功能失代偿期，但两期界限常不明显，或有重叠现象。

（一）肝功能代偿期

病人症状较轻，缺乏特异性。早期以乏力、食欲不振为主要表现，可伴有恶心、厌食油腻、腹胀、腹泻、上腹不适等，多呈间歇性，因劳累出现，经休息及使用助消化的药物可缓解。病人营养状况一般，肝轻度肿大、质偏硬，可有轻度压痛，脾轻至中度大。肝功能检查正常或仅有轻度酶学异常。

（二）肝功能失代偿期

1. 肝功能减退的表现

(1) 全身表现：病人一般情况及营养状况差，消瘦乏力，精神不振，皮肤干糙，面色灰黯黝黑（肝病面容），常有不规则低热、夜盲及水肿等。

(2) 消化道症状：食欲减退、甚至厌食；进食后上腹饱胀不适明显、恶心、呕吐；对脂肪和蛋白质耐受性差，进油腻肉食易引起腹泻；病人因腹水和胃肠积气终日腹胀难受。部分病人有黄疸，提示肝细胞有进行性或广泛坏死。

(3) 出血倾向和贫血：可有鼻出血、牙龈出血、皮肤紫癜，重者胃肠道出血引起黑便。与肝合成凝血因子减少、脾功能亢进等有关。病人常有不同程度的贫血，系由营养不良、肠道吸收障碍、胃肠失血和脾功能亢进等因素所致。

(4) 内分泌失调：由于肝功能减退，肝脏对雌激素、醛固酮和抗利尿激素的灭活作用减弱，病人体内的雌激素、醛固酮和抗利尿激素的水平增高。雌激素的增高又通过负反馈抑制脑垂体的分泌功能，从而影响垂体 - 性腺轴或垂体 - 肾上腺皮质轴的功能，致雄激素和肾上腺糖皮质激素的分泌减少。①由于雌激素和雄激素比例失调，男性有性欲减退、睾丸萎缩、毛发脱落及乳房发育；女性出现月经失调、闭经、不孕等，病人常有肝掌、蜘蛛痣。②由于醛固酮和抗利尿激素增多，病人出现尿量减少和水肿，对腹水的形成和加重亦起重要的作用。③由于肾上腺皮质功能减损，病人面部（尤其是眼眶周围）和其他暴露部位，可见色素沉着。

2. 门静脉高压症的表现　脾大、侧支循环的建立和开放、腹水是门静脉高压症的三大临床表现。尤其是侧支循环建立和开放，对门静脉高压症的诊断有特征性意义。

(1) 脾大和脾功能亢进：脾因长期淤血而肿大，多为轻、中度肿大。晚期脾大伴有红细胞、白细胞、血小板减少，称为脾功能亢进。

(2) 侧支循环建立与开放：由于门静脉压力增高，导致门静脉与腔静脉吻合支逐渐扩张，形成门 - 体侧支循环（图 4-2）。①食管下段和胃底静脉曲张，最能提示门静脉高压；②腹壁和脐周静脉曲张，在脐周与腹壁可见纡曲的静脉，以脐为中心向上腹及下腹延伸，呈水母头状；③痔静脉曲张，形成痔核，破裂时可引起便血。

(3) 腹水：是肝硬化失代偿期最突出的临床表现。病人常有腹胀，尤以饭后明显，大量腹水使腹部膨隆，呈蛙腹状，膈显著抬高，可出现呼吸困难、心悸和脐疝。腹水形成的主要因素有：①门静脉压力增高，组织液回吸收减少而漏入腹腔。②低蛋白血症致血浆胶体渗透压降

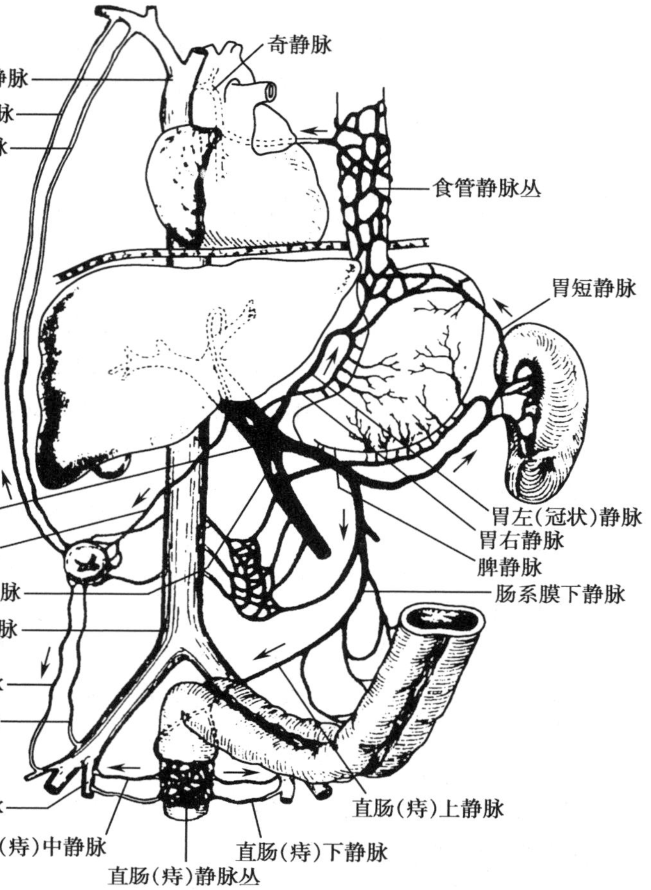

图 4-2 门静脉回流受阻侧支循环血流方向示意图

低,血管内液外渗。③肝淋巴液生成过多,超过胸导管的引流能力,致使淋巴液渗出至腹腔。④抗利尿激素及继发醛固酮增多,引起水钠重吸收增加。⑤有效循环血容量不足致肾血流量减少,肾小球滤过降低,排钠和排尿量减少。

3. 肝脏情况　早期肝脏增大,表面尚光滑,质中等硬;晚期肝脏缩小,表面呈结节状,质地坚硬;一般无压痛,但在肝细胞进行性坏死、并发肝炎和肝周围炎时可有压痛与叩击痛。

(三) 并发症

1. 上消化道出血　是最常见的并发症,多为曲张的食管胃底静脉因粗糙食物、化学刺激和腹内压增高等因素而突然破裂所致,部分为并发急性胃黏膜糜烂或消化性溃疡所致。表现为突然大量的呕血和黑粪,可引起出血性休克或诱发肝性脑病,死亡率较高。

2. 肝性脑病　是本病最严重的并发症,也是最常见的死亡原因。

3. 感染　肝硬化病人抵抗力较低易并发细菌感染,如肺炎、胆道感染、大肠埃希菌败血症、自发性腹膜炎等。自发性腹膜炎多为革兰氏阴性杆菌感染,病人可出现发热、腹痛、腹胀、腹水持续不减,少数病例发生中毒性休克。体征可有全腹压痛、腹膜刺激征。

4. 功能性肾衰竭　肝硬化失代偿期大量腹水时,由于有效循环血容量不足,肾血管收缩,导致肾皮质血流量和肾小球滤过率持续性降低,可发生功能性肾衰竭,又称肝肾综合征(hepatokidney syndrome)。临床表现为自发性少尿或无尿、氮质血症、稀释性低钠血症和低尿钠。

5. 原发性肝癌 病人短期内出现肝迅速增大、持续性肝区疼痛或腹水呈血性、不明原因发热应考虑并发原发性肝癌,需做进一步检查。

6. 肝肺综合征(hepatopulmonary syndrome) 是指严重肝病、肺血管扩张和低氧血症组成的三联征。临床表现为呼吸困难、发绀、杵状指(趾)和低氧血症,内科治疗多无效。

7. 电解质和酸碱平衡紊乱 由于病人摄入不足、长期利尿或大量放腹水、呕吐、腹泻等因素易导致电解质和酸碱平衡紊乱。

【实验室及其他检查】

1. 血常规检查 代偿期多正常,失代偿期有轻重不等的贫血。合并感染时白细胞计数可升高,脾功能亢进时,红细胞、白细胞、血小板均见减少。

2. 尿常规 有黄疸时胆红素增加,尿胆原增加。并发肝肾综合征时可有蛋白尿、血尿和管型尿。

3. 肝功能检查 代偿期正常或轻度异常;失代偿期转氨酶轻、中度增高,以 ALT 增高较显著,但肝细胞严重坏死时则 AST 常高于 ALT。血清总蛋白正常、降低或增高,但白蛋白降低、球蛋白增高,白蛋白 / 球蛋白比率降低或倒置。凝血酶原时间有不同程度延长。

4. 免疫功能 血清 IgG 增高,T 细胞数减少。

5. 腹水检查 腹水一般为漏出液,如并发自发性腹膜炎,则为渗出液,或介于漏、渗出液之间。

6. 影像学检查 食管静脉曲张时食管钡餐 X 线检查,钡剂在黏膜上分布不均而呈现虫蚀状或蚯蚓状充盈缺损以及纵行黏膜皱襞增宽;胃底静脉曲张时,吞钡检查呈菊花样缺损。B 超、CT 和 MRI 检查,可显示肝、脾形态改变、腹水。

7. 内镜检查 胃镜检查可直接观察并确定食管及胃底有无静脉曲张,了解其曲张程度与范围。腹腔镜检查可直接观察肝脾情况,在直视下对病变明显处进行肝穿刺做活组织检查。

8. 肝穿刺活检 若发现有假小叶形成,是诊断肝硬化最可靠的方法。

【治疗要点】

本病无特效治疗,关键在于早期诊断,针对病因和加强一般治疗,使病情缓解及延长其代偿期。对失代偿期病人主要是对症治疗、改善肝功能和处理并发症,有手术适应证应慎重选择时机进行手术。

1. 药物治疗 目前尚无特效药,可服用葡醛内酯、维生素、助消化药如多酶片、保护肝细胞膜药物(如水飞蓟素)、抗纤维化药物(如秋水仙碱)及中药活血化瘀软坚类(如丹参等),不宜滥用护肝药物,以免加重肝脏负担。避免应用对肝脏有损害的药物。

2. 腹水的治疗

(1) 限制水和钠盐的摄入:水的摄入量应限制在 1000ml/d 左右,如有稀释性低钠血症,应限制在 500ml/d 以内。钠盐的摄入量应在 500~800mg/d(氯化钠 1.2~2.0g/d)。

(2) 利尿剂:常用保钾利尿剂螺内酯(安体舒通)和排钾利尿剂呋噻米(速尿)。目前主张两者联合应用,可减少电解质紊乱。利尿剂治疗以每天减轻体重不超过 0.5kg 为宜,剂量不宜过大,利尿速度不宜过猛,以免诱发肝性脑病、肝肾综合征等。

(3) 放腹水加输注白蛋白:对于难治性腹水,可每日或每周 3 次放腹水,每次 4~6L,同时输注白蛋白 80g,比大剂量利尿剂治疗效果好。

(4) 提高胶体渗透压：每周定期少量、多次静脉输注鲜血或白蛋白，不仅有助于腹水的消退，也利于改善肝功能。

(5) 腹水浓缩回输：是治疗难治性腹水的较好办法。

知识链接

自身腹水浓缩回输

自身腹水浓缩回输，是指放腹水 5000~10 000ml，通过浓缩处理（超滤或透析），去除腹水中水分及小分子毒性物质，回收腹水中白蛋白等成分，通过外周静脉再回输给病人，一般可浓缩 7~10 倍。输后病人尿量明显增加，腹水消退后可持续一段时间，对于经济条件并不富裕的病人或血制品来源有困难的地区，此方法可作为首选，不良反应或并发症有发热、感染、电解质紊乱等。注意有感染的腹水不可回输。

(6) 减少腹水的生成和增加其去路：如腹腔 - 颈静脉引流（又称 Le Veen 引流法）是将腹水引入上腔静脉；胸导管 - 颈内静脉吻合术可使肝淋巴液顺利进入颈内静脉，从而减少肝淋巴液漏入腹腔，使腹水的来源减少。

3. 手术治疗　通过各种分流、断流和脾切除术等，降低门脉压力和消除脾功能亢进。肝移植是近年来治疗晚期肝硬化的新进展，可提高病人存活率。

4. 并发症的治疗　上消化道出血及肝性脑病的治疗详见本章第十节和第八节相关内容。自发性腹膜炎应强调早期、足量、联合应用抗生素，用药时间不得少于 2 周。肝肾综合征病人应去除诱因，如上消化道出血、感染、利尿、放腹水；控制入液量，并纠正水、电解质及酸碱失衡；利尿消肿；改善肾脏血流，避免用有损肾功能的药物等。

【护理诊断及医护合作性问题】

1. 营养失调：低于机体需要量　与肝硬化引起食欲减退、消化和吸收障碍有关。
2. 体液过多　与肝硬化所致的门静脉高压、低蛋白血症及钠水潴留有关。
3. 有皮肤完整性受损的危险　与营养不良、水肿、皮肤瘙痒、长期卧床有关。
4. 活动无耐力　与肝功能减退、大量腹水有关。
5. 潜在并发症　上消化道出血、肝性脑病等。
6. 有感染的危险　与营养障碍、白细胞减少、机体抵抗力降低等有关。
7. 知识缺乏　缺乏肝硬化的有关治疗、护理知识。

【护理措施】

（一）一般护理

1. 休息和体位　休息可减轻病人能量消耗，减轻肝脏负担，有助于肝细胞修复。代偿期病人可参加轻体力工作，减少活动量；失代偿期病人应多卧床休息，卧床时尽量取平卧位，以增加肝、肾血流量。大量腹水者可取半卧位，以使膈下降，有利于呼吸运动，减轻呼吸困难和心悸。

2. 饮食　肝硬化病人宜给予高热量、高蛋白、高维生素、易消化的饮食，必要时遵医嘱静脉补充足够的营养，如高渗葡萄糖、复方氨基酸、白蛋白或新鲜血。避免进食刺激性强、粗糙或坚硬的食物，尤其食管胃底静脉曲张的病人应给予肉末、菜泥、软食，进餐时细嚼慢咽，下咽的食团宜小、外表光滑，食物不可混有鱼刺、甲壳、糖皮、硬屑等，防止损伤曲张的静脉导致出血。热量供应以碳水化合物为主，蛋白质（肝性脑病除外）1~1.5g/(kg·d)，以豆制品、鸡蛋、牛奶、鱼、鸡肉及瘦猪肉为主，以利于肝细胞修复和维持血浆白蛋白正常水平。肝功能显著损害或有肝性脑病先兆时，应限制或禁食蛋白质，并应选择植物蛋白，如豆制品，因其含蛋氨酸、芳香氨基酸和产氨氨基酸较少。多食新鲜蔬菜和水果。有腹水者应低盐或无盐饮食，戒烟忌酒。

（二）病情观察

准确记录24小时液体出入量，定期测量腹围和体重，以观察腹水消长情况。密切监测血清电解质和酸碱度的变化，及时发现水、电解质和酸碱平衡紊乱。注意有无呕血和黑便，性格和行为改变、烦躁不安、嗜睡、扑翼样震颤，腹痛、发热，少尿、无尿等上消化道出血、肝性脑病、自发性腹膜炎及肝肾综合征表现。若出现异常，应立即报告医师并协助处理。

（三）对症护理

1. 腹水护理　①休息和体位：轻度腹水取平卧位，大量腹水取半坐卧位，使横膈下降，增加肺活量，减轻呼吸困难。避免可使腹腔内压突然增高的因素如咳嗽、剧烈打喷嚏、用力排便等。②限水限钠：给予低盐或无盐饮食(氯化钠1.2~2.0g)，进水量限制在1000ml/d左右。如有显著低钠血症，应限制在500ml/d以内。③定期测量、记录体重和腹围(早餐前取同一体位和同一部位测量)，观察腹水消长，准确记录24小时出入液量，遵医嘱测血清电解质、酸碱平衡状况，补充电解质，防治电解质、酸碱平衡紊乱。④遵医嘱给予利尿剂、输新鲜血或白蛋白，观察利尿效果。⑤协助腹腔放液或腹水浓缩回输。腹腔穿刺放液时速度不宜过快，量不宜过大，放腹水后立即用腹带包扎，以免腹压骤降而危及心肺功能。

2. 皮肤的护理　肝硬化病人因皮肤干燥、水肿、黄疸易出现皮肤瘙痒，长期卧床易发生皮肤破损和继发感染。每日可用温水擦浴，保持皮肤清洁，避免用力搓擦。沐浴时水温不可过高，不使用有刺激性的皂类和沐浴液。皮肤瘙痒者给予止痒处理，嘱病人不可用手抓搔，以免皮肤破损。应保持床铺平整、干燥，衣物宜宽松、柔软，保持皮肤清洁，足部、骶尾部和水肿部位可用软垫保护；指导及协助病人定时改变体位，按摩受压处的皮肤，减少局部组织长期受压，促进血液循环，避免皮肤破损，防止压疮发生。

3. 食管、胃底静脉曲张破裂出血的抢救配合(见本章第十节“上消化道大量出血病人的护理”)。

（四）用药护理

在使用利尿剂期间，应准确记录液体出入量，定期测量体重、腹围，观察腹水消长情况，利尿速度不宜过快，以每天减轻体重不超过0.5kg、每周体重减轻不超过2kg为宜，注意监测血钾、钠、氯等电解质的变化，低钾血症病人可通过饮食补充钾，如指导病人进食橘子、橙子、香蕉等含钾丰富的水果，也可按医嘱口服(静脉)补充电解质。长期服用秋水仙碱，应注意胃肠及粒细胞减少等不良反应。

（五）心理护理

病情严重或因患病需长期住院的病人则常常出现消极悲观，甚至绝望等心理反应。应鼓励病人说出其内心感受和忧虑，增加与病人交谈的时间，与病人一起讨论其可能面对的问题，在精神上给予病人安慰和支持。充分利用来自他人的情感支持，鼓励病人同那些经受同样事件以及理解病人处境的人多交流。引导病人家属在情感上多关心病人，使之能从情感宣泄中减轻心理压力。

【健康指导】

1. 生活指导　生活起居有规律，保证足够的休息和睡眠。在安排好治疗和身体调理的同时，勿过多考虑病情，遇事豁达开朗。向病人及家属说明合理饮食的意义及原则，切实遵循饮食治疗原则和计划。保持愉快心情，树立治病信心。

2. 疾病知识指导　应帮助病人和家属掌握本病的有关知识和自我护理方法，尤其应注意肝硬化与慢性乙肝的关系。嘱病人遵医嘱用药，指导其认识对肝脏有害药物，以免服药不当而加重肝脏负担和肝功能损害；向病人详细介绍所用药物的名称、剂量、给药时间和方法，教会其观察药物疗效和不良反应，如果出现软弱无力、心悸等症状，提示低钠、低钾血症，应及时就医。指导病人及家属了解各种并发症的主要诱发因素及其基本表现，发现并发症时及时就医，疾病恢复期应定期复诊和检查肝功能。

第八节　肝性脑病病人的护理

案例分析

女性，56岁。慢性肝病病人。腹胀、水肿、皮肤黏膜出血2年。1周前出现昼夜颠倒，昨天食鸡蛋后出现回答问题答非所问。体检：T 36℃、P80次/分、R 18次/分、BP 100/70mmHg，嗜睡，对答不切题，定向力差。消瘦，慢性肝病面容，扑翼样震颤（+），腹壁静脉曲张，脾肋下2cm，腹部移动性浊音（+），双下肢可见瘀斑。请问：

(1) 该病人出现了什么情况？

(2) 主要的护理诊断有哪些？如何护理？

(3) 如何对该病人进行健康指导？

肝性脑病（hepatic encephalopathy，HE）曾称肝昏迷（hepatic coma），是严重肝病引起的、以代谢紊乱为基础的中枢神经系统功能失调的综合征，临床主要表现为意识障碍、行为失常和昏迷等。若因门静脉高压、广泛门-腔静脉侧支循环形成所致，称为门体分流性脑病(PSE)。无明显临床表现和生化异常，仅能用精细的智力测验和（或）电生理检测才能作出诊断的肝性脑病，过去称为亚临床或隐性肝性脑病，目前主张用轻微肝性脑病较合适。

【病因与发病机制】

1. 病因及诱因　肝性脑病多继发于肝硬化（特别是肝炎后肝硬化）或因门-体静脉分流手术引起，此外，少数肝性脑病见于重症病毒性肝炎、中毒性肝炎、药物性肝病引起急性或暴发性肝功能衰竭阶段。肝性脑病特别是门体分流性脑病常有明显的诱因，常见的有上消化道出血、高蛋白饮食、大量排钾利尿和放腹水、使用镇静催眠药和麻醉药、感染、便秘、腹泻、尿毒症、分娩、外科手术等。

2. 发病机制　尚未完全明了，认为肝性脑病的发生是由于肝细胞功能衰竭和门-体静脉分流术造成或自然形成的侧支循环，使来自肠道的许多毒性代谢产物，未被肝解毒和清除，便经侧支进入体循环，透过血-脑屏障而至脑部，引起大脑功能紊乱。其学说有：

(1) 氨中毒学说：肠道内的氨（NH_3）大部分是由尿素经肠道细菌的尿素酶分解产生，小部分为食物蛋白质经肠菌作用而形成，肠道吸收的氨经门静脉到达肝脏合成尿素，经肾排出。当结肠内 pH 值 <6 时，则 NH_3 从血液转至肠腔，转变为不易吸收的 NH_4^+ 随粪便排泄。当结肠内 pH 值 >6 时，NH_4^+ 转为 NH_3 而大量弥散入血。肝功能衰竭时，肝将氨合成为尿素的能力减退，或门体分流存在时，肠道的氨未经肝脏解毒直接进入体循环，使血氨增加。氨能透过血-脑屏障，干扰脑的能量代谢，使大脑的能量供应不足，以致不能维持正常功能。

(2) 假神经递质学说：肝功能衰竭时，不能清除酪胺和苯乙胺（由食物中的芳香族氨基酸经肠菌脱羧酶作用产生），这两种胺在脑内被β羟化酶作用分别形成β-羟酪胺、苯乙醇胺。

后两者的化学结构与正常神经递质去甲肾上腺素等相似，但传递神经冲动的作用很弱，因此称为假性神经递质。当假神经递质被脑细胞摄取并取代了突触中的正常递质，兴奋冲动不能正常传至大脑皮质而产生异常抑制，出现意识障碍与昏迷。

(3) γ-氨基丁酸/苯二氮䓬(GABA/BZ)复合体学说：GABA是大脑的主要抑制性神经递质，在门体分流和肝衰竭时，可绕过肝进入体循环。近年在肝性脑病的动物模型中发现GABA浓度增高，血-脑屏障的通透性也增高，大脑突触后神经元的GABA受体增多。这种受体不仅与GABA结合，还可与BZ药物结合，故称为GABA/BZ复合体。上述三者的任何一种与受体结合后，均可导致神经传导抑制。

(4) 色氨酸学说：正常情况下，色氨酸与白蛋白结合不易进入血-脑屏障，肝病时白蛋白合成减少，加之血浆中其他物质对白蛋白竞争性结合，造成游离色氨酸增加，通过血-脑屏障产生5-羟色胺(5-HT)及5-羟吲哚乙酸(5-HITT)，两者是抑制性神经递质，参与肝性脑病的发生，与早期睡眠方式及日夜节律改变有关。

(5) 氨基酸代谢不平衡学说：肝功能衰竭时，病人血浆中芳香族氨基酸浓度增高、支链氨基酸浓度降低。而支链氨基酸减少，则进入脑中的芳香族氨基酸增多，后者进一步形成假性神经递质干扰脑功能活动。

【临床表现】

慢性肝功能衰竭引起的肝性脑病起病缓慢，除原有肝病特征外，主要是意识改变。临床上根据意识障碍程度、神经系统表现和脑电图改变分为四期(表4-3)：

Ⅰ期(前驱期)：有轻度的性格改变和行为异常。表现为欣快激动或淡漠寡言，衣冠不整，随地便溺。对答尚准确，但吐词不清且较缓慢。病人可有扑翼(击)样震颤，此期病理反射多阴性，脑电图多正常。

Ⅱ期(昏迷前期)：原有Ⅰ期症状加重，睡眠障碍、意识错乱、行为失常是突出表现。定向力和理解力减退，对人物、地点、时间的概念混乱，不能完成简单的计算和构图(如搭积木、用火柴杆摆五角星等)。言语不清，书写障碍，举止反常。多有睡眠时间倒错，昼睡夜醒。部分病人可能出现幻觉、狂躁等较严重的精神症状。病人有扑翼样震颤，同时伴有明显的肌张力增高，腱反射亢进，巴宾斯基征阳性。脑电图有特征性改变。

Ⅲ期(昏睡期)：以昏睡和精神错乱为主。病人大部分时间呈昏睡状，但可被唤醒，醒时尚能对答，神志不清，常有幻觉。扑翼样震颤仍可引出，肌张力增加，腱反射亢进，锥体束征呈阳性，脑电图有异常波形。

Ⅳ期(昏迷期)：神志完全丧失，不能唤醒。浅昏迷时对疼痛刺激尚有反应，病人的扑翼样震颤无法引出；深昏迷时，各种反射消失，肌张力降低，瞳孔常散大，可有抽搐和换气过度。部分病人有肝臭。脑电图明显异常。

表4-3　肝性脑病分期比较

分期	表现	扑翼样震颤	脑电图
Ⅰ期(前驱期)	轻度性格改变，行为异常	(±)	(-)
Ⅱ期(昏迷前期)	明显意识改变，行为异常	(+)	(+)
Ⅲ期(昏睡期)	昏睡、精神错乱	(+)	(+)
Ⅳ期(昏迷期)	昏迷(神志完全丧失，不能唤醒)	(-)	(++)

以上各期的分界不很清楚。前后各期临床表现可有重叠，其程度可因病情发展或治疗好转而变化。

【实验室及其他检查】

1. 脑电图检查　有诊断价值且有一定的预后意义。典型的改变为节律变慢。Ⅱ~Ⅲ期病人表现为 δ 波或三相波，每秒 4~7 次。昏迷病人表现为高波幅的 δ 波，每秒少于 4 次。

知识链接

脑　电　波

神经科学界、国际脑波学会根据脑波频率将脑电波分成 4 个主要类别：α（阿尔法）、β（贝塔）、θ（西塔）、δ（德儿塔）。它们分别对应大脑呈现的四种不同状态。当您在紧张状态下，大脑产生的是 β 波；当您感到睡意朦胧时，脑电波就变成 θ 波；进入深睡时，变成 δ 波；当您的身体放松，大脑活跃，灵感不断的时候，就导出了 α 脑电波。

2. 血氨检查　慢性肝性脑病尤其是有门腔分流的脑病病人多有血氨增高，急性肝功能衰竭导致的肝性脑病血氨多正常。

3. 简单智力测验　智力测验对于诊断早期肝性脑病（包括亚临床肝性脑病）最有价值。常规使用数字连接试验，此外还可用书写、画图、搭积木等进行测试。

【治疗要点】

对于肝性脑病尚无特效疗法，治疗采用综合措施：

1. 消除诱因　及时防治感染和上消化道出血，慎用麻醉剂及镇静药、纠正电解质和酸碱平衡紊乱、合理腹穿抽液等，可避免诱发和加重肝性脑病。

2. 减少肠内毒物的生成和吸收

(1) 减少或暂停蛋白质饮食：开始数日内禁食蛋白质。神志清楚后，可逐渐增加蛋白质。

(2) 灌肠和导泻：清除肠内积食、积血或其他含氮物。灌肠可用生理盐水或弱酸性溶液（如稀醋酸液），弱酸溶液可使肠内 pH 值保持在 5.0~6.0，有利于 NH_3 在肠内与 H^+ 合成 NH_4^+ 随粪便排出。灌肠时忌用肥皂水，因其为碱性，可增加氨的吸收。对急性门体分流性脑病昏迷病人应首选 66.7% 乳果糖 500ml 灌肠。口服或鼻饲 33% 硫酸镁 30~60ml 导泻。也可口服乳果糖（30~60g/d）或乳梨醇（30~40g/d）。

(3) 抑制肠道细菌生长：口服新霉素 2~8g/d，分四次口服或每日口服 0.8g 甲硝唑等，可抑制肠道细菌，以减少氨的生成。

3. 促进体内氨的代谢　应用降氨药物。常用谷氨酸钾和谷氨酸钠（与游离氨结合形成谷氨酰胺，从而降低血氨，药物偏碱性，碱中毒时慎用）、精氨酸（可促进尿素合成而降低血氨，药物为酸性，适用于碱中毒时）。L- 鸟氨酸 -L- 门冬氨酸（ornithine aspartate，OA）：是鸟氨酸和门冬氨酸混合制剂，可促进体内的尿素循环（鸟氨酸循环），从而降低血氨。常用 20g/d，静脉注射。

4. 调节神经递质

(1) 减少或拮抗假神经递质：口服或静脉注射支链氨基酸（BCAA）制剂，可竞争性抑制芳香族氨基酸进入脑组织，减少假神经递质的形成。

(2) γ- 氨基丁酸 / 苯二氮䓬（GABA/BZ）复合受体拮抗药：氟马西尼可拮抗内源性 BZ 导致的神经抑制，对Ⅲ期和Ⅳ期病人具有促醒作用。剂量为 0.5~1mg，静脉注射或 1mg/h 持续静脉滴注。

5. 对症治疗

(1) 纠正水、电解质和酸碱失衡：入液总量不超过 2500ml/d 为宜，肝硬化腹水病人的入液量一般约为尿量加 1000ml，以免引起血液稀释、血钠过低而加重昏迷。及时纠正缺钾和碱中毒。

(2) 保护脑细胞功能：可静脉滴注甘露醇和高渗葡萄糖等脱水剂，防治脑水肿；也可用冰帽降低颅内温度。

(3) 保持呼吸道畅通：深昏迷病人，可行气管切开排痰、给氧。

6. 人工肝　用分子吸附剂再循环系统、血液灌流、血液透析等方法可清除血氨和其他毒性物质，对于急、慢性肝性脑病均有一定疗效。

7. 肝移植　是治疗各种终末期肝病的一种有效手段。

【护理诊断及医护合作性问题】

1. 意识障碍　与血氨增高干扰脑细胞能量代谢和神经传导有关。
2. 营养失调：低于机体需要量　与肝功能减退、消化吸收障碍以及控制蛋白质摄入有关。
3. 有受伤的危险　与肝性脑病致精神异常、烦躁不安有关。
4. 有皮肤完整性受损的危险　与黄疸导致皮肤瘙痒有关。
5. 有感染的危险　与长期卧床、营养失调、抵抗力低下有关。
6. 知识缺乏　缺乏预防肝性脑病的有关知识。

【护理措施】

（一）一般护理

1. 休息　病人应注意休息，减轻肝脏负担。病室环境安静，安排专人护理，训练病人的定向力，利用媒体提供适当的刺激；对躁动的病人注意保护，应加床栏，必要时可用约束带，防止发生坠床、跌、撞伤等意外。

2. 饮食　①暂禁蛋白质：昏迷病人暂停蛋白质饮食，以减少氨的生成。待病情好转、神志清楚后，可逐渐恢复，先从小剂量开始(20g/d)，每 3~5 天增加 10g，但短期内不能超过 40~50g/d。但需密切注意病人对蛋白质的耐受力，反复尝试，掌握较适当的蛋白用量。如有复发现象，则再度禁用蛋白质。肝性脑病病人恢复蛋白质饮食以植物蛋白为好，也可少量选用酸牛奶等含必需氨基酸的蛋白质。②保证足够热量：可减少蛋白质的分解，每日总热量保持在 5.0~6.7kJ，以碳水化合物为主，因糖类能促使氨转化为谷氨酰胺，有利于血氨降低，可提供蜂蜜、葡萄糖、果汁、面条、稀饭等。昏迷病人可鼻饲 25% 葡萄糖液供给热量，必要时遵医嘱静脉营养。③禁用维生素 B_6，因其可使多巴在周围神经处转为多巴胺，影响多巴进入脑组织，减少中枢神经系统的正常传导递质。④脂肪可延缓胃的排空，尽量少用。⑤注意水、电解质的平衡：肝性脑病多有钠水潴留倾向，水不宜摄入过多，一般为尿量加 1000ml/d，对疑有脑水肿的病人，尤应限制；显著腹水者钠盐应限制在 250mg/d。除肾功能有障碍者，钾应补足。⑥伴有肝硬化的病人应避免刺激性、粗糙食物，以免诱发上消化道出血。

知识链接

肝性脑病病人选用植物蛋白的好处

植物蛋白含氮氨基酸、硫氨基酸、芳香氨基酸较少，含支链氨基酸较多，植物蛋白质中某种氨基酸有降低氨生成的潜在作用，且能增加粪氮排泄。此外，植物蛋白含非吸收性纤维，能调整肠道菌丛对氮质代谢作用，促进肠蠕动，被肠菌酵解产酸有利于氨的排除，且有利于通畅。

（二）病情观察

密切注意观察肝性脑病的早期征象，如病人有无性格改变，理解力、近期记忆力有无减退，有无行为异常；观察病人思维及认知的改变，如采用定期呼唤的方法给病人刺激，判断其意识障碍的程度；监测并记录病人生命体征和瞳孔的变化，有无扑翼样震颤；定期检查血氨、肝、肾功能、电解质的变化，有异常及时协助医生进行处理。

（三）对症护理

1. 避免和去除诱发因素　①积极预防和控制上消化道出血，因上消化道出血可使肠道产氨增多，从而使血氨增高而诱发本病，故出血停止后也应灌肠和导泻，以清除肠道内积血，减少氨的吸收。②防止感染，机体感染一方面加重肝脏吞噬、免疫和解毒功能的负荷，另一方面使组织分解代谢提高而增加产氨和机体耗氧量。故发生感染时，应遵医嘱及时、准确地应用抗生素，有效控制感染。③避免快速利尿和大量放腹水，及时处理严重的呕吐和腹泻，以防止有效循环血容量减少、大量蛋白质丢失及水电解质平衡紊乱，加重肝脏损害。④保持大便通畅，防止便秘。肝性脑病病人由于肠蠕动减弱、长期卧床等因素，易发生便秘。便秘使含氨、胺类和其他有毒物质与结肠黏膜接触时间延长，促进毒物的吸收，可采用灌肠和导泻的方法清除肠内毒物（方法见前）。⑤避免应用催眠镇静药、麻醉剂等，因此类药物可直接抑制呼吸中枢，导致脑缺氧，降低其对氨毒的耐受性。⑥禁止大量输液，过多液体可引起低血钾、稀释性低血钠、脑水肿等，从而加重肝性脑病。⑦禁食或限食者，避免发生低血糖。因葡萄糖是大脑产生能量的重要燃料，低血糖时能量减少，脑内去氨活动停滞，氨的毒性增加。

2. 昏迷病人的护理　①病人取仰卧位，头略偏向一侧以防舌后坠阻塞呼吸道。②保持呼吸道通畅，深昏迷病人应做气管切开以排痰，保证氧气的供给。③做好口腔、眼部的护理，对眼睑闭合不全角膜外露的病人可用生理盐水纱布覆盖眼部。保持床褥干燥、平整，定时协助病人翻身，按摩受压部位，防止压疮。④尿潴留病人给予留置导尿，并详细记录尿量、颜色、气味。⑤给病人做肢体的被动运动，防止静脉血栓形成及肌肉萎缩。

（四）用药护理

1. 降氨药物　谷氨酸钾、谷氨酸钠应依据病人血清钠、钾浓度选用，如病人出现少尿、无尿应慎用钾剂，明显水肿、腹水时慎用钠剂。谷氨酸盐为碱性，使用前可先注射 3~5g 维生素 C，碱血症者不宜使用。精氨酸使用时滴注速度不宜过快，因滴注速度过快可出现流涎、呕吐、面色潮红等不良反应。精氨酸呈酸性含氯离子，不宜与碱性溶液配伍使用。

2. 乳果糖　有轻泻作用，多从小剂量开始服药，需观察服药后的排便次数，以每日排便 2~3 次、粪 pH 值 5.0~6.0 为宜。该药在肠内产气较多，易出现腹胀、腹痛、恶心、呕吐，也可引起电解质紊乱。

3. 新霉素　少数可出现听力和肾脏损害，使用时间不宜超过 1 个月，服药期间应做好听力和肾功能的监测。

4. 其他　大量输注葡萄糖时应注意防止低钾血症、心力衰竭和脑水肿；应用支链氨基酸（BCAA）时速度不宜过快。

（五）心理护理

HE 常发生在各种严重肝病的基础上，随病情进展，病人可出现精神、意识障碍或出现焦虑、悲观绝望等心理反应。应安慰病人，提供感情支持，对病人的异常思维及行为，不能嘲笑或表示不满，切忌伤害病人的人格，以尊重、体谅的态度对待病人。

【健康指导】

1. 生活指导 帮助病人建立健康的生活方式，制定合理的饮食原则，限制蛋白质及避免粗糙食物，戒烟酒，保持大便通畅，避免各种感染。

2. 疾病知识指导 向病人及其家属介绍肝脏疾病和肝性脑病的有关知识和导致肝性脑病的各种诱发因素，指导病人及其家属积极治疗原发病，识别、避免诱因。指导病人遵医嘱规定的剂量、用法服药，了解药物的主要副作用，不滥用药物（对肝有损害的药物、镇静剂和麻醉药）。告诉病人家属肝性脑病发生时的早期征象，以便病人发生肝性脑病时能及时就医，得到诊治。病人应定期随访复诊。

第九节 急性胰腺炎病人的护理

案例分析

男，35 岁。上腹部疼痛 5 小时。病人中午在单位会餐饮酒后出现上腹部疼，呈刀绞样，以左上腹为甚，阵发性加剧，放射到腰背部，伴有严重的恶心、呕吐，呕吐物为含有胆汁的胃内容物。1 小时前，病人病情加重，全腹胀痛，口渴，乏力，精神差，急诊入院。体查：T 39.6℃、P 122 次 / 分、R 26 次 / 分、BP 70/50mmHg。精神萎靡，皮肤巩膜无黄染，皮下无瘀点瘀斑，腹部稍膨隆，全腹压痛、反跳痛及肌紧张，尤以上腹部为甚，移动性浊音阳性，肠鸣音消失。腹穿抽出血性液体。血淀粉酶 512U，尿淀粉酶 256U。临床诊断：急性出血坏死性胰腺炎。请问：

（1）该病例发病的诱因是什么？

（2）该病例主要的护理诊断？

（3）如何对该病人进行治疗、护理和健康指导？

急性胰腺炎（acute pancreatitis AP）是指胰腺及其周围组织被胰腺分泌的消化酶自身消化的化学性炎症。临床上以急性腹痛、发热、恶心、呕吐及血、尿淀粉酶增高为特征。根据病理损害程度分为水肿型（轻症急性胰腺炎）和出血坏死型（重症急性胰腺炎）。前者多见，病情常呈自限性，愈后良好。后者病情较重，易并发感染、腹膜炎、休克等并发症，病死率高。本病是常见的急腹症之一，可见于任何年龄，以青壮年多见。

【病因与发病机制】

在我国胆道疾病为常见病因，在西方国家则以酗酒为主要病因。

1. 胆道疾病 占 50% 以上。壶腹部结石、蛔虫或肿瘤压迫而阻塞，或胆道近段结石下移，造成 Oddi 括约肌炎性狭窄，或胆道结石及其炎症引起括约肌痉挛水肿，使胆汁不能通畅流入十二指肠内，而反流至胰管内，胰管内压升高，致胰腺腺泡破裂，胆汁胰液及被激活的胰酶渗入胰实质中，具有高度活性的胰蛋白酶进行“自我消化”，发生胰腺炎。

2. 胰管阻塞 胰管结石、狭窄、肿瘤或蛔虫钻入胰管等可使胰管阻塞胰液排出受阻，胰腺内压力增高，致使胰腺腺泡破裂，胰液外溢到间质，被组织液激活引起本病。

3. 酗酒和暴饮暴食 乙醇可致胰外分泌增加，且大量饮酒刺激 Oddi 括约肌痉挛，十二指肠乳头水肿，胰液排出受阻，使胰管内压增加，胰腺腺泡破裂，胰液外溢到间质引起急性胰腺炎。慢性嗜酒者常有胰液蛋白沉淀，形成蛋白栓堵塞胰管，致胰液排泄障碍。暴饮暴食时，短时间内大量食糜进入十二指肠，刺激乳头水肿，Oddi 括约肌痉挛，同时引起大量胰液分泌。据统计急性胰腺炎约 20%~60% 发生于暴食饮酒后。

4. 其他 如十二指肠乳头周围病变、腹腔手术特别是胰、胆、胃的手术、某些传染病如流行性腮腺炎等以及任何原因引起的高钙血症和高脂血症等都可能损伤胰腺组织引起炎症。

急性胰腺炎的发病机制目前尚未阐明，但基于上述的各种病因均有相同的病理生理过程，即一系列胰腺消化酶被激活而引起胰腺的自身消化。

知识拓展

胰腺分裂（PD）

胰腺分裂（PD）是一种胰腺在发育过程中主、副胰管完全未融合或仅为细的分支胰管的吻合为特征的先天畸形，又称为胰腺分隔、胰腺分离、胰管未融合、胰管融合异常等。由于胰液引流不畅而易导致胰腺炎。部分病人可没有任何临床症状，只有在副乳头开口处有狭窄引流不畅时产生阻塞性腹痛、胰腺炎或两者兼而有之。

【临床表现】

急性胰腺炎常因饱食、脂餐或饮酒而诱发，也有部分病人在无诱因下发病。急性胰腺炎临床表现和病程，取决于其病因、病理类型和治疗是否及时。

（一）症状

1. 腹痛 出现最早、最常见，为本病的首发症状。常于暴饮暴食或酗酒后突然发生，可为钝痛、刀割样疼痛、钻痛或绞痛，呈持续性、阵发性加剧，疼痛位于上腹中部、偏左或偏右，向腰背部放射，取弯腰抱膝位可减轻疼痛，一般胃肠解痉药物不缓解，进食可加重。轻症病人腹痛 3~5 天可缓解。重症急性胰腺炎病情发展迅速，腹痛持续时间较长，并发腹膜炎时疼痛波及全腹。

2. 恶心、呕吐及腹胀 起病后出现频繁剧烈的恶心、呕吐，吐出食物和胆汁，吐后腹痛不能缓解。晚期由于麻痹性肠梗阻引起者，呕吐物为粪样。伴腹胀，急性坏死性胰腺炎常有明显腹胀。

3. 发热 多数病人有中度发热，一般持续 3~5 天。如果持续发热 1 周以上并伴有白细胞增加，应考虑胰腺脓肿或胆道炎症等继发感染。

4. 水、电解质及酸碱平衡紊乱 多有不同程度的脱水，呕吐频繁剧烈者可有代谢性碱中毒，出血坏死型者多有明显的脱水和代谢性酸中毒，常伴血钾、血镁、血钙降低。出现低钙血症导致手足抽搐的病人，预后不良。

5. 低血压和休克 仅见于出血坏死型胰腺炎的病人。常在起病后数小时突然发生，甚至发生猝死。亦可逐渐出现，或有并发症时出现。其主要原因是有效循环血容量不足、缓激肽类物质致周围血管扩张，并发消化道出血。

（二）体征

1. 急性水肿型胰腺炎 腹部体征较轻，多数有上腹部压痛，但与主诉腹痛的程度不相符，可有腹胀和肠鸣音减弱，但无腹肌紧张及反跳痛。

2. 急性出血坏死型胰腺炎 病人常有急性病容，辗转不安、脉速、呼吸急促、血压降低。上腹部压痛明显，并发腹膜炎时，出现全腹压痛、反跳痛、肌紧张。伴麻痹性肠梗阻时可有明显腹胀、肠鸣音减弱或消失。可出现腹水征。少数病情严重者，在双侧腰部皮肤上可出现黯灰蓝色斑，称 Grey-Turner 征。在脐周围部出现青紫色斑，称 Cullen 征。胰头炎性水肿压迫胆总管时，可出现黄疸。

（三）并发症

主要见于出血坏死性胰腺炎。局部并发症有胰腺脓肿、假性囊肿；全身并发症有急性肾衰竭、急性呼吸衰竭、心力衰竭和心律失常、消化道出血、胰性脑病、败血症和真菌感染、高血糖等，病死率极高。

【实验室及其他检查】

1. 血常规检查　白细胞计数可有白细胞增多及中性粒细胞核左移。

2. 血、尿淀粉酶测定　血清淀粉酶一般在起病后 6~12 小时开始升高，48 小时开始下降，约持续 3~5 天，血清淀粉酶超过正常值 3 倍，即可确诊本病。血清淀粉酶的高低，不一定反映病情的轻重，如出血坏死型胰腺炎血清淀粉酶可正常或低于正常。尿淀粉酶升高较晚，约在发病后 12~14 小时开始升高，下降缓慢约持续 1~2 周。

3. 血清脂肪酶测定　血清脂肪酶常在发病后 24~72 小时开始升高，约持续 7~10 天。对发病后就诊较晚的急性胰腺炎病人有诊断价值。

4. 生化检查　可有暂时性血钙降低，血钙降低的程度与病情严重程度相平行，血钙若低于 1.5mmol/L 则预后不良。暂时性血糖升高与胰岛素释放减少及胰高血糖素释放增加有关。持久空腹血糖高于 10mmol/L 反映胰腺坏死，提示预后不良。C 反应蛋白（CRP）是组织损伤及炎症的非特异性标志物，当胰坏死时 CRP 明显升高，有助于评估和监测急性胰腺炎的严重程度。

5. 影像学检查　腹部 X 线平片可提示肠麻痹；B 超及 CT 检查对鉴别水肿型和坏死型病变有重要价值。增强 CT 是诊断胰腺坏死的最佳方法。

【治疗要点】

治疗原则为解痉止痛，减少胰液分泌，维持水、电解质和酸碱平衡，防治并发症。

1. 抑制或减少胰腺分泌　采用禁食及胃肠减压和药物治疗。常用药物有抗胆碱能药物如阿托品、654-2，H_2 受体拮抗剂如西咪替丁、雷尼替丁，质子泵抑制剂如奥美拉唑，或生长抑素类药物如奥曲肽等。

2. 解痉止痛　常用阿托品或 654-2 肌注，疼痛剧烈可加用哌替啶。禁用吗啡，以防引起 Oddi 括约肌痉挛，加重病情。

3. 抗感染　因多数急性胰腺炎与胆道疾病有关，故多应用抗生素。常选用氧氟沙星、环丙沙星、克林霉素及头孢菌素等。

4. 抗休克及纠正水电解质平衡失调　应积极补充体液及电解质（钾、镁、钠、钙离子）以维持有效血循环量。持续胃肠减压时，尚需补足引流的液量，对休克病人可酌情予以输全血、或血浆代用品，必要时加用升压药物。

5. 抑制胰酶活性　适用于重症胰腺炎的早期，常用抑肽酶，20 万 ~50 万 U/d，连用 5 日，分 2 次溶于葡萄糖液中静脉滴注。

6. 其他　有血糖升高者可给予小剂量胰岛素治疗，在急性坏死型胰腺炎伴休克或成人呼吸窘迫综合征者，可酌情短期使用肾上腺皮质激素。并发腹膜炎时多主张采用腹膜透析治疗，可以彻底清除炎性渗液及坏死组织，使死亡率明显下降。合并胰腺脓肿、胰腺假性囊肿及腹膜炎时需手术切除或引流。

【护理诊断及医护合作性问题】

1. 疼痛：腹痛　与胰腺及其周围组织炎症、水肿或出血坏死有关。

2. 有液体不足的危险　与呕吐、禁食、胃肠减压或出血有关。

3. 体温过高　与胰腺炎症、坏死和继发感染有关。

4. 潜在并发症　胰腺周围脓肿、胰腺假囊肿、肾衰、心衰、DIC、败血症、急性呼吸窘迫综合征等。

5. 知识缺乏　缺乏有关本病的病因和预防知识。

【护理措施】

（一）一般护理

1. 休息与体位　病人应绝对卧床休息，以降低机体代谢率，增加脏器血流量，促进组织修复和体力恢复。协助病人取弯腰、屈膝侧卧位，以减轻疼痛。因剧痛辗转不安者应防止坠床，周围不要有危险物品，以保证安全。

2. 饮食　多数病人需禁食 1~3 天，使胰液分泌减少。如病人腹痛、腹胀明显，可行胃肠减压，将胃内容物吸出，以避免发生呕吐，同时使胰液分泌减少，减轻腹胀、缓解疼痛。应向病人及家属解释禁饮食的意义，禁食期间一般不能喝水，病人口渴时可含漱或湿润口唇，并做好口腔护理。腹痛基本缓解后，可给予不含脂肪、低糖、蛋白质 <10g/d 的流质饮食，如果汁、米汤、藕粉，每日 5~6 餐，100~200ml/ 次，逐步恢复饮食，应避免刺激性强、产气多、高脂肪和高蛋白质食物，严禁喝酒。

（二）病情观察

观察腹痛程度、部位及解痉止痛药物的效果。密切观察血压、脉搏、尿量、中心静脉压及神志情况、注意有无休克征象发生。注意观察呕吐物的量及性质，行胃肠减压者，应观察和记录引流量及性质，观察病人皮肤黏膜色泽弹性有无变化，严格记录出入液量，观察有无脱水、低钾和低钙表现。监测血尿淀粉酶、血糖。出血坏死型胰腺炎病人应注意有无多器官功能衰竭的表现。

（三）对症护理

1. 疼痛的护理　给予安慰，使其避免紧张、恐惧；指导病人减轻腹痛的方法，如松弛疗法，皮肤针刺疗法等。腹痛剧烈者，可遵医嘱给予止痛药，如阿托品、654-2 或哌替啶。观察用药前、后疼痛的变化情况：若疼痛持续存在伴高热，则应考虑可能并发胰腺脓肿；如疼痛剧烈，腹肌紧张、压痛和反跳痛明显，提示并发腹膜炎。

2. 发热护理　随时观察体温变化，做好记录。可采用头部冰敷、酒精擦浴等物理降温的方法，并观察降温效果。注意定期进行病房空气消毒，减少探视人员，协助病人做好皮肤、口腔的清洁护理。遵医嘱使用退热药和抗菌药物，严格无菌操作。

3. 维持有效循环血容量　严格纪录 24 小时出入水量，观察有无脱水、低钾、低钙血症等表现，定时留取标本检测血清电解质等变化。建立有效静脉通路按医嘱输液，维持有效循环血容量。禁食病人液体入量需达到 3000ml/d 以上，并根据病人脱水程度、年龄和心肺功能调解输液速度，及时补充因呕吐、发热和禁食所丢失的液体和电解质，纠正酸碱平衡失调。

4. 急性出血性胰腺炎的抢救护理　①安置病人于重症监护病房，严密监测生命体征，血、尿淀粉酶及血电解质，观察有无多器官功能衰竭的表现。②迅速准备好抢救的用物和设备，如人工呼吸器、静脉切开包、气管切开包等。③病人出现低血容量休克时，立即协助病人取平卧位，给予氧气吸入，注意保暖。尽快建立静脉通路，必要时静脉切开，按医嘱输注液体、血浆或全血，补充血容量。根据血压调整给药速度，必要时监测中心静脉压，决定输入液量和速度。如血压仍不回升，遵医嘱给予血管活性药。④发生急性呼吸窘迫综合征时，立即遵医嘱高浓度吸氧，配合医师做好气管切开、机械通气。

（四）用药护理

遵医嘱用药，并观察药物疗效及不良反应。如持续应用阿托品应注意有无心动过速，加重麻痹性肠梗阻等不良反应。有高度腹胀或肠麻痹时，不宜用阿托品。抗生素应用时注意过敏反应等副作用。

（五）心理护理

由于本病急性起病，病人有剧烈腹痛，使用一般止痛药物无效，出血坏死型胰腺炎症状重，预后差，病人及家属常出现烦躁不安、恐惧、焦虑等不良心理反应。护理应经常巡视并关心、安慰病人，对病人的需要及时做出反应；向病人和家属介绍本病的基本知识、治疗方法及预后，以消除其紧张、恐惧心理。

【健康指导】

1. 生活指导　指导病人及家属掌握饮食卫生知识，病人平时应养成规律进食习惯，避免暴饮暴食。腹痛缓解后，应从少量低脂、低糖饮食开始逐渐恢复正常饮食，应避免刺激强、产气多、高脂肪和高蛋白食物，戒除烟酒，防止复发。

2. 疾病知识指导　向病人和家属介绍本病的主要诱发因素和疾病的发展过程；教育病人积极治疗胆道疾病，防治肠道蛔虫。告知病人出现症状应及时就医，以免再次发生急性胰腺炎。

第十节　上消化道大量出血病人的护理

案例分析

男性，36 岁。上腹节律性疼痛反复发作 6 年，每于空腹时出现，进食后缓解，有夜间痛。今晨食山芋后连续呕血 3 次，总量约 1200ml，呕吐物初为咖啡色，后为鲜红色，排稀黑便、头晕、心慌。查体：T 36℃，P 110 次 / 分，R 22 次 / 分，BP 80/50mmHg。血常规：血红蛋白 80g/L。请问：

(1) 该病人出血量大约是多少？

(2) 该病人的病因是什么？诱因是什么？

(3) 如何抢救护理？

上消化道出血（upper gastrointestinal bleeding）是指 Treitz 韧带以上的消化道，包括食管、胃、十二指肠、胰、胆道病变引起的出血，以及胃空肠吻合术后的空肠病变出血。上消化道大量出血一般指在数小时内失血量超过 1000ml 或循环血容量的 20%，主要临床表现为呕血和（或）黑便，常伴有血容量减少而引起急性周围循环衰竭，严重者导致失血性休克而危及病人生命。本病是常见的临床急症。

【病因】

引起上消化道出血的病因很多，可见于：①上消化道病变：如食管贲门黏膜撕裂综合征（Mallory-Weiss tear），误食强酸、强碱，消化性溃疡，急性胃黏膜损害，胃癌等。②门静脉高压引起食管胃底静脉曲张破裂或门脉高压性胃病。③上消化道邻近器官或组织的疾病：如胆道出血，肝癌、肝脓肿或肝动脉瘤破入胆道，胰腺疾病累及十二指肠等。④全身性疾病：如白血病，血小板减少性紫癜，弥散性血管内凝血，急性应激等。临床上最常见的病因是消化性溃疡、食管胃底静脉曲张破裂、急性胃黏膜损害和胃癌。

【临床表现】

（一）呕血与黑便

是上消化道出血的特征性表现。上消化道出血者均有黑便，但不一定有呕血。出血部位在幽门以上者常有呕血和黑便，在幽门以下者可仅表现为黑便。呕血与黑便的颜色、性质亦与出血量、部位和出血速度有关。呕血时若出血量少，血液在胃内停留时间长，经胃酸作用形成正铁血红素，呈黑色或咖啡色；若出血量大，血液在胃内停留时间短，未经胃酸混合即呕出，则呈黯红色甚至鲜红色。上消化道出血时粪便以黑色或柏油样为主，是因血红蛋白中的铁与肠内硫化物作用形成硫化铁所致；如出血量多使肠蠕动加速时，则可呈黯红或鲜红色。

（二）失血性周围循环衰竭

急性大量失血由于循环血量迅速减少而导致周围循环衰竭。病人常表现为头昏、心悸、乏力，出汗、黑蒙、晕厥、口渴、肢体冷感、心率加快、血压偏低等。严重者呈休克状态，表现为烦躁不安、面色苍白、四肢湿冷、口唇发绀、呼吸急促等，血压下降（收缩压 <90mmHg，脉压 <25~30mmHg 及心率 >120 次 / 分）。如处理不当，可导致死亡。休克未改善时尿量减少，若补充血容量后尿量仍未改善，则要警惕并发急性肾衰竭。

（三）发热

大量出血后，多数病人在 24 小时内出现发热，一般不超过 38.5℃，持续 3~5 天可降至正常。

（四）氮质血症

上消化道大量出血后，肠道血液的蛋白质分解产物被吸收，血中尿素氮浓度增高，称为肠源性氮质血症。一般于出血后数小时血尿素氮开始升高，约 24~48 小时达到高峰，大多不超过 14.3mmol/L，3~4 日后降至正常。

（五）贫血及血象变化

上消化道大出血后，均有急性失血性贫血。出血早期血象检查无变化，经 3~4 小时后，因组织液渗入血管内，血液稀释，才出现失血性贫血的血象改变。贫血程度取决于失血量、出血前有无贫血基础、出血后液体平衡状态等因素。出血 24 小时内网织红细胞即见升高，出血停止后逐渐降至正常，如出血不止则可持续升高。白细胞计数在出血后 2~5 小时升高，可达（10~20）$\times 10^9$/L，血止后 2~3 天恢复正常。肝硬化脾功能亢进者白细胞计数可不升高。

【实验室及其他检查】

1. 实验室检查　测定红细胞、白细胞、血小板计数。血细胞比容，肝、肾功能，粪便隐血试验等，估计失血量及动态观察有无活动性出血，判断治疗效果及协助病因诊断。

2. 内镜检查　是诊断上消化道出血病因的首选检查方法。出血后 24~48 小时内行急诊胃镜检查，可直接观察出血部位，明确出血原因，同时对出血灶进行止血治疗。

3. X 线钡剂造影检查　在出血停止数天和病情基本稳定后进行检查。对明确病因亦有价值。

4. 其他　放射性核素扫描或选择性动脉造影如腹腔动脉、肠系膜上动脉造影帮助确定出血部位，适用于内镜及 X 线钡剂造影未能确诊而又反复出血者；吞线试验，根据棉线有无血迹及其部位，可以估计活动性出血的部位，主要适用于不能耐受 X 线、内镜或动脉造影检查的病人。

【治疗要点】

上消化道大量出血为临床急症，应采取积极措施进行抢救。迅速补充血容量，纠正水电解质失衡，预防和治疗失血性休克，给予止血治疗，同时积极进行病因诊断和治疗。

1. 补充血容量　应放在所有抢救措施的首位。可先输入平衡液或葡萄糖盐水、右旋糖酐或其他血浆代用品，以恢复和维持血容量和有效循环。输液量可根据估计的失血量来确定。同时立即配血，尽早输入新鲜全血。

知识链接

上消化道大出血输血指征

改变体位时出现心率加快、血压下降和晕厥；失血性休克；血红蛋白 <70g/L 或血细胞比容 <25%。

2. 止血

(1) 药物止血：对于胃、十二指肠出血，可遵医嘱应用去甲肾上腺素 8mg 加入 100ml 生理盐水中分次口服，也可经胃管滴注胃内灌注治疗。对消化性溃疡和急性胃黏膜损伤引起的出血，临床常用 H_2 受体拮抗剂或质子泵阻滞剂。常用药物有西咪替丁、雷尼替丁、法莫替丁、奥美拉唑。食管胃底静脉曲张破裂出血常用垂体加压素 0.2U/min 持续静脉滴注，可收缩内脏血管，减少门静脉血流量而降低门脉高压及侧支循环压力。同时用硝酸甘油静脉滴注或舌下含服，可减轻大剂量用血管加压素的不良反应，并有协同降门静脉压力的作用。还可用生长抑素类药物如奥曲肽等。

(2) 内镜直视下止血：治疗方法包括注射疗法、激光光凝、高频电凝、微波、热探头、食管曲张静脉套扎术、硬化剂(鱼肝油酸钠、无水乙醇、乙氧硬化醇)注射等。

(3) 双气囊三腔管压迫止血：适用于食管胃底静脉曲张破裂出血。其止血效果肯定，但病人痛苦、并发症多、停用后早期再出血率高，宜用于药物不能控制出血时暂时使用，以争取时间准备其他治疗措施。具体操作方法见本章第十一节。

(4) 手术治疗：内科治疗不能止血者(见外科护理有关章节)。

(5) 介入治疗：对于无法进行内镜治疗，又不能耐受手术的严重消化道大出血病人，可考虑介入治疗。

【护理诊断及医护合作性问题】

1. 体液不足　与上消化道大量出血有关。

2. 活动无耐力　与失血性周围循环衰竭有关。

3. 有受伤的危险　如创伤、窒息、误吸，与食管胃底黏膜长时间受压、囊管阻塞气道、血液或分泌物反流入气管有关。

4. 恐惧　与上消化道大出血致生命威胁有关。

5. 知识缺乏　缺乏本病的治疗及防护知识。

【护理措施】

(一) 一般护理

1. 休息与体位　立即将病人安置在重症监护病房或抢救室，病人应绝对卧床休息，取平卧位并将下肢抬高，以保证脑部供血。呕吐时头偏向一侧，防止窒息或误吸，必要时用负压吸引器清除气道内的分泌物、血液或呕吐物，保持呼吸道通畅，给予吸氧。

2. 饮食　少量出血无呕吐者，可进温凉、清淡流质。食管胃底静脉曲张破裂出血，急性大出血伴恶心、呕吐者应禁食。出血停止后改为营养丰富、易消化、无刺激性半流质、软食，少量多餐，逐步过渡到正常饮食。食管胃底静脉曲张破裂少量出血者，血止后仍禁食 1~2 天，此后可进高热量、高维生素流质，限制钠和蛋白质摄入，避免加重腹水、诱发肝性脑病。避免粗糙、坚硬、刺激性食物，且应细嚼慢咽，防止损伤曲张静脉而再次出血。

（二）病情观察

1. 观察指标　密切监测生命体征（每 15~30 分钟测量一次）、精神和意识状态、皮肤和甲床色泽、呕吐物和粪便的性质、颜色及量；定期复查红细胞计数、血细胞比容、血红蛋白、网织红细胞计数、血尿素氮、大便隐血，以了解贫血程度、出血是否停止。准确记录出入量，疑有休克时留置导尿管，测每小时尿量，应保持尿量 >30ml/h。急性大出血时，经由呕吐物、鼻导管抽吸和腹泻，丢失大量水分和电解质，故应密切监测血清电解质的变化。

2. 出血量的估计　①大便隐血试验阳性提示出血量 >5ml。②出现黑便表明出血量在 50~70ml 以上。③胃内积血量达 250ml 时可引起呕血。④1 次出血量在 400ml 以下时，可因组织液与脾贮血补充血容量而不出现全身症状；出血量超过 400ml，可出现头晕、心悸、乏力等症状。⑤出血量超过 1000ml，临床即出现急性周围循环衰竭的表现，严重者引起失血性休克。出血严重程度的判断（表 4-4）。

表 4-4　上消化道出血量的判断

	出血量	血压	脉搏	血红蛋白	临床表现
轻度	占全身总血量的 10%~15%，成人失血量 <400ml	基本正常	正常	无变化	可稍感头晕
中度	占全身总血量的 20%，成人失血量 800~1000ml	收缩压下降至 12kPa	>100 次 / 分	出血后 6~12 小时可降至 70~100g/L	眩晕、口渴心慌、少尿
重度	占全身总血量的 30% 以上，成人失血量 >1500ml	收缩压降 10.7kPa 以下	>120 次 / 分	出血后 6~12 小时可降至 70g/L 以下	神志恍惚、心悸、厥冷冷汗、无尿

周围循环衰竭的临床表现是估计出血量的重要标准，应动态观察病人的心率、血压，可采取改变体位测量心率、血压并观察症状和体征来估计出血量：先测平卧时的心率与血压，然后测改为半卧位时的心率与血压，如半卧位时心率增快 10 次 / 分以上、血压下降幅度 >15~20mmHg、头晕、出汗甚至晕厥，则表示出血量大，血容量已明显不足，是紧急输血的指征。如收缩压低于 90mmHg，心率 >120 次 / 分，伴有面色苍白、皮肤湿冷、四肢冰凉、烦躁不安或神志不清，则已进入休克状态，属严重大量出血，需紧急抢救。

3. 活动性出血或再出血的判断　若观察中出现下列迹象，提示有活动性出血或再次出血：①反复呕血，甚至呕吐物由咖啡色转为鲜红色；②黑便次数增多且粪质稀薄，色泽转为黯红色，伴肠鸣音亢进；③周围循环衰竭的表现经补液、输血而未改善，或好转后又恶化，血压波动，中心静脉压不稳定；④红细胞计数、血细胞比容、血红蛋白测定不断下降，网织红细胞计数持续增高；⑤在补液足够、尿量正常的情况下，血尿素氮持续或再次增高；⑥门静脉高压的病人原有脾大，在出血后常暂时缩小，如不见脾恢复肿大亦提示出血未止。

（三）对症护理及特殊专科护理

迅速建立静脉通道，保证输液通畅，遵医嘱输液、输血和应用止血药，以促进止血、维持有效血容量。积极协助医生应用双气囊三腔管压迫止血（见本章第十一节）或内镜直视下局部止血。呕血停止后帮助病人漱口，清洁口腔，及时清除血迹、污物，以免对病人产生不良刺激。

（四）用药护理

输液开始宜快，必要时测定中心静脉压作为调整输液量和速度的依据。避免因输液、输血过多、过快而引起急性肺水肿，对老年病人和心肺功能不全者尤应注意。肝病病人忌用吗啡、巴比妥类药物，宜输新鲜血，因库存血含氨量高，易诱发肝性脑病。应用血管加压素可引起血压升高、心律失常、心肌缺血、腹痛，甚至发生心肌梗死，应用时按医嘱准确无误给药，注意滴注速度，严密观察不良反应；冠心病的病人忌用血管加压素。

（五）心理护理

突然大量出血会导致病人及其家属极度紧张、恐惧和不安。护士应关心、安慰病人，经常巡视病人，解释安静休息有利于止血。大出血时陪伴病人，使其有安全感；抢救时动作迅速、忙而不乱，减轻病人的紧张情绪；呕血和解黑粪后及时清除血迹、污物，减少对病人的不良刺激；解释各项检查、治疗措施，听取并解答病人和家属的提问，以减轻他们的疑虑。

【健康指导】

1. 生活指导　生活起居有规律，劳逸结合，保持乐观情绪。告知病人合理饮食是避免诱发上消化道出血的重要环节。应进食营养丰富、易消化的食物，避免过饥和暴饮暴食；避免粗糙、刺激性、过热、过冷、产气过多的食物、饮料等；应戒烟酒。

2. 疾病知识指导　帮助病人和家属掌握疾病的病因和诱因、预防、治疗和护理知识，以减少再出血的危险；应在医生指导下用药；指导病人和家属学会早期识别出血征象及应急措施。若出现呕血、黑粪或头晕、心悸等不适，立即卧床休息，保持安静，减少身体活动；呕吐时取侧卧位以免误吸；立即入医院治疗。慢性病病人应定期门诊随访。

第十一节　消化系统疾病常用诊疗技术及护理

一、腹腔穿刺术

腹腔穿刺术（abdominocentesis）是用腹腔穿刺针经皮肤刺入腹腔引出腹水或注入药物的一项诊疗技术。

【适应证】

1. 腹腔积液原因不明，抽液检查协助诊断。
2. 大量腹水者适当放液，减轻腹水导致的腹胀、呼吸困难和循环压迫症状。
3. 腹腔内注射药物以配合治疗。
4. 施行腹水浓缩回输术。
5. 人工气腹，协助X线诊断或治疗（如肺结核空洞或大咯血治疗）。
6. 诊断性（如腹部创伤时）或治疗性（如重症急性胰腺炎时）腹腔灌洗。

【操作前准备】

1. 用物准备　①常规消毒治疗盘一套。②无菌的腹腔穿刺包（孔巾、血管钳、5ml和50ml注射器、7号和8号注射针头、腹腔穿刺针）。③无菌手套、无菌试管。④酒精灯、火柴、大量杯、腹带、皮尺、水桶、橡胶单、治疗巾、弯盘、一次性输液器等。⑤1%普鲁卡因注射液。⑥如为腹水回输者，准备相关物品。

2. 病人准备　向病人解释检查方法及目的，消除病人紧张情绪取得配合。做普鲁卡因皮肤试验，并将皮试结果记录在病历上。清洁腹部穿刺部位皮肤，必要时备皮。穿刺前测量腹围、血压、脉搏，检查腹部体征，以利动态观察病情。协助病人排尿，以防穿刺时损伤膀胱。

【操作过程及护理】

1. 安置体位　安置病人于舒适体位，一般坐在靠背椅上(图 4-3)；体弱者在床上取坐位、半卧位、平卧位或侧卧位，暴露腹部。放腹水者，腹下部置橡胶单和治疗巾。

2. 选择穿刺点　①左下腹部脐与髂前上棘连线中外 1/3 的交界点，此处不易损伤腹壁动脉。②脐与耻骨联合的中点上方 1.0cm、偏右或偏左 1.0~1.5cm，此处无重要器官且易愈合(图 4-4)。

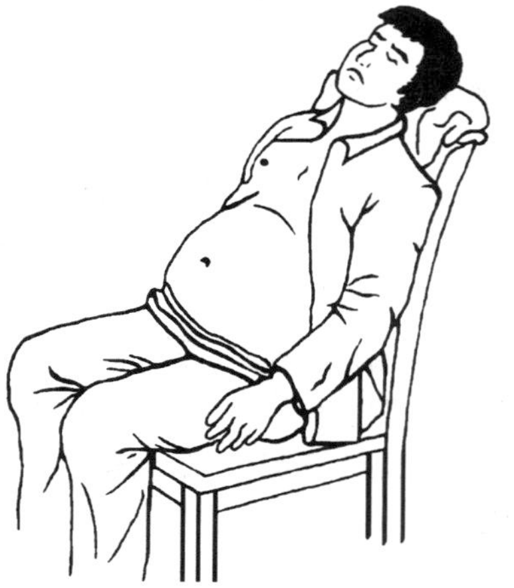

图 4-3　腹腔穿刺体位示意图

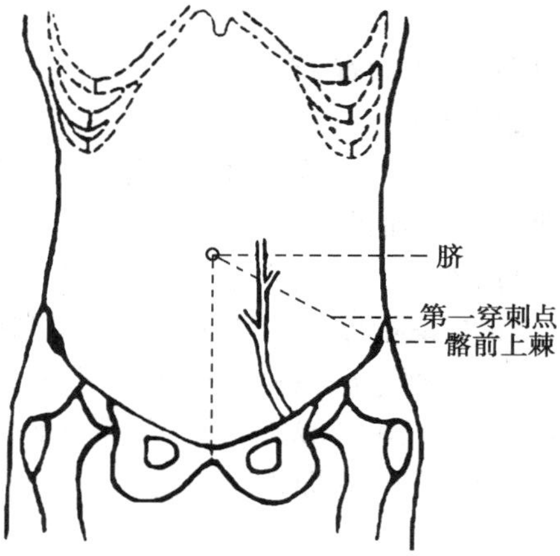

图 4-4　腹腔穿刺点示意图

3. 消毒麻醉　①用 2% 碘酊消毒穿刺部位皮肤，再用 70% 乙醇脱碘 2 次。打开腹部穿刺包，戴无菌手套，铺洞巾，护士用胶布固定孔巾两上角。②打开 1% 普鲁卡因溶液或 2% 利多卡因溶液安瓿供术者抽吸，在穿刺点自皮肤至腹膜壁层做局部麻醉。

4. 协助穿刺、放液、腹腔内注药　术者左手固定穿刺部位皮肤，右手持针垂直刺入腹壁，待进入腹腔后，用注射器抽取腹水标本。诊断性穿刺时，可直接用 20ml 或 50ml 注射器进行。如为腹腔内注药，待抽到腹水时即可将药液注入腹腔。大量放液时，可用 8 号或 9 号针头，并于针栓处接一胶管，再用输液夹调整速度，引腹水于容器中。放液时若液体引流不畅，可稍变动病人的体位或将穿刺针稍作移动。放液速度不宜过快，放液量不宜过多，初次放腹水者不宜超过 3000ml。术中观察病人有无穿刺反应，若出现头晕、恶心、心悸、面色苍白等立即停止放液，并作相应的处理。大量放液后，束以多头腹带，以防腹内压骤停、内脏血管扩张引起血压下降或休克。

5. 拔针包扎　①放液结束后拔出穿刺针，穿刺部位用 2% 碘酊消毒后覆盖无菌纱布，局部按压 5~10 分钟，再用胶布固定。②再次为病人测量腹围，并进行放液前、后腹围的比较，用腹带进行腹部包扎。

6. 整理、记录、送检标本　清理用物，并作初步消毒处理；及时送检标本；记录放液量及性质。

【操作后护理】

1. 体位及穿刺点护理　术后嘱病人平卧 8~12 小时，或卧向对侧，使穿刺针孔位于上方以免腹水漏出，如有腹水漏出时，可用蝶形胶布粘贴，及时更换浸湿的敷料、腹带。

2. 并发症观察与护理　密切观察血压、神志、尿量、穿刺点有无渗液及其他不良反应。

对肝硬化放腹水病人应警惕诱发肝性脑病。

二、胃、十二指肠镜检查

胃、十二指肠镜检查（gastroduodenoscopy）是将带有光源的内镜经口、咽、食管插入胃、十二指肠，以协助诊断和治疗的一项技术。主要用于诊断胃、十二指肠疾病，明确上消化道出血的部位性质，可在内镜直视下进行止血处理；也可用于摘除小息肉等。

【适应证】

1. 有明显消化道症状或上消化道出血，但原因不明者。

2. 疑有上消化道肿瘤，但 X 线钡餐检查不能确诊者。

3. 需要随访观察的病变，如溃疡病、萎缩性胃炎、胃手术后及药物治疗前后对比观察等。

4. 需作内镜治疗者，如摘取异物，急性上消化道出血止血、食管静脉曲张的硬化剂注射与结扎、食管狭窄的扩张治疗等。

【操作前准备】

1. 用物准备　①胃镜检查仪一套。②喉头麻醉喷雾器，弯盘、牙垫、润滑剂、橡胶单，治疗巾、活体组织检查用物（甲醛固定液标本瓶、载玻片、活检钳）。③ 2% 利多卡因、地西泮、阿托品、肾上腺素等药物。④无菌手套、无菌注射器和针头、乙醇棉球、纱布。

2. 病人准备　①术前向病人及家属说明检查的目的、意义、方法、如何配合（如插管时做吞咽动作）及可能出现的不适，以消除紧张情绪。②仔细询问病史，进行体格检查，以排除检查禁忌证。了解有无麻醉药物过敏史。检查乙、丙型肝炎病毒标志，对阳性者用专门胃镜检查。③检查前禁食 8 小时，有胃排空延缓者，需禁食更长时间，有幽门梗阻者应先洗胃，后检查。④一般不使用镇静剂，过分紧张者可肌内注射或静脉注射地西泮 5~10mg，做镜下治疗，减小胃蠕动，可以术前 10 分钟肌注山莨菪碱 10mg 或阿托品 0.5mg。

【操作过程及护理】

1. 咽喉麻醉　检查前 5~10 分钟用 2% 利多卡因咽喉喷雾 2~3 次，或含服 1% 丁卡因胃镜胶 10ml 于咽喉部，片刻后嘱病人做吞咽动作。

2. 安置体位　协助病人取左侧卧位，双腿屈曲，头垫低枕，使颈部松弛，松开领口及腰带。病人口边置弯盘，嘱病人咬紧牙垫。

3. 协助插镜　协助医师将润滑油涂于胃镜弯曲部，配合医师将内镜从病人口腔缓缓插入。插镜过程中，护士应密切观察病人的反应，保持病人头部位置不动，当胃镜插入 14~16cm 到达咽喉部时，嘱病人做吞咽动作。但不可将唾液咽下以免呛咳，让唾液流入弯盘或用吸管吸出。如病人出现恶心不适，嘱病人深呼吸，肌肉放松。如恶心较重，可能是麻醉不足，应重新麻醉。

4. 术中配合　当医师确定镜端已通过贲门入胃，即配合医师向胃内注气，使胃壁充分舒展；当镜面被黏液、血迹、食物遮挡时，应注水冲洗。在医师直视检查的同时，护士应配合医师摄影、取活体组织标本及止血等工作。检查过程中随时观察病人面色、脉搏、呼吸等改变，由于插镜刺激迷走神经及低氧血症，病人可能发生心脏骤停、心肌梗死、心绞痛等，一旦发生应立即停止检查并积极抢救。

5. 协助拔管　协助医师拔管，擦净病人口鼻部，扶持病人下检查台。

6. 整理、送检标本　清理用物，做初步浸泡消毒；及时送检标本。

【操作后护理】

1. 饮食护理 术后因病人咽喉部麻醉作用尚未消退，嘱其不要吞咽唾液，以免呛咳。麻醉作用消失后，可先饮少量水，如无呛咳可进饮食。当天饮食以流质、半流质为宜，进行活检的病人应进温凉饮食。

2. 咽喉部护理 检查后少数病人出现咽痛、咽喉部异物感，嘱病人不要用力咳嗽，以免损伤咽喉部黏膜。

3. 腹部护理 若病人出现腹痛、腹胀，多为术中注入胃内的气体进入小肠所致，可进行腹部按摩，促进排气。

4. 并发症观察与护理 检查后数天内应密切观察病人有无消化道穿孔、出血、感染等并发症，一旦发现，及时协助医师进行处理。

三、纤维结肠镜检查

纤维结肠镜（colonofiberscope）是由细长而可弯曲的导光玻璃纤维管构成，由肛门送入直肠，沿肠道逆行，经乙状结肠、降结肠、脾曲、横结肠、肝曲、升结肠，至回盲末端，故纤维结肠镜检查可观察回盲部至乙状结肠段的病变，对结肠病变的诊断有较大的价值，特别是结合钡剂灌肠 X 线检查，更可提高诊断率。还可行切除息肉、钳取异物等治疗。

【适应证】

1. 原因不明的慢性腹泻、便血及下腹部疼痛，疑有结肠、直肠、末端回肠病变者。
2. 钡剂灌肠有可疑病变需进一步明确诊断者。
3. 炎症性肠病的诊断与随访。
4. 结肠癌术前诊断、术后随访，息肉摘取术后随访观察。
5. 需做止血及结肠息肉摘除等治疗者。
6. 结肠肿瘤普查。

【操作前准备】

1. 用物准备 ①纤维结肠镜一套，活检钳，纤维结肠镜检查包（弯盘、三瓣扩肛器 1 套、长棉签、纱布等）。② 20% 甘露醇 500ml 和 5% 葡萄糖生理盐水 1000ml 混合液或含氯化钠的清肠液 3000~4000ml 或含磷酸缓冲液的清肠液。③地西泮 10mg，阿托品 0.5mg 或山莨菪碱 10mg，2% 利多卡因棉球。④检查裤、标本瓶、屏风等。

2. 病人准备 ①向病人详细讲解检查目的、方法、注意事项，解除其顾虑，取得配合。②嘱病人检查前 1 天进流质饮食，当日晨禁食。③肠道准备。用 20% 甘露醇 500ml 和 5% 葡萄糖生理盐水 1000ml 混合液于检查前 3 小时口服（行高频电凝治疗时禁用甘露醇），导致渗透性腹泻。亦可口服主要含氯化钠的清肠液 3000~4000ml；或口服主要含磷酸缓冲液的清肠液，饮水量不足 1000ml 就可达到同样的清肠效果。④术前给药：遵医嘱术前肌内注射地西泮 5~10mg。由于药物会使病人对疾病的反应性降低，发生肠穿孔等并发症时腹部症状可不明显，应予特别注意。术前 5~10 分钟肌内注射阿托品 0.5mg 或山莨菪碱 10mg。⑤协助病人穿上检查裤。

【操作过程及护理】

1. 安置体位 取左侧卧位，双腿屈曲，嘱病人尽量在检查中保持身体不要摆动。

2. 协助进镜 术前先做直肠指检了解有无肿瘤、狭窄、痔疮、肛裂等，并扩张肛门，助手将镜前端涂上润滑剂（一般用硅油，不可用液状石蜡）后，嘱病人张口呼吸，放松肛门括约肌，以右手示指按物镜头，使镜头滑入肛门，此后按术者口令，遵照循腔进镜、配合滑进、少量注气、适当钩位、去弯取直、防袢及解袢等插镜原则逐渐缓慢插入肠镜。

3. 术中观察　检查过程中护士应密切观察病人反应，如病人出现腹胀不适，可嘱其做缓慢深呼吸；如出现面色、呼吸、脉搏改变应停止插镜，同时建立静脉通道以备抢救及术中用药。

4. 术中配合　根据内镜观察到的情况可摄像，取活组织行细胞学等检查。

5. 协助退镜　检查结束退镜时，再次观察病变部位，尽量抽气以减轻腹胀。

6. 整理、送检标本　清理用物，清洗消毒；及时送检标本。

【操作后护理】

1. 一般护理　检查结束后，病人稍事休息，观察15~30分钟后再离去，嘱病人注意卧床休息，做好肛门清洁，术后3天内进少渣饮食。如行息肉摘除、止血治疗者，再给予抗生素治疗，半流质饮食，适当休息3~4天。

2. 并发症观察与护理　注意观察病人腹胀、腹痛及排便情况。腹胀明显者，可行内镜下排气；腹痛明显或排血便者应留院继续观察，观察粪便颜色，必要时行粪便隐血试验。如发现剧烈腹痛、腹胀、面色苍白、心率加快、血压下降、粪便次数增多呈黑色，提示并发肠穿孔、肠出血，应及时报告医师，协助处理。

四、双气囊三腔管压迫止血术

双气囊三腔管压迫止血术（hemostasis via using triple-channel double-balloon catheter）是指利用双气囊三腔管的气囊压力直接压迫胃底和食管静脉予以止血的技术，是一种临时急救止血的措施。

【适应证】

门静脉高压所致的食管下端、胃底静脉曲张破裂出血。

【操作前准备】

1. 用物准备　治疗盘，治疗碗，生理盐水1瓶，治疗巾，弯盘，短镊子，纱布，棉垫，纱绳2根，50ml注射器2副，弹簧夹1~3个，胶布，棉签，石蜡油，双气囊三腔管（图4-5），牵引架，滑轮，蜡绳，牵引物（沙袋或盐水瓶盛300ml水）0.5kg，网袋，必要时准备胃肠减压器。

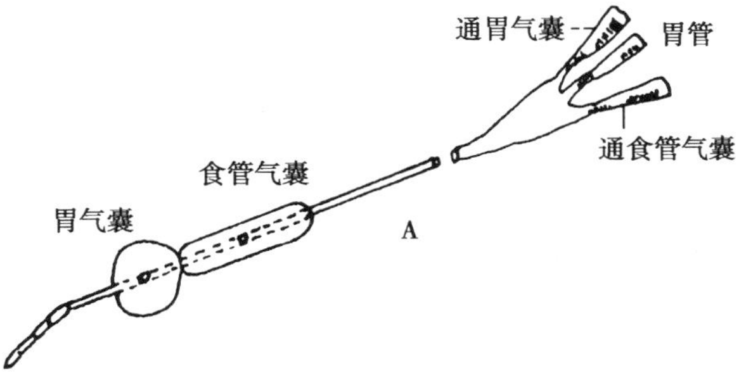

图4-5　双气囊三腔管

2. 病人准备　向病人说明插管的目的，告知插管过程中配合的方法，并给病人做深呼吸和吞咽示范动作，消除病人的恐惧心理，取得配合。

【操作过程及护理】

1. 核对检查　核对病人床号和姓名；检查双气囊三腔管性能：使用前应检查气囊是否漏气，气囊膨胀是否均匀，管道是否通畅。其方法如下：

(1) 先用50ml注射器向胃气囊注入气体200~300ml，压力在40~45mmHg；向食管气囊注气100~150ml，压力在30~40mmHg。注气后用弹簧夹夹住管口。

(2) 检查气囊有无变形、损坏和漏气：检查漏气的方法有：①将气囊放入水中观察有无气泡逸出；②抽出气量是否少于注入气量；③将气囊放在耳边倾听有无漏气声。

(3) 抽出气体,标记出三个腔的通道。

2. 安置体位　协助病人取半坐卧位,颌下铺治疗巾,取下义齿以免误咽。

3. 清洁鼻腔　用湿棉签为病人清洁插管侧鼻腔。

4. 插管　①用石蜡油润滑三腔管前端及气囊外部,由鼻腔缓慢插入三腔管(插管时嘱病人做深呼吸和吞咽动作)。②当插入 50~65cm 时,抽吸胃液检查确定已达胃内,可暂作固定。

5. 充气　向胃气囊注气 150~200ml,至囊内压约 50mmHg,管道末端用弹簧夹夹紧后用细纱绳扎紧,缓缓向外牵拉三腔管,当感到有阻力时,表明胃气囊已抵压于胃底部;如仍有出血,可再向食管气囊内注气约 100ml 至囊内压约 40mmHg,并封闭管口,以压迫食管下段曲张静脉(图 4-6)。

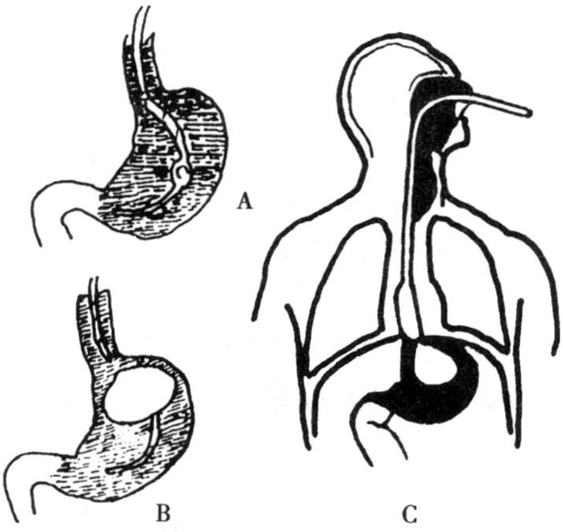

图 4-6　双气囊三腔管压迫止血示意图

A. 管插入 65cm 头端已达幽门;B. 胃气囊压在胃底;C. 食管气囊压迫食管下三分之一

6. 牵引　在距离三腔管末端 10~20cm 处用蜡绳扎紧,穿过牵引架上的滑轮吊上牵引物(0.5kg),进行持续性牵引(牵引角度为 40° 角左右,牵引物距离地面约 30cm),在导管的鼻腔出口处做以标记。如仍有出血,再向食管气囊充气 100~150ml,压力维持在 35~45mmHg 以压迫食管静脉(图 4-7)。

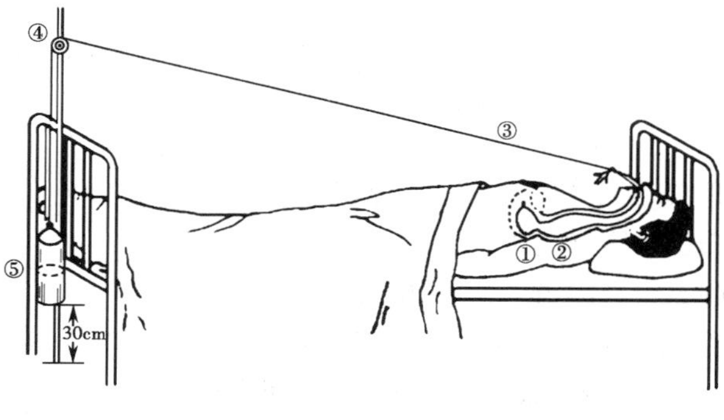

图 4-7　双气囊三腔管牵引示意图

【操作后护理】

1. 止血期护理

(1) 密切观察应用效果、病人出血情况:压迫止血期间应经常抽吸胃内容物,避免胃膨胀引起呕吐,观察胃内容物的颜色、量,如见新鲜血液,说明止血效果不好,应检查牵引松紧或气囊压力,并给予适当调整;若病人出现恶心、胸骨下不适或频发期前收缩,应检查是否为胃气囊进入食管下端挤压心脏所致,应给予适当调整;若提拉不慎或病人用力咳嗽,可将胃气囊拉出而阻塞咽喉部,引起呼吸困难或窒息,此时应立即将气囊口打开,或剪除三腔管结扎处,放出气体。

(2) 监测囊内压:压迫止血期间每 4~6 小时监测 1 次囊内压,囊内压降低时应抽尽囊内气体,重新注气。

(3) 定时放气:三腔管放置 12~24 小时后,食管气囊应放气 15~30 分钟,同时放松牵引,并将三腔管向胃内送少许,以解除胃底贲门压力,然后再充气牵引,避免局部黏膜因受压过久而发生糜烂、坏死。

(4) 鼻饲流质:出血停止后,定时从胃管腔内注入流质饮食,但必须确认为胃腔后再注入,以免误入气囊发生意外。

（5）口、鼻腔清洁：保持病人口、鼻腔清洁。嘱病人不要将唾液、痰液咽下，以免误入气管引起吸入性肺炎，每日两次向鼻腔滴入少量液状石蜡，以免三腔管黏附于鼻黏膜。

2. 拔管护理　出血停止后，可先放出食管气囊内的气体、放松牵引，继续观察 24 小时，未再出血可考虑拔管。拔管前，让病人吞服液体石蜡 20~30ml，以防气囊壁与黏膜粘连，缓慢拔出双气囊三腔管。整理床单及用物。24 小时内仍需严密观察，如发现出血征象，仍可用三腔管止血。气囊压迫一般以 3~4 天为限，继续出血者可适当延长。

（李震萍）

复习思考题

1. 消化系统疾病病人如何进行饮食护理？
2. 肝硬化病人最突出的临床表现是什么？如何护理？如何防止发生肝性脑病？
3. 消化性溃疡、急性胰腺炎病人腹痛有何特点？怎样缓解腹痛及防止复发？
4. 怎样估计上消化道大出血的出血量及判断出血是否继续？消化性溃疡与食管胃底静脉曲张破裂出血处理有何不同？

第五章　泌尿系统疾病病人的护理

学习要点

1. 肾性水肿、尿路刺激征、多尿、少尿、无尿、镜下血尿、大量蛋白尿、无症状性菌尿、肾性高血压、肾病综合征、慢性肾衰竭、腹膜透析的概念。

2. 肾性水肿、肾性高血压、尿路刺激征、尿异常的特点及护理措施。

3. 慢性肾小球肾炎的临床表现、尿液检查特点、防止或延缓肾功能进行性衰退的治疗及护理措施；肾病综合征的病因与发病机制、临床表现、实验室检查特点、治疗要点、饮食护理、用药护理、健康指导；尿路感染的病因与感染途径、易感因素及临床表现、实验室检查及其他检查、饮食护理、尿细菌培养标本采集的护理、健康指导；慢性肾衰竭的病因与发病机制、临床分期、临床表现、实验室检查及其他检查、治疗要点、饮食护理、对症护理、健康指导。

4. 肾穿刺活体组织检查术、血液透析和腹膜透析的配合与护理。

泌尿系统疾病是临床的常见病和多发病。引起泌尿系统疾病的原因很多，如变态反应、感染、肾血管疾病、代谢异常、先天性疾病、药物、毒素、创伤、肿瘤、结石以及任何减少肾血流的因素，均可造成对泌尿系统尤其是肾脏的损害。各种泌尿系统疾病如持续发展，均可导致严重的肾功能不全。近几十年来，慢性肾脏疾病的发病率逐年增长，目前全球肾脏疾病病人已超过 5 亿，我国人群中慢性肾脏疾病的患病率为 11.8%~13%，患病人数超过 1 亿，成为继心脑血管疾病、恶性肿瘤、糖尿病之后又一威胁人类健康的重要疾病。对泌尿系统疾病病人的护理应给予心理安慰、记录出入量、维持体液平衡、合理饮食、观察并预防药物不良反应、预防感染、指导病人预防复发和延缓肾功能的损害。

第一节　泌尿系统的解剖结构和生理功能

一、泌尿系统的解剖结构

泌尿系统由肾脏、输尿管、膀胱、尿道及有关的血管和神经组成。

（一）肾脏

肾脏左右各一，每个重约 120~150g，呈红褐色，形似蚕豆，位于腹膜后脊柱两侧的脂肪囊中，左高右低。肾外观表面为致密结缔组织构成的被膜，其实质切面分外周部的皮质和深部的髓质两部分。皮质由肾小体及部分肾小管组成，髓质包含 8~18 个肾锥体，其中除有少数肾小体外，主要是肾小管及肾血管等。肾锥体底较大并稍向外凸，与外周的皮质相连，顶部圆钝，又称肾乳头。每一肾乳头顶有 10~25 个小孔，肾实质所产生的尿液则由此小孔流入肾小盏。几个较大的肾小盏相聚形成肾盂，后者直接与输尿管相通。肾脏的基本功能单位为肾单位，每个肾脏由约 100 万个肾单位组成，每个肾单位由肾小体及与之相连的肾小管组成。

1. 肾小体 肾小体是由肾小球及肾小囊构成的球状结构。肾小球是一团由入球小动脉和出球小动脉构成的丰富毛细血管球。肾小囊由内外两层组成,外层为壁层,是肾小囊的外壁,壁层与近端小管曲部的管壁相连接;内层为肾小囊的脏层,紧紧包在肾小球毛细血管及球内血管系膜区的周围,在脏层和毛细血管内皮间有共同的基膜;内外两层之间为一囊腔,与近端肾小管的管腔相连通,原尿经肾小球滤出后经该囊腔进入肾小管。

2. 肾小管 是一系列由单层上皮细胞组成的连续性小管,肾小球滤过的超滤液在此经过加工、处理,最后形成尿液。肾小管分为近端小管、细段和远端小管 3 部分,近、远端小管又分为曲部(分别称为近曲小管、远曲小管)和直部 2 段。近、远端小管的直部和细段组成 U 字型的肾小管髓袢。近端肾小管主要负责重吸收肾小球超滤液中各种成分,远端肾小管、集合管均可根据体内情况调节性重吸收 Na^+,分泌 H^+ 和 K^+,其中集合管是决定最终尿液流量、渗透浓度等的重要部位。

3. 肾的皮质和髓质 肾的皮质和髓质内含有大量肾单位和许多集合小管,构成肾的实质部分。在这些结构之间,含有少量结缔组织,称为肾间质。内有血管、淋巴管和神经穿行。肾皮质可产生 1- 羟化酶,使 25- 羟维生素 D_3 转化为有活性的 1,25- 二羟维生素 D_3,从而调节钙、磷代谢。肾髓质的间质细胞能分泌前列腺素,间接地调节血压。

4. 肾小球旁器(近血管球复合体) 位于皮质肾单位,由球旁细胞、致密斑和球外系膜细胞三者组成。肾素绝大多数由肾小球旁器的球旁细胞分泌。球旁细胞又称之为“压力感受细胞”,可以感受肾入球小动脉内压力和血容量的变化,当全身有效循环血量减少时,肾内灌注压下降,入球小动脉内压力下降,肾素分泌增加。

(二)输尿管

输尿管上接肾盂,下连膀胱,是一对细长的肌性管道,呈扁圆柱状,全长约 25~35cm。输尿管有三处生理性狭窄,是结石易滞留的部位:①肾盂与输尿管移行处;②跨过髂血管进入骨盆处;③入膀胱处。

(三)膀胱

膀胱是一肌性囊状器官,空虚时呈锥体形,充满时为卵圆形。成年人膀胱贮尿 300~500ml。膀胱底内面有一个三角形区域,称为膀胱三角,位于两输尿管口和尿道内口之间。膀胱的下部有尿道内口,膀胱三角的两后上角是输尿管开口的地方。

(四)尿道

尿道起自膀胱的尿道内口,止于尿道外口。尿道全程有尿道内口、尿道膜部、尿道外口 3 处狭窄,是尿路结石最易滞留的部位。男性尿道细长,约 16~22cm,有排尿和排精的双重功能。女性尿道较男性尿道宽、短、直,长约 3~5cm,后方邻近肛门易受污染,因而易患尿路逆行感染。

二、泌尿系统的生理功能

泌尿系统主要生理功能是生成和排泄尿液,通过尿液将机体的代谢废物(尿酸、尿素、肌酐、氨、硫酸盐、磷酸盐等)和过剩的物质(激素、葡萄糖、水、电解质等),以及进入人体的各种异物(毒物、药物等)排出,调节水、电解质和酸碱平衡,维持机体内环境的稳定。肾脏不仅是人体最重要的排泄器官,也具有重要的内分泌功能。

(一)肾的泌尿功能

尿的生成包括肾小球滤过、肾小管和集合管重吸收及其分泌、排泄三个基本过程。

1. 肾小球的滤过功能 是排泄代谢物的主要形式。含氮类废物如尿素、肌酐等多由肾小球滤过排出，部分有机酸如马尿酸、苯甲酸、各种胺类及尿酸等也有一部分经肾小球滤过排出。肾小球毛细血管的内皮细胞层、基底膜和肾小囊的脏层共同构成肾小球的滤过膜。正常成人安静时的双肾血流量约为1L/min，当血液流进肾小球时，除了血细胞和大分子蛋白质外，几乎所有血浆成分均可通过肾小球的滤过膜进入肾小囊而形成与血浆几乎等渗的原尿。肾小球滤过率（GFR）主要取决于肾小球毛细血管内压和肾小囊中的静水压、胶体渗透压以及滤过膜的面积和毛细血管滤过分数（后两者总称为滤过系数）等因素。

2. 肾小管和集合管的重吸收、分泌、排泄功能　肾小球每日滤过的原尿可达180L，其中电解质成分与血浆基本相似，但正常人每日排出的尿量仅1500ml左右，原尿中99%以上的水和很多物质被肾小管重吸收。近端肾小管主要承担滤液的重吸收功能，滤过的葡萄糖、氨基酸100%被重吸收，通过Na^+-K^+ ATP酶，Na^+在近端肾小管中主动重吸收，主要的阴离子碳酸氢根（HCO_3^-）和Cl^-随Na^+一起转运。远端肾小管是调节尿液最终成分的主要场所。肾小管上皮细胞将本身产生的或血液内的物质，如H^+、NH_3、肌酐等分泌或排泄到尿中，借此调节人体电解质和酸碱平衡；肾小管还排出代谢产物和进入人体的某些物质，如药物等。

3. 肾的浓缩稀释功能　正常人在机体缺水时，组织渗透压升高，尿液浓缩；反之，尿比重降低，尿液稀释而排出机体多余的水分。

（二）肾的内分泌功能

肾分泌的激素可分为血管活性激素和非血管活性激素。前者参与肾的生理功能，主要调节肾的血流动力学和水盐代谢，包括肾素、前列腺素、血管紧张素等。后者主要作用于全身，它包括1α-羟化酶和促红细胞生成素（EPO）等，EPO能刺激骨髓红系增殖、分化，使红细胞数目增多和血红蛋白合成增多。

第二节　泌尿系统疾病病人常见症状、体征及护理

泌尿系统疾病病人的常见症状、体征有：肾性水肿、肾性高血压、尿路刺激征、尿异常。

一、肾性水肿

肾性水肿（renal edema）是指由于肾脏疾病而引起的人体组织间隙有过多的液体积聚而导致的组织肿胀。可见于各种肾炎和肾病病人，是肾小球疾病最常见的临床表现。由肾小球疾病引起的水肿可分为两大类：一类是肾炎性水肿，其发生机制主要是肾小球滤过率下降，而肾小管的重吸收功能正常，从而导致"球-管失衡"，引起水、钠潴留，毛细血管静水压增高而产生水肿。另一类是肾病性水肿，主要是由于大量蛋白尿造成血浆蛋白过低，血浆胶体渗透压下降，导致液体从血管内进入组织间隙而产生水肿。此外，部分病人因有效循环血量减少，激活了肾素-血管紧张素-醛固酮系统，抗利尿激素分泌增多，从而进一步加重水肿。肾病性水肿一般较严重，多从下肢开始，由于增加的细胞外液主要潴留在组织间隙，血容量常减少，故可无高血压及循环淤血的表现；肾炎性水肿时，水、钠潴留于细胞外液的各个部分，水肿常为全身性，多开始于皮下组织疏松处，如眼睑、头皮、外阴等，严重时波及全身，出现胸腔积液、腹水等。

【护理评估】

1. 健康史　询问水肿发生的原因及诱因、时间、部位；水肿的特点、程度、以及随时间的

进展情况；有无伴随症状，如少尿、血尿、头晕、乏力、呼吸困难、心跳加快、腹胀等；治疗经过尤其是病人的用药情况，详细了解所用药物的种类、剂量、用法、疗程、用药后的效果等。对于曾用激素、免疫抑制剂的病人，应评估其是否遵医嘱用药，疗效如何；有无精神紧张、焦虑、抑郁等心理反应及程度。

2. 护理体检　观察病人的精神情况、生命体征、尿量、体重的改变；全身皮肤的检查包括皮肤水肿的范围、特点、程度，如有无眼睑和面部水肿、下肢水肿、外阴水肿等；心肺检查有无啰音、胸腔积液征、心包摩檫音；腹部有无膨隆、叩诊有无移动性浊音等。

3. 实验室及其他检查　尿常规检查、尿蛋白定性和定量可明确蛋白质的丢失情况，尿沉渣镜检有无血尿、白细胞尿（脓尿）、管型尿；血清电解质检查评估有无电解质紊乱；肾功能检查可判断肾小球和肾小管的功能有无异常；静脉肾盂造影、B超、尿路平片等检查可协助明确病因。

【护理诊断及医护合作性问题】

1. 体液过多　与水、钠潴留、血浆白蛋白浓度下降等因素有关。

2. 有皮肤完整性受损的危险　与皮肤水肿、抵抗力降低有关。

【护理目标】

1. 病人水肿减轻或消退。

2. 病人皮肤无破损及感染。

【护理措施】

1. 一般护理

(1) 休息与体位：休息能减轻肾脏负担、加强利尿作用。嘱病人增加卧床休息时间，避免劳累，重度水肿者应卧床休息至水肿消退。卧床休息宜抬高下肢，增加静脉回流，以减轻水肿。眼睑、面部水肿者枕头应稍高，有胸腔积液者宜半卧位。

(2) 饮食：①限制水、钠的摄入：有明显水肿、高血压或少尿的病人，应严格限制水、钠的摄入。入液量一般为1000ml/d或前一日尿量加500~700ml，显著低钠者应限制在500ml以内。氯化钠控制在0.6~1.2g/d。对有严重水肿、少尿的病人，全日主副食中含钠量<500mg，限制摄入含钠量高的食物如发酵粉、汽水等，尽量不吃罐头及冷冻食品。②蛋白质的摄入：若水肿主要因低蛋白血症引起，在无氮质血症时，可给予正常量（1.0g/（kg·d））的高生物效价优质蛋白（如瘦肉、鱼、禽、蛋、奶类）；对于有氮质血症的水肿病人，由于血中含氮物质浓度升高，应限制食物中蛋白质的摄入量，并适量补充必需氨基酸；透析病人应给予高蛋白饮食；对于慢性肾衰竭的病人，应根据肾小球滤过率（GFR）来调节蛋白质的摄入量。③提供足够的热量：低蛋白饮食的病人需注意提供足够的热量，一般为每日每千克体重125.5kJ，碳水化合物和脂类在饮食热量中的比例应适当增加。必要时可静脉输入血浆白蛋白，以免引起负氮平衡。同时注意补充各种维生素。

知识链接

优质蛋白质

优质蛋白质是指必需氨基酸含量高的食物。必需氨基酸为人体的组织结构和功能所必需，而机体又不能合成，需从食物中获得。瘦猪肉、鸡肉、鱼、牛肉、蛋类、奶制品等食物中的必需氨基酸含量高，为优质蛋白质；相对于另一类为低生物价蛋白质，又称非优质蛋白质，含必需氨基酸较少，如米、面、水果、蔬菜中的植物蛋白质。

2. 病情观察　观察水肿的部位、特点、程度及消长情况，定期测量病人的体重、胸围、腹围等变化，了解有无胸腹水出现等，有利于对治疗效果的评估，或作为调整饮水量、输液量和速度以及利尿剂用量的依据。密切观察病人尿量的变化，准确记录24小时液体出入量。监测病人生命体征的改变，尤其是血压变化，注意有无尿量减少、水肿程度加重、心率加快、呼吸困难、肺底湿啰音、颈静脉怒张、肝大等心力衰竭的表现；有无剧烈头痛、恶心、呕吐、视物模糊、神志不清、抽搐等高血压脑病的表现；密切监测尿常规、肾小球滤过率、血尿素氮、血肌酐、血浆蛋白、血清电解质等变化，警惕急性肾衰竭发生。观察水肿局部皮肤有无红肿、破损等情况发生。

3. 加强皮肤护理，防止皮肤破溃与感染　保持皮肤清洁，床铺、衣裤干燥平整、柔软，病人应穿宽松、柔软的棉或丝质衣服。嘱病人经常变换体位，对年老体弱者可协助翻身，用软垫支撑受压部位，并适当予以按摩预防压疮发生。给病人翻身或使用便器时勿强行推、拉，防止擦破皮肤。对阴囊水肿者，可用吊带托起；皮肤清洗时勿用力过大，避免擦伤皮肤，同时避免撞伤、跌伤等。需使用热水袋时，应用布袋包裹，嘱病人要特别小心，避免烫伤皮肤。严重水肿者应避免肌内注射，可采用静脉途径保证药物准确及时地输入。静脉穿刺时应严格消毒，且静脉穿刺应使穿刺点在各层组织不在同一位置。静脉穿刺拔针后，用无菌干棉球按压穿刺部位，至液体不外渗为止，防止针眼渗漏液体而发生感染。定期观察水肿部位和皮肤受压部位的情况，注意有无发红、破溃现象，发现异常情况及时处理。

4. 用药护理　遵医嘱使用利尿剂、肾上腺糖皮质激素或其他免疫抑制剂，观察药物的疗效及可能出现的副作用。利尿剂主要副作用有电解质紊乱，如低钾、低氯血症及低血容量休克等。用药期间应严密监测生命体征，准确记录24小时出入水量，定期监测电解质，发现问题及时处理。长期使用激素时，可出现水、钠潴留，高血压，糖尿病，精神兴奋性增高，消化道出血，骨质疏松，继发感染，类肾上腺皮质功能亢进症（如满月脸、痤疮、向心性肥胖）等，应特别注意告诫病人及家属不可擅自加量、减量甚至停药；口服激素应饭后服用，以减少对胃黏膜的刺激；服药期间应给予低盐、高蛋白、含钾丰富的食物，注意补充钙剂和维生素D，以防骨质疏松；大剂量冲击疗法时，病人免疫力及机体防御能力受到很大抑制，应对病人实行保护性隔离，防止继发感染。使用环磷酰胺等免疫抑制剂时容易引起出血性膀胱炎，注意多饮水，以促进药物通过尿液排泄。

【护理评价】

病人水肿是否减轻或消退；有无皮肤破损及感染。

二、肾性高血压

肾性高血压（renal hypertension）是由于肾实质性疾病，肾动脉主干和分支狭窄或堵塞所致的血压升高，是肾脏疾病的常见症状。血压升高常呈持续性，且舒张压升高显著，高血压是导致肾功能损害的重要因素。肾性高血压是继发性高血压最常见的原因，按解剖可分为肾实质性高血压和肾血管性高血压两种。肾实质性高血压是肾性高血压的常见原因，主要由急性或慢性肾小球肾炎、慢性肾盂肾炎、慢性肾衰竭引起。肾血管性高血压约占5%~15%，主要是由肾动脉狭窄或堵塞引起，高血压程度较重，易发展为急进性高血压。肾性高血压按发生机制又可分为容量依赖型和肾素依赖型两类。前者是因水钠滞留引起，用排钠利尿剂或限制水钠摄入可明显降低血压；后者是由于肾素-血管紧张素-醛固酮系统被激活引起，过度利尿常使血压更加升高，而应用血管紧张素转换酶抑制剂、钙通道阻滞剂可使血压下降。肾实质性高血压中,80%以上为容量依赖型,仅10%左右为肾素依赖型。

【护理评估】

1. 健康史 询问病人既往有无急、慢性肾脏病,糖尿病等病史。了解血压升高的程度、持续时间、加重或减轻的可能因素。有无水肿、尿异常,如尿频、尿急、少尿、血尿等伴随症状;有无疲乏无力、头痛头晕、腰痛等。病后做过哪些检查和治疗,用过哪些药物,是否遵从医嘱,治疗效果如何。了解病人有无焦虑、抑郁甚至绝望情绪,家庭对病人所患疾病的认识及支持程度。

2. 护理体检 评估血压升高的程度、特点、持续时间、波动范围、与原发病的关系,意识状态、营养状况、尿量。注意评估有无贫血面容、水肿、发热、肾区压痛及叩击痛等。长期高血压可影响全身许多脏器,应注意有无脏器损害的表现。

3. 实验室及其他检查 血常规检查注意有无白细胞升高、红细胞、血红蛋白减少。尿常规检查注意有无蛋白尿、血尿、管型尿、白细胞尿。做内生肌酐清除率(Ccr)、血尿素氮(BUN)、血肌酐(Scr)、浓缩与稀释试验等肾功能检查,以判断肾小球和肾小管的功能情况。注意血清电解质、生化检查结果,有无血糖、血脂增高。注意眼底、心电图及影像学等检查结果。

【护理诊断及医护合作性问题】

1. 疼痛:头痛 与肾性高血压有关。

2. 潜在并发症 高血压脑病。

【护理目标】

1. 病人血压平稳下降;头痛、头晕等症状减轻或消失。

2. 病人无并发症发生。

【护理措施】

1. 一般护理

(1) 休息:根据血压及肾功能情况,安排卧床休息时间,以利增加尿量,降低血压。

(2) 饮食:给予易消化、热量充足和富含维生素的饮食;对明显水肿、高血压病人要限制水钠的摄入;对有氮质血症的病人应限制蛋白质的摄入量(0.5~0.8g/(kg·d)),其中,60%以上应为高生物价优质蛋白;保持排便通畅,防止便秘诱发血压升高。

2. 病情观察 每日观察血压的动态变化,掌握血压波动的规律;了解病人的头痛、头晕等症状有无减轻;密切观察、及早发现高血压脑病及心脏受累的征象,有异常立即报告医生,并配合处理。

3. 降低血压 高血压会加速肾功能损害,宜积极采取降压措施。尿蛋白在1g/d或以上者,血压应控制在125/75mmHg以下,尿蛋白低于1g/d者,血压应控制在130/80mmHg以下。遵医嘱正确使用降压药物,降压速度不宜过快、过猛,以免重要脏器血供减少和增加肾损害;不可随意减量或停药,每日监测血压2次,使血压稳定在合适范围内,避免波动。嘱病人在服药期间注意缓慢的坐起和站立,避免因快速改变体位,导致直立性低血压,而发生摔伤。当静脉滴注硝普钠等降压作用猛烈的药物时应密切监测血压变化、控制滴速和药量;肾功能不全时,药物易在体内蓄积,应加强观察药物不良反应。

4. 心理护理 向病人及家属解释血压升高的原因及治疗方法,增加病人参与调节血压的主动性;安慰病人,说明情绪稳定有助于血压稳定,而紧张可导致血压增高;劝慰病人保持良好的心态,正确应对疾病的变化,积极配合治疗。

【护理评价】

病人能否配合治疗和护理,血压是否平稳下降;头痛、头晕等症状有无减轻;有无并发症发生。

三、尿路刺激征

由于膀胱三角区受到炎症或理化因素刺激发生膀胱痉挛，引起尿频、尿急、尿痛和排尿不尽感等，称为尿路刺激征（urinary irritation）。尿频（frequent micturition）是指单位时间内排尿次数增多；尿急（urgent micturition）是指一有尿意即迫不及待须立即排尿，常伴有尿频和尿失禁；尿痛（odynuria）是指排尿时膀胱区和尿道有疼痛或灼热感。尿路刺激征多见于尿路感染、结石、肿瘤及前列腺疾病等。

【护理评估】

1. 健康史　询问病人的排尿情况，即每天小便的次数、排尿时是否伴有膀胱区和尿道疼痛，是否尿急难忍等；出现上述症状时有无伴随其他不适，如发热、腰痛等。询问起病以来的治疗经过，尤其是用过哪些抗生素及有无使用过免疫抑制剂，疗效如何。详细询问病人既往有无泌尿系感染、结核、结石、肿瘤及前列腺增生等；有无留置导尿管、尿路器械检查等病史。应注意病人的心理状态，了解病人家庭及社会支持系统等。

2. 护理体检　评估病人的精神及营养状况，体温有无升高。检查肾区有无压痛、叩击痛，输尿管点有无压痛，道口有无红肿等。

3. 实验室及其他检查　血液检查注意白细胞和中性粒细胞计数是否偏高，血沉是否在正常范围；尿常规检查、尿细菌镜检和定量培养的结果如何；24 小时尿液有无异常，有无尿液增多、尿比重下降，肾功能（尤其是肾小管功能）情况如何；影像学检查显示肾脏大小、外形有无改变，尿路有无畸形及梗阻等。

【护理诊断及医护合作性问题】

排尿状况异常：如尿频、尿急、尿痛，与尿路感染有关。

【护理目标】

病人的排尿状况恢复正常，排尿时无不适。

【护理措施】

1. 一般护理

（1）环境与休息：保持病室环境清洁、安静、光线柔和，维持合适的温度和湿度，各项治疗、护理操作最好集中进行，使病人能充分休息。嘱病人于急性发作期尽量卧床休息，帮助其采取合适的体位缓解疼痛，指导其完成各种日常生活活动，如勤擦身、更换衣裤等，以减轻病人的不适感。

（2）饮食：在无禁忌证的情况下，应嘱病人尽量多饮水、勤排尿，饮水量至少超过2000ml/d，以达到冲洗尿路的目的，减少细菌在尿路停留的时间，减轻尿路刺激征。饮食应摄入清淡、易消化、营养丰富的食物。

（3）卫生：保持床铺清洁、平整、干燥，指导病人做好个人卫生，督促病人勤洗会阴部，养成不憋尿的习惯。女病人月经期间增加外阴清洗次数，以减少肠道细菌引起尿路感染的机会。

2. 病情观察　观察病人的体温及尿频、尿急、尿痛的程度、性质有无改变；观察有无伴随症状，病情与精神因素有无关系，指导病人正确留取尿标本送检。

3. 对症护理　出现肾区或膀胱区疼痛时，可指导病人热敷或按摩疼痛的部位，以缓解疼痛。尿路刺激征明显者可予以阿托品、普鲁苯辛等抗胆碱药物对症治疗。口服碳酸氢钠碱化尿液，减轻尿路刺激征。

4. 用药护理　遵医嘱使用抗生素及抗胆碱药物，注意观察其治疗反应及有无出现副作用，嘱病人按时、按量、按疗程服药，勿随意停药，以达到彻底治疗的目的。

5. 心理护理　因过分紧张会加重尿频，应告知病人情绪与症状之间的关系，与病人进行有效的沟通与交流，让病人了解此征的起因与预后，去除病人紧张心理。必要时，指导病人从事一些感兴趣的活动，如听轻音乐、欣赏小说、看电视、聊天等，以分散病人对自身不适的注意力，减轻病人的焦虑，缓解尿路刺激征。

【护理评价】

尿频、尿急、尿痛等排尿不适症状是否减轻或消失。

四、尿异常

泌尿系统常见疾病发病过程中均会出现不同程度的尿异常。尿异常包括尿量异常和尿质异常。

（一）尿量异常

尿量异常（abnormol anount of urine）是24小时排尿量的异常，包括多尿（polyuria）、少尿（oliguria）和无尿（anuria）。正常人每日尿量约为1000~2000ml。如24小时尿量超过2500ml，称为多尿；少于400ml，称为少尿；少于100ml，称为无尿。尿量的多少取决于肾小球滤过率、肾小管重吸收量及两者的比例。多尿常见于各种原因引起的肾小管功能不全，如慢性肾盂肾炎、肾动脉硬化、肾髓质退行性变等；肾外疾病常见于尿崩症、糖尿病、肾上腺皮质功能减退等。若夜间尿量持续超过750ml，称为夜尿增多，提示肾小管浓缩功能减退。少尿或无尿的病因可分为三类：肾前性（心排血量减少，血容量不足等）、肾实质性（如急、慢性肾衰竭等）和肾后性（尿路梗阻等）。

（二）尿质异常

1. 蛋白尿　在正常情况下，由于肾小球滤过膜的滤过作用和肾小管的重吸收作用，健康人尿中蛋白质的含量很少（每日排出量小于150mg），蛋白质定性检查时，呈阴性反应。若每日尿蛋白含量持续超过150mg，蛋白质定性检查时，呈阳性反应，称为蛋白尿。24小时尿蛋白定量超过3.5g，称大量蛋白尿。蛋白尿按发生机制，可分为五类：①肾小球性蛋白尿：是最常见的一种蛋白尿，由于肾小球滤过膜通透性增加，原尿中蛋白尿超过肾小管重吸收能力所致。此种蛋白尿以分子量较小的白蛋白增多为主，尿蛋白排出量较多（>2g/d）。见于急性肾小球肾炎、各型慢性肾小球肾炎、隐匿性肾炎等。②肾小管性蛋白尿：当肾小管重吸收功能下降时，微球蛋白、溶菌酶等小分子蛋白质随尿排出增多，但一般不超过2g/d，常见于肾小管病变以及其他引起肾间质损害的病变，如重金属盐类（汞、镉等）中毒或有机溶剂（苯、四氯化碳等）以及抗菌药物（如磺胺类）引起的肾小管损害。③混合性蛋白尿：为肾脏病变同时累及肾小球和肾小管而产生的蛋白尿，见于各种肾小球性疾病的后期，如慢性肾炎、多种肾小管间质病变、继发性肾脏病变等。④溢出性蛋白尿：某些肾外疾病引起的血中异常蛋白质如血红蛋白（Hb）、免疫球蛋白等增加，经肾小球滤过后不能被肾小管全部重吸收，而从尿中排出。见于多发性骨髓瘤、急性溶血性疾病等。⑤组织性蛋白尿：在尿液形成过程中，肾小管代谢产生的蛋白质和肾组织破坏分解而产生的蛋白质，以及由于炎症或药物刺激泌尿系统分泌而产生的蛋白质，称为组织蛋白质，如Tamm-Horsfall蛋白及肾小球肾炎时尿中纤维蛋白含量增加等。此类蛋白尿一般与肾小球性、肾小管性蛋白尿同时发生。临床上由体位、运动、寒冷、发热等因素引起的蛋白尿，称功能性蛋白尿，其特点是持续时间较短，尿蛋白程度较轻，一般 <1.0g/d，诱因去除后很快消失。

2. 血尿　有肉眼血尿和镜下血尿两种。不同原因所致的红细胞持续进入尿中，如新鲜尿沉渣每高倍镜视野红细胞 >3 个或 1 小时尿红细胞计数超过 10 万，或 12 小时计数超过 50 万，可诊断为镜下血尿。尿液外观呈洗肉水样或含有血凝块，称肉眼血尿。血尿可由各种泌尿系统疾病引起，如肾小球肾炎、泌尿系结石、结核、肿瘤、血管病变、先天畸形等；也可由全身性疾病引起，如过敏性紫癜、风湿病、某些传染病或心血管疾病等；此外，肾对药物的过敏或毒性反应可表现为血尿，剧烈运动后可发生功能性血尿。

3. 白细胞尿、脓尿和菌尿　新鲜离心尿液每高倍视野白细胞 >5 个或 1 小时新鲜尿液白细胞计数超过 40 万，或 12 小时计数超过 100 万，称为白细胞尿或脓尿。菌尿是指中段尿涂片镜检，如每个高倍视野均可见到细菌，或培养菌落计数 $>10^5$ 个 /ml，可诊断为泌尿系统感染。

4. 管型尿　尿中管型是由蛋白质、细胞或其碎片在肾小管内形成，可分为细胞管型、颗粒管型、透明管型和蜡样管型等。正常人尿中偶见颗粒管型及透明管型。若 12 小时尿沉渣计数管型超过 5000 个，或镜检出现其他类型管型时，称为管型尿。其中白细胞管型是诊断肾盂肾炎及间质性肾炎的重要依据，上皮细胞管型可见于急性肾小管坏死，红细胞管型提示急性肾小球肾炎。

【护理评估】

1. 健康史　询问尿异常发生的原因及诱因、时间；尿异常的特点，是尿量异常还是尿质异常。若为尿量异常，是多尿、少尿或者是无尿，夜间尿量是否增多；若为尿质异常，是蛋白尿、血尿、管型尿或者是白细胞尿、脓尿、菌尿；若为血尿，应询问是肉眼血尿还是显微镜下血尿。询问病人排尿时有无其他不适，如是否伴有膀胱刺激症状，是否伴随头晕、乏力、呼吸困难、发热、心率加快、腹胀等全身症状。发病后的治疗用药情况，如剂量、用法、疗程、用药后的效果如何；既往曾做过何种检查，结果如何。了解病人对疾病的认识，有无烦躁焦虑或消极悲观情绪。

2. 护理体检　观察病人的精神状况、尿量、体重的改变；测量血压、心率、心律的变化；观察呼吸的频率、节律和深度；注意检查病人有无发热，是否有高血压；皮肤有无水肿，皮肤、黏膜有无出血点、淤斑及尿素霜；肾区有无压痛、叩击痛，输尿管压痛点有无压痛，腰腹部有无包块等。

3. 实验室及其他检查　尿液检查注意尿沉渣涂片镜检有无血尿、白细胞尿、脓尿、菌尿、管型尿等；尿蛋白、尿糖定性检查是否阳性。血液检查注意血清电解质、血液酸碱度、血糖有无异常。检查肾脏肾小球及肾小管功能有无异常。免疫学检查、心电图以及尿路影像学检查有无异常，必要时进行肾穿刺组织病理学检查明确病因。

【护理诊断及医护合作性问题】

1. 体液过多　与肾小球滤过率下降，尿量减少有关。

2. 有体液不足的危险　与肾功能不全，尿量过多有关。

3. 排尿异常　如血尿、蛋白尿、白细胞尿、管型尿，与各种因素引起泌尿系感染、损伤有关。

【护理目标】

1. 病人体液保持平衡，尿量恢复至正常范围，无脱水、水肿及电解质紊乱。

2. 病人尿异常的各项指标得到改善或达到正常，伴随症状减轻或消失。

【护理措施】

1. 一般护理

(1) 休息:保持病室清洁、安静、温湿度适宜,有利病人休息。症状严重大量血尿时绝对卧床休息,对多尿病人,床旁备屏风,便器置易取处,小便后及时清洗便器;少尿或无尿病情危重病人,应协助做好生活护理,如更衣、洗漱等。

(2) 饮食:少尿伴水肿者应限制钠盐的摄入及含钾高的食物(柑橘、蘑菇、榨菜、土豆等)或药物,严格控制饮水量和输液量;有氮质血症时应限制蛋白质摄入,给予优质低蛋白饮食,但须注意提供足够热量,减少体内蛋白质分解,以免发生负氮平衡。多尿者注意增加水和电解质的补充。尿质异常者应鼓励病人多饮水。

2. 病情观察　严密监测 24 小时液体出入量、体重变化,尿常规及肾功能状况,少尿无尿者有无水肿发生,程度怎样;注意观察水电解质平衡情况,高血钾可引起严重心律失常,血钾 >7mmol/L 时,有致心脏骤停的危险。应及早识别高血钾的征象,如疲乏、四肢软弱无力、呼吸困难、心率减慢等。多尿者应注意观察有无低血钾、脱水表现。严密监测血压、心率、心律、呼吸,观察有无肺水肿、脑水肿症状。观察血尿的来源、量和颜色,正确判断出血量,发现异常应及时报告医生并协助处理。

3. 对症护理　少尿病人,遵医嘱使用利尿剂,注意观察疗效及副作用。用药过程中准确记录 24 小时出入液量,观察排尿次数、尿量有无变化。对肾功能不全引起少尿且伴高血钾的病人,应配合医生及时采集血标本,监测电解质变化,做好抢救准备;注意输血时禁用库血。对多尿病人,严格遵医嘱用药及输液。

4. 心理护理　关心安慰病人,让病人了解疾病的一般常识,解除烦躁焦虑或消极悲观情绪,树立治疗信心,积极配合治疗。

【护理评价】

病人有无脱水、水肿及电解质紊乱发生;尿异常的各项指标是否得到改善或达到正常;伴随症状是否减轻或消失。

第三节　慢性肾小球肾炎病人的护理

案例分析

林某,男,32 岁。因间断颜面及下肢水肿 3 年,加重 1 周入院。病人 3 年前无明显诱因出现面部水肿,以晨起明显,伴双下肢轻度水肿,尿少、乏力、食欲不振。1 周前因天气变凉致咽痛、水肿加重,尿少,进食及睡眠较差。体检:血压 150/100mmHg,双眼睑水肿,下肢轻度凹陷性水肿。实验室检查:尿蛋白(++),尿蛋白定量 2.6g/24h,红细胞 10/HP,颗粒管型 1/HP,血尿素氮 8.6mmol/L,血肌酐 156μmol/L。临床诊断:慢性肾小球肾炎。请问:

(1) 针对病人所患疾病的护理诊断是什么?

(2) 怎样对病人进行健康指导?

慢性肾小球肾炎(chronic glomerulonephritis,CGN),简称慢性肾炎,是指起病方式不同,病情迁延,病变进展缓慢或隐匿,可有不同程度的肾功能减退,最终将发展成慢性肾衰竭的一组肾小球疾病。临床上以水肿、高血压、蛋白尿、血尿、贫血及肾功能损害为基本表现。慢性肾炎可发生于任何年龄,一般以青中年男性多见。由于本组疾病的病理类型及病程阶段不同,疾病表现呈多样化。

【病因与发病机制】

仅有少数慢性肾炎是由急性肾炎发展所致(直接迁延或临床痊愈若干年后再发)。大多数慢性肾炎的确切病因尚不清楚,起病即属慢性。慢性肾炎的病理类型不同,病因及发病机制也不尽相同。一般认为慢性肾炎的起始因素为免疫介导性炎症,可由循环内可溶性免疫复合物沉积于肾小球,或由肾小球原位的抗原(内源或外源)与抗体形成而激活补体,引起组织损伤。也可不通过免疫复合物,而由沉积于肾小球局部的细菌毒素、代谢产物等通过"旁路系统"激活补体,从而引起一系列的炎症反应而导致肾炎。炎症反应由炎症细胞与炎症介质参与,并构成复杂的网络关系。继局部免疫反应之后,非免疫介导的肾脏损害在慢性肾炎的发生与发展中亦起很重要的作用,如肾小球内的高压、高灌注、高滤过("三高"现象)等可促进肾小球硬化;肾小球病变能引起肾内动脉硬化,加重肾实质缺血性损害;肾小球系膜的超负荷状态可引起系膜区(基质及细胞)增殖,导致硬化等。

慢性肾炎的常见病理类型有系膜增生性肾炎、系膜毛细血管性肾炎、膜性肾病及局灶性节段性肾小球硬化等。上述所有类型到晚期均进展成硬化性肾小球肾炎,临床上进入尿毒症阶段。

【临床表现】

本病多数起病缓慢、隐匿,部分病人因感染、劳累呈急性发作。临床表现呈多样化,病情时轻时重,逐渐发展为慢性肾衰竭。

(一)症状、体征

1. 水肿　常为本病的首发症状。多为眼睑及颜面部水肿和(或)下肢轻、中度凹陷性水肿,晨起明显,少数可有胸、腹腔积液。水肿由水、钠潴留和低蛋白血症引起。

2. 高血压　是本病常见的体征之一,多数表现为轻、中度高血压。慢性肾衰竭病人90%出现高血压,多为持续性中等度以上升高,尤以舒张压升高明显,伴头晕头痛、失眠、注意力不集中等,也可有眼底出血、渗出,甚至视乳头水肿。持续存在的高血压会加速肾功能恶化。

3. 蛋白尿　是本病必有的表现,尿蛋白定量常在1~3g/d。病人排尿时泡沫明显增多,个别病人尿有异味。病人可因长期蛋白丢失而导致低蛋白血症和机体抵抗力下降。

4. 血尿　多为镜下血尿,偶可见肉眼血尿。

5. 贫血　与肾脏分泌促红细胞生成素减少,致红细胞的分化、成熟、释放减少有关。

6. 肾功能损害　呈慢性进行性损害,进展的速度主要与相应的病理类型有关。已有肾功能不全的病人当遇应激状态,如感染、劳累、血压增高、肾毒性药物的应用等时,肾功能可急剧恶化,如能及时去除这些因素,肾功能仍可在一定程度上恢复。

(二)并发症

1. 感染　慢性肾炎病人因机体抵抗力差,营养不良、长期使用免疫抑制剂等因素,易并发各种感染。尤以呼吸道和泌尿道感染为多见,常可加重肾脏损害。

2. 肾功能不全　由于肾小球病变引起的肾功能损害,严重时出现少尿、无尿,导致水、钠及氮质潴留,若不及时治疗,短期内可致肾功能急剧恶化。

3. 心脏损害　长期血压升高可引起心脏扩大、心律失常,严重时可出现心力衰竭。

【实验室及其他检查】

1. 尿液检查　尿蛋白(+)~(+++),尿蛋白定量常在1~3g/d;尿中可有多形性的红细胞

(+)~(++),颗粒管型等;肾浓缩功能异常时可出现尿比重偏低,多在 1.020 以下,晚期常固定在 1.010。

2. 血液检查　肾功能不全的病人可有肾小球滤过率(GFR)下降,血肌酐(Scr)、血尿素氮(BUN)增高;贫血病人可出现血红蛋白含量与红细胞数量下降,肾衰竭时可出现较严重的贫血;部分病人可出现血脂升高,血浆白蛋白降低;大多数病人血清补体 C3 始终正常或持续降低 8 周以上不恢复正常。

3. B 超检查　双肾可有结构紊乱、缩小等改变。

4. 肾穿刺活检　可以确定慢性肾炎的病理类型,对慢性肾炎治疗方案的确定及判断预后有重要意义。

【治疗要点】

慢性肾炎的治疗应以防止或延缓肾功能进行性衰退、改善或缓解临床症状、防治严重并发症为主要目的,而不以消除尿蛋白及尿红细胞为主要目标。

1. 限制食物中蛋白质和磷的摄入量　低蛋白及低磷饮食可减轻肾小球内高压、高灌注及高滤过状态,延缓肾小球硬化。氮质血症的病人应予优质低蛋白、低磷饮食,并辅以 α-酮酸和多种氨基酸(含 8 种必需氨基酸和组氨酸)治疗。

2. 积极控制高血压　高血压可加速肾小球硬化、促进肾功能恶化,严重影响慢性肾炎的预后,应积极控制。尿蛋白在 1g/d 或以上者,血压应控制在 125/75mmHg 以下,尿蛋白低于 1g/d 者,血压应控制在 130/80mmHg 以下。病人应限盐(<3g/d),有明显水、钠潴留的容量依赖性高血压病人应首选噻嗪类利尿药(如氢氯噻嗪 12.5~50mg/d,1 次或分次口服);对肾素依赖性高血压宜首选血管紧张素转换酶抑制剂(如贝那普利 10~20mg,每日 1 次),或 β 受体阻滞剂(如阿替洛尔 12.5~25mg,每日 2 次)。还可选用钙离子拮抗剂(如硝苯地平 10mg,每日 3 次)和血管扩张剂。但降压不宜过快或过低,以防肾血流量减少加重肾功能损害。

3. 应用抗血小板药物　大剂量双嘧达莫(300~400mg/d),或小剂量阿司匹林(40~80mg/d),有抗血小板聚集的作用,近年来报道长期服用此类药物能延缓肾功能衰退。

4. 避免加重肾损害的因素　劳累、感染、妊娠及应用某些肾毒性药物(如氨基糖苷类抗生素等),均可能损伤肾脏,导致肾功能恶化,应予以避免。

知识链接

肾　毒　性

指药物引起的肾脏毒性反应。肾脏是机体的主要排泄器官,特别容易受到药物的影响,一些药物可对肾脏产生直接毒性作用或通过过敏反应造成肾脏损伤。临床表现轻重不一,最早症状可为蛋白尿和管型尿,继而可发生氮质血症、肾功能减退,严重时可出现急性肾衰和尿毒症等。肾毒性可为一过性,也可为永久性损伤。可导致肾毒性的常见药物有某些抗生素、抗肿瘤药、解热镇痛抗炎药、麻醉药、碘化物造影剂、碳酸锂、氨苯蝶啶等。

【护理诊断及医护合作性问题】

1. 体液过多　与肾小球滤过率下降、水钠潴留、低蛋白血症有关。

2. 营养失调:低于机体需要量　与限制蛋白质摄入、低蛋白血症等有关。

3. 有感染的危险　与皮肤水肿、营养失调、机体抵抗力下降有关。

4. 焦虑　与疾病的反复发作、预后不良有关。

5. 潜在并发症 慢性肾功能不全。

【护理措施】

（一）一般护理

1. 休息与活动 慢性肾炎病人每日在保证充分休息和睡眠的基础上，应有适度的活动，但避免劳累；对有明显水肿、血尿、持续性高血压或进行性肾功能损害的病人应卧床休息。

2. 饮食 帮助病人制定合理的饮食计划。水肿、高血压及心力衰竭者，食盐以3~5g/d为宜，重度水肿者控制在1~2g/d，水肿消退后食盐量应逐渐增加；重度水肿伴少尿时应限制液体摄入量，每日约1500ml或按24小时液体出入量记录，补充每日所排出的液体量；尿少时限制钾的摄入（含钾多的食物有香蕉、桃子、菠菜、油菜等）；肾功能正常者，蛋白质以1.0g/(kg·d)为宜，肾功能不全有氮质血症时应限制蛋白质，以0.5~0.8g/(kg·d)供给，选用含必需氨基酸多的优质蛋白质（动物蛋白，如蛋类、奶制品、精瘦肉等），使之既能保证身体所需的营养，又不会加重肾负担，起到保护肾功能的作用；应提供足够热量、富含维生素、易消化的饮食，适当调节高糖和脂类在饮食热量中的比例，以减轻自体蛋白质的分解，减轻肾脏负担。

（二）病情观察

密切观察血压的变化，因血压突然升高或持续高血压可加重肾功能的恶化；注意观察水肿的部位、特点、程度及消长情况，定期测量病人的体重、胸围、腹围等变化，了解有无出现胸腹水等；监测尿量的变化及肾功能，如血肌酐（Scr）、血尿素氮（BUN）升高或尿量迅速减少，应警惕肾衰竭的发生；注意有无感染灶的出现，及时发现皮肤、呼吸道、泌尿道等部位的感染征象。

（三）对症护理

1. 水肿的护理 见本章第二节“肾性水肿”的护理。

2. 感染的预防及护理 保持清洁的病区环境，病室保持合适的温度和湿度，定时开放门窗通风换气，定期做好病室的空气消毒；加强个人卫生，保持口腔和皮肤的清洁；注意保暖、预防感冒，若有头痛、鼻塞等症状，应卧床休息，并及时治疗。

3. 防止肾功能急剧恶化 感染、持续高血压、使用肾毒性药物、劳累等可引起慢性肾炎病人肾功能急剧减退，因此应避免上述因素；注意按时测量血压、体温；记录24小时尿量，观察尿色和尿比重；按医嘱服药，遇有少尿、无尿或脱水等情况，须及时处理。

4. 预防心脏受损 指导病人注意身心休息；遵医嘱及时调整血压，限制水、钠摄入；定时测量心率、心律、呼吸情况，如发现心率增快、心律不规则、呼吸困难、烦躁不安等表现，应立即报告医生及时处理。

（四）用药护理

1. 利尿剂 注意观察利尿效果及不良反应，监测有无电解质、酸碱平衡紊乱，如低钾、低钠血症等。

2. 降压药 用药过程中应定时观察血压变化，降压不宜过快或过低，以免影响肾灌注。另外，嘱病人服药后起床时先在床边坐几分钟，然后缓慢站起，以防眩晕、跌伤及直立性低血压；洗澡时水不宜过热，以免刺激迷走神经导致低血压；固定服药时间，服药期间勿饮酒。服用血管紧张素转换酶（ACE）抑制剂（如贝那普利）时，要谨防高血钾，肾衰竭时禁用。注意观察有无持续性干咳的不良反应，如发现及时告知医生进行处理。

3. 血小板解聚药 注意观察有无出血倾向，监测出血、凝血时间等。

（五）心理护理

多数病人病程较长，疗效较差，肾功能损害逐渐加重，甚至发展为肾衰竭，使病人工作、学习和生活能力下降，经济负担加重，因而病人心理负担过重。护士应主动与病人沟通，鼓励其说出内心感受，做好精神安慰，对提出的问题予以耐心解答。向病人介绍简单的医学知识、各种检查的必要性、安全性，所用药物的常见副作用及防治方法；与家属一起做好病人的疏导工作，使病人保持良好的心态，以减轻心理负担，提高治愈疾病的信心。

【健康指导】

1. 生活指导　注意休息，生活要有规律，保持精神愉快，避免劳累；适当进行体育锻炼，提高机体抵抗力。进食高热量、高维生素、优质低蛋白、易消化的食物；注意饮水及食盐的摄入，勿食过咸的食物；禁忌烟酒。

2. 疾病知识指导　告知病人及家属本病的基本知识，使病人了解本病是一种发展缓慢、病程迁延的疾病，避免常见的诱因和控制病情进展极为重要。指导病人避免加重肾损伤的因素，如受凉、感染、劳累、妊娠、使用肾毒性药物等。育龄妇女注意避孕，以免因妊娠导致肾炎复发和病情加重。教会病人自我护理，如学会监测血压、控制出入液量平衡等。指导病人遵医嘱坚持用药治疗，学会观察药物的疗效及不良反应。向病人说明定期复查的必要性，嘱定期来院复查。告知病人病情变化的特点，如出现水肿或水肿加重、血压增高或急性感染等情况应及时就诊。

第四节　肾病综合征病人的护理

案例分析

女性，35 岁。因进行性眼睑及双下肢浮肿 1 周入院。1 周前发现尿中有泡沫，眼睑及双下肢浮肿并进行性加重，伴明显乏力、头昏、腰酸，来院就诊。体检：T 38.5℃，P 110 次 / 分，R 24 次 / 分，BP 168/100mmHg。颜面、双下肢水肿明显，腹部移动性浊音阳性。实验室检查：尿常规：尿蛋白（++++），WBC 1 个 /HP，RBC 2 个 /HP，尿蛋白定量 7.8g/24h。血液检查：白蛋白 18g/L，胆固醇 11.0mmol/L，甘油三酯 8.4mmol/L，尿素氮 7.2mmol/L。临床诊断：肾病综合征。请问：

(1) 该病人临床表现有何特点？饮食应注意什么？

(2) 该病人的主要治疗药物是什么？如何做好用药护理？

肾病综合征（nephrotic syndrome）是由多种肾小球疾病引起的具有以下共同临床表现的一组综合征：①大量蛋白尿（尿蛋白 >3.5g/d）；②低蛋白血症（血浆白蛋白 <30g/L）；③水肿；④高脂血症。

【病因与发病机制】

肾病综合征可由多种肾小球疾病引起，分为原发性和继发性两大类。

1. 原发性　原发于肾小球本身的病变，如急性肾炎、急进性肾炎、慢性肾炎、肾小球肾病等。临床上 2/3 的成人和 90% 的儿童均为原发性。原发性从根本上讲，都属于免疫介导性炎症疾病。由于免疫因素的作用，导致肾小球滤过膜屏障（电荷及孔径屏障）损伤，大量蛋白从肾小球滤过膜滤出，这是本病的病变基础，其他症状如低蛋白血症、水肿和高脂血症均在此基础上发生。其病理类型有微小病变性肾病、系膜增生性肾小球肾炎、系膜毛细血管性肾小球肾炎、膜性肾病及局灶性节段性肾小球硬化。

2. 继发性　继发于全身性或其他系统疾病，如糖尿病、过敏性紫癜、多发性骨髓瘤、淋巴瘤、系统性红斑狼疮等。

【临床表现】

原发性肾病综合征有前驱感染者起病较急，部分可隐匿起病，典型临床表现如下：

（一）症状、体征

1. 大量蛋白尿　在正常生理情况下，肾小球滤过膜具有分子屏障及电荷屏障作用，当这些屏障作用，特别是电荷屏障受损时，肾小球滤过膜对血浆蛋白（多以白蛋白为主）的通透性增加，致使原尿中蛋白含量增多，当远超过近曲小管回吸收量时，形成大量蛋白尿。在此基础上，凡增加肾小球内压力及导致高灌注、高滤过的因素（如高血压、高蛋白饮食或大量输注血浆蛋白）均可加重尿蛋白的排出。

2. 低蛋白血症　大量白蛋白从尿中丢失，同时原尿中部分白蛋白在近曲小管上皮细胞中被分解（每日可达 10g）；肝脏需代偿性增加白蛋白的合成，当其合成不足以克服丢失和分解时，则出现低白蛋白血症。此外，肾病综合征病人因胃肠道黏膜水肿导致饮食减退、蛋白质摄入不足、吸收不良或丢失，也是加重低蛋白血症的原因。

3. 水肿　低白蛋白血症、血浆胶体渗透压的下降，使水分从血管内进入组织间隙，是造成肾病综合征水肿的基本原因。另外，某些原发于肾内的水、钠潴留因素在肾病综合征水肿发生机制中起一定作用。

4. 高脂血症　发生机制为肝脏合成脂蛋白增加和脂蛋白分解增强，其中后者可能是更为重要的因素。

（二）并发症

1. 感染　为肾病综合征的常见并发症，与大量蛋白尿和低蛋白血症、使用免疫抑制剂及激素治疗有关。可出现呼吸道、泌尿道、皮肤及腹腔（原发性腹膜炎）感染等。感染是肾病综合征复发和疗效不佳的主要原因之一。

2. 血栓、栓塞　多数肾病综合征病人的血液呈高凝状态，加之高脂血症、血液黏稠度增加、强力利尿剂的应用等因素易导致自发性血管内血栓形成和栓塞，以肾静脉血栓最为多见，表现为腰痛、血尿、肾功能急剧下降等。此外，下肢深静脉血栓、肺血管血栓、脑血管血栓、冠状血管血栓也不少见。

3. 急性肾衰竭　低蛋白血症使血浆胶体渗透压下降，水分由血管渗到组织间隙，引起有效循环血量减少，肾血流量不足，易导致肾前性氮质血症，经扩容、利尿治疗可恢复；少数病人可出现急性肾衰竭，无明显诱因出现少尿、无尿，经扩容、利尿无效，其机制可能是肾间质高度水肿压迫肾小管及大量蛋白管型阻塞肾小管，导致肾小管腔内高压，肾小球滤过率骤然减少所致。

4. 其他　长期高脂血症易引起动脉硬化、冠心病等心血管并发症，增加血液黏稠度，促进肾小球系膜细胞增生及肾小球硬化。长期大量蛋白尿可引起严重的负氮平衡和蛋白质营养不良，引起肌肉萎缩，儿童生长发育障碍。由于金属结合蛋白及维生素 D 结合蛋白减少，还可导致铁、锌、铜缺乏及钙、磷代谢障碍。

【实验室及其他检查】

1. 尿液检查　尿蛋白定性一般为（+++）~（++++），尿中可有红细胞、管型等。24 小时尿蛋白定量超过 3.5g。

2. 血液检查　血浆白蛋白低于 30g/L，血中胆固醇、甘油三酯、极低密度脂蛋白增高。

血 IgG 可降低。

3. 肾功能检查　肾衰竭时血尿素氮(BUN)、血肌酐(Scr)升高。

4. 肾活组织检查　可明确肾小球的病理类型,对指导治疗及明确预后具有重要意义。

5. 肾 B 超检查　双肾正常或缩小。

【治疗要点】

治疗原则以抑制免疫与炎症反应为主,同时防治并发症。

1. 一般治疗　凡有严重水肿者需卧床休息,待水肿消退、一般情况好转后,可起床活动。饮食治疗见护理措施。

2. 对症治疗

(1) 利尿消肿:常用噻嗪类利尿剂和保钾利尿剂作基础治疗,两者并用可提高利尿的效果,同时可减少钾代谢紊乱。常用氢氯噻嗪 25mg,每日 3 次口服;氨苯蝶啶 50mg,每日 3 次,或醛固酮拮抗剂螺内酯 20mg,每日 3 次口服。上述治疗无效时,改用渗透性利尿剂并用袢利尿剂(如呋塞米 20~120mg/d,或布美他尼 1~5mg/d,分次口服或静注),可获良好效果。此外,静脉输注血浆或血浆白蛋白,可提高胶体渗透压,再加用袢利尿剂亦可起到良好的利尿作用。

(2) 减少尿蛋白:应用血管紧张素转换酶抑制剂和其他降压药,可通过有效地控制高血压,达到不同程度减少尿蛋白的作用。

3. 主要治疗　抑制免疫与炎症反应。

(1) 糖皮质激素:该药可能是通过抑制免疫与炎症反应,抑制醛固酮和抗利尿激素的分泌,影响肾小球基底膜通透性等综合作用而发挥其利尿、消除尿蛋白的疗效。使用原则和方法是:①起始用量要足,如泼尼松始量为 1mg/(g·d)共服 8~12 周;②撤减药要慢,足量治疗后每 1~2 周减少原用量的 10%,当减至 20mg/d 左右时症状易反复,应更加缓慢减量;③维持用药要久,最后以最小有效剂量 10mg/d 作为维持量,再服半年至 1 年或更久。肾病综合征病人对激素治疗的反应可分为三种类型:激素敏感型即治疗 8 周内肾病综合征缓解;激素依赖型即药量减到一定程度即复发;激素抵抗型即对激素治疗无效。

(2) 细胞毒药物:一般不首选或单独应用,用于"激素依赖型"或"激素抵抗型"病人,配合激素治疗可提高缓解率。常用环磷酰胺(CTX)2mg/(g·d),分 1~2 次口服,或隔日静注 200mg,总量达 6~8g 后停药。

(3) 环孢素 A:用于激素及细胞毒药物无效的难治性肾病综合征。用法:5mg/(kg·d),分 2 次口服,2~3 个月后减量,总疗程为 6 个月左右。此药昂贵,副作用大,停药后病情易复发。

4. 并发症防治

(1) 感染:用激素治疗时,不必预防性使用抗生素,因其不能预防感染,反而可能诱发真菌二重感染。一旦出现感染,应及时选用敏感、强效及无肾毒性的抗生素。根据病情,若严重感染难控制时应考虑减少或停用激素。

(2) 血栓、栓塞:当血液出现高凝状态时应给予抗凝剂如肝素,并辅以血小板解聚药如双嘧达莫。一旦出现栓塞时,应及早给予尿激酶或链激酶溶栓,并配合应用抗凝药。溶栓、抗凝治疗时应避免药物过量导致出血。

(3) 急性肾衰竭:利尿无效且达到透析指征时应进行血液透析等。

5. 中医药治疗　单纯中医、中药治疗,疗效较慢,一般主张与激素及细胞毒药物联合应用。不但可降尿蛋白,还可拮抗激素及细胞毒药物的不良反应,如雷公藤等。

【护理诊断及医护合作性问题】

1. 体液过多　与低蛋白血症致血浆胶体渗透压下降有关。

2. 营养失调：低于机体需要量　与大量蛋白质的丢失、胃肠黏膜水肿致蛋白质吸收障碍等因素有关。

3. 有感染的危险　与皮肤水肿，大量蛋白尿致机体营养不良，激素、细胞毒药物的应用致机体免疫功能低下有关。

4. 焦虑　与疾病造成的形象改变及病情复杂，易反复发作有关。

5. 潜在并发症　感染、栓塞、急性肾衰竭、心脑血管并发症。

【护理措施】

（一）一般护理

1. 休息与活动　严重水肿伴胸腹腔积液，出现呼吸困难者应绝对卧床休息，取半坐卧位。因卧床可增加肾血流量，使尿量增加。卧床期间为防止肢体血栓形成，应协助病人做肢体的屈伸运动。待病情缓解后，可逐渐增加活动量，以利于减少并发症的发生。对于有高血压的病人，应限制活动量。老年病人改变体位时不可过快，防止直立性低血压的发生。

2. 饮食　饮食原则为低脂、低胆固醇、低盐、正常量的蛋白质，充足热量，丰富维生素的清淡、易消化饮食。合理的饮食结构能改善病人的营养状况和减轻肾脏的负担。肾病综合征病人提倡摄入正常量（1g/kg·d）的优质蛋白质，但有肾功能不全时，应根据肌酐清除率调整。供给的热量要充足，不少于 126~147kJ/（kg·d）。为减轻高脂血症，应少进富含饱和脂肪酸的食物如动物油脂，而多吃富含多聚不饱和脂肪酸的食物如植物油及鱼油，以及富含可溶性纤维的食物如燕麦、豆类等。注意补充各种维生素及微量元素（如铁、钙等），特别注意钙的补充，因大量尿蛋白易造成缺钙。水肿时低盐饮食，钠的摄入不超过 2g/d ，勿食腌制食品。水的摄入量应根据病情而定，一般来说，高度水肿少尿者应严格控制水入量，仅有下肢水肿，尿量每天在 1000ml 左右，可不限制水的摄入。

（二）病情观察

监测并记录生命体征及体重的变化，准确记录 24 小时出入量，观察水肿部位、分布、程度、特点以及消长情况，定时查看各种实验室及其他检查结果，结合临床表现判断病情进展情况。如根据病人体温有无升高，有无出现咳嗽、咳痰、肺部湿啰音、尿路刺激征、皮肤破溃等判断是否合并感染；根据病人有无腰痛、下肢疼痛、胸痛、头痛等判断是否合并肾静脉、下肢静脉、冠状动脉及脑血管血栓；根据病人有无少尿、无尿及血肌酐（Scr）、血尿素氮（BUN）升高等判断有无肾衰竭。同时观察有无营养不良、内分泌紊乱及微量元素缺乏的表现。

（三）对症护理

1. 水肿的护理　见本章第二节相关内容。

2. 感染的预防及护理

（1）积极预防感染：①保持清洁的病区环境，病室保持合适的温度和湿度，定时开放门窗通风换气，定期做好病室的空气消毒及用具消毒。②尽量减少病区的探访人次，对有上呼吸道感染的应限制探访。同时指导病人少去公共场所等人多聚集的地方。③做好生活护理，保持水肿皮肤的清洁、干燥，避免皮肤损伤。

（2）出现感染时，遵医嘱正确采集病人的血、尿、痰、腹水等标本送检，根据药敏试验使用有效且无肾损害的抗生素控制感染，并观察用药效果。

(四)用药护理

1. 糖皮质激素　长期服用激素可出现水钠潴留、低血钾、继发感染、精神兴奋性增高、骨质疏松、消化性溃疡及出血、伤口不易愈合,以及类肾上腺皮质功能亢进的表现,如向心性肥胖、多毛、痤疮等副作用,应密切观察病人用药后的情况。口服激素应饭后服用,以减少对胃黏膜的刺激。嘱病人勿自行减量或停用,以免引起反跳现象。

2. 细胞毒类药物　环磷酰胺的不良反应有骨髓抑制、中毒性肝炎、性腺抑制(尤其男性)、脱发及出血性膀胱炎等。使用时应注意观察其副作用,嘱病人多饮水,促进药物从尿中排出。为了预防出血性膀胱炎,环磷酰胺不宜在下午6时后使用,以免代谢产物存留于膀胱时间过长。

3. 利尿药物　观察利尿药的治疗效果及有无出现副作用,如低钾、低钠、低氯血症性碱中毒等。使用大剂量呋塞米时,应注意观察有无恶心、直立性眩晕、口干、心悸等。

4. 抗凝药　如肝素、双嘧达莫等,若出现皮肤黏膜、口腔、胃肠道等的出血倾向时,应及时减量并给予对症处理,必要时停药。

5. 中药　雷公藤可引起性腺抑制、肝肾损害及外周血白细胞减少等不良反应。使用时应注意监测尿量、肝肾功、性功能及血常规的变化。

(五)心理护理

由于本病病程长、临床表现复杂、易反复发作,病人易出现焦虑、悲观、失望等不良情绪反应,应积极主动与病人沟通,耐心解答病人提出的问题,指导其保持乐观的情绪,给予病人及家属精神上的支持。向病人解释肾病综合征是一种慢性病变,短期内疗效不会很显著,要树立长期治疗的观念,增强战胜疾病的信心,积极与医护人员配合,使之早日康复。

【健康指导】

1. 生活指导　注意休息,保持个人卫生,避免受凉、感冒;能够根据病情适度活动,以防血栓、栓塞等并发症的发生;有水肿时注意限盐,同时注意每日勿摄入过多蛋白;乐观开朗,保持对疾病治疗的信心。

2. 疾病知识指导　向病人介绍有关疾病的基本知识,使其对所患疾病的基本特点及控制方法有所了解;学会每天用浓缩晨尿自测尿蛋白,此为疾病活动的可靠指标;遵医嘱用药,勿自行减量或停用激素,了解激素及细胞毒药物的常见副作用;育龄妇女坚持避孕;定期门诊随访,密切监测肾功能的变化。

第五节　尿路感染病人的护理

案例分析

张某,女,28岁,已婚。2日前开始畏寒发热、全身乏力,肌肉酸痛。伴尿频、尿急、尿痛,恶心呕吐,左侧腰痛明显。查体:体温39.3℃,脉搏106次/分,呼吸20次/分,血压120/80mmHg。左肾区叩痛,左肋脊角有压痛,上、中输尿管点压痛。实验室及其他检查:血常规:WBC 12.5×10^9/L。尿常规可见大量脓细胞、少量红细胞。临床诊断:急性肾盂肾炎。请问:

(1)病人确诊还需进行哪项检查?应如何留取标本?

(2)如何对该病人进行健康指导?

尿路感染(urinary tract infection)可分为上尿路感染(主要是肾盂肾炎)和下尿路感染(主要是膀胱炎)。主要由细菌直接引起,其他很多微生物侵入尿路也可引起尿路感染,如大肠埃希菌、真菌、衣原体、支原体和某些病毒等,但本节所述的是由细菌感染引起的尿路炎症。本病好发于女性,以育龄期的已婚女性多见,女男比例约 10∶1。老年男性因前列腺肥大,尿路感染发生率也较高,但多为无症状性细菌尿。

【病因与发病机制】

1. 病因　致病菌以大肠埃希菌最多见,约占 60%~80%,其次为变形杆菌、克雷伯杆菌、产气杆菌、沙门菌、粪链球菌、铜绿假单胞菌和葡萄球菌等,偶见厌氧菌、真菌、病毒和原虫感染。其中铜绿假单胞菌常发生于尿路器械检查后或长期留置尿管的病人。糖尿病和免疫功能低下者可伴发尿路真菌感染。

2. 感染途经

(1) 上行感染:为最常见的感染途径。即细菌沿尿道上行至膀胱、输尿管及至肾脏引起感染。正常人前尿道和尿道口及其周围有细菌生长,但并不引起感染,当机体抵抗力下降、尿路黏膜损伤时(如尿液高度浓缩、月经期间、性生活后)或入侵细菌的毒力大、黏附于尿路黏膜并上行传播的能力强时,细菌由尿道外口沿膀胱、输尿管逆行到达肾盂,再经肾盏、肾乳头侵犯肾小管间质。由于女性尿道较男性短而宽,且尿道口离常被感染的肛门近,故受感染的机会高。

(2) 血行感染:较少见,细菌由体内慢性感染病灶(如慢性扁桃体炎、皮肤感染等)侵入血流,到达肾脏,首先侵犯皮质,然后扩展至肾盂,引起肾盂肾炎。

(3) 淋巴管感染:更少见,下腹部和盆腔器官的淋巴管与肾周围的淋巴管有许多交通支,升结肠与右肾之间也有淋巴管交通支,当盆腔器官炎症、阑尾炎和结肠炎时,细菌可经淋巴管引起肾盂肾炎。

(4) 直接蔓延:少数情况下,肾周围器官的感染可直接蔓延至肾脏。

3. 易感因素

(1) 尿流不畅和尿路梗阻:如尿路结石、尿道狭窄、尿道异物、肿瘤、包茎、前列腺肥大、女性膀胱颈梗阻、妊娠子宫压迫输尿管、神经性膀胱、肾下垂等,以上因素可导致尿流不畅,细菌容易在肾内停留、生长、繁殖而引起感染。

(2) 尿路畸形或功能缺陷:如肾、肾盂、输尿管畸形,多囊肾,马蹄肾和膀胱输尿管反流等。

(3) 机体免疫功能低下:慢性全身性疾病病人,如糖尿病、慢性肝病、慢性肾病、肿瘤、贫血、营养不良及长期应用免疫抑制剂的病人,机体的抵抗力下降而易发生感染。

(4) 其他:尿道内或尿道口周围的炎症病变,如尿道旁腺炎、阴道炎、前列腺炎、会阴部皮肤感染等,细菌沿尿路上行引起肾盂肾炎。导尿、尿路器械检查也易促发尿路感染。

【临床表现】

尿路感染的临床表现可轻可重,分述如下:

(一) 急性膀胱炎

约占尿路感染的 60%,主要表现为尿频、尿急、尿痛,伴耻骨弓上不适等。一般无明显的全身感染症状。常有白细胞尿,约 30% 有血尿,偶可有肉眼血尿。其致病菌多为大肠埃希菌,约占 75% 以上。

(二) 急性肾盂肾炎

1. 全身表现　急性起病,常有寒战、高热、头痛、疲乏无力、食欲减退、恶心呕吐,甚至腹胀、腹痛或腹泻等。血培养阳性，一般无高血压及氮质血症。

2. 泌尿系统表现 可有或无尿路刺激征，常有腰痛、肋脊角压痛或(和)叩击痛，腹部上、中输尿管点和耻骨上膀胱区压痛。

3. 尿液变化 尿液浑浊，可见脓尿和血尿。

临床上轻症病人全身症状可不明显，仅有尿路局部表现和尿液变化，与膀胱炎鉴别困难。

(三) 慢性肾盂肾炎

大多是由急性肾盂肾炎发展而来，患者经常反复发作或迁延不愈超过半年，并伴有肾盂肾盏变形或双肾大小不等，表面凹凸不平及肾小管功能持续减退者，则为慢性。多见于有上述易感因素的患者。

(四) 无症状性细菌尿

又称隐匿型尿路感染，即病人有细菌尿而无任何尿路感染症状，常在健康人群中进行筛选时，或因其他慢性肾脏病做常规尿细菌学检查时发现。其发病率随年龄增长而增加，超过60岁的妇女发生率可达10%。细菌可来自膀胱或肾，其致病菌多为大肠埃希菌。孕妇有无症状性细菌尿者约占5%，如不治疗，约20%以后会发生急性肾盂肾炎。

(五) 并发症

1. 肾乳头坏死 是肾盂肾炎的严重并发症之一，常发生于严重肾盂肾炎伴有糖尿病或尿路梗阻者，可出现败血症、急性肾衰竭等。主要表现为寒战高热、剧烈腰痛和血尿等，可有坏死组织脱落从尿排出，发生肾绞痛。

2. 肾周围脓肿 常由严重的肾盂肾炎直接扩展而来，多有糖尿病、尿路结石等易感因素。除原有肾盂肾炎症状加重外，常出现明显的单侧腰痛，向健侧弯腰时疼痛加剧。凡是重症急性肾盂肾炎，治疗后病情仍加重者，应考虑有本并发症的可能。

【实验室及其他检查】

1. 尿常规检查和尿白细胞计数 尿蛋白常为阴性或微量，尿沉渣内白细胞多数显著增加，如发现白细胞管型，有助于肾盂肾炎的诊断。更为准确的尿白细胞计数方法是用血细胞计数板计算，$\geq 8\times 10^6/L$ 为白细胞尿(脓尿)。尿红细胞可增加，仅少部分病人有较明显的镜下血尿，极少数($<5\%$)可有肉眼血尿。

2. 尿细菌学检查 是诊断尿路感染的主要依据。尿沉渣镜检细菌是一种快速诊断有意义细菌尿的方法，清洁中段尿沉渣用高倍镜查找，如平均每个视野≥20个细菌，即为有意义的细菌尿。尿细菌定量培养的临床意义为：清洁中段尿定量培养含菌量$\geq 10^5/ml$，为有意义的细菌尿，常为尿路感染；$10^4 \sim 10^5/ml$ 者为可疑阳性，需复查；若 $<10^4/ml$，则可能是污染。

3. 血液检查 急性或慢性复发型血白细胞和中性粒细胞增多，血沉可增快。

4. 肾功能检查 慢性期可出现持续性肾功能损害，早期多为肾小管功能受损，如夜尿增多，晨尿渗透压降低，后期有肾小球滤过功能受损，如Ccr下降，血BUN、Cr升高等。

5. 影像学检查 B超检查可了解肾脏大小、形态以及有无结石、囊肿、肾盂积水等，慢性病人B超可见双肾大小不等。X线检查包括腹平片及静脉肾盂造影检查(IVP)等，对了解肾脏大小、形态、肾盂肾盏变化及有无结石、梗阻和尿期膀胱-输尿管反流有重要意义。静脉肾盂造影慢性病人可见有肾盂肾盏变形、缩窄，肾表面凹凸不平，两肾大小不等。

【治疗要点】

在未有药物敏感试验结果时，应选用革兰氏阴性杆菌有效的抗菌药物，常选用复方磺胺甲噁唑或喹诺酮类。

1. 急性膀胱炎　对仅主诉为尿频、尿急、尿痛等下尿路刺激征的病人，可采用下述治疗方案，不但疗效理想，医疗费用较低，药物副作用较少，而且也有助于诊断。

（1）初诊用药：常用 3 日疗法：给予复方磺胺甲噁唑 2 片，每日 2 次，或氧氟沙星 0.2g，每日 2 次。为了确知细菌尿是否已被肃清，应嘱病人于疗程完毕后 1 周复查尿细菌定量培养。约 90% 尿路感染可治愈。

（2）复诊时处理：停服抗菌药物 7 日后，复诊时病人可能表现为下述两种情况：①病人已无尿路刺激征，中段尿细菌定量培养结果为阴性，则表示病人原先患的细菌性膀胱炎已治愈，如有可能，应嘱病人 1 个月后再来复诊 1 次。如结果是阳性（$\geq 10^5$/ml），且为同样的致病菌，则表示尿路感染复发，按肾盂肾炎处理。②病人仍有尿频、尿急、尿痛，做中段尿细菌定量培养和尿常规检查，如仍有细菌尿和白细胞尿，则按症状性肾盂肾炎处理。同时应做 X 线静脉肾盂造影检查，明确尿路有无解剖上的异常。如已无细菌尿，仍有白细胞尿，可能为感染性尿道综合征。如病人无细菌尿，也无白细胞尿，仍有尿频和排尿不适，可能为非感染性尿道综合征。

2. 急性肾盂肾炎

（1）一般治疗：卧床休息 1~2 周，鼓励多饮水以保证每天尿量达 3000ml 以上，达到冲洗尿路的作用。勤排尿、不憋尿，促使细菌及炎性渗出物及时迅速被排出体外。

（2）抗感染治疗：对轻型急性肾盂肾炎或经 3 日治疗失败的尿路感染，应口服有效抗生素治疗，疗程通常为 14 天，或症状完全消失，尿检查阴性后，继续用药 3~5 天。然后停药观察，以后每周复查尿常规和尿细菌培养 1 次，共 2~3 周，若均为阴性，可认为临床治愈。严重的肾盂肾炎需肌内注射或静脉注射，或联合应用抗生素至退热 72 小时后，改用口服有效抗生素，完成 2 周疗程。常用药物有：①磺胺类，如复方磺胺甲噁唑；②氟喹酮类，如氧氟沙星、环丙沙星；③氨基糖苷类，如庆大霉素；④青霉素类，如氨苄西林、卡比西林；⑤头孢类，如头孢唑啉。以喹诺酮类药为首选。

（3）碱化尿液：口服碳酸氢钠片 1.0g，每日 3 次，可增强抗生素的疗效，以减轻尿路刺激症状。

3. 慢性肾盂肾炎

（1）积极查找病因，去除易感因素，如解除尿路梗阻，矫正尿路畸形；平时多饮水，勤排尿；加强营养，增强机体抵抗力。保护肾功能，根据病情注意避免使用对肾功能有损害的药物。

（2）抗生素治疗：慢性肾盂肾炎的治疗较急性者困难，其抗菌用药原则为：根据药敏试验选药，采用联合、间歇、轮换疗法，即用一组抗生素治疗 2~3 周，停药 1 周后查尿，如尿细菌仍阳性，换另一组抗生素治疗 2~3 周，两组抗生素交替使用，直至尿液常规检查和尿细菌培养阴性，总疗程 2~4 个月。如仍无效，可用低剂量长期抑菌疗法，约 60% 病人尿培养可转阴。

知识链接

低剂量、长期抑菌疗法

长疗程低剂量抑菌治疗的方法是：每晚在临睡前排尿后口服 1 次单剂量的抗生素（SMZ 或氟哌酸），连续 3~6 个月。剂量一般是每天剂量的 1/3~1/2，治疗 1 周后复查尿培养，以后每月复查 1 次。长疗程、低剂量抑菌疗法可用 1 年或更长的时间。

4. 无症状性细菌尿　非妊娠妇女的无症状细菌尿一般不予治疗；妊娠妇女的无症状细

菌尿必须治疗，因治疗对于保护母亲（后期会发生急性肾盂肾炎，且发生子痫）和胎儿（出生后体重不足或早产）都有好处，其治疗宜选用毒性较小的抗菌药物，如呋喃妥因、阿莫西林或头孢菌素类等；学龄前儿童的无症状性细菌尿，要予以治疗。

【护理诊断及医护合作性问题】

1. 体温过高　与尿路感染有关。

2. 排尿状况异常　如尿频、尿急、尿痛，与炎症刺激膀胱有关。

3. 焦虑　与膀胱刺激征引起的不适、病情反复发作及担心预后有关。

4. 疼痛：尿痛、腰痛、下腹痛　与肾盂、输尿管、膀胱、尿道的感染性炎症有关。

5. 潜在并发症　肾乳头坏死、肾周围脓肿。

【护理措施】

（一）一般护理

1. 休息与活动　急性期病人应注意卧床休息，各项护理操作最好能集中进行，避免过多地打扰病人，加重病人的不适。同时，为病人提供安静、舒适的病室环境，做好生活护理。慢性期根据病情酌情活动，避免劳累。

2. 饮食　给予高热量、高蛋白、富含维生素、易消化的清淡饮食，鼓励病人尽量多摄入水分，每日饮水量至少要超过 2000ml，以使尿量增加到冲洗膀胱、尿道的目的，减轻尿路刺激征。

（二）病情观察

监测病人的生命体征尤其是体温的变化，同时观察腰痛的性质、部位、程度及变化。如病人经治疗后高热不退、腰痛加剧，应考虑是否出现肾周脓肿、肾乳头坏死等并发症；如病人出现血压降低、脉搏速弱、皮肤湿冷、谵妄或昏迷的表现，应警惕中毒性休克的发生。

（三）对症护理

1. 发热　密切观察体温的变化，体温超过 39℃时，给予物理降温，如做冷敷、醇浴、温水擦浴等，必要时遵医嘱用退热剂，并注意观察和记录降温效果。退热出汗后应及时更换衣服、被褥，注意保暖，以免加重病情。

2. 尿路刺激征　见本章第二节相关内容。

3. 疼痛　出现肾区或膀胱区疼痛时，减轻疼痛的方法为卧床休息，嘱其尽量不要弯腰、站立或坐直，因为肾包膜的牵拉可加重疼痛，指导病人进行膀胱区热敷或按摩，以缓解疼痛。让病人从事自己感兴趣或轻松愉快的活动，如听音乐、阅报、看电视等休闲活动可分散病人对疼痛和其他不适的注意力，也有利于改善尿路刺激症状。必要时遵医嘱服用阿托品、654-2、普鲁苯辛等药物以解痉镇痛。

（四）尿细菌培养标本采集的护理

向病人解释检查的意义和方法。做尿细菌定量培养检查时，应用清晨第一次（尿液应停留膀胱 6~8 小时以上）的清洁、新鲜中段尿液送检。为保证培养结果的准确性，尿菌定量培养需注意：①在应用抗菌药之前或停用抗菌药 5 天后留取尿标本。②留取尿液时要严格无菌操作，先充分清洁外阴、包皮，消毒尿道口，再留取中段尿液，并在 1 小时内做细菌培养，必要时作厌氧菌培养、真菌培养。

（五）用药护理

遵医嘱使用抗生素，向病人介绍所用抗生素的作用、用法及疗程和可能出现的不良反应，嘱病人按时、按量、按疗程服药，勿随意停药，以达到彻底治疗的效果。磺胺类药物口服可引起恶心、呕吐、厌食等胃肠道反应，宜饭后服；经肾排泄时易析出结晶，服药时应多饮水或同时服用碳酸氢钠；氟哌酸可引起轻度消化道反应、皮肤瘙痒等，孕妇不宜使用；氨基糖苷类药物对肾脏和听神经有损害，可引起耳鸣、听力下降，甚至耳聋及变态反应等。发现不良反应须立即停药，及时报告医生处理。

（六）心理护理

尿路感染急性起病时，病人常因对疾病认识不足和尿路刺激症状的不适，出现紧张、焦虑等不良情绪反应，应理解病人，主动关心病人，耐心向病人解释病情及介绍防治知识，以减轻和消除其不安心理。慢性尿路感染反复发作时，病人及家属常因治疗效果不理想而出现焦虑、烦躁等反应，应主动帮助病人进行心理疏导，指导病人自我心理调节，尽量多参加一些感兴趣的活动，如听轻音乐、欣赏小说、看电视、散步及和室友聊天等，以分散其注意力，缓解病痛带来的身心不适，减轻病人的焦虑。

【健康指导】

1. 生活指导　①保持良好的卫生习惯，女性养成每天清洗外阴的习惯，更应重视月经期、妊娠期、产褥期的外阴卫生；多饮水，勤排尿，不憋尿；女婴应勤换尿布，避免粪便污染尿道而继发感染。②饮食宜清淡，忌辛辣甘肥酒醇之刺激品。③避免纵欲过劳，保持心情舒畅，坚持适量锻炼，以提高机体抗病能力。

2. 疾病知识指导　向病人宣教本病的基本知识；指导积极治疗全身性疾病、慢性疾病，解除尿路梗阻等以去除诱发因素；与性生活有关的尿路感染，于性生活后及时排尿以冲洗尿道，并按常用量服一次抗生素预防。告诉病人急性期彻底治疗的重要性，进行正规抗菌药物治疗。嘱病人按时返院检查尿常规和细菌培养等。育龄女性病人，急性期治愈后1年内应避免妊娠。

第六节　慢性肾衰竭病人的护理

案例分析

陈某，男，33岁。食欲减退及夜尿增多2年余，逐渐心悸，气急，不能平卧4天。护理体检：慢性病容，T 36.7℃，P 106次/分，R 30次/分，BP 165/95 mmHg，呼吸深大，面部苍白，水肿，有尿臭味。双肺底闻及湿啰音。实验室及其他检查：血红蛋白80g/L，血钙1.95mmol/L，血磷2.15mmol/L，BUN 23mmol/L，Scr 785μmol/L，血pH值7.26，尿比重1.010，尿蛋白(++)，双肾体积缩小。临床诊断：慢性肾小球肾炎，慢性肾衰竭，慢性心衰。请问：

(1) 该病人肾脏功能损害为哪一期？

(2) 该病人如何护理？

慢性肾衰竭（chronic renal failure，CRF，简称慢性肾衰）是由于各种慢性肾脏疾病的持续发展，缓慢出现的肾功能减退至衰竭，最终导致以代谢产物潴留，水、电解质紊乱，酸碱平衡失调和全身各系统症状为主要表现的一组临床综合征。发病率约占人群5/10万左右。

根据肾功能损害的程度和临床表现，将慢性肾衰竭分为四个阶段。

1. 肾贮备能力下降期（肾功能不全代偿期）　肾小球滤过率（GFR）降低至正常的约50%~80%，血肌酐（Scr）正常，病人无症状。

2. 氮质血症期（肾功能不全失代偿期）　是肾衰的早期，GFR降至正常的约25%~50%，血中含氮代谢产物潴留，出现氮质血症，Scr 高于正常，但 <450μmol/L，临床出现轻度消化道症状和贫血等。

3. 肾衰竭期 GFR 降至正常的约 10%~25%，Scr 显著升高，约为 450~707μmol/L，病人贫血较明显，夜尿增多及水、电解质、酸碱平衡失调，出现明显的各系统症状。

4. 尿毒症期 是慢性肾衰的晚期(终末期)，GFR 降至正常的 10% 以下，Scr>707μmol/L，肾衰的临床表现和血生化异常已十分显著。据统计，每 1 万人口中每年约有 1 人发生慢性肾衰竭。

【病因与发病机制】

1. 病因 各种慢性肾脏疾病导致肾功能进行性减退，最终均可引起慢性肾衰。

(1) 原发性肾脏病，如肾小球肾炎、慢性肾盂肾炎、遗传性肾炎及多囊肾等。

(2) 继发性肾脏病变，如系统性红斑狼疮肾病、糖尿病肾病、高血压肾病以及各种药物和重金属所致的肾脏病等。

(3) 尿路梗阻性肾病，如尿路结石、前列腺肥大、尿道狭窄等。

我国以慢性肾小球肾炎、慢性肾盂肾炎、糖尿病肾病、高血压肾病、多囊肾、系统性红斑狼疮肾病、梗阻性肾病较多见。起病隐匿者，可经多年进展直至晚期尿毒症时才来就诊，此时双肾已固缩而难以确定其病因。

2. 发病机制 慢性肾衰竭的发病机制尚未完全明了，有以下主要学说：

(1) 健存肾单位学说：肾实质疾病导致部分肾单位破坏，残余的“健存”肾单位为了代偿，必须增加工作量，以维持机体正常的需要。因而，每一个“健存”肾单位发生代偿性肥大，使肾小球滤过功能和肾小管处理滤液的功能增强。但随着肾实质的进一步破坏，“健存”肾单位逐渐减少至不能达到人体代谢的最低要求时，便会出现肾衰竭的症状。

(2) 矫枉失衡学说：当机体发生肾衰竭时，就会出现一系列病态现象，为了矫正这些现象，机体要做出相应的调整(称矫枉)，在调整过程中，却不可避免地要付出一定的代价，因而发生新的失衡，从而使机体蒙受新的损害。如磷的代谢：当肾衰竭出现血磷增高时，机体为了矫正磷的潴留，甲状旁腺发生功能亢进，以促进肾的排磷，这时高磷血症虽有所下降，但甲状旁腺功能亢进(甲旁亢)却引起新的损害，如由于溶骨作用而发生广泛的纤维性骨炎、转移性钙化症及神经系统毒性作用等。

(3) 肾小球高滤过学说：随着肾单位的破坏增加，残余肾单位的代谢废物的排泄负荷增加，代偿性地发生肾小球的高灌注、高压力和高滤过现象，引起肾小球毛细血管壁损伤、系膜区大分子物质沉积，肾小球硬化。

(4) 肾小管高代谢学说：慢性肾衰时，残余肾单位的肾小管，呈代偿性高代谢状态。耗氧量增加，氧自由基产生增多，肾小管细胞产氨显著增加，引起肾小管损害、间质炎症及纤维化，以致肾单位功能丧失。

(5) 其他：慢性肾衰竭的发生与脂质代谢紊乱，肾组织内血管紧张素Ⅱ水平增高、转化生长因子 β 等生长因子表达增加等也有密切关系。

【临床表现】

慢性肾衰早期往往无临床症状，仅表现为基础疾病的症状，病情发展至残余肾单位不能调节适应机体最低要求时，肾衰症状才会逐渐表现出来。慢性肾衰的病变较复杂，可累及人体各系统功能失调，引起全身各系统代谢产物、毒素积蓄引起中毒症状及水、电解质、酸碱平衡紊乱的表现。

知识链接

尿毒症毒素

尿毒症产生除与水、电解质和酸碱平衡失调、内分泌功能障碍等因素有关外，各种代谢产物潴留也起重要作用，这些代谢产物可统称为尿毒症毒素，包括：大分子毒性物质，如生长激素、胰高血糖素、β_2微球蛋白、溶菌酶等；中分子毒性物质，许多激素、多肽及结合的芳香族氨基酸等；小分子含氮物质，如胍类、尿素、尿酸、胺类和吲哚类等蛋白质的代谢废物。

（一）各系统临床表现

1. 胃肠道表现　是本病最早出现和最常见的症状。先出现食欲不振，上腹饱胀等胃部不适症状，继则可发展为恶心呕吐，舌和口腔黏膜溃疡，口中可闻及尿臭味，甚至消化道出血等。消化道症状的产生与本病体内潴留和产生的毒性物质刺激胃肠黏膜以及水、电解质、酸碱代谢紊乱等有关。

2. 心血管系统表现

(1) 高血压：大多数病人有不同程度高血压，少数可为恶性高血压。高血压多是由于水钠潴留、肾素活性增高所致。高血压可引起左心室肥大，心力衰竭，动脉硬化以及加重肾损害。

(2) 心力衰竭：是常见死亡原因之一。其原因大多与水、钠潴留及高血压有关，但也有部分病人可能与尿毒症性心肌病有关。尿毒症常有心肌病表现，如心脏扩大、持续性心动过速、奔马律、心律失常等。经透析后上述心脏改变可恢复正常。心力衰竭的临床表现为水肿、心率增快、呼吸困难、肺底有啰音、颈静脉怒张等，与一般心力衰竭相同。

(3) 心包炎：可分为尿毒症性或透析相关性。较常见于透析不充分者。起病时常有剧烈左胸痛，随呼吸加重。常伴心包摩擦音。严重者可发生心包填塞，出现血压下降、脉压变小等。心包积液多为血性，可能是毛细血管破裂所致。

(4) 动脉粥样硬化：本病动脉粥样硬化进展迅速，冠心病是主要死亡原因之一。脑动脉和全身周围动脉亦同样发生动脉粥样硬化，主要是由高脂血症和高血压所致。

3. 血液系统表现

(1) 贫血：贫血是尿毒症病人必有的症状，为正常色素性正细胞性贫血。主要原因有：①肾脏产生红细胞生成素（EPO）减少；②铁摄入减少，叶酸、蛋白质缺乏；③血透时失血或频繁的抽血检查；④肾衰时红细胞生存时间缩短；⑤尿毒症毒素对骨髓的抑制等。

(2) 出血倾向：可表现为皮下出血、鼻衄、月经过多或外伤后严重出血、消化道出血等，出血倾向与出血时间延长、血小板第3因子的活力下降、血小板聚集和黏附能力异常、凝血酶消耗过程的障碍等有关。其原因可能是可以透析出的某些尿毒症毒素引起的，因此透析常能迅速纠正出血倾向。

(3) 白细胞异常：部分病人白细胞减少。白细胞趋化、吞噬和杀菌的能力减弱，容易发生感染。

4. 呼吸系统表现　体液过多可引起肺水肿；酸中毒时呼吸深而长；尿毒素可引起尿毒症肺炎、胸膜炎等。

5. 神经、肌肉系统表现　肾衰早期常有疲乏、失眠、注意力不集中等精神症状，后期会出现性格改变，抑郁、记忆力减退、对外界反应淡漠，尿毒症常有精神异常，谵语、幻觉、昏迷等。晚期病人常有周围神经病变,感觉神经较运动神经显著,尤以下肢远端明显。病人可出现肢体麻木、烧灼感或疼痛感、深反射迟钝或消失、肌无力等。最常见的是肢端袜套样分布的感觉丧失。

6. 皮肤表现 常见皮肤瘙痒,有时难以忍受。皮肤干燥、脱屑、无光泽。尿毒症病人面部肤色常较深并萎黄,有轻度水肿感,称为尿毒症面容,与贫血、尿素霜的沉积等有关。

7. 内分泌失调 肾衰时内分泌功能出现紊乱。病人常有性功能障碍,女性可出现闭经、不孕等。血浆肾素可正常或升高,血浆活性维生素 D_3、红细胞生成素(EPO)降低。

8. 肾性骨营养不良症 简称肾性骨病,是指尿毒症时骨骼改变的总称。常见有纤维性骨炎、尿毒症骨软化症、骨质疏松症和肾性骨硬化症。晚期可发生骨痛、关节畸形、病理性骨折等。早期诊断主要靠骨活组织检查。

9. 易于并发感染 为主要死亡原因之一。它与机体免疫功能低下、白细胞功能异常等因素有关。常见的是肺部和尿路感染。血液透析病人易发生动静脉瘘感染或腹膜入口感染、肝炎病毒感染。

(二)水、电解质和酸碱平衡失调

1. 水、钠平衡失调 常有水钠潴留或体液丢失,表现为水肿或脱水、血容量不足、高血压、心力衰竭等。

2. 钾、钙和磷的平衡失调 易发生高钾血症、低钙血症、高磷血症。高钾血症可导致严重的心律失常,有些病人可无症状而出现心脏骤停。

3. 代谢性酸中毒 酸中毒是尿毒症最常见的病死原因之一。

【实验室及其他检查】

1. 血液检查 血常规可见红细胞减少,血红蛋白含量降低,在 80g/L 以下,晚期可降至 20~30g/L,伴白细胞升高,血小板降低;血清电解质增高或降低;血气分析有代谢性酸中毒等。

2. 尿液检查 尿比重低,多在 1.018 以下,尿毒症时固定在 1.010~1.012 之间;尿沉渣中有红细胞、白细胞、颗粒管型、蜡样管型等。

3. 肾功能检查 Ccr 降低,血 BUN、Scr 增高;核素肾图、肾扫描及 γ 闪烁照相有助于了解肾功能。

4. 其他检查 B 超或 X 线平片,示双肾缩小;肾穿刺活检,有助于病因诊断。

【治疗要点】

1. 治疗原发疾病和诱因 治疗原发疾病和纠正加重肾衰竭的因素,如感染、劳累、水电解质紊乱、尿路梗阻、心力衰竭、肾毒性药物等,是使症状改善或维持现有状态,防止肾功能进一步恶化,促使肾功能不同程度恢复的关键。

2. 延缓慢性肾衰竭的发展 应在慢性肾衰竭的早期进行。

(1) 饮食治疗:饮食控制可以缓解慢性肾衰的症状,延缓残余肾单位的破坏速度,因此,饮食治疗非常关键。详见护理措施。

(2) 必需氨基酸的应用:在 GFR≤10ml/min,病人因种种原因不能施行透析,而摄入蛋白质又太少,则会发生蛋白质营养不良症,必须加用必需氨基酸(EAA)或必需氨基酸及其 α-酮酸混合制剂,才可使尿毒症病人长期维持较好的营养状态。α- 酮酸在体内与氨结合成相应的 EAA,EAA 在合成蛋白过程中,可以利用一部分尿素,从而减少血中的尿素氮水平,改善尿毒症症状。EAA 的适应证为肾衰竭晚期的病人。

(3) 控制全身性和(或)肾小球内高压力:肾小球内高压力会促使肾小球硬化,全身性高血压不仅会促使肾小球硬化,且能增加心血管并发症的发生,故必须控制。应首选 ACE 抑制剂或血管紧张素Ⅱ受体拮抗剂(如洛沙坦)控制血压。肾小球内高压力亦会促使肾小球硬化,故即使无全身性高血压,亦宜使用上述药物,以延缓肾功能减退。

3. 对症治疗

(1) 水、电解质和酸碱平衡失调的治疗

1) 水、钠平衡失调的治疗:有水肿者应限制钠盐和水的摄入,若水肿较重可用利尿剂如呋塞米(速尿)20mg,每日 3 次,必要时再联合用噻嗪类利尿剂。

2) 低钾血症和高钾血症的治疗:使用利尿剂后,易发生低钾血症,可口服氯化钾等,必要时静脉滴注补钾。无尿或使用保钾利尿剂后,可引起高钾血症,应定期监测血钾,发生高钾血症时,应采用恰当措施降低血钾。如果高钾血症 >6.5mmol/L,出现高钾心电图表现,甚至骨骼肌无力,则应紧急处理。首先用 10% 葡萄糖酸钙 20ml 稀释后,缓慢静脉注射;继之用 5% 碳酸氢钠 100ml 静脉推注,5 分钟注射完;然后用 25%~50% 葡萄糖溶液 50~100ml 加胰岛素 6~12U 静脉注射,经上述处理后,应即做透析。

3) 钙、磷失调的治疗:口服活性维生素 D_3(骨化三醇)0.25mg/d,在 2~4 周内增至 0.5~1mg/d,可帮助提高血钙活性,有助于纠正低钙血症和改善肾性骨营养不良症。口服碳酸钙 1~2g,既可供给机体钙,又可减少肠道内磷的吸收,同时还有利于纠正酸中毒。低钙搐搦时,应静脉注射 10% 葡萄糖酸钙治疗。氢氧化铝凝胶也可用作磷结合剂,但长期可发生铝中毒,引起痴呆、贫血、骨病等。

4) 代谢性酸中毒的治疗:如酸中毒不严重,可口服碳酸氢钠 1~6g,3 次 / 天,严重者应静脉补碱,迅速纠正酸中毒或行透析疗法。

(2) 心血管系统表现的治疗:高脂血症和高血压是主要的危险因素,会加速动脉粥样硬化和增加心血管病死率。

1) 高血压的治疗:通过减少血容量,消除水钠潴留后,血压多可恢复正常。可慎重使用利尿剂,如口服呋塞米 40mg,3 次 / 天,必要时静脉注射。同时减少水和钠盐的摄入。如果利尿效果不理想,可用透析疗法脱水。降压药的使用与一般高血压相同,首选 ACE 抑制剂类。

2) 心力衰竭的治疗:方法与治疗一般心力衰竭相似,但疗效欠佳。以扩血管、减少血容量(利尿、导泻、透析)为主。

3) 尿毒症性心包炎的治疗:积极透析后,心包炎可望改善。出现心包填塞征象时,应急做心包切开引流。如果出现血循环障碍征象,经内科治疗无效者,可行部分心包切除术。

(3) 贫血:补充铁剂和叶酸,少量多次输血或应用重组人类红细胞生成素(EPO)。

(4) 肾性骨病:血钙低时补充骨化三醇;血钙增高可行甲状旁腺次全切除术。

(5) 其他:感染者使用肾毒性小的抗生素,呕吐者用胃复安,上消化道出血按常规处理。

4. 透析疗法　透析疗法可代替肾的排泄功能,但不能代替内分泌和代谢功能。血液透析(血透)和腹膜透析(腹透)的疗效相近,但各有其优点和缺点,在临床应用上可互补,应综合考虑病人的实际情况来选用。当病人开始出现尿毒症的症状,经药物治疗无效时,应做透析治疗。

知识链接

血液净化治疗

血液净化治疗包括血液透析、血液滤过、血液灌注、血浆置换、腹膜透析等。其目的是清除体内的代谢产物和废物，纠正水、电解质与酸碱失衡。适用于各种原因导致的肾衰竭，也可用于严重疾病所致的内环境失衡、自身免疫性疾病、中毒等，其中，血液透析是最常用的血液净化治疗方法。

5. 肾移植　成功的肾移植可恢复肾功能（包括内分泌和代谢功能）。应选择血型和HLA配型合适的供肾者，并在肾移植后长期使用免疫抑制剂。

【护理诊断及医护合作性问题】

1. 营养失调：低于机体需要量　与限制蛋白质摄入、消化功能紊乱、代谢障碍、贫血等因素有关。
2. 体液过多　与肾衰竭导致水钠潴留、水钠盐摄入过多、补液不当等因素有关。
3. 活动无耐力　与心脏病变，贫血，水、电解质和酸碱平衡紊乱有关。
4. 有感染的危险　与白细胞功能降低、透析等有关。
5. 有皮肤完整性受损的危险　与皮肤水肿、汗腺分泌减少、瘙痒等有关。
6. 绝望　与身体状况恶化、死亡的威胁等有关。
7. 知识缺乏　缺乏慢性肾衰竭治疗和护理方面的知识。

【护理措施】

（一）一般护理

1. 休息与活动　提供安静、清洁的病区环境，保持空气清新和合适的温度、湿度。慢性肾衰病人以休息为主，全身水肿或有器官功能损害者，应绝对卧床休息。定时活动下肢，防止静脉血栓的形成。护理操作有计划地集中进行，尽量减少对病人的干扰，协助其做好各项生活护理，避免过度劳累，以减轻肾脏负担。根据病情指导病人合理安排活动，活动时以不出现疲劳、胸痛、呼吸困难、头晕等为宜。

2. 饮食　给予高热量、低蛋白、富含维生素、易消化的饮食。

（1）合理摄入蛋白质：蛋白质的合理摄入，不仅能减少体内氮代谢产物的积聚及体内蛋白质的分解，以维持正氮平衡，而且还可防止低蛋白血症和营养不良。根据病人的GFR来调整蛋白质和磷的摄入量。60%以上为富含必需氨基酸的优质蛋白质，如蛋、瘦肉、鱼和牛奶等；尽量少食含非必需氨基酸多的植物性食物，如豆类、豆制品、谷类及硬果类。

知识链接

根据GFR调整蛋白质摄入量

GFR<50ml/min时，应适当限制蛋白质；GFR为10~20ml/min，每日摄入蛋白35g（0.6g/kg）；GFR>20ml/min，可增加5g（0.7g/kg）；GFR为5~10/min，每日摄人蛋白质25g（0.4g/kg）；GFR<5ml/min者，仅能每日摄入20g（0.3g/kg）。

（2）保证充足的热量：供给充足的热量可减少体内蛋白质的分解，以避免发生负氮平衡。供给量为126~146kJ/（kg·d），以碳水化合物为热量的主要来源，最好选用含蛋白质少的纯淀粉类食品（如小麦淀粉、玉米淀粉等）代替米、面等谷类食品作主食，如觉饥饿，可食含蛋白质低而热量高的食物，如土豆、白薯、淮山药、芋头、藕、菱角粉、粉丝、凉粉、南瓜等。脂肪是热量的另一来源，可多食植物油，少食动物油。

(3) 水、盐：肾衰早期，应增加水分和盐分的摄入，促使体内代谢产物的排出。有少尿、水肿、高血压和心力衰竭者，应限制饮水量及盐的摄入量。饮水量一般为500~600ml加上前一日的尿量再减去当日输液量，如果尿量>1000ml/d，且无水肿者，则不必限制。

(4) 其他：低磷饮食，不超过600mg/d。有高血钾症时，应限制含钾高的食物如白菜、萝卜、梨、桃、葡萄、西瓜等的摄入。还应注意补充富含钙、铁、维生素C、B和叶酸的食物。

(二) 病情观察

严密监测意识状态、生命体征；观察各系统症状、体征和并发症，注意有无心血管系统、血液系统、神经系统等并发症发生，如有应及时配合医生处理；每日定时测量体重，准确记录24小时出入量；注意观察有无液体量过多的症状和体征，如短期内体重增加迅速、血压升高、意识改变、心率加快、肺底湿啰音、颈静脉怒张等；监测血电解质、血液酸碱度，结合临床表现可判断有无水、电解质、酸碱失衡发生。注意有无感染病灶出现。

(三) 对症护理

1. 减轻恶心、呕吐　于夜间睡前饮水1~2次，以防止因夜间脱水引起尿素浓度升高而导致早晨恶心、呕吐。顽固性呕吐者可按医嘱给予氯丙嗪肌内注射。采用透析疗法，以清除血液中的代谢废物及有毒物质，可有效地减轻恶心、呕吐。呕吐后应及时清除呕吐物，保持口腔清洁、湿润。可用淡盐水、双花甘草水或藿香煎水含漱，也可口含槟榔、豆蔻等芳香品，以去除口臭，减少异味刺激。

2. 皮肤护理　保持皮肤清洁和干燥，勤用温水擦洗，不能用肥皂和酒精擦洗；勤换衣裤、被单；勤剪指甲避免搔抓皮肤；皮肤瘙痒时外用乳化油剂，口服抗组胺药物；保护水肿皮肤：见本章第二节“肾性水肿”护理。

3. 防治感染　尽量将病人安置在单人病室，病室定时通风和进行空气消毒，减少探视人员的人数、次数和时间，防止交互感染；嘱病人避免去公共场所。注意保暖，防止受凉。给病人进行各项护理操作时，应严格无菌操作。加强生活护理，保持全身皮肤，口腔、外阴等的清洁。及时发现皮肤、呼吸道、尿路感染表现，遵医嘱使用抗生素，并协助医生进行相应处理。

(四) 透析治疗及肾移植护理(见本章第七节相关内容)

(五) 用药护理

遵医嘱准确使用利尿、降压、强心等药物和红细胞生成激素，严格掌握药物剂量、给药时间和用途。避免使用损伤肾功能的药物。用红细胞生成激素纠正病人的贫血时，注意观察用药后副反应，如头痛、高血压、癫痫发作等，定期查血红蛋白和血细胞比容。静脉输入必需氨基酸时，应注意输液速度，保护和有计划地使用血管，尽量保留肘部、前臂等部位的大静脉，以备用于血透治疗。输液过程中若有恶心、呕吐时，应减慢输液速度并遵医嘱给予止吐剂；切勿在氨基酸内加入其他药物，以免引起不良反应。

(六) 心理护理

慢性肾衰病人因病情迁延难治，大多存在抑郁悲观心理，对治疗失去信心。护理人员应以热情、关切的态度去接近他，使其感受到真诚和温暖。对于病人的病情和治疗，应坦诚与病人进行沟通，实事求是地帮助病人分析健康状况，分析有利条件及可能产生的预后，使病人认识到保持乐观的情绪对疾病恢复的重要性。鼓励家属理解并接受病人的改变，安排病人进行有意义的社交活动，使病人意识到自身的价值，积极接受疾病的挑战。

【健康指导】

1. 生活指导　注意心理调理，保持乐观情绪；注意劳逸结合，避免劳累及重体力劳动；严格遵从饮食治疗的原则，注意水钠限制和蛋白质的合理摄入；指导病人注意个人卫生，保持口腔、皮肤及会阴部的清洁，防止感染的发生；节制房事，以养精保肾。

2. 疾病知识指导　向病人介绍慢性肾衰的基本知识，指导积极正确的治疗原发病，延缓肾功能不全的进展。严格遵医嘱用药，避免使用肾毒性较大的药物。给病人解释接受透析疗法或肾移植的重要性以及尿毒症对慢性肾衰竭病人的危害性，使病人积极接受透析疗法或肾移植。指导病人准确记录每日的尿量、血压、体重，定期复查肾功能、血清电解质，定期随访复诊等。

第七节　泌尿系统疾病常用诊疗技术及护理

一、肾穿刺活体组织检查术

肾穿刺活体组织检查术（肾活检，renal biopsy）是经皮穿刺取肾脏活体组织做电镜及免疫荧光检查，以明确肾脏病变性质和指导治疗。

【适应证】

1. 肾病综合征。
2. 诊断不明的持续性无症状蛋白尿。
3. 弥漫性结缔组织病。
4. 急性肾小管间质疾病。
5. 独立性血尿。
6. 肾移植后确定排斥还是疾病复发。

【操作前准备】

1. 用物准备　①常规消毒治疗盘一套；②无菌肾脏穿刺包：内有肾穿刺针、腰椎穿刺针、5ml 和 50ml 注射器、7 号针头、尖头手术刀、钢尺、治疗碗、洞巾、纱布、胶布等；③药品：1% 普鲁卡因溶液或 2% 利多卡因、1% 甲紫、75% 乙醇、3% 碘酒；④其他用物：无菌手套、多头腹带、小沙袋、垫枕、棉签、胶布、甲醛固定液标本瓶、荧光组织小瓶、冰瓶等。

2. 病人准备　向病人解释肾脏穿刺术的目的、必要性、注意事项，做好解释工作，取得病人配合。教会病人床上排尿及吸气后屏气，以配合手术；术前做普鲁卡因皮试，测定血红蛋白，血小板，出、凝血时间，凝血酶原时间，了解有无出血倾向及严重贫血。查血型，备血。查血肌酐、血尿素氮了解肾功能状况。做 B 超检查确定穿刺点。术前 2~3 日肌内注射维生素 K，术前禁食 8 小时；术前 1 小时肌注地西泮。

【操作过程及护理】

1. 体位　病人取俯卧位，腹部垫厚枕，将肾顶向背侧。

2. 定位　在 B 超定位下选取穿刺点，一般为右肾下极。穿刺部位一般取背部 12 肋下缘 0.5~1.0cm 处，距后正中线 6.0~7.5cm 处进针，即肾脏下缘处。穿刺点以龙胆紫做标记。

3. 消毒、铺巾、麻醉　常规消毒穿刺部位皮肤，打开无菌肾脏穿刺包，协助术者戴无菌手套,铺消毒孔巾,逐层局部麻醉。

4. 穿刺、取材 嘱病人深吸气后屏气。术者先用腰椎穿刺针做穿刺,探测肾脏与皮肤之间距离,确定穿刺深度。用手术刀切开穿刺点皮肤,嘱病人再深吸气后屏气。术者将穿刺针按腰穿针所测方向和深度刺入肾囊达被膜外,见穿刺针随呼吸同步运动后,再让病人屏气,术者与助手密切配合在负压下将穿刺针刺入肾脏取得肾组织,随即拔出穿刺针,完成取材操作。

5. 穿刺点处理 针孔经消毒后覆盖无菌纱布,用胶布固定局部,置一小沙袋并以多头腹带包扎以防出血。

6. 送检 将取得的肾活组织放入标本瓶内,外置冰瓶送检。

【操作后护理】

1. 体位与活动 术后俯卧4小时后取去沙袋,然后平卧20小时,至病情稳定、无肉眼血尿可取下多头腹带,起床活动。否则应延长卧床时间,至肉眼血尿消失。术后7~10日内应避免较强体力活动。

2. 病情观察 术后4小时内每30分钟测血压、脉搏一次,连续测量4次,如无异常改为每小时测量1次,连续测量4次。观察有无术后并发症,如肾周围血肿、肾区痛、腹痛、发热及血尿等,如有发生应及时与医生联系做相应处理。

3. 防止输尿管堵塞 鼓励病人多饮水,并常规输入5%碳酸氢钠250ml碱化尿液,静脉输液促进少量积血排出。术后连续留取5次尿液作尿常规检查。出现肉眼血尿者,应予补液增加尿量,防止血块形成堵塞输尿管。术后使用止血药及抗生素3日。

二、血液透析

血液透析(haemodialysis,HD)简称血透,是最常用的血液净化方法之一。是当肾脏不能发挥正常功能时,用以去除体内代谢废物和不纯物的装置。其原理是在病人的血液与透析液之间由一半透膜隔开,利用半透膜的弥散、渗透和超滤作用,使血液中的代谢产物和过多的电解质弥散到透析液中,透析液中的碳酸氢钠等物质弥散到血液中,而血液内的水因渗透和超滤作用向透析液单向渗流,去除体内过多的水分,清除血液中的有害物质,纠正体内电解质紊乱,维持酸碱平衡。

【适应证】

1. 急性肾衰竭 指征为:①血尿素氮>28.6mmol/L,血肌酐>442μmol/L;②血清钾>6.5mmol/L;③二氧化碳结合力<15mmol/L;④血压增高超过基础血压的30mmHg(4kPa),体重进行性增长超过2~3kg,有急性左心衰、肺水肿的先兆;⑤少尿超过4日或无尿超过2日。

2. 慢性肾衰竭 一旦慢性肾衰病人的内生肌酐清除率下降接近5ml/min,血肌酐高于707μmol/L,且开始出现尿毒症症状时,便应开始透析。另外,当发生重度高血钾、严重代谢性酸中毒、左心衰时,应立即进行透析治疗。

3. 急性药物或毒物中毒 凡分子量小,进入血液不与组织蛋白结合的药物、毒物,可用透析方法快速清除。透析距服毒时间愈近,疗效愈好,应争取在8~16小时内进行。服毒量愈大愈需要透析。

【操作前准备】

1. 透析设备的准备 透析设备包括透析器、透析机、透析供水系统、透析管道和穿刺针(图5-1)。

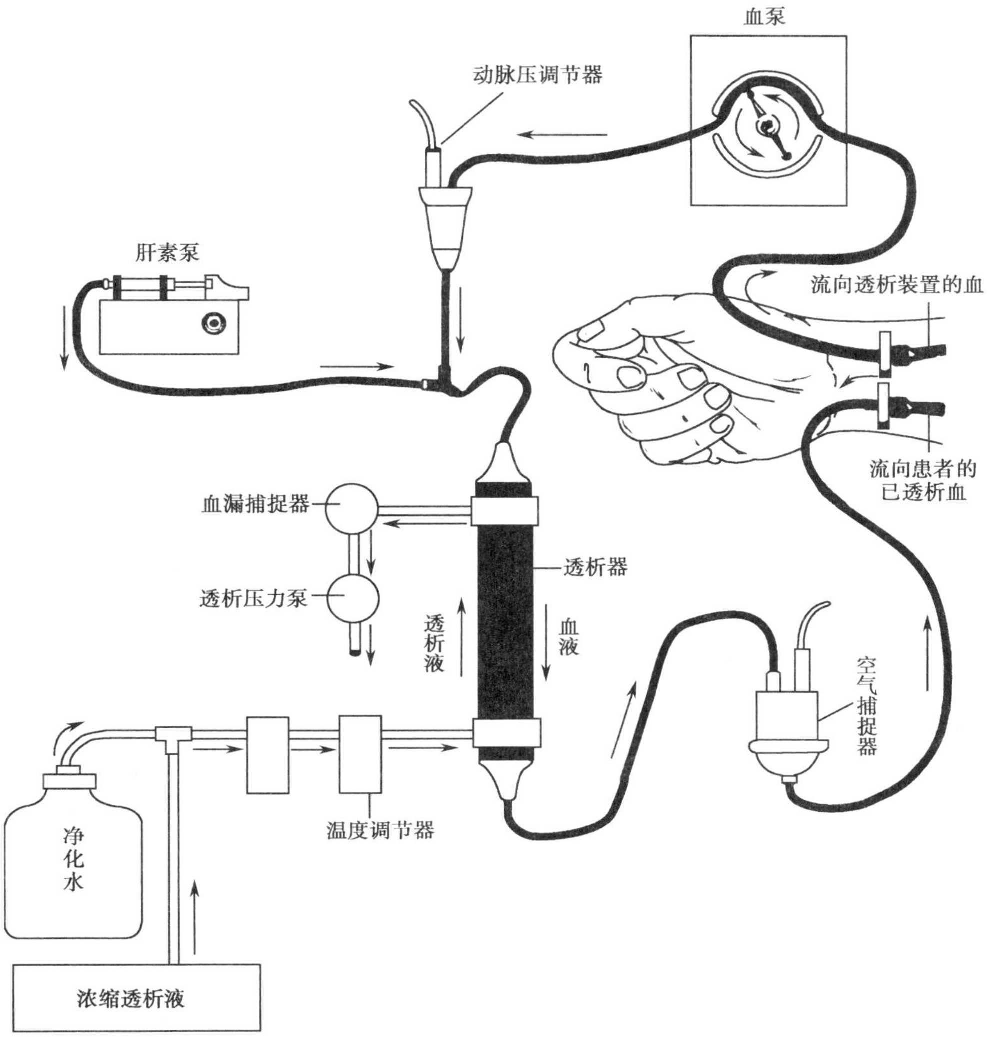

图 5-1　血液透析设备

2. 透析药品的准备　包括透析用药（生理盐水、肝素、5% 碳酸氢钠）、急救用药、高渗葡萄糖注射液、10% 葡萄糖酸钙、地塞米松及透析液（分为醋酸盐和碳酸氢盐两类）等。

3. 病人的准备

(1) 心理准备：对初次施行血液透析者，应详细解释透析的目的、程序及术中配合，以缓解病人的恐惧感。

(2) 评估：评估病人的生命体征（尤其是血压），准确测量并记录体重、评估一般状况（神志、面色、出血、水肿等）、检查肾功能及电解质等。

(3) 建立血液通路：血液通路即血液从人体内引出，再返回到体内的通道，是进行血液透析的必要条件，也是维持性血液透析病人的生命线。血液通路可分为临时性血液通路（动 - 静脉外瘘）和永久性血液通路（动 - 静脉内瘘）。

1) 动 - 静脉外瘘：通常是切开前臂的桡动脉和头静脉并分别插管，在皮肤外将两者用硅胶管连接成 U 字形，形成动静脉体外分流（图 5-2）。优点是手术简单，术后能立即使用，血流大而稳定。缺点是导管易滑脱，出血，长期留置易发生感染和血栓形成。所以主要用于急诊病人的短期透析。如需维持性血液透析，则需使用动 - 静脉内瘘。

2）动 - 静脉内瘘：是维持性血透病人最常用的永久性血液通路。是将桡动脉与头静脉作直接吻合，如此可形成两股血流，一股在吻合处的近心端，另一股在吻合处的远心端。这样，动脉中的高压力血流就转向阻力较小的静脉血管，使得吻合的静脉动脉化而慢慢膨大起来，形成皮下动 - 静脉内瘘（图 5-3）。待内瘘成熟后 2~6 周才能使用。内瘘如保护得当，可长期使用。

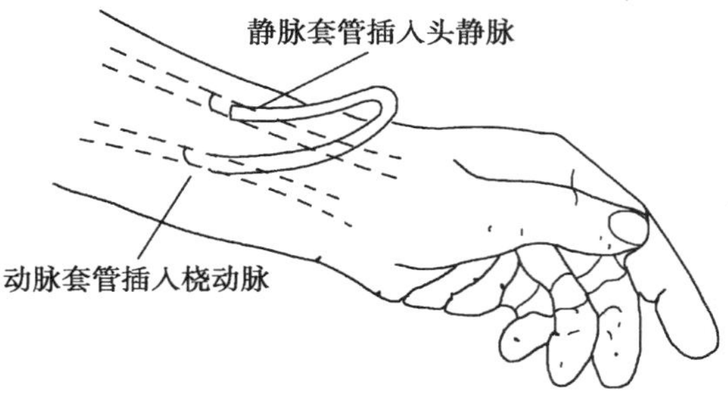

图 5-2　动 - 静脉外瘘

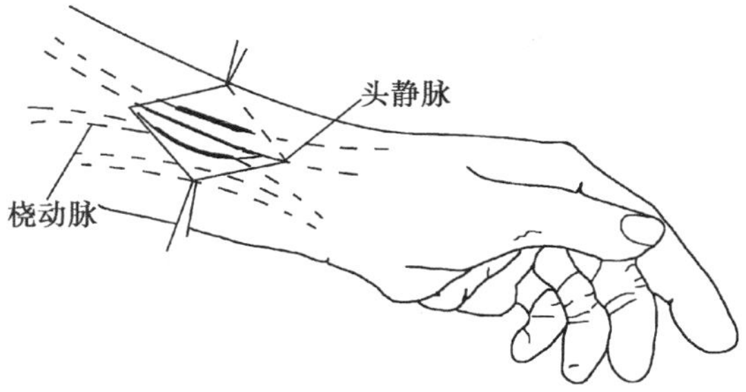

图 5-3　动 - 静脉内瘘

【操作过程及护理】

1. 穿刺　消毒瘘管处，进行穿刺，穿刺针应距吻合口 3cm 以上，静脉针和动脉针应相距 5cm 以上。每次更换穿刺部位，避免定点穿刺，以免形成假性动脉瘤及血栓。穿刺血管时动作要轻巧、熟练，尽量减少病人的疼痛。

2. 连接管道及透析器　各种管道连接要紧密，不能有空气进入。接上透析器，然后将血液和透析液分别引入透析器中由半透膜隔开的血区和透析区，让两者紧贴半透膜，发生弥散和渗透，起到血液净化的目的。透析血流速度要从慢逐渐增快，开始 50ml/min，约 15 分钟后才能达到 200ml/min 以上。待血流量稳定后，设置好各种报警阈值。为了去除病人体内多余的水分，通常加大透析液区的负压，以增加跨膜压力差，使水分从血液中滤出，称为超滤。

3. 透析过程中的护理

（1）体位：因透析一次约需 7 小时，应定时帮助病人翻身，或定时将床头摇高或摇低，以增加舒适度及防止压疮。

（2）抗凝治疗：透析中遵医嘱进行抗凝治疗，以防止凝血阻塞管道。一般用肝素抗凝，首次用 0.5~0.8mg/kg 于静脉穿刺处注入，以后每小时追加 6~8g，透析结束前 1 小时停止追加。在抗凝过程中应注意观察有无出血症状，并监测出、凝血时间。若出现出血倾向，可用鱼精蛋白，按与肝素 1∶1 的比例，稀释后缓慢静脉注射以中和肝素。

（3）监测：透析过程中要定时监测病人的血压、脉搏、呼吸、体温。每隔 1 小时监测血液的流量、血路压力、透析液的流量及温度、浓度等指标，透析液温度维持在 38~40℃，静脉压及透析液压不可超过 300mmHg，透析液流速 500~600ml/min，血液流速 100~300ml/min。准确记录透析时间、脱水量、肝素用量等，密切观察处理机器的报警及故障。

（4）常见并发症的预防和处理

1）低血压：较常见，病人可出现恶心、呕吐、面色苍白、出汗甚至一过性意识丧失等，与超滤脱水过多过快、血容量不足、心源性休克或过敏反应有关。应根据病人体重、体重增长量，严格把握脱水量；对醋酸盐不习惯者可改用碳酸盐透析液，预防低血压的发生。一旦发生应立即减慢血流速度，协助病人平卧、抬高床尾、吸氧；静注 50% 葡萄糖 40~60ml 或 10% 氯化钠 10ml；通过透析管输注生理盐水、碳酸氢钠、林格氏液或鲜血。

2）失衡综合征：主要是由于血透后血液中的毒素迅速下降，使血浆渗透压下降，由于血 - 脑屏障的存在使脑脊液中的毒素下降缓慢，以致脑脊液中的渗透压大于血液中的渗透压，水分由血液进入脑脊液中形成脑水肿。严重高尿素氮血症病人开始透析时易发生，表现为头痛、恶心呕吐、高血压、抽搐、昏迷等。轻者可不予处理，重者可遵医嘱静脉注射高渗葡萄糖、新鲜血液、高渗钠及应用镇静剂等。为了避免失衡综合征的发生，应注意第一次透析时间宜短（应小于 3 小时），尿素氮的下降应限制在 30% 以内。

3）致热源反应：由于内毒素进入体内所致，表现为寒战、发热等。护理时应注意严格遵守无菌操作，做好透析管道、透析器的消毒，保持透析液无菌等。发生致热源反应时可用异丙嗪、地塞米松等。

4）出血：多由于肝素应用不当，高血压、血小板功能不良所致。可表现为牙龈出血、消化道出血、甚至颅内出血等。处理上应注意减少肝素的用量、静脉注射鱼精蛋白中和肝素，或改用无抗凝剂透析等。

5）其他：如过敏反应、心绞痛、心律失常、栓塞、溶血等。

【操作后护理】

1. 动 - 静脉瘘处理　透析针拔出后嘱病人按压 10 分钟，如果是人工血管则按压 30 分钟以上，防止发生出血；穿刺处消毒后覆盖无菌纱布，如有潮湿及时更换。透析后 8 小时内避免在穿刺部位做静脉穿刺、侵入性检查、手术、测血压等；严禁做热敷，以防引起局部出血。

2. 评估疗效　透析结束后再次测量生命体征及体重，留血标本做生化检查，了解透析疗效，观察有无并发症发生，同时为下一次制订透析方案做准备。

3. 饮食护理　透析病人的饮食应注意蛋白质的摄入，一般摄入量为 1.1~1.2g/(kg·d)，其中 50% 以上应为优质动物蛋白质；能量的供给为每日每千克体重 125.5kJ，其中脂肪供能占 30%~40%，其余由碳水化合物供给，钠的摄入为 0.75~2g/d。同时注意锌及多种维生素的补充。透析期间特别要限制入水量，体重增长不宜超过 2.5kg。

4. 消毒器械并做好其他善后处理。

三、腹膜透析

腹膜透析（peritoneal dialysis，PD）简称腹透，是向病人腹腔内输入透析液，利用腹膜作为透析膜，将体内潴留的水、电解质与代谢废物经超滤和渗透作用进入腹腔，而透析液中的某些物质经毛细血管进入血液循环，以补充体内的需要，达到清除体内代谢产物和多余水分的目的。腹膜透析方法有间歇性腹膜透析（IPD）、持续性非卧床性腹膜透析（CAPD）、持续循环式腹膜透析等。

【适应证】

适应证同血液透析。

【操作前准备】

1. 用物准备　准备手术或插管器械；腹透管（1~2 根，用前煮沸 15 分钟）；透析液 4~6L，检查有效期、葡萄糖含量、有无浑浊、渗漏、杂质、包装是否合格等，注入腹腔之前要加温至

37℃；输血皮条2根；透析药品有肝素、高渗葡萄糖、胰岛素、普鲁卡因或利多卡因、钾、抗生素等。根据需要加入透析液中。

2. 病人的准备　①向病人及家属说明腹膜透析的目的、过程和防止透析反应的措施，以消除病人的恐惧和紧张心理；②测量体重、脉搏、血压，了解病人的心、肺、肝功能等；③术前禁食，让病人排尿或进行导尿、灌肠、排便，减少腹胀和(或)膀胱直肠损伤。④腹腔插管：术前进行普鲁卡因皮试及常规备皮、肌注阿托品0.5mg、苯巴比妥0.1g或哌替啶50mg，并嘱病人排空大小便，以免术中误伤膀胱；配合医生局麻，在成人脐下中上1/3交界处，通过手术将小号塑料管一端放入腹腔最低处的膀胱直肠窝内，另一端通过皮下隧道引出，以备透析；固定、包扎多头腹带；术后腹部每天换药一次，并告诉病人不要牵拉腹透管，以免滑脱，一旦滑脱不能再送入腹腔。插管术后1~2周需进行隔离，且要专人护理，房间进行消毒，防止感染。腹透管插入腹腔后，如无特殊情况，可放置2~3年。

【操作过程及护理】

1. 操作过程　先打开包扎纱布用酒精消毒，再打开橡皮塞，连接导管与透析袋，抬高透析袋，使透析液在10分钟内流入腹腔，然后夹紧管口，1小时后将透析袋放于低于腹腔位置，使腹腔内透析液引流出，如此周而复始，一般可灌入透析液10 000~12 000ml/d(图5-4)。

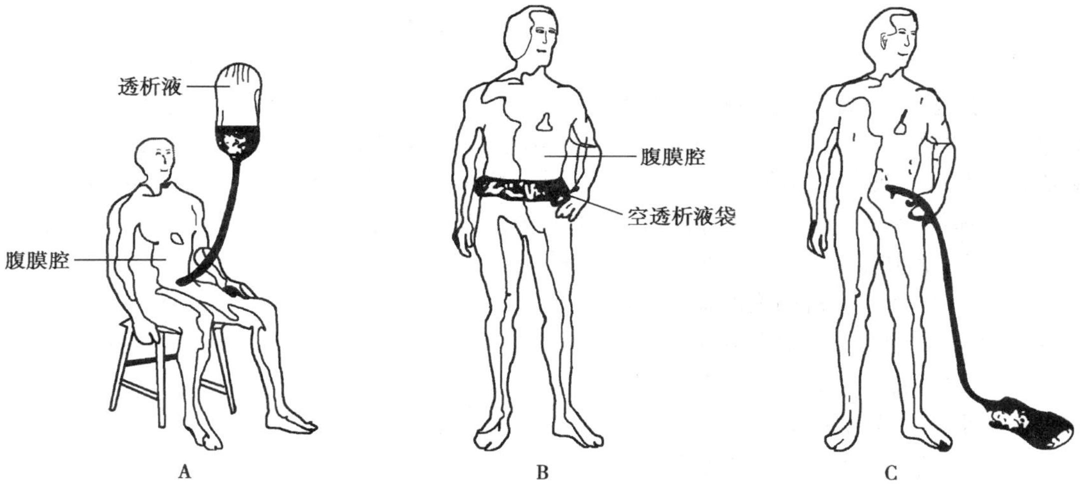

图5-4　CAPD过程

A. 透析液借重力自然流入腹膜腔；B. 透析液在腹腔内进行透析；C. 透析液流出腹腔

2. 操作过程中护理　熟练掌握透析的操作程序，分离、连接各种管道及透析过程中要注意消毒和严格无菌操作。避免过力牵拉透析管，防止管道扭曲、横折、滑脱等。保持透析管通畅，如有引流不畅，可指导病人改变体位。灌注透析液不宜过快，每次1000~2000ml。观察透析液流进腹腔后病人的感觉，如有便意属正常现象。透析过程中病人取卧位或半卧位，注意保暖，鼓励病人咳嗽、翻身，以增加肠蠕动。定期测量和记录生命体征及一般情况，严密监测水、电解质变化；准确记录透析液进出量及时间，仔细观察流出液的性质和色泽，若引流量明显少于灌注量，应暂停透析，寻找原因。若体重增加1kg以上，明显水肿，提示水分过多，需增加透析液渗透压。若出现体液不足症状时，应输入低渗透析液，防止严重脱水。透出液混浊时，应及时留标本做白细胞计数和细菌培养。

3. 常见并发症的观察及护理

(1) 引流不畅或腹膜透析管堵塞：常见原因有腹膜透析管移位、漂浮、扭曲、受压、纤维块、血块、大网膜堵塞、包裹腹膜透析管等。处理：①改变病人体位。②排空膀胱，服用导泻剂或灌肠促使肠蠕动。③肝素和尿激酶加入透析液或生理盐水腹膜透析管内快速注入，并置 30~60 分钟，可促使纤维块溶解。④可在 X 线透视下观察透析管位置，若移位，调整透析管的位置。⑤上述方法失败时可再次手术置管。

(2) 腹膜炎：是主要并发症，感染细菌主要是革兰氏阳性球菌，可来自切口处、血液、肠道或透析液。如有腹痛、寒战、发热、腹部压痛、反跳痛、透析液混浊、细菌培养阳性等，可明确诊断。护理措施为严格无菌操作，在透析液中加入抗生素和肝素，严重感染时，全身应用抗生素。若经过 2~4 周后感染仍不能控制，应考虑拔出透析管。

(3) 腹痛：常见原因为透析液酸碱度、温度不当；渗透压过高，灌入或流出透析液过快、压力过大以及腹膜炎等。护理措施为降低透析液进出速度，流出速度一般控制在 50~70ml/min；床旁透析时，注意排净空气，以免空气进入腹膜腔，引起不适；保持透析液适当的温度、酸碱度；无效时酌减透析次数。

(4) 其他并发症：如腹膜透析超滤过多可致脱水、血压下降；引流不畅可致水过多、高渗血症、低血钾、高血糖、腹腔出血、透析液外漏、腹膜透析管滑脱、慢性并发症如肠粘连、腹膜后硬化等。

【操作后护理】

1. 饮食护理　腹透时丢失大量蛋白质及营养成分，应通过饮食来补充。要求蛋白质的摄入量为 1.2~1.5g/(kg·d)，其中 50% 以上为优质蛋白，能量的供给同血透。注意补充锌、铁及多种维生素等。水的摄入量根据每日的出量来决定，如出量 >1500ml/d，病人无明显高血压、水肿等，可正常饮水。如果出量减少，则要限制入水量。

2. 腹透装置的护理　注意透析管皮肤出口处的清洁，观察置管局部有无渗血、渗液，每天换敷料一次。注意勿使透析管受压、扭曲、堵塞等。病人淋浴前可将透析管用塑料布包扎好，淋浴后将其周围皮肤轻轻拭干，消毒后重新包扎。

3. 病情监测　观察并记录全身情况，包括生命体征、体重及水肿有无消退等；记录液体出入量，定时送引流液做各种检查；定期做肾功能、生化检查。

4. 出院指导　出院前对病人和家属进行无菌操作培训，并教会他们熟练掌握腹透操作方法和常见并发症的处理。在家进行腹透时要注意房间定期消毒，严格无菌操作。指导病人从事适当的活动或工作。

(唐布敏)

复习思考题

1. 泌尿系统疾病最常见症状是哪项？如何护理？
2. 慢性肾小球肾炎、肾病综合征病人有何临床特点？如何延缓肾功能损害？
3. 叙述尿路感染反复发作的原因和健康指导内容。
4. 慢性肾衰竭病人如何进行饮食护理？
5. 血液透析的常见并发症有哪些？如何护理？

第六章 血液系统疾病病人的护理

学习要点

1. 髓外造血、贫血、缺铁性贫血、再生障碍性贫血、特发性血小板减少性紫癜、过敏性紫癜、血友病、弥散性血管内凝血、白血病、中枢神经系统白血病、诱导缓解、造血干细胞移植、移植物抗宿主病的概念。

2. 贫血、出血倾向或出血、继发感染的特点及护理措施。

3. 缺铁性贫血常见病因、临床表现、治疗要点、口服铁剂及注射铁剂的护理、健康指导；再生障碍性贫血常见病因与发病机制、临床表现、治疗要点、输血及成分输血的护理、健康指导；特发性血小板减少性紫癜的病因、临床表现、血浆置换疗法护理；过敏性紫癜的病因、临床表现、抗过敏治疗、对症护理、健康指导；血友病临床表现、对症和用药护理、健康指导；弥散性血管内凝血的概念、病因与发病机制、临床表现、凝血与纤溶机制检查，抗凝治疗、抗纤溶治疗、补充凝血因子治疗及护理；白血病分类、病因与发病机制、临床表现、骨髓象及染色体检查、化学药物治疗及护理。

4. 骨髓穿刺术、造血干细胞移植术的配合与护理。

血液系统疾病指原发或主要累及血液和造血器官的疾病，简称血液病。血液病大致分为三类：红细胞疾病、白细胞疾病和出血性疾病。其共同特点多表现为外周血中的细胞和血浆成分的病理性改变，机体免疫功能低下，出、凝血机制的功能紊乱及骨髓、脾及淋巴结等造血组织和器官的结构和功能异常。引起血液病的病因可以是原发于造血系统的疾病，如白血病、淋巴瘤等，也可因其他系统疾病、免疫性疾病、营养缺乏、代谢异常、物理化学因素以及感染等对造血系统造成损害所致。血液系统疾病不仅影响造血系统的病理生理，也影响全身和其他系统，临床上主要表现为贫血、出血、继发感染 3 大主要症状。对血液系统疾病病人的护理包括饮食指导、心理护理、症状护理（特别是预防和控制感染、出血的护理）、各种化疗药物的配制与应用、成分输血及造血干细胞移植的护理等。

第一节 血液及造血系统解剖结构和生理功能

血液系统由血液与造血器官组成，其中血液由血浆及血细胞组成，造血器官由骨髓、肝、脾、淋巴结以及分布在全身各处的淋巴组织和单核 - 吞噬细胞等组成。

一、造血器官与血细胞生成

造血器官是能够生成并支持造血细胞分化、发育、成熟的组织器官，包括骨髓、脾、胸腺、肝、淋巴结及分散在全身各处的淋巴组织和单核 - 巨噬细胞组织。人体处于不同的时期，其造血器官有所不同。胚胎早期，肝脏、脾脏是主要的造血器官；胚胎后期至出生后，主要是骨髓造血。骨髓是存在于长骨（如肱骨、股骨）的骨髓腔、扁平骨（如髂骨、肋骨）和不规则骨（胸骨、脊椎骨等)的松质骨间网眼中的一种海绵状的组织。产生血细胞的骨髓略呈红色,称红骨髓;含有很多脂肪细胞呈黄色,且不能产生血细胞的骨髓,称黄骨髓。5~7 岁以前的儿童全身骨髓都参与造血,随着年龄的增长,长骨的红骨髓逐渐被黄骨髓替代,仅留下髂骨、胸骨、肋骨、脊椎骨、颅骨和长骨近端骨骺处有活跃的造血功能,当机体需要时,黄骨髓又可转变为红骨髓恢复造血功能。在骨髓造血不能完全代偿时,肝脾可恢复部分造血功能,称为髓外造血,但成年人如果出现骨髓外造血,则是造血功能紊乱的表现。

血细胞主要在骨髓生成。血细胞起源于造血干细胞,又称多能干细胞,具有不断自我更新与多向分化增殖的能力。人类造血干细胞首先出现于胚龄第 2~3 周的卵黄囊,在胚胎早期(第 2~3 个月)迁至肝、脾,第 5 个月又从肝、脾迁至骨髓。在胚胎末期一直到出生后,骨髓成为造血干细胞的主要来源。干细胞可分化为多能祖细胞及淋巴系祖细胞。多能祖细胞进一步发育分化为原红细胞、原粒细胞、原单细胞、巨核细胞,分别增殖分化成为红细胞、各种粒细胞、单核细胞及血小板等。淋巴系祖细胞在骨髓内分化为 T、B 淋巴细胞。淋巴细胞在淋巴器官和淋巴组织增殖,成为具有免疫活性的淋巴细胞和浆细胞,引起细胞免疫及体液免疫,机体内造血干细胞缺陷,可引起严重的免疫缺陷病。

二、血液组成及血细胞生理功能

血液由血浆和血细胞组成。血浆占血液容积的 55%,为浅黄色半透明液体,除含有大量水分以外,还有无机盐、纤维蛋白原、白蛋白、球蛋白、酶、激素、各种营养物质、代谢产物等。血细胞占血液容积的 45%,分为:红细胞、白细胞、血小板。

1. 红细胞　呈双凹圆盘状,中央较薄,周缘较厚。成熟红细胞无细胞核,也无细胞器,胞质内充满血红蛋白。血红蛋白是含铁的蛋白质,约占红细胞重量的 33%,具有结合与运输 O_2 和 CO_2 的功能。外周血中除大量成熟红细胞以外,还有少量未完全成熟的红细胞,称为网织红细胞。网织红细胞计数是贫血等某些血液病的诊断、疗效判断和估计预后的指标之一。

2. 白细胞　具有防御和免疫功能。白细胞种类不同,形态与功能各异。

(1) 粒细胞:①中性粒细胞:占白细胞总数的 50%~70%,具有杀菌或抑菌作用,是机体抵抗病原微生物特别是急性化脓性细菌入侵的第一道防线。②嗜酸性粒细胞:参与对蠕虫的免疫反应,具有抗过敏、抗寄生虫作用。③嗜碱性粒细胞:数量最少,嗜碱性颗粒内充满细小微粒,颗粒内含有肝素和组胺,参与抗凝血和过敏反应。

(2) 单核细胞:占白细胞总数的 3%~8%,是白细胞中体积最大的细胞,具有活跃的变形运动、明显的趋化性和一定的吞噬功能。分化成巨噬细胞时,能清除衰老组织、细胞内的致病微生物(如真菌、病毒、疟原虫),识别、杀伤肿瘤细胞。激活了的单核巨噬细胞在特异性免疫应答的诱导和调节中起关键作用。

(3) 淋巴细胞:又称免疫细胞,占白细胞总数的 20%~30%,在免疫应答反应中起核心作用。其中 T 细胞约占淋巴细胞总数的 75%,参与细胞免疫,并具有免疫调节功能。B 细胞约占血中淋巴细胞总数的 10%~15%;受抗原刺激后增殖分化为浆细胞,产生抗体,参与体液免疫。

3. 血小板　具有止血功能。主要参与生理性止血和血液凝固,保持毛细血管内皮的完整性。

第二节　血液系统疾病病人的常见症状、体征及护理

一、贫血

贫血(anemia)是指外周血液中单位容积内的血红蛋白浓度(Hb)、红细胞计数(RBC)和(或)血细胞比容(HCT)低于同年龄、性别和地区正常值最低限的一种常见的临床症状。其中以血红蛋白浓度降低最为重要。一般成年男性血红蛋白低于120g/L、红细胞数低于4×10^{12}/L、红细胞比容低于40容积%;成年女性血红蛋白低于110g/L、红细胞数低于3.5×10^{12}/L、红细胞比容低于35容积%,孕妇血红蛋白测定低于100g/L,均可诊断为贫血(表6-1)。在血浆容量增加,血液被稀释时,血红蛋白浓度降低,易被误诊为贫血。而脱水或循环血量减少,血液浓缩时,血红蛋白浓度增高,即使贫血也不易表现出来,临床判断中应予注意。

表6-1　贫血程度的划分标准

贫血程度	血红蛋白浓度	临床表现
轻度	超过90g/L	症状轻微
中度	60~90g/L	活动后心悸气促
重度	30~59g/L	静息状态下仍感心悸气促
极重度	低于30g/L	常并发贫血性心脏病

引起贫血的常见原因有:

1. 失血

(1) 急性失血:如外伤造成的大出血或内脏破裂,常可因出血量大而引起失血性休克或失血性贫血。

(2) 慢性失血:如痔核出血、月经量过多、钩虫病等,常因失血隐匿,不被病人所重视。是引起缺铁性贫血的常见原因之一。

2. 红细胞破坏过多　可由红细胞本身内在缺陷引起,如遗传性球形红细胞增多症、葡萄糖6-磷酸脱氢酶(G-6PD)缺乏症、球蛋白合成异常所致血红蛋白病等。也可由外在原因包括物理因素、药物、化学毒物、感染和免疫等引起,如溶血性贫血、脾功能亢进等。

3. 红细胞生成减少

(1) 造血物质缺乏:因造血物质不足可使红细胞生成减少。如因缺铁引起的缺铁性贫血,因维生素B_{12}及叶酸缺乏引起的巨幼红细胞性贫血等。

(2) 骨髓造血功能不良而引起的再生障碍性贫血。

(3) 促红细胞生成素减少导致的贫血,如慢性肾功能不全引起的肾性贫血等。

贫血是血液病的常见症状之一。轻度贫血多无症状,中度以上贫血病人常出现头晕、耳鸣、疲乏无力、活动后心悸、气促等。其症状的有无及轻重常与贫血发生的速度、贫血程度及病人原身体状况、年龄等因素有关。贫血若为逐渐发生,进展缓慢,虽然贫血较重,病人生活仍然可以自理;若贫血起病急,进展快,病人常表现极度疲乏,生活自理困难等。

【护理评估】

1. 健康史 应询问病人贫血的原因,发生的速度、时间、贫血的程度及病人对缺氧的代偿能力和适应能力等。注意是否有头昏、眼花、耳鸣、疲乏无力、心悸、气促等症状。是否伴有发热、腰痛、黄疸、皮肤黏膜出血。有无便血、鼻衄、女性月经量过多等急、慢性失血,有无偏食或营养不良、接触放射线、化学毒物或药物史。患病后诊疗经过。有无焦虑、恐惧等情绪变化。

2. 护理体检 评估病人有无皮肤黏膜苍白、心率加快,心尖区或肺动脉瓣区有无吹风样收缩期杂音,有无肝、脾、淋巴结肿大和胸骨压痛等。急性失血时应观察有无面色苍白、大汗淋漓、呼吸急促、脉搏增快等急性循环衰竭的表现。

3. 实验室及其他检查 血常规检查,尤其是血红蛋白和红细胞数测定是评估贫血的可靠指标,可以直接观察到红细胞的数量、大小、形态,对判断贫血类型及程度有重要价值;网织红细胞计数可反映骨髓红细胞增生程度;骨髓检查能了解骨髓红系造血细胞生成的质与量的变化;还可根据病人的不同情况选择病因检查项目。

【护理诊断及医护合作性问题】

1. 活动无耐力 与贫血所致全身组织缺氧有关。

2. 营养失调,低于机体需要量 与病人偏食、营养摄入不足、吸收不良、需要量增加或丢失过多有关。

【护理目标】

1. 病人缺氧症状减轻或消失,活动耐力增加。

2. 病人造血营养素的缺乏得到纠正。

【护理措施】

1. 一般护理

(1) 休息与活动:指导病人合理休息与活动,减少机体的耗氧量。重度贫血或贫血发生急骤,症状明显者应绝对卧床休息,减轻机体耗氧量,缓解心肺功能的负担,减轻症状,必要时,协助日常活动,以减少能量消耗。轻、中度贫血病人应根据病情及对活动的耐受情况,制订日常活动计划,并指导病人在活动中进行自我监控,若自测脉搏≥100 次 / 分或出现明显心悸、气促时,应停止活动。必要时,在病人活动时给予协助,防止跌倒。

(2) 饮食:向病人及家属说明补充营养的重要意义。给予高热量、高蛋白、高维生素、易消化饮食,并根据不同贫血的病因,在饮食中加入相应营养成分;缺铁性贫血病人应食富含铁质的食物,如动物肝、瘦肉、蛋黄、鱼、豆类、紫菜、海带、香菇、木耳等;巨幼红细胞性贫血者应补充富含叶酸(新鲜蔬菜、水果、瓜、豆类、肉类、动物肝肾等)及维生素 B_{12}(肉类、肝、肾、心、蛋、乳类等)的食物;有些溶血性贫血病人忌食某些酸性食物和药物,如维生素 C、苯巴比妥、阿司匹林、磺胺等,以减少血红蛋白尿的发生;避免偏食,养成均衡饮食的习惯;婴幼儿应注意及时添加辅助食品。

2. 病情观察 贫血致全身各组织器官缺氧,注意观察各系统症状及全身情况,尤其是心血管和神经系统的变化,对急性及重症病人要密切观察心率、脉搏、血压及呼吸改变。重度贫血病人注意观察有无并发贫血性心脏病等。

3. 给氧 严重贫血者应给予氧气吸入,以改善组织缺氧症状。

4. 用药护理 遵医嘱用药,熟悉常用抗贫血药物。对药物使用时间、方法及不良反应要向病人解释并说明,同时做好相应护理。

5. 输血或成分输血的护理 见本章第三节“再生障碍性贫血病人的护理”相关内容。

6. 心理护理　热情主动地介绍病室环境及医务人员，使病人尽快熟悉医院环境。讲明各种诊疗目的、意义、方法，药物治疗的作用、用法，介绍新的治疗方法与技术，使病人对疾病有正确认识。向病人做必要的疏导和解释工作，鼓励病人正视疾病，提高战胜疾病的信心，积极配合治疗及护理。

【护理评价】

病人血红蛋白是否恢复正常，活动耐力有无增加；造血营养素摄入是否充足。

二、出血倾向或出血

出血倾向是指由于止血或(和)凝血功能障碍而引起的自发性出血或轻微创伤后出血不止。引起出血倾向的原因有：

1. 血管壁功能异常　如遗传性出血性毛细血管扩张症、过敏性紫癜等。

2. 血小板数量减少或功能异常　如特发性血小板减少性紫癜、再生障碍性贫血、脾功能亢进、先天性血小板无力症等。

3. 凝血异常　先天性凝血因子缺乏如各型血友病；继发性凝血因子缺乏如各种肝脏疾病、维生素 K 缺乏等。

【护理评估】

1. 健康史　询问和观察病人出血发生的年龄、诱因、部位、出血量、出血范围及持续时间；有无咯血、呕血、黑便、血尿、突然视物模糊、喷射性呕吐、昏迷；出血是继续或已停止；是否伴有贫血、肝脾淋巴结肿大、骨骼疼痛；出血是否经过止血处理，其方法、用药及效果如何；有无肝病、肾病、消化系统疾病、糖尿病、感染等病史。有无服用抗凝药，如肝素、华法林及干扰血小板功能的药物，如阿司匹林、吲哚美辛等。有无与某些化学品长期接触史或过敏史；家庭成员有否有类似疾病或出血病史；了解病人的生活规律、饮食习惯及爱好，活动能力；是否因出血出现紧张、恐惧等情绪变化。

2. 护理体检　注意出血的部位、范围、形态及分布是否对称；病人皮肤黏膜有无出血点或瘀斑；鼻腔黏膜、牙龈及眼底有无出血；是否伴有视力模糊、颈项强直等颅内出血征象；血友病病人关节有无肿胀、畸形；注射或穿刺部位有无出血不止；注意病人生命体征的变化，了解有无脉搏细速、血压下降、意识障碍等周围循环衰竭的表现。

3. 实验室及其他检查　通过筛选实验如血小板计数、出血时间(BT)、凝血时间(CT)、凝血酶原时间(PT)、凝血酶时间(TT)、激活的部分凝血活酶时间(APTT)、血块回缩试验、毛细血管脆性试验、凝血因子测定、骨髓检查等的检查可明确出血的病因。

【护理诊断及医护合作性问题】

1. 有损伤的危险：出血　与血小板减少、凝血因子缺乏、血管壁异常有关。

2. 恐惧　与出血量大或反复出血有关。

3. 潜在并发症　颅内出血。

【护理目标】

1. 病人未发生出血或出血时能及时被发现，并得到处理。

2. 病人自诉恐惧程度减轻或消除，情绪稳定。

【护理措施】

1. 一般护理

(1) 休息与活动：轻度出血者可适当活动，但应避免剧烈或易致损伤的活动及工作，防止外伤，以减少出血的危险。当血小板低于 $50\times10^9/L$ 时应限制活动，多卧床休息以防身体因受伤而引起出血不止。严重出血和血小板低于 $20\times10^9/L$ 时应绝对卧床休息。

(2) 饮食：给予高热量、高蛋白、高维生素、少渣软食，以防口腔黏膜擦伤和消化道出血。鼓励病人多食水果、蔬菜，禁酒，忌食刺激性食物。过敏性紫癜者应避免可能发生过敏的食物，如鸡蛋、牛奶、鱼、虾、蟹及其他海产品等。保持大便通畅，大便时不可用力过大，必要时用开塞露等帮助排便。

2. 病情观察　严密观察出血部位、出血量及出血范围，有无内脏出血及颅内出血的征象，如呕血、便血、咯血、血尿、及呕吐、视力模糊、神志不清等表现。了解化验结果，如血红蛋白、血小板计数、出凝血情况、凝血因子情况等。监测心率、血压、意识状态等。

3. 出血的防护

(1) 皮肤出血的预防和护理：保持床单平整，被褥轻软，衣着宽松，防止皮肤摩擦或肢体受压。注意避免肢体的碰撞或外伤。沐浴或清洗时避免水温过高和过于用力擦洗皮肤。高热病人禁用酒精擦浴降温。勤剪指甲，避免搔抓皮肤。不用剃须刀片刮胡须。实施各项护理时，动作要轻柔，尽量减少注射次数，对必须用肌内注射或静脉注射者，操作要轻柔，不扎止血带，不拍打静脉，不挤压皮肤，应尽可能选用小针头，注射后用消毒棉球充分压迫止血。静脉穿刺时，扎止血带要松紧适宜，防止结扎过紧导致皮下血管损伤出血。若行骨髓穿刺，应用敷料加压包扎，并观察注射或穿刺部位的渗血情况。发生出血时，应定期检查出血部位，密切观察出血点、瘀斑或局部血肿的变化。

(2) 鼻出血的预防和护理：指导病人勿用手指挖鼻孔或人为剥去鼻腔内血痂。常用棉签醮少许石蜡油或抗生素软膏轻轻涂擦鼻腔，保持鼻黏膜湿润，防止鼻腔干燥出血。鼻腔少量出血时，可用干棉球或 1∶1000 肾上腺素棉球填塞鼻腔压迫止血和局部冷敷。大量出血时应及时报告医生，用油纱条做后鼻孔填塞术，压迫出血部位促进凝血，术后定时用无菌液体石蜡油滴入，保持鼻黏膜湿润。术后 3 天可轻轻取出油纱条，如果仍出血，需更换油纱条再填塞。

(3) 口腔、牙龈出血的预防和护理：指导病人用软毛牙刷刷牙，忌用牙签剔牙，以防止牙龈损伤；保持口腔清洁，定时用氯已定(洗必泰)或生理盐水漱口。提供软而刺激性小的食物，避免过热、带刺或含骨头的食物、带壳的坚果类食品及质硬的水果、有机械或化学刺激性的食物，以防口腔黏膜擦伤。牙龈渗血时，可用冷开水漱口，必要时用肾上腺素棉球或明胶海绵片贴敷牙龈，也可局部涂以止血粉。注意口腔卫生，及时用生理盐水或 1% 过氧化氢溶液清除口腔内陈旧血块，避免口腔异味而影响病人的食欲和心情；口腔黏膜出血时，用生理盐水棉签清洁口腔，已结痂的血块不宜擦掉，以免再出血。口唇、牙龈干裂时，可用润唇膏或液体石蜡油涂抹。

(4) 内脏出血的预防和护理：①不食带刺激性食物，保持大便通畅，大便时不要过度用力，要养成按时排便的习惯。②避免进行直肠操作，如灌肠、测体温等，以防刺破黏膜而出血。③呕血、便血时，应观察并记录呕吐物、排泄物的颜色、量、性质和次数，定时测量体温、脉搏、呼吸和血压，记录出血量。④少量出血时，可选用温和清淡无刺激性的流质饮食，出血停止后，改为半流质饮食，渐渐改为软食物。⑤大量出血时，应禁食，待出血停止 24 小时后方可给予流质饮食，逐渐过渡到普通饮食。遵医嘱立即配血，迅速建立有效的静脉输液通道，尽快补充血容量。⑥呕血时，头偏向一侧，防止窒息。⑦阴道出血时，要注意会阴局部清洁，防止泌尿生殖道上行性感染。

(5) 眼底及颅内出血的护理：眼底出血时，应减少活动，尽量让病人卧床休息，不要用手揉擦眼睛。若病人突然视力模糊、头晕、头痛、呼吸急促、喷射状呕吐、甚至昏迷，提示颅内出血的可能，应及时与医生联系，并协助处理。立即去枕平卧、头偏向一侧，随时吸出呕吐物或口腔分泌物，保持呼吸道通畅；头部置冰袋，吸氧；按医嘱快速静脉滴注或推注 20% 甘露醇、50% 葡萄糖、地塞米松等降低颅内压；严密观察、记录病人的生命体征、意识状态及瞳孔大小等。

(6) 关节腔出血或深部组织血肿的预防和护理：①避免剧烈运动和各种创伤，选择较为安全的职业与工种，尽量杜绝肌注药物及各种手术。②找出血肿和出血的部位，测量血肿的范围，称量带血敷料的重量，以估计出血量。③指导病人卧床休息，抬高患肢，给予冰袋冷敷和压迫止血。当出血停止后，应改为热敷，以利于淤血消散。

4. 用药护理　避免应用可能引起扩张血管及抑制血小板聚集的药物，如阿司匹林、保泰松、噻氯匹定、吲哚美辛(消炎痛)等，以免诱发或加重出血。遵医嘱合理使用止血药，如血管异常所致者常用维生素 C、安络血、曲克芦丁、垂体后叶素、糖皮质激素；补充合成凝血成分常用维生素 K；亦可用抗纤溶亢进药物(6- 氨基己酸、氨甲苯酸、抑肽酶等)、促凝血因子释放的药物(去氨加压素)等。紧急情况下，输入新鲜血浆、新鲜冷冻血浆或血小板悬液是一种可靠的补充或替代疗法。应做好输血或成分输血的护理，见本章第三节“再生障碍性贫血病人的护理”相关内容。

5. 心理护理　评估病人的恐惧程度，关心安慰病人，向病人解释病情，说明休息和安静有利于止血，保持镇静，减轻心理上的不安；尽快清除一切血迹及血腥味，保持病室清洁、整齐、安静、温暖，消除不良刺激；指导病人分散注意力，减轻恐惧感。

【护理评价】

病人是否明确出血的原因，知道预防出血的措施，并主动避免各种导致出血的诱因；有无出血或出血是否停止；能否采取有效的应对技巧应对心理压力，恐惧感是否减轻或消失。

三、继发感染

血液病病人由于成熟的白细胞数量减少和(或)质量改变，使机体防御功能和免疫功能下降以及营养不良、贫血、化疗等因素的影响，容易发生感染。常见于各类型白血病、再生障碍性贫血、淋巴瘤、粒细胞减少症和粒细胞缺乏症等。感染可发生在各个部位，其中以牙龈炎、口腔炎、咽峡炎最常见，其次为肺部、泌尿道和肛周皮肤感染，严重时可致败血症。发热是继发感染最常见的症状。继发感染是血液病病人最常见的死亡原因之一。

【护理评估】

1. 健康史　询问有无引起感染的诱因，如受凉、进食不洁饮食、感染性疾病的接触史(如感冒等)、皮肤黏膜破损等；有无局部或全身感染的表现，如发热、寒战、咽痛、口腔溃疡、舌炎、牙痛、咳嗽、咳痰、尿频、尿急、尿痛、肛门局部红肿热痛、皮肤疖肿、菌血症或败血症等。注意病人心理及情绪的变化，是否焦虑、悲观、绝望，家人有无照顾能力等。

2. 护理体检　评估病人的生命体征，尤其是体温的变化，注意感染引起发热的程度、热型等；观察口腔黏膜有无溃疡，咽和扁桃体有无充血、肿大；肺部有无啰音；下腹部、肾区有无叩痛、输尿管有无压痛，皮肤有无疖、痈等。

3. 实验室及其他检查　监测白细胞数及分类，有利于评估机体的防御功能和免疫功能；根据不同感染部位可选择胸片、尿常规、粪常规及渗出物、分泌物、排泄物细胞涂片及培养等检查，协助诊断和指导治疗。

【护理诊断及医护合作性问题】

1. 有感染的危险　与成熟粒细胞减少或质量异常、化疗、放疗等使机体免疫力下降有关。

2. 体温过高　与感染有关。

【护理目标】

1. 病人无感染发生或感染已被控制。

2. 病人体温恢复正常。

【护理措施】

1. 一般护理

(1) 环境与休息：保持室温在20~24℃，湿度55%~60%，经常通风换气，定期进行环境消毒。卧床休息，协助病人采取舒适的体位，以减少机体的消耗，必要时可吸氧。

(2) 饮食：给予高热量、高蛋白、高维生素、容易消化的流质或半流质饮食，加强营养，提高机体抵抗力；注意饮食卫生，少食生冷、不洁和刺激性食物；发热时，鼓励病人多饮水，每日至少2000ml以上。

2. 病情观察　观察病人有无感染的临床表现，如呼吸道、泌尿道、会阴、肛周及皮肤感染的症状；有无体温增高，心率、呼吸加快，血压下降等情况；监测白细胞计数及分类。发现异常及时报告医生。

3. 预防感染　向病人或(和)家属解释发生感染的危险因素，易感染部位，讲解预防感染的重要性，并教会病人预防感染的方法。①防止医院内感染：保持病室整洁，环境温度适宜，空气新鲜。每日通风换气，定期紫外线消毒及用消毒液擦拭家具、地面。告诫家属，凡有呼吸道感染或其他传染病时，应避免与病人接触，并限制探视人数，探视者应戴口罩方可进入病室内。工作人员或探视者在接触病人之前要认真洗手。进行各项治疗护理操作时，严格执行无菌操作技术。如果白细胞数 $<1\times10^9/L$，中性粒细胞 $<0.5\times10^9/L$，应对病人进行保护性隔离，有条件者可使用无菌隔离室或层流室。②指导病人预防感染：养成良好的个人卫生习惯，定期洗澡，勤换衣裤；便后洗手，勤剪指甲，避免抓伤皮肤。嘱病人根据室内外温度的变化及时调整衣着，预防感冒及呼吸道感染。用软毛牙刷刷牙，保持口腔清洁；注意口腔卫生，每日口腔护理4次，晨起、睡前、进餐前后用漱口液(生理盐水、3%硼酸溶液、3%碳酸氢钠溶液、呋喃西林溶液)漱口，每次含漱30秒，减少口腔细菌；长期应用抗生素或化疗药物时易发生真菌感染，必要时可用2.5%制霉菌素或碳酸氢钠液含漱。指导病人用抗生素软膏涂抹鼻腔黏膜，勿用手挖鼻腔，以防鼻黏膜损伤感染。保持大便通畅，以防肛裂；便后用1∶5000高锰酸钾溶液坐浴，每次15~20分钟。以防肛周皮肤感染；有痔疮、肛裂或肛周感染者给予局部湿热药敷；女性病人应每天清洗会阴部2次，月经来潮时增加冲洗次数。

4. 发热护理　监测体温变化及热型。病人卧床休息，鼓励病人多饮水，每天至少2000ml以上，以补充热量和水分的消耗，必要时遵医嘱静脉补液，维持水和电解质平衡。预防大汗脱水而发生低血容量性休克。加强口腔护理，预防口腔感染。高热病人可给予物理降温，慎用解热镇痛药，因其可影响血小板数量及功能，诱发出血。有出血倾向者禁用乙醇擦浴，以免局部血管扩张引起再出血；出汗后及时擦干汗水，并随时更换汗湿的衣裤、被服，保持皮肤和床单清洁、干燥，预防受凉。遵医嘱使用广谱抗生素，注意用药疗效及不良反应。

5. 用药护理　有感染征象时，遵医嘱早期给予广谱抗生素，严重感染时，可输浓缩粒细胞，增强机体抗感染的能力以免感染扩散。对长期使用抗生素的病人，应注意观察有无二重感染征象。

【护理评价】

病人是否能叙述易导致感染的有关因素和感染发生的常见部位，主动采取有效的预防措施；有无感染发生或感染是否得到控制；病人体温是否降至正常范围并保持稳定。

第三节　贫血病人的护理

一、缺铁性贫血病人的护理

案例分析

李某，女，40岁。因头晕、心悸、乏力1年入院。近2年月经量多。查体：T 36.2℃，P 78次/分，R 18次/分，BP 110/76mmHg，神清，倦怠，皮肤、黏膜苍白，无黄染及出血点，毛发稀疏无光泽，浅表淋巴结无肿大。心尖区闻及收缩期杂音，肝脾未触及，指端苍白，指甲脆裂呈匙状。实验室检查：Hb 56g/L，RBC 2.5×10^{12}/L，WBC 8.9×10^{9}/L，PLT 120×10^{9}/L，红细胞呈小细胞低色素。骨髓检查：红系增生活跃，粒系、巨核细胞无变化，铁染色未见铁幼粒红细胞。血清铁6.4μmol/L，血清总铁结合力90.4μmol/L。临床诊断：缺铁性贫血。请问：

(1) 该病人患病的病因及主要护理诊断是什么？

(2) 怎样对病人进行用药护理？

缺铁性贫血(iron deficiency anemia，IDA)是由于体内贮存铁缺乏，导致血红蛋白合成不足，红细胞生成减少而引起的一种小细胞、低色素性贫血。本病是我国最常见的一种贫血，各年龄组均可发生，以生长发育期的婴幼儿及育龄期妇女发病率较高。

【病因与发病机制】

铁的吸收和排泄在正常状态下处于相对动态平衡。如果后者大于前者就会出现铁的负平衡，最后引起贫血。引起缺铁的常见原因有以下几种：

1. 需铁量增加而摄入不足　婴幼儿、儿童的快速生长，妇女月经过多、妊娠期、哺乳期对铁的需要量增加，如果饮食中缺少铁则易导致缺铁性贫血。人工喂养的婴儿，以含铁量较低的牛乳、谷类为主要饮食，不及时添加含铁量较多的食品(蛋黄、肝、肉类)等，也可引起贫血。

2. 铁吸收不良　铁主要在十二指肠及空肠上端吸收，在胃大部切除及胃空肠吻合术后，胃酸分泌不足及食物在肠内蠕动加快而影响铁的吸收。胃酸缺乏(萎缩性胃炎)、小肠黏膜病变、肠道功能紊乱等也可引起铁的吸收不良。

3. 铁丢失过多　慢性失血是成人缺铁性贫血最常见、最重要的原因。长期少量失血可使体内贮存铁逐渐耗竭，如消化性溃疡、钩虫病、痔出血、肠息肉、女性月经过多等。

【临床表现】

(一) 症状

1. 一般表现　早期症状不明显，逐渐发展可出现头晕、乏力、面色苍白、心悸、活动后气促、眼花、耳鸣等贫血症状。

2. 组织缺铁的表现　儿童表现为生长发育迟缓、体重低于正常标准、体力下降、智商低、烦躁、易怒或淡漠、注意力不集中等，部分病人可有异嗜癖(如喜食盐块、土块、生米)、吞咽困难(Plummer-Vinson综合征)，约1/3的病人可发生末梢神经炎或神经痛。

（二）体征

皮肤黏膜苍白、干燥、发皱和萎缩；毛发干枯易脱落；指（趾）甲扁平、粗糙、脆薄易裂、甚至反甲。可见口角炎、舌炎、舌乳头萎缩等。

【实验室及其他检查】

1. 血象 典型血象为小细胞低色素性贫血。红细胞体积较小，染色浅淡，中心淡染区扩大。血红蛋白的减少比红细胞的减少更明显。网织红细胞正常或略高。白细胞和血小板计数可正常或减低。

知识链接

贫血的红细胞形态分类

分类	MCV（fl）	MCHC（%）	MCH（pg）	临床类型
大细胞性贫血	>100	32~35	>32	巨细胞性贫血、骨髓增生异常综合征等
正常细胞性贫血	80~100	32~35	26~32	再性障碍性贫血、急性失血性贫血等
小细胞性贫血	<80	<32	<26	缺铁性贫血、海洋性贫血等

注：红细胞平均体积（MCV）、红细胞平均血红蛋白含量（MCH）及红细胞血红蛋白平均浓度（MCHC）。

2. 骨髓象 骨髓增生明显活跃，红细胞系增生活跃，中晚幼红细胞比例增高；幼红细胞核染色质颗粒致密，胞浆少；铁染色细胞外铁消失（诊断缺铁性贫血和指导铁剂治疗的可靠方法）；铁粒幼细胞百分率明显降低，常少于15%。

3. 生化检查

（1）血清铁（SI）及转铁蛋白饱和度（TS）测定：血清铁低于8.95μmol/L（50μg/dl）；总铁结合力（TIBC）增高，大于64.44μmol/L（360μg/dl），故转铁蛋白饱和度降低（小于15%）。

（2）血清铁蛋白（SF）测定：血清铁蛋白是反映缺铁较敏感的指标，可用于早期诊断缺铁。一般认为SF低于20μg/L表示贮铁减少，小于12μg/L为贮铁耗尽。

（3）红细胞游离原卟啉（FEP）测定：FEP大于0.9μmol/L，FEP/Hb比值常相应增大。

【治疗要点】

1. 病因治疗 是纠正贫血、防止复发的关键环节。

2. 铁剂治疗 目的在于纠正贫血并补足贮存铁。口服铁剂为治疗缺铁性贫血的主要方法。最常用的铁剂为硫酸亚铁（0.3g，每日3次），富马酸亚铁（0.2g，每日3次）等。注射铁剂的指征为：口服铁剂后胃肠道反应严重，无法耐受；消化道吸收障碍，如胃肠道吻合术后、胃切除术、萎缩性胃炎、慢性腹泻；严重消化道疾病，如消化性溃疡、溃疡性结肠炎等，服用铁剂后病情加重；以及病情要求迅速纠正贫血，如妊娠晚期的病人等。注射铁剂前，必须计算应补充铁剂的总量，避免过量致铁中毒，有增加感染、肿瘤与心肌梗死发生率的危险。计算公式为：注射铁总量（mg）=〔150－病人Hb（g/L）〕×体重（kg）×0.33。常用右旋糖酐铁，成人首剂50mg，肌内注射，如无不适，次日起每天100mg，直至完成总的铁剂量。

3. 输血 血红蛋白小于60g/L以下或急需手术治疗其他疾病时考虑输血或红细胞。

4. 中药治疗 可作为辅助性治疗，主要药物为皂矾、山楂、陈皮、半夏、茯苓和甘草等配伍使用。

【护理诊断及医护合作性问题】

1. 活动无耐力 与组织缺氧有关。

2. 营养失调:低于机体需要量　与铁需要量增加而摄入不足、铁丢失过多或吸收不良有关。

3. 口腔黏膜受损　与贫血导致营养缺乏有关。

【护理措施】

（一）一般护理

1. 休息与活动　见本章第二节“贫血”相关内容。

2. 饮食　指导病人选择高蛋白、高热量、高维生素,易消化的饮食,纠正偏食习惯,注意饮食调配,多摄取含铁丰富食物,如动物肝脏、瘦肉、蛋黄、鱼、豆类、紫菜、海带、木耳等;婴儿生长期饮食中及时添加含铁量及铁吸收率高的辅助食品。适当搭配富含维生素 C 的蔬菜和水果,以促进食物中铁的吸收。消化不良者,应少量多餐。食欲减退者应经常变换口味,提供色、香、味美的饮食。口腔炎或舌炎影响食欲者,避免进食过热、过辣的刺激性食物,进食前后予口腔护理。

（二）病情观察

观察病人的面色、皮肤黏膜,心悸、气促、头晕等有无改善,重症病人应注意观察有无心衰表现。定期监测血象、血清铁蛋白等生化指标,判断药物疗效,注意监测药物的不良反应。

（三）对症护理

严重贫血病人应给予氧气吸入,以增加各组织器官的供氧量。伴发口腔炎、舌炎者,应保持口腔清洁,嘱其晨起、饭前、饭后、睡前用呋喃西林液漱口。口腔溃疡可涂碘甘油等。

（四）用药护理

1. 口服铁剂的护理　应向病人说明服用口服铁剂的目的,并给予必要的指导:①铁剂不良反应及其预防:口服铁剂常见的不良反应有恶心、呕吐、胃部不适和排黑便等胃肠道反应,严重者可致病人难以耐受而被迫停药。因此,为预防或减轻胃肠道反应,可建议病人饭后或餐中服用,反应过于强烈者宜减少剂量或从小剂量开始。②应避免铁剂与浓茶、咖啡、蛋类、牛奶、植物纤维同服;为促进铁的吸收,还应避免同时服用抗酸药以及 H_2 受体拮抗剂;可服用维生素 C、乳酸或稀盐酸等酸性药物或食物。③口服液体铁剂时须使用吸管,避免牙齿染黑。④服药期间,因铁与肠内硫化氢作用生成黑色的硫化铁可使大便变成黑色,应告知病人属正常现象,以消除病人顾虑。⑤强调要按剂量、按疗程服药,定期复查相关实验室检查,以保证有效治疗、补足贮存铁,避免药物过量而引起中毒或相关病变的发生。⑥口服铁剂后,自觉症状可以很快恢复,网织红细胞于用药后 1 周开始上升,10 天左右渐达高峰,血红蛋白于 2 周后开始上升,1~2 个月后可恢复正常,但为补充铁储备,在血红蛋白完全正常后,仍需继续服用小剂量铁剂 3~6 个月,或待血清铁蛋白 >50μg/L 后方能停药。

2. 注射铁剂的护理　注射用铁剂的不良反应主要有:注射局部肿痛、硬结形成,皮肤发黑和过敏反应。注射部位宜深且经常更换,必要时进行热敷,避免硬结形成。应注意不要在皮肤暴露部位注射。抽取药液入空针后,更换一新针头注射。可采用“Z”型注射法或留空气注射法,避免药液溢出致皮肤染色。注射铁剂可有面部潮红、恶心、呕吐、荨麻疹、发热等过敏反应,严重者可有呼吸困难、心动过速、大汗淋漓,甚至过敏性休克。故首次用药须用 0.5ml 的试验剂量进行深部肌肉注射,同时备用肾上腺素,做好急救的准备。若 1 小时后无过敏反应,即可按医嘱给予常规剂量治疗。注射时应备好肾上腺素,以便严重反应时紧急抢救。部分病人用药后可出现尿频、尿急,应嘱其多饮水。

3. 输血及成分输血的护理　见本章第三节“再生障碍性贫血病人的护理”相关内容。

（五）心理护理

注意观察、了解病人的心理活动，做好心理护理，在生活上给予关心照顾，精神上给予安慰鼓励。贫血的病人由于记忆力减退，导致学习、工作能力下降，易产生焦虑心理，护理人员应帮助病人调节好心态，使其恢复正常。

【健康指导】

1. 生活指导　加强营养，提倡均衡饮食，荤素结合，保证足够的热量、蛋白质、维生素及相关营养素的摄入。指导病人多摄含铁及维生素丰富的食物，如动物血、肝、肉类、蛋黄、绿叶蔬菜等，改变不良的饮食习惯，做到不偏食，不挑食。生长发育期的青少年、月经期、妊娠期与哺乳期的女性，应增加含铁食物的补充，必要时可考虑预防性补充铁剂。家庭烹饪建议使用铁制器皿，从中也可得到一定量的无机铁。

2. 疾病知识指导　向病人及家属介绍缺铁性贫血的病因、临床表现、对机体的危害性、相关实验室检查的目的、意义、治疗及护理的配合与要求等，提高病人及其家属对疾病的认识、治疗及护理的依从性，积极而主动地参与疾病的治疗与康复。本病的预后取决于原发病的根治情况，若能根治，则贫血可彻底治愈。指导病人尽量避免和去除引起缺铁性贫血的原因，如积极防治钩虫病，及时治疗慢性出血性疾病、慢性溶血病、慢性炎症等。指导病人坚持规则、定量用药，服药时避免同时食用影响铁剂吸收的物质。

知识链接

巨幼细胞性贫血

红细胞生成过程中需要有足够的蛋白质、铁、叶酸及维生素 B_{12}，蛋白质和铁是合成血红蛋白的重要原料，而叶酸和维生素 B_{12} 是红细胞成熟的必需物质，当叶酸和维生素 B_{12} 缺乏时，可导致细胞核脱氧核糖核酸合成障碍引起贫血即为巨幼细胞性贫血。多见于妊娠妇女和婴幼儿。在我国巨幼细胞性贫血以叶酸缺乏为多，山西、陕西、河南等为高发区。

二、再生障碍性贫血病人的护理

案例分析

男，21 岁。头晕、乏力、活动后心悸、气短 3 个月，牙龈出血，鼻衄 2 天而入院，既往健康。体格检查：体温 36℃，脉搏 88 次 / 分，血压 120/80mmHg。表情焦虑，贫血貌，皮肤及巩膜无黄染，皮肤散在少量出血点，全身浅表淋巴结不大，胸骨无压痛，两肺检查无异常。心尖部可听到 2/6 级收缩期吹风样杂音，心律齐，心率 88 次 / 分，腹软，肝脾未触及。实验室及其他检查：血红蛋白 50g/L，RBC 1.65×10^{12}/L，WBC 2.8×10^{9}/L，N 50%，L 50%，PLT 40×10^{9}/L。骨髓象：增生极度低下，全片均未见到巨核细胞，血小板不易见到，粒系、红系细胞明显减少。入院诊断：再生障碍性贫血。请问：

（1）该病人属哪型再障？如何治疗护理？

（2）怎样对病人进行健康指导？

再生障碍性贫血（aplastic anemia，AA）简称再障，是由多种原因致造血干细胞数量减少和（或）功能障碍所引起的一类贫血，又称骨髓造血功能衰竭症。主要表现为进行性贫血、出血、感染及外周血中全血细胞减少（红细胞、粒细胞、血小板均减少）。我国年发病率为 7.4/10 万，可发生于各年龄段，以青壮年居多，老年人发病有增多的趋势；男性略多于女性。

【病因与发病机制】

1. 病因 按病因明确与否分为原发性和继发性再障。原发性再障病因不明,继发性再障的发生与下列因素有关:

(1) 药物及化学毒物:药物是引起再障最常见的原因,其中又以氯霉素最多见,其次为解热镇痛药。依其对骨髓的抑制作用不同分为两类:①与剂量有关。由于药物的毒性作用,只要接受了足够的剂量,任何人都能发生再障,如各种抗肿瘤药(氮芥、环磷酰胺、6- 巯嘌呤、马利兰等),可损害所有人的骨髓造血功能,但一般是可逆的,停药后骨髓造血功能可以恢复。②与剂量无关。多系药物的过敏反应,可导致持续性再障,且极难逆转,后果较为严重。如氯(合)霉素、有机砷、氨基比林、炎痛喜康、磺胺、苯妥英钠、甲亢平、他巴唑等。常见化学毒物有苯、三硝基甲苯、无机砷、滴滴涕(DDT)及有机磷农药等,其中苯及其衍生物广泛应用于多种工业,是最严重的骨髓抑制剂,它引起再障与剂量关系不大,但因职业关系长期接触苯时危险性增大。偶也可见于病人停止与苯接触后数月甚至数年才出现骨髓抑制的现象。

(2) 物理因素:物理因素主要是电离辐射,可损伤造血干细胞,损伤造血微环境,影响干细胞的增殖和分化。损伤程度与接触核辐射剂量有关。常见的电离辐射主要有 X 射线检查、放射性同位素检查和治疗等。

(3) 生物因素:生物因素多与病毒性感染相关,病毒性肝炎病毒既能影响肝脏,又能影响骨髓,再障可以发生于病毒性肝炎之后,原发性再障病例中不少在起病前有病毒感染。部分病人在全血细胞减少 6 周前曾有肝炎史。

(4) 其他因素:部分病人妊娠时可发生再障,分娩后病情减轻或缓解。少数阵发性睡眠性血红蛋白尿、系统性红斑狼疮、慢性肾衰竭病例可逐渐演变成再障。

2. 发病机制 再障的发病机制目前尚不完全清楚,主要有以下几种学说:骨髓造血干细胞内在缺陷(“种子”学说)、骨髓造血微循环缺陷(“土壤学说”)、异常免疫反应损伤造血干细胞(免疫学说、“虫子学说”)及遗传倾向。

【临床表现】

主要症状为贫血、出血、感染。无肝、脾、淋巴结肿大。根据发病急缓、病情轻重可分重型再障和非重型再障。

(一) 重型再障

起病急,发展迅速,常以严重出血和感染为主要表现,继而出现进行性贫血。出血严重而广泛,且不易控制,除有严重的皮肤、黏膜出血外,常有内脏出血(消化道出血、血尿、女性月经过多)、眼底出血和颅内出血等,可危及生命。感染以皮肤感染和肺部感染多见,常反复发生,且较严重,甚至发生败血症。此型病情险恶,疗效不佳,如不经有效治疗多在 1 年内死亡。

(二) 非重型再障

起病缓慢,病程较长,以贫血和轻度皮肤、黏膜出血症状多见,很少有内脏出血或合并严重感染。病人可生存数年,部分病人经恰当治疗,病情可长期缓解或治愈。

【实验室及其他检查】

1. 血象 多呈全血细胞减少,但三种细胞减少的程度不一定平行,贫血属正常细胞正色素型。重型再障血红蛋白可低于 20~30g/L。网织红细胞 <0.01,绝对值 $<15\times10^9$/L,中性粒细胞绝对值 $<0.5\times10^9$/L,血小板 $<20\times10^9$/L;非重型再障血红蛋白常在 40~60g/L 之间,网

织红细胞 >1%，但绝对值均低于正常值，中性粒细胞减少，但绝对值 $>0.5\times10^9/L$，血小板 $>20\times10^9/L$。

2. 骨髓象　重型再障呈多部位增生低下或极度低下，粒、红两系细胞极度减少，淋巴细胞、组织嗜碱细胞、浆细胞及网状细胞等非造血细胞相对增多，巨核细胞显著减少或缺如。非重型再障骨髓增生减低，可出现局灶性增生，在局灶增生部位，骨髓象呈增生活跃，但巨核细胞仍明显减少或消失。

【治疗要点】

1. 祛除病因　祛除或避免再接触周围环境中有可能导致骨髓损害的因素，禁用对骨髓有抑制的药物。

2. 对症支持疗法

(1) 预防和控制感染：增加营养，注意个人卫生，特别是皮肤及口腔卫生。如白细胞数低于 $1\times10^9/L$，应予保护性隔离。合并感染时应尽可能找到感染部位，确定病原菌，及时选用不影响造血而对致病菌有效的抗生素。对粒细胞减少并发严重感染者可输白细胞悬液。

(2) 控制出血：可用止血药，如止血敏等。皮肤、鼻黏膜出血可用糖皮质激素。女性子宫出血可肌注丙酸睾酮。出血严重尤其是有颅内出血的迹象时应尽早输新鲜血浆或血小板浓缩液。

(3) 纠正贫血：严重贫血 Hb<60g/L，且病人对贫血耐受较差时，可输血或输浓缩红细胞。

3. 免疫抑制剂　抗胸腺细胞球蛋白（ATG）或抗淋巴细胞球蛋白（ALG），能抑制病人 T 淋巴细胞或非特异性自身免疫反应，解除骨髓抑制，恢复造血功能。主要用于治疗重型再障。适用于有抑制性 T 淋巴细胞的病例。环孢素，适用于全部 AA，疗程一般长于 1 年。还可使用 CD3 单克隆抗体、麦考酚吗乙酯（MMF）、环磷酰胺、甲泼尼龙等。

4. 促进造血

(1) 雄激素：大剂量雄激素可促进肾脏释放促红细胞生成素，刺激骨髓造血。为治疗非重型再障的首选药物，尤其对造血微环境正常且尚有残留造血干细胞者疗效显著。常用丙酸睾丸酮 50~100mg，肌内注射，每日或隔日 1 次；大力补 10mg，每日口服 3 次；康力龙 2mg，每日口服 3 次。疗程至少 4 个月。

(2) 造血细胞因子：有增加粒细胞，促进血象恢复的作用。主要用于重型再障。常用粒系集落刺激因子（G-CSF）或粒 - 单系集落刺激因子（GM-CSF），剂量为 5μg/（kg·d）；红细胞生成素（EPO）50~100U/（kg·d）。一般在免疫抑制治疗后使用，维持 3 个月以上。

5. 造血干细胞移植　主要用于重型再障。用环磷酰胺加抗胸腺细胞球蛋白（ATG）做移植前准备（预处理），采用 HLA 相合的同胞供体和移植后用环孢素 A 以预防植物抗宿主病（GVHD），8 年生存率达 89%。最适当的移植时机是：再障起病后不久，未经输血，尚未发生感染时，年龄最大不超过 45 岁。

6. 胎肝细胞输注　妊娠 3~6 个月的胎肝中存在着丰富的多能造血干细胞，因此，胎肝细胞输注治疗再障有一定疗效。

【护理诊断及医护合作性问题】

1. 活动无耐力　与红细胞数量减少引起的氧供不足有关。

2. 有损伤的危险：出血　与血小板减少有关。

3. 有感染的危险　与粒细胞减少有关。

4. 自我形象紊乱　与雄性激素或免疫抑制剂的副作用有关。

5. 焦虑　与再障治疗效果不好、反复住院及经济负担重有关。

6. 知识缺乏　缺乏再障的防治和护理的有关知识。

【护理措施】

(一) 一般护理、对症(贫血、出血、感染)护理

见本章第二节相关内容。

(二) 病情观察

注意病人生命体征变化，有无体温升高、咳嗽咳痰、咽痛等感染表现，皮肤、黏膜出血点、瘀斑有无扩大，内脏有无出血，有无头痛、视物模糊等颅内出血的表现。

(三) 用药护理

1. 免疫抑制剂　应用ATG和ALG治疗时，可出现过敏反应、血清病(猩红热样皮疹、关节痛、发热)和出血加重等，用药前应做皮肤过敏试验，用药期间用糖皮质激素防治过敏反应，应密切观察疗效和药物不良反应，予以保护性隔离，加强支持疗法，防止出血和感染加重；用环孢素时应定期检查肝、肾功能。用环磷酰胺时应观察有无血尿，指导病人多饮水，每日饮水量3000ml以上，防止出血性膀胱炎。

2. 雄激素　本类药物长期使用可出现须毛增多、痤疮、女性闭经及男性化、肝损害、水肿等副作用。应向病人解释，以消除疑虑。同时嘱病人常用温水洗脸，不要用手抓痤疮，防止感染。丙酸睾酮为油剂，注射局部不易吸收，常可形成硬块，甚至发生无菌性坏死。故注射时必须严格进行皮肤消毒，做深部缓慢分层肌内注射，轮换注射部位，经常检查局部有无硬结，必要时做局部热敷、理疗或用金黄散等外敷，以减少并发症。司坦唑醇(康力龙)、去氢甲基睾丸酮(大力补)等可出现肝功能损害和药物性肝内淤胆，疗程中应注意有无黄疸，并定期检查肝功能。本类药治疗3~6个月后见效，应鼓励病人坚持完成疗程。

3. 造血生长因子　本类药物用药前应做过敏试验，用药期间宜定期检查血象。G-CSF偶有皮疹、低热、转氨酶升高、消化道不适、骨痛等不良反应，一般停药后消失。GM-CSF可引起发热、骨痛、肌痛、胸膜渗液、静脉炎、腹泻、乏力等，严重者可见心包炎、血栓形成。EPO用药期间应监测血压，若发现血压升高报告医师处理。偶可诱发脑血管意外或癫痫发作，应密切观察。

4. 输血及成分输血的护理

(1) 输注时护理：①红细胞输注：分离的红细胞应保存在4~6℃冰箱内，输注前在室温内放置片刻，使之与室温接近，不可加温，并检查有无溶血现象。输注时红细胞应用生理盐水稀释，忌用葡萄糖以免发生红细胞凝集。输注开始宜慢，每分钟20滴，如无反应，30分钟后适当加快滴速，每分钟40滴。②白细胞输注：采集的白细胞悬液应于6小时内输完，以免影响其效果，输速不宜过快。多次输注易产生抗白细胞抗体而引起发热反应和输注无效，可给糖皮质激素和对症处理。用带滤网的输血器，以防输入的白细胞凝集而引起肺栓塞及相应症状。③血小板输注：采集的血小板应在20℃的室温条件下，于6小时内用塑料输血器或分离机的塑料管输注，忌用胶管和玻璃输血，以免血小板黏附于管道中而使输入量减少。输注过程中应经常摇采集袋，以免发生凝集块。

(2) 输注反应的护理　①输注前应严格配型，仔细核对，严防溶血反应发生。②输注过程中应密切观察病情变化，及时发现各种输血反应的早期征象，若疑有溶血反应发生，应立即停止输注并通知医生，积极做好配合抢救准备。过敏反应大多发生在输血后期，一般为皮肤瘙痒或荨麻疹，可伴有发热、头痛、关节酸痛等，重者可发生喉头痉挛、支气管哮喘，甚至发生过敏性休克。一旦发现，应及时与医生联系，反应严重者立即停止输注，并皮下注射1∶1000肾上腺素0.5~1ml及肾上腺皮质激素。

知识链接

输血相关性移植物抗宿主病（TA-GVHD）

TA-GVHD是一种发病率低但致命的输血并发症，多发生在输血后的4~30天。由存在于血制品中含有免疫能力的异体淋巴细胞所介导，在受体内迁移、增殖，进而引起严重攻击和破坏宿主体内细胞和组织的免疫反应。病人出现高热、皮肤潮红或红斑、恶心、呕吐、黄疸、腹痛、腹泻、全血细胞减少、肝功能异常或衰竭。多发生在有先天性或获得性免疫缺陷症者，如骨髓移植受者。以γ射线照射（15~30Gy）血液可预防。

（四）造血干细胞移植的护理

见本章第六节相关内容。

（五）心理护理

急性再障病人病情凶险，自觉预后不良而惧怕不安。护士应多与病人交谈，了解病人的思想顾虑，针对病人不同的心理状况做好解释工作，说明通过积极治疗，能控制病情，缓解病状，鼓励病人正确面对疾病，消除不良情绪，积极配合治疗。鼓励家属关心体贴病人，积极参与病人的治疗与护理，让病人感到家庭的温暖和关怀，消除悲哀情绪，提高治疗信心。

【健康指导】

1. 生活指导　指导病人合理安排活动与休息，加强营养，饮食宜清淡、柔软、易消化、无刺激性，富含高热量、高蛋白、高维生素等营养物质。指导病人学会自我调整情绪，保持心情舒畅。

2. 疾病知识指导　向病人和家属介绍本病的常见原因，如对骨髓造血有害的药物，应严格掌握避免滥用；因职业关系接触造血毒物如X线、放射性物质、农药、苯等，应做好防护工作，严格遵守操作规程，定期体检，经常注意血象变化。预防感染和出血：指导病人加强营养，注意保暖，避免受凉感冒；注意个人卫生，尽量少去公共场所，防止交叉感染；避免剧烈活动、外伤等防止出血。告诉病人出血、感染的症状和体征，如果发生或怀疑出血、感染应及时就医。向病人及家属解释本病的治疗措施，说明坚持用药的重要性，让病人认识到疾病治疗的长期性，坚持按医嘱用药。向病人解释造血干细胞移植的有关知识，建议有条件的病人做造血干细胞移植。

知识链接

溶血性贫血

溶血性贫血是由于红细胞破坏增多、增速，超过造血代偿能力时所发生的一组贫血。由于骨髓具有相当于正常造血能力6~8倍的代偿潜力，如红细胞寿命缩短、破坏加速，而骨髓造血能够代偿时，可不出现贫血，当平均红细胞寿命短于15~20天，红细胞破坏速度超过骨髓的代偿潜力时，则出现贫血。

第四节　出血性疾病病人的护理

一、特发性血小板减少性紫癜病人的护理

案例分析

女性，20岁。牙龈出血3个月，加重6天就诊。病人3个月前晨起刷牙时发现牙龈出血，月经来潮时月经量增多、经期延长，未予特殊注意。10余天前受凉后出现发热、咽痛，口服“感冒药物”后好转。6天前牙龈出血量较前明显加重，伴鼻衄及双下肢散在出血点。查体：T 36.3℃，P 78次/分，R 18次/分，BP 110/70mmHg；无贫血貌、黄疸，口腔黏膜散在血疱，双下肢可见针尖大小出血点，浅表淋巴结、甲状腺未触及肿大，心、肺、肝、脾无异常，双下肢不肿。实验室检查：血常规：WBC 5.6×10^9/L，N 75%，Hb 130g/L，PLT 16×10^9/L。临床诊断：特发性血小板减少性紫癜。请问：

（1）该病人首选的治疗是什么？

（2）该病人主要护理诊断及对应的护理措施？

特发性血小板减少性紫癜（idiopathic thrombocytopenic purpura，ITP）又称自身免疫性血小板减少性紫癜，是一种因血小板免疫性破坏，导致外周血中血小板减少的出血性疾病。临床表现为自发性皮肤、黏膜及内脏出血，血小板计数减少，骨髓巨核细胞发育、成熟障碍，血小板寿命缩短及抗血小板自身抗体出现。临床上分为急性型和慢性型两种，急性型多见于儿童，慢性型多见于年轻女性，男:女为1∶4。

【病因与发病机制】

本病病因目前尚未完全阐明，可能与以下因素有关。

1. 免疫因素　病人血中出现抗血小板抗体。急性型多发生在病毒感染恢复期，目前认为是病毒抗原吸附于血小板表面，改变血小板抗原性，导致自身抗体形成或者是形成免疫复合物，使血小板遭到破坏。慢性型是血小板抗体作用于血小板相关抗原，造成血小板破坏、血小板减少，这是导致出血的主要原因。目前发现ITP的发生还与T细胞功能障碍有关。

2. 感染　细菌或病毒感染与ITP发病有密切关系。临床常见到约80%的急性ITP病人，在发病前2周左右有上呼吸道感染史；慢性ITP病人，常因上呼吸道感染而使病情加重；病毒感染后发生的ITP病人，血中可发现抗病毒抗体与免疫复合物，其抗体滴度免疫复合物水平与血小板寿命呈负相关。

3. 脾、肝与骨髓因素　脾、肝与骨髓不但是血小板相关抗体和抗血小板抗体产生的主要部位，也是血小板被破坏的主要场所。其中以脾脏最为重要。脾脏可产生血小板相关抗体（PAIgG），使血小板表面性状发生改变，在脾及肝脏易被吞噬、清除。

4. 其他因素　慢性型多见于年轻女性，可能是雌激素抑制血小板生成及促进单核巨噬细胞对抗体结合血小板的吞噬破坏所致。同时，毛细血管脆性增加也可加重出血。

【临床表现】

（一）急性型

多见于儿童。①起病方式：80%以上在发病前1~3周有上呼吸道感染，特别是病毒感染史。起病急，常有畏寒、寒战、发热。②皮肤、黏膜出血：皮肤、鼻、牙龈、口腔黏膜出血较重，皮肤可有大片瘀斑、血肿，常先出现于四肢，尤以下肢为多。损伤及注射部位可渗血不止或

形成大小不等的瘀斑。③内脏出血：可出现呕血、黑粪、咯血、血尿及阴道出血等，颅内出血是本病致死主要原因。④贫血及休克：若出血量大或范围广，可出现不同程度的贫血、血压下降或失血性休克。急性型病程多为自限性，常在数周内恢复，痊愈后很少复发，少数病程超过半年转为慢性。

（二）慢性型

以中青年女性多见。①起病方式：起病缓慢，一般无前驱症状。②出血倾向：出血症状相对较轻，常反复发生皮肤黏膜瘀点、瘀斑，鼻或牙龈出血。女性病人月经过多也较为常见，甚至是唯一的症状。每次发作数周或数月、甚至数年。部分病人可因感染等使病情骤然加重，出现广泛、严重的皮肤黏膜及内脏出血。③贫血：长期月经过多者，可出现失血性贫血。反复发作者常有轻度脾大。

【实验室及其他检查】

1. 血象　急性型发作期血小板常低于 $20 \times 10^9/L$，慢性型常为 $(30\sim80) \times 10^9/L$。血小板形态大多正常。反复出血或短期内失血过多者，红细胞和血红蛋白可出现不同程度的下降。白细胞多正常。

2. 骨髓象　巨核细胞增加或正常，但形成血小板的巨核细胞减少。急性型幼稚型巨核细胞比例增多，胞体大小不一，小型多见；血小板明显减少或罕见。慢性颗粒型巨核细胞增多，胞体大小基本正常；血小板减少，分散分布。

3. 免疫学检查　90% 以上 ITP 病人血小板寿命明显缩短。80% 以上病人 PAIgG 及血小板相关补体（PAC_3）增高，缓解期可至正常值。

4. 其他　束臂试验阳性，出血时间延长，血块收缩不良。

【治疗要点】

1. 一般治疗　血小板明显减少、出血严重者应卧床休息，防止创伤。避免应用降低血小板数量及抑制血小板功能的药物。

2. 肾上腺糖皮质激素　为首选药物，主要作用是降低毛细血管脆性；减少血小板抗体生成，抑制血小板与抗体结合和（或）阻滞单核 - 巨噬细胞吞噬破坏结合抗体的血小板；刺激骨髓造血及血小板向外周释放。常用泼尼松 30~60mg/d 口服，待血小板接近正常，继续服用 2 周后可逐渐减量，小剂量（5~10mg/d）维持 3~6 个月。症状重者可短期静脉滴注地塞米松或甲泼尼松。力求血小板计数能够达到 $>(20\sim30) \times 10^9/L$。

3. 脾切除　可减少血小板抗体产生、消除血小板破坏的主要场所。适应证为糖皮质激素治疗 3~6 个月无效者；出血明显，危及生命者；糖皮质激素有效，但维持剂量必须大于 30mg/d 者；有糖皮质激素应用禁忌者。禁忌证为：妊娠期或因其他原因不能耐受手术者。

4. 免疫抑制剂　一般不作首选。用于以上治疗无效或疗效差者，可与糖皮质激素合用提高疗效及减少糖皮质激素的用量。常用免疫抑制剂有长春新碱、环磷酰胺等。

5. 输血及血小板悬液　仅用于严重出血、外科手术及有严重并发症者。输新鲜浓缩血小板悬液有较好的止血效果，但反复多次输注易产生同种抗体，引起血小板破坏加速。

6. 其他　达那唑可用于难治性 ITP，与糖皮质激素有协同作用。还可应用血管性止血药，如安络血。

7. 急重症的处理　急重者主要包括：①血小板计数 $<20 \times 10^9/L$ 者；②出血严重而广泛者；③疑有或已发生颅内出血者；④近期将实施手术或分娩者。处理方法有：

（1）血小板输注：成人用量为 10~20 单位 / 次，可根据病情反复使用。

（2）静注大剂量强的松龙：可有效抑制单核 - 吞噬细胞系统的吞噬效应，减少血小板的破坏。1g/d，3~5 天为 1 个疗程。

（3）静注大剂量丙种球蛋白：是目前 ITP 紧急救治最有效的方法之一。剂量为 400mg/(kg·d)，5 天为 1 个疗程。也可先静注丙种球蛋白 1000mg/kg，后即输注血小板，次日再用相同剂量 1 次。

（4）血浆置换：可有效清除血浆中的抗血小板抗体。方法：每天置换 3L，连续 3~5 天。

知识链接

血浆置换

将病人的血液引出体外，经过膜式血浆分离方法将病人的血浆从全血中分离出来弃去，然后补充等量的新鲜冷冻血浆或人血白蛋白等置换液，这样便可以清除病人体内的各种代谢毒素和致病因子，从而达到治疗目的。血浆置换包括血浆分离和补充置换液。适用于各种原因引起的中毒、自身免疫性疾病、血液系统疾病、神经系统疾病、肝功能衰竭等病症。

【护理诊断及医护合作性问题】

1. 有损伤的危险：出血　与血小板减少有关。
2. 有感染的危险　与长期服用肾上腺素糖皮质激素有关。
3. 潜在并发症　颅内出血。
4. 恐惧　与病情反复发作有关。

【护理措施】

（一）一般护理

1. 休息与活动　轻者可适当活动，当血小板低于 $50 \times 10^9/L$ 时，应限制活动，急性发作期应卧床休息，血小板明显减少（低于 $20 \times 10^9/L$）致出血严重者应绝对卧床休息。

2. 饮食　给予营养丰富、易消化、富含维生素 C 的柔软食物，禁酒、忌刺激性、生、硬、煎、炸和过热的食物，以免诱发口腔出血或消化道出血；消化道出血者应禁食，待出血停止 24 小时后再进流质、半流质饮食；长期应用肾上腺皮质激素者，给予高蛋白、高维生素、低脂、低糖、低盐、高钾、高钙饮食。

（二）病情观察

注意观察皮肤、黏膜出血部位、范围和出血量，有无内脏出血及出血程度。监测血小板减少的程度，警惕颅内出血及脑疝发生。出血量大时注意观察有无失血性休克发生。

（三）对症护理（预防和护理出血）

见本章第二节“出血”相关内容。

（四）用药护理

1. 糖皮质激素　使用时切忌突然减量、停药。较长时间应用可有满月脸、水牛背、皮肤色素沉着、痤疮、多毛等外型变化，同时易诱发或加重感染，引起高血压、糖尿病、消化性溃疡等不良反应，应注意预防。向病人及家属解释药物这些副作用在减药、停药后可以逐渐消失。

2. 免疫抑制剂　长春新碱可引起骨髓造血功能抑制、末梢神经炎。环磷酰胺可致出血性膀胱炎等。

3. 免疫球蛋白　应注意观察其副作用，如恶心、头痛、出汗、肌痉挛、发热、寒战等。如发生，可减慢滴速，必要时遵医嘱注射氟美松、口服扑热息痛等加以防治。

（五）血浆置换疗法的护理

进行血浆置换疗法时，室内温度宜维持在16~24℃，严密消毒隔离，严格无菌操作，严密观察是否有出血、心律失常、血压降低及变态反应，并详细记录置换液品种、数量、输入速度、弃除的血浆量等。

（六）心理护理

鼓励病人表达自己的感受，对病人的焦虑甚至恐惧等不良情绪表示理解。耐心解答病人及家属提出的有关疾病方面的问题，进行护理操作时沉着冷静、敏捷准确，增加病人安全感和信任感，消除顾虑，避免紧张、恐惧情绪。

【健康指导】

1. 生活指导　指导病人合理饮食，睡眠充足，保持情绪稳定和大小便通畅。

2. 疾病知识指导　向病人及家属介绍本病的病因与特征，避免感染等诱发因素，以免引起病情加重或复发。预防出血：避免剧烈或易致损伤的活动、运动及工作，应避免一切外伤，当使用刀、剪、锯等工具时，应戴上保护性手套，不要赤脚走路，不要挖鼻腔，不宜用牙签剔牙等，以减少出血的危险；血小板在$50\times10^9/L$以下时，勿做较重体力活动；告知病人保持情绪稳定和大小便通畅，是预防颅内出血的有效措施。识别出血征象；学会压迫止血的方法；告诉病人严重出血的表现，一旦发现应立即就医。用药指导：嘱病人坚持治疗，解释糖皮质激素治疗时的注意事项及副作用，切忌突然减量、停药，以防出现反跳现象。避免使用可能引起血小板减少或抑制其功能的药物，如阿司匹林、吲哚美辛（消炎痛）、双嘧达莫、保泰松、氨苄西林、氯霉素、磺胺类等。定期门诊复查，急性期病人缓解后每1~2周检查血小板数一次，需持续6个月至1年以上，必要时检查骨髓；慢性病人一般每2~4周复查血小板一次。

二、过敏性紫癜病人的护理

案例分析

男性，14岁。因双下肢大小不等皮肤紫癜1周入院。入院前2周有上呼吸道感染史。查体：见双下肢大小不等皮肤紫癜，分布密集，压之不褪色，高出皮面，以膝关节以下明显，双侧大腿见散在少量分布。病人诉皮疹有痒感，伴有腹疼、关节疼痛。前臂及小腿部肌肉疼痛。查PLT $180\times10^9/L$，尿蛋白(++)，尿红细胞10~15个/HP，颗粒管型。诊断：过敏性紫癜。请问：

(1) 导致该病发生的因素有哪些？

(2) 该病人主要护理诊断及护理措施？

过敏性紫癜（allergic purpura）是一种常见的血管变态反应性出血性疾病。临床上主要表现为皮肤紫癜、黏膜出血、腹痛、便血、皮疹、关节痛及血尿。多为自限性。常见于儿童、青少年。春、秋季发病较多。

【病因与发病机制】

本病的发病可能与以下因素有关：

1. 感染　如细菌（以β溶血性链球菌所致上呼吸道感染最多见）、病毒（麻疹、水痘、风疹等）及寄生虫感染等。

2. 食物　主要是机体对异体蛋白的过敏，如鱼、虾、蟹、蛋、奶等。

3. 药物过敏　抗生素类（青霉素、链霉素、金霉素、氯霉素、头孢菌素类等）、磺胺类、水杨酸类、苯巴比妥类等。

4. 其他　如花粉、昆虫叮咬、寒冷刺激、疫苗接种等。

发病机制与Ⅲ型变态反应或速发型变态反应有关。蛋白质及其他大分子致敏原作为抗原，引起抗原-抗体复合物反应，复合物沉积于血管壁或肾小球基底膜上，激活补体，导致一系列炎性介质的释放，引起血管炎症反应。此种炎性反应除见于皮肤、黏膜小动脉及毛细血管外，尚可累及肠道、肾脏及关节腔等部位小血管。小分子致敏原作为半抗原，与体内某些蛋白质结合构成抗原，刺激机体产生抗体，此类抗体吸附于血管及其周围的肥大细胞上。当机体再次接触上述抗原时，即与肥大细胞上的抗体发生免疫反应，致使肥大细胞释放一系列炎症介质，引起血管炎性反应。

【临床要点】

多为急性起病，发病前1~2周有全身不适、低热、乏力及上呼吸道感染等前驱症状。随后出现典型临床表现。根据受累部位的表现可分为以下几种类型。

（一）紫癜型（单纯型）

为最常见类型，主要发生于四肢及臀部尤其下肢伸侧最为多见，分批出现，面部、躯干、掌心或足底少见，对称分布，可分批出现。主要表现为皮肤紫癜，大小不一，呈紫红色，可融合成片，形成瘀斑。一般情况下，随着病程的发展，瘀点或紫癜的颜色由紫红变为紫色、黄褐色、淡黄色，7~14天消退，可反复发作。严重者紫癜可融合成大血疱，中心呈出血性坏死。少数病人可伴有眼睑、口唇、手足等处荨麻疹或局限性血管性水肿。

（二）腹型

为最具潜在危险的类型。除皮肤紫癜外，主要表现为腹痛，腹痛多位于脐周或下腹部，呈发作性绞痛或持续性钝痛，发作时可因腹肌紧张及明显压痛而误诊为急腹症。可伴恶心、呕吐、腹泻、呕血、便血等。

（三）关节型

除皮肤紫癜外，伴有关节肿胀、疼痛、压痛及功能障碍等表现。多发生于膝、踝、肘及腕关节，呈游走性、反复发作。关节症状一般在数月内消失，不遗留关节畸形。

（四）肾型

病情最为严重。多在紫癜出现后1周出现血尿、蛋白尿及管型尿，偶有水肿、血压升高等症状。多数病人在3~4周内恢复，少数病例可因反复发作而演变成慢性肾炎或肾病综合征，甚至很快发生肾衰竭。

（五）混合型

以上临床表现如有两种以上类型并存，则称为混合型。

【实验室及其他检查】

部分病人（约50%）可有毛细血管脆性试验阳性，毛细血管镜检查可见毛细血管扩张、扭曲及渗出性炎症；血小板计数、出血时间及凝血各项试验均正常；肾型或混合型可有血尿、蛋白尿、管型尿。白细胞计数多正常，寄生虫感染时嗜酸性粒细胞增多。

【治疗要点】

1. 病因治疗　是治愈本病和防止复发的根本措施。如控制、清除感染病灶、预防蚊虫叮咬、驱虫、避免再次接触可能致敏的食物与药物等。

2. 抗过敏治疗　常用抗组胺药如异丙嗪、氯苯那敏（扑尔敏）、阿司咪唑等；口服钙剂或10%葡萄糖酸钙静脉注射。糖皮质激素对腹型、关节型和皮肤型有较好疗效，对肾型疗效不明显，不能改变肾型病人预后。常用泼尼松30mg/d，顿服或分次口服。重症病人可用氢化可的松100~200mg/d，或地塞米松5~15mg/d，静脉滴注，症状减轻后改口服。疗程一般不超过30天，肾型紫癜者可酌情延长。泼尼松治疗无效或肾型严重者，可酌情用环磷酰胺或硫唑嘌呤等免疫抑制剂。肾型也可用抗凝治疗，近年来用双嘧达莫、转移因子加泼尼松治疗取得了显著疗效。

3. 对症治疗　降低毛细血管通透性及脆性可选用大剂量维生素C、维生素P、安络血、止血敏，疗程5~7天。腹痛较重者可给予阿托品或山莨菪碱治疗；关节痛可酌情用止痛药；呕吐严重者可用止吐药；伴发呕血和黑便者，可用奥美拉唑等治疗。

【护理诊断及医护合作性问题】

1. 有损伤的危险：出血　与血管壁通透性增加有关。

2. 疼痛：腹痛、关节痛　与过敏性紫癜累及胃肠道和关节有关。

3. 潜在并发症　慢性肾炎、肾病综合征、慢性肾衰竭。

4. 知识缺乏　缺乏过敏性紫癜的预防、治疗等保健知识。

【护理措施】

（一）一般护理

1. 环境与休息　轻者可适当活动，急性期或有腹部、关节或肾脏损害者应卧床休息。病室环境应安静，床铺柔软、整洁，室内不要放置鲜花、皮毛等饰物，尽量减少易引起过敏的因素。

2. 饮食　饮食宜清淡、多食含维生素C和维生素P丰富的瓜果蔬菜，避免食用易引起过敏的食物，如鱼、虾、蟹、蛋类、乳类等。

（二）病情观察

注意观察皮肤紫癜的变化，有无腹痛、便血、关节疼痛表现，监测尿液及肾功能改变，警惕肾损害。

（三）对症护理

1. 紫癜型　预防和护理出血：见本章第二节“出血”相关内容。

2. 腹型　腹痛者应评估病人疼痛性质、部位、程度及持续时间，有无伴随症状，如恶心、呕吐、腹泻、便血等，注意腹部的体格检查，包括腹壁紧张度、有无压痛和反跳痛、局部包块和肠鸣音的变化等。出现包块者，特别是小儿，要注意肠套叠。有消化道出血者应记录便血量，注意听诊肠鸣音，肠鸣音活跃可能再次便血，肠鸣音消失警惕肠梗阻。遵医嘱口服或皮下注射解痉剂或止痛剂以缓解疼痛。

3. 关节型　观察受累关节部位、数目、局部有无肿、压痛与功能障碍等情况。应保护患病关节，避免外伤，防止创伤性急性关节炎，适当限制关节活动，置肢体于功能位，以减轻疼痛。

4. 肾型　注意观察尿色，定期做尿液检查。

（四）用药护理

向病人说明抗组胺类药物、肾上腺皮质激素等药物的疗效及副作用，并严密观察药物副作用。

（五）心理护理

向病人介绍疾病常识，帮助病人寻找致病因素，并告知病人，本病是一种变态反应性疾病，一般预后良好，以解除病人不必要的担忧、焦虑、恐惧等情绪。

【健康指导】

1. 生活指导　养成良好的个人卫生习惯，饭前便后洗手，避免食用不洁食物，以预防寄生虫感染。注意休息、营养与运动，增强体质，预防上呼吸道感染。

2. 疾病知识指导　向病人及其家属介绍本病的性质、原因、临床表现及治疗的主要方法。说明本病为过敏性疾病，指导病人积极寻找及避免接触过敏原，如避免过敏食物和药物、控制感染等，解释避免再次接触的重要性。教会病人对出血情况及其伴随症状或体征的自我监测。一旦出现病情复发或加重，应及时就医。

三、血友病病人的护理

案例分析

男性，14 岁。反复鼻出血、皮肤青紫斑块 12 年，右肘、膝关节疼痛、肿胀 5 个月，不能行走卧床 2 天。检查：右膝、肘关节红肿，压痛（+++），右肘屈曲 90°，实验室检查：Ⅷ因子活性 <0.5%。诊断：血友病 A（Ⅷ因子缺乏）。请问：

(1) 该病人最主要护理诊断是什么？如何护理？

(2) 怎样对病人进行健康指导？

血友病（hemophilia）是因遗传性凝血因子缺乏而引起的一组出血性疾病。临床主要表现为自发性关节和组织出血，以及出血引致的关节畸形。根据病人所缺乏凝血因子的种类不同，血友病分为血友病 A（Ⅷ因子缺乏）、血友病 B（Ⅸ因子缺乏）、遗传性 F Ⅺ缺乏症，以血友病 A 最为常见。

【病因与发病机制】

血友病 A 和 B 为 X 连锁隐性遗传性疾病，绝大多数情况下男性患病，女性作为缺陷基因携带者。遗传性 F Ⅺ缺乏症为常染色体隐性遗传，男女均可发病或传递疾病。病人凝血因子基因缺陷导致人体不能正常合成足够的凝血因子，而使血液不能正常地凝固。

知识链接

血友病 A 的四种遗传方式

1. 血友病 A 病人与正常女性结婚，所生儿子为正常，女儿均为携带者。

2. 正常男性与女性携带者结婚，所生儿子 50% 可能患有血友病 A，女儿 50% 可能为携带者。

3. 血友病 A 病人与女性携带者结婚，其女儿为血友病病人和携带者的概率各为 50%，其所生儿子患病的可能性占 50%。

4. 男女都为血友病病人的人结婚，其所生子女均为血友病病人。

【临床表现】

血友病主要临床表现是自发性关节和组织出血，以及出血所致的关节畸形。多自幼即有轻微损伤后持久出血，伴随终身。轻型可在青年或成年才发病。出血轻重与血友病类型及相关因子缺乏程度有关。血友病 A 出血较重，血友病 B 出血较轻，遗传性 F Ⅺ缺乏症出血最轻。其特征为自发性出血或轻微损伤（包括碰撞、切割、针刺或注射、运动性扭伤或拉伤等）、小手术（如拔牙）后出现局部延迟性、持久性、缓慢的渗血，罕有急性大出血。手术伤口延迟性出血可危及病人的生命。出血最常见的部位是皮下软组织及肌肉，关节腔内出血（主要是负重关节）次之，内脏出血较为少见，一旦出现后果严重，颅内出血是病人死亡的主要原因。肌肉及关节腔内出血是血友病病人的特征。前者以下肢、前臂和臀部肌肉出血较为多见，多伴局部血肿形成；后者反复出现，可因关节腔内积血吸收不完全而机化或刺激滑膜增生，最终导致关节纤维化，表现为关节强直、僵硬、畸形而致残。

出现深部组织血肿时，血肿大可伴疼痛及局部压迫症状。血肿压迫周围神经可致局部疼痛、麻木及肌肉萎缩；压迫血管可致相应供血部位缺血性坏死或淤血、水肿；口腔底部、咽后壁、喉部及颈部出血可致呼吸困难甚至窒息。重型病人可发生呕血、咯血、甚至颅内出血。负重关节（如膝、踝关节等）反复出血甚为突出，最终可致关节疼痛、肿胀、僵硬、畸形，可伴骨质疏松、关节骨化及相应肌肉萎缩（称血友病关节）。

【实验室及其他检查】

本病主要为内源性途径凝血障碍，凝血时间和激活部分凝血活酶时间延长，凝血酶原消耗（PCT）不良及简易凝血酶生成试验（STGT）异常。而出血时间、血小板计数均正常。F Ⅷ：C、或 F Ⅸ或 F Ⅺ活性低于正常。

【治疗要点】

血友病目前尚无根治方法且需终生治疗，最有效的治疗方法仍是替代治疗，将病人缺乏的凝血因子提高到止血水平，以预防或治疗出血。其原则是尽早、足量和维持足够时间。

【护理诊断及医护合作性问题】

1. 组织完整性受损：出血　与凝血因子缺乏有关。
2. 疼痛：肌肉、关节疼痛　与深部组织血肿或关节腔积血有关。
3. 有废用综合征的危险　与反复多次关节腔出血有关。
4. 焦虑　与终身出血倾向、丧失劳动能力有关。

【护理措施】

（一）一般护理

1. 休息活动　轻型病人可适当活动，但避免过度劳累，应生活规律，睡眠充足；重型病人发生严重出血者应卧床休息，提供周到的生活护理。休养环境要求整洁、安静、舒适，温、湿度适宜。

2. 饮食　不偏食，应从多种食品中摄取营养，注意保持营养平衡，避免营养过剩肥胖，否则体重超标将加重下肢关节的承重易引发出血。注意补钙，多食牛奶、鸡蛋等高钙食物。病人如果发生严重的消化道出血应暂禁食，从静脉补充营养。

（二）病情观察

注意观察肌肉及关节血肿引起的表现，判断其程度，协助医生进行相应处理。定期监测血压、脉搏，观察病人有无呕血、咯血等内脏出血的征象；注意颅内出血的表现，如头痛、呕吐、瞳孔不对称，甚至昏迷等，一旦发现，及时报告医生，并配合紧急处理。

（三）对症护理

深部组织血肿或关节腔出血的预防和护理：①选择较为安全的职业与工种，避免剧烈运动和各种创伤，尽量杜绝肌注、静注药物、留置静脉套管针及各种手术。指导病人卧床休息，抬高患肢，给予冰袋冷敷和绷带压迫止血。当出血停止后，应改为热敷，以利于淤血消散。②关节腔积血导致关节不能正常活动时，对局部适当的包扎或使用弹性绷带，给予局部冷敷。患肢局部制动并保持肢体于功能位。在肿胀未完全消退、肌肉力量未恢复之前切勿使患肢负重。为防止关节挛缩、强直、肌肉萎缩和功能丧失，关节腔出血控制后，应向病人及家属说明功能锻炼的目的，与病人一起制订活动计划，帮助病人进行主动或被动关节活动。

（四）用药护理

输注凝血因子时，凝血因子取回后应立即输注；使用冷沉淀物时，应在37℃温水中10分钟内融化，并尽快输入；输注过程中注意观察有无输血反应。遵医嘱用药，禁忌使用双嘧达莫、阿司匹林、阿托品等抑制血小板聚集或使血小板减少的药物，以防加重出血。

（五）心理护理

向病人及家属解释本病的相关知识，动员家属及其他社会力量给予病人适当的心理支持，鼓励病人树立战胜疾病的信心。

【健康指导】

1. 生活指导　告知病人家庭、学校或工作单位病情，合理安排病人的工作和活动，指导病人日常适度的运动，如游泳、散步、骑自行车等，可有效地预防肌肉无力和关节腔反复出血。但应避免从事易引起受伤的工作和活动，如剧烈的接触性运动（足球、篮球、拳击等），以降低外伤和出血的危险。指导病人避免食用刺激性、坚硬食物，以免刺伤消化道黏膜。

2. 疾病知识指导　向病人介绍疾病的知识、遗传特点，说明本病需终身治疗。指导病人注意口腔卫生，防止因拔牙等而引起出血。指导病人避免使用能减弱血小板功能，增加出血的药物。教给病人及家属出血的急救处理方法，有出血时及时就医。病人外出时，应携带写明血友病的病历卡，以备发生意外时可得到及时救治。为减少血友病遗传，血友病病人和携带者不宜婚配。

四、弥散性血管内凝血病人的护理

案例分析

李某，女，26岁，胎盘早剥急诊入院。妊娠9个多月，昏迷，牙关紧闭，手足强直；眼球结膜有出血斑，身体多处有瘀点、瘀斑，消化道出血，血尿；BP 80/50mmHg，P 95次/分、细速，尿少。实验室检查：Hb 70g/L，RBC 2.7×10^{12}/L；血小板85×10^{9}/L，纤维蛋白原1.78g/L；凝血酶原时间20.9秒，3P试验阳性。尿蛋白（+++）、RBC（++）。4小时后复查血小板75×10^{9}/L，纤维蛋白原1.6g/L。

诊断：弥散性血管内凝血。请问：

(1) 病人发生DIC的原因是什么？

(2) 提出主要的护理措施。怎样对病人进行健康指导。

弥散性血管内凝血（disseminated intravascular coagulation，DIC）是由多种致病因素激活凝血及纤溶系统，导致全身弥漫性微血栓形成，凝血因子大量消耗并继发纤溶亢进，引起全身出血及微循环衰竭的临床综合征。临床主要表现为出血倾向、休克、栓塞及微血管性溶血等。DIC多起病急、进展快、死亡率高，是临床急症之一。

【病因与发病机制】

1. 病因　本病致病因素较多，与本病发生密切相关的因素主要有以下几方面：

(1) 感染性疾病：最多见，占DIC发病率的31%~43%。可见于各种细菌感染（包括革兰氏阴性菌或阳性菌引起的感染，如脑膜炎双球菌、铜绿假单胞菌、金黄色葡萄球菌等）、病毒感染及其他感染（如脑型疟疾、钩端螺旋体病）等。

(2) 恶性肿瘤：占24%~34%。常见于淋巴瘤、急性早幼粒细胞白血病、胰腺癌、前列腺癌、肝癌、肾癌、肺癌及其他实体瘤等。

(3) 手术与创伤:占 1%~15%。如肺癌、肝癌、胆囊癌等手术、大面积烧伤、严重挤压伤、骨折及毒蛇咬伤,可因手术及外伤等释放组织因子(TF),诱发 DIC。

(4) 病理产科:占 4%~12%。常见于羊水栓塞、感染性流产、死胎滞留、重症妊娠高血压综合征、胎盘早剥、子宫破裂、前置胎盘等。

(5) 医源性感染:占 4%~8%,其发病率有逐渐增高趋势。主要与药物、手术、肿瘤放疗、化疗及不正规医疗操作有关。

(6) 其他全身各系统疾病:如恶性高血压、肺心病、ARDS、急性坏死性胰腺炎、肝昏迷、溶血性贫血、血型不合输血、急进性肾炎、糖尿病酮症酸中毒、系统性红斑狼疮等。

2. 发病机制 上述致病因素激活凝血系统,产生大量凝血酶,使血液呈高凝状态,导致全身微血栓形成,血小板、凝血因子大量消耗,使血液处于消耗性低凝状态,纤溶酶被激活,导致继发性纤溶亢进。DIC 按起病急缓、病情轻重分为急性型、亚急性型、慢性型 3 型。按发展过程分为高凝血期、消耗性低凝血期、继发性纤溶亢进期 3 期,由于全身病变进展不同步,故各期之间不能截然分开。

【临床表现】

除了原发病的症状体征外,DIC 的临床表现可因 DIC 类型、分期的不同而有较大差异,最常见的表现有出血倾向、休克、栓塞及微血管性溶血等。

(一)出血

发生率为 84%~95%,是 DIC 最常见的症状之一。特点为突然发生的自发性出血,部位可遍及全身,多见于皮肤、黏膜、伤口及穿刺部位。严重者可有内脏出血,如咯血、呕血、尿血、便血、阴道出血,甚至颅内出血,是 DIC 致死的主要因素之一。

(二)低血压、休克或微循环障碍

发生率为 30%~80%。轻者表现为一过性或持续性血压下降,重症则出现休克或微循环障碍,且早期即出现单个或多个重要器官功能不全,包括肾、肺、大脑等。病人常表现为肢体湿冷、少尿、呼吸困难、发绀及神志改变等。休克程度与出血量常不成比例,可能与 DIC 形成恶性循环有关。顽固性休克是 DIC 病情严重及预后不良的先兆。

(三)血栓栓塞

微血管内广泛的血栓形成是 DIC 的基本病理特征,发生率为 40%~70%。在 DIC 的各期均可出现,各组织器官均可受累,是导致组织缺氧及脏器功能不全的常见原因。依据血栓栓塞的不同部位而出现相应的症状,以皮肤栓塞最多见,表现为皮肤发绀,进而发生坏死、脱落,多见于指端、耳廓、眼睑、胸背等。肺栓塞可出现呼吸困难、咯血、发绀严重者可发生呼吸窘迫综合征。肾栓塞可引起少尿、无尿、急性肾衰竭。脑栓塞表现为意识障碍、昏迷、偏瘫。胃肠道栓塞以腹痛、胃肠道出血为常见。

(四)微血管病性溶血

发生率约为 25%,DIC 时微血管管腔变窄,当红细胞通过腔内的纤维蛋白条索时,可引起机械性损伤和碎裂,产生溶血,称为微血管病性溶血。多表现为进行性贫血,贫血程度与出血量不成比例,一般溶血较轻,偶见皮肤、巩膜黄染。

【实验室及其他检查】

1. 血液学检查 血常规检查可以提供急性出血、红细胞破坏加速、潜在的疾病(如白血病)的部分依据。血涂片检查可发现畸形红细胞或红细胞碎片;血 LDH 增高,结合珠蛋白降低常常提示血管内溶血。血小板计数减低通常是急性 DIC 早期且恒定的特点;在感染所致

DIC,血小板计数降低程度较为明显,革兰氏阳性菌感染所致DIC或其他原因的DIC,常出现血小板计数和纤维蛋白原浓度的平行降低。

2. 凝血和纤溶机制检查 血浆纤维蛋白原浓度降低;PT、APTT、凝血酶时间(TT)延长;FDP和D-二聚体浓度增高;血小板计数减低,血浆鱼精蛋白副凝试验(3P)阳性。对于疑难病例或合并存在影响上述实验结果的原发病时针对性地选用ATⅢ,纤溶酶原,α_2-抗纤溶酶(α_2-AP)等指标,有助于诊断。

【治疗要点】

治疗包括治疗基础疾病及消除诱因、抗凝治疗、抗纤溶治疗、补充凝血因子等。

1. 去除病因,积极治疗原发病 如抗感染,治疗肿瘤、病理产科及外伤;纠正缺氧、缺血及酸中毒。

2. 抗凝治疗 原则上使用肝素抗凝。肝素主要用于DIC高凝期,肝素钠10 000~30 000U/d,持续静脉滴注。根据病情可连续使用3~5天。目前临床趋向使用低分子肝素治疗,其抑制FXa的作用较强,较少引起血小板减少,出血危险小,使用中无需监测。常用量为75~150IUAxa(抗活化X因子国际单位)/(kg·d),皮下注射,连用3~5天。一旦病因消除,DIC被控制,应及早停用肝素治疗。其他抗凝及抗血小板聚集药物,如复方丹参注射液、低分子右旋糖酐、双嘧达膜、阿司匹林等有辅助治疗作用。

3. 补充凝血因子及血小板 因DIC时消耗了大量凝血因子及血小板,在病情控制及使用肝素治疗后,可酌情补充凝血因子和血小板,有利于凝血与纤溶动态平衡的恢复。肝素化新鲜血浆,每次10~15ml/kg;血小板数$<20\times10^9/L$,有颅内出血先兆者,应输入血小板悬液,使血小板数$>50\times10^9/L$;纤维蛋白原首次用量2.0~4.0g静脉滴注,以后6.0~8.0g/d,可使血浆纤维蛋白原升至1.0g/L,因其半衰期较长,一般每3天用药一次。

4. 抗纤溶治疗 适用于纤溶亢进的DIC晚期。常用氨基己酸、氨甲苯酸等。

【护理诊断及医护合作性问题】

1. 有组织损伤的危险:出血 与DIC所致凝血因子被消耗、继发纤溶等有关。

2. 组织灌注量改变 与DIC微循环障碍及出血致微循环血容量减少有关。

3. 潜在并发症 多器官功能衰竭。

【护理措施】

(一)一般护理

按原发性疾病护理常规。卧床休息,保持病室环境安静清洁。给予高营养,易消化食物,应根据原发疾病调整食品的营养成分和品种。正确采集血标本,协助实验室检查以判断病情变化和治疗效果。

(二)病情观察

定时监测病人生命体征,注意意识状态的变化,记录24小时尿量,观察出血部位、出血量;有无皮肤黏膜紫绀缺氧、尿少尿闭、血压下降、呼吸循环衰竭等微循环障碍症状;观察皮肤颜色、温度、末梢感觉,注意有无各器官栓塞的症状和体征。正确采集血标本,观察实验室检查结果如血小板计数、凝血酶原时间、血浆纤维蛋白含量、3P试验等,以判断病情变化和治疗效果。

(三)对症护理

1. 出血的护理 见本章第三节“再生障碍性贫血病人的护理”相关内容。

2. 微循环衰竭的护理 保持呼吸道通畅,持续吸氧,以改善组织缺氧状况及避免脑出血发生。建立静脉通道，按医嘱给药，纠正酸中毒，维持水、电解质平衡，维持血压。做好各项基础护理，预防并发症。定时测量体温、脉搏、呼吸、血压、观察尿量、尿色变化，严密观察病情变化，若有重要脏器功能衰竭时应做相关护理。

（四）用药护理

遵医嘱准确给予肝素抗凝治疗，护士应熟知肝素的药理作用、适应证和禁忌证，使用时注意观察出血的变化，定期测凝血时间以指导用药，在肝素抗凝过程中，补充新鲜凝血因子，并注意观察输血反应。维持静脉输液畅通，给予预防低血压的药物，以防止血压降低后进一步减少末梢循环血量。

（五）心理护理

DIC 病人因病情重，病人常出现焦虑、烦躁情绪。护士应及时做好解释和安慰工作，积极抢救，忙而不乱，增加安全感，减轻病人紧张、焦虑状态。

【健康指导】

1. 生活指导　指导病人保持良好的情绪，保证充足的休息和睡眠。适当运动，提高机体抵抗力。为病人提供可口、易消化、易吸收、富含营养的食物，少量多餐。

2. 疾病知识指导　向病人及家属介绍 DIC 相关知识及治疗、护理措施；指导病人积极治疗原发病，去除诱因；告诉病人预防出血的知识，尽量避免碰伤，如果伤口或注射部位出血，或出现其他出血症状，要立即报告；解释氧气吸入的重要性、肝素治疗及输血治疗的目的，注意观察和防治不良反应。

第五节　白血病病人的护理

案例分析

男性，16 岁。牙龈出血半个月，2 周前自觉受凉后伴全身痛，以双膝、踝关节显著。既往体健。查体：T 37℃，P 80 次 / 分，R 18 次 / 分，BP 100/70mmHg。双颈淋巴结肿大，各 4~5 个，直径 1~1.5cm，活动，无压痛。胸骨压痛(+)，双踝关节略肿胀，有压痛，活动受限，无红、热。肝肋下 2cm，脾肋下 3cm。实验室检查：Hb 96g/L，RBC 2.5×10^{12}/L，WBC 26.0×10^{9}/L（N 14.2%，L 78.4%，M 7.4%），PLT 76×10^{9}/L，可见大量的幼稚淋巴细胞，骨髓检查结果，原始淋巴细胞占 37%。临床诊断：急性淋巴细胞性白血病。请问：

(1) 该病人最主要的治疗措施是哪项？如何护理？

(2) 怎样对病人进行健康指导？

白血病(leukemia)是一类造血干细胞的恶性克隆性疾病。克隆的白血病细胞增殖失控、分化障碍、凋亡受阻，而停滞在细胞发育的不同阶段，在骨髓和其他造血组织中进行性、失控制性、弥漫性异常增生，正常造血功能受抑制，并浸润、破坏其他器官和组织。临床上以贫血、出血、感染发热和不同程度肝、脾、淋巴结肿大，周围血中白细胞有质和量的异常为特征。根据白血病细胞的成熟程度和自然病程可将白血病分为急性和慢性两大类。急性白血病(acute leukemia)的细胞分化停滞在较早阶段，外周血和骨髓中多为原始细胞及早期幼稚细胞，病情发展迅速，自然病程仅数月。慢性白血病的细胞分化停滞在较晚阶段，外周血和骨髓中多为较成熟幼稚细胞和成熟细胞，病情发展慢，自然病程为数年。根据主要受累的细胞系列可将急性白血病分为急性淋巴细胞白血病（简称急淋白血病，ALL）和急性非淋巴细胞白血病（简称急性非淋白血病，ANLL）。急性淋巴细胞白血病分为 L1（以小细胞为主）、

L2（以大细胞为主）和 L3（以大细胞为主，大小较一致，细胞内有明显空泡）3 种类型；急性非淋巴细胞白血病分为 8 型，M0 为急性髓细胞白血病微分化型，M1 为急粒未分化型，M2 为急粒部分分化型，M3 为急性早幼粒细胞白血病，M4 为粒 - 单核细胞白血病，M5 为单核细胞白血病，M6 为红白血病，M7 为急性巨核细胞白血病。慢性白血病按细胞类型分为慢性粒细胞性白血病（简称慢粒）、慢性淋巴细胞性白血病（简称慢淋）和慢性单核细胞性白血病。急性白血病中成人以急性粒细胞性白血病占首位。儿童则以急性淋巴细胞性白血病多见。慢性白血病以慢性粒细胞性白血病为多见，主要见于中年人。我国白血病发病率为 2.76/10 万，急性白血病比慢性白血病多见（约 5.5∶1）。在恶性肿瘤死亡率中，白血病居第 6 位（男性）和第 8 位（女性），在儿童及 35 岁以下成人中则居第 1 位。

【病因与发病机制】

1. 病毒感染　可能是主要因素。研究证实成人 T 细胞白血病（ATL）是由人类 T 淋巴细胞病毒 - Ⅰ（HTLV- Ⅰ）所引起。HTLV- Ⅰ可以通过哺乳、性生活及输血而传播。

2. 电离辐射　无论是一次大剂量还是多次小剂量辐射均有致白血病作用。放射所致白血病以急淋、急粒和慢性白血病最多见。

3. 化学因素　苯及其衍生物的致白血病作用已经肯定。氯霉素、保泰松亦可能有致白血病作用。化学物质所致的白血病，多为急非淋白血病。在出现白血病前，常先有全血细胞减少。

4. 遗传因素　家庭性白血病约占白血病的 0.7%。先天性愚型、先天性血管扩张红斑症、先天性再障等遗传性或先天性疾病常伴有较高的白血病发生率。

5. 其他血液病　某些血液病如骨髓增生异常综合征、淋巴瘤、多发性骨髓瘤等最终可发展为白血病。

上述各因素导致遗传基因的突变或染色体畸变，使白血病细胞株形成，人体免疫功能的缺陷，使已形成的肿瘤细胞不断增殖，最终导致白血病的发生。

【临床表现】

白血病的主要症状是感染、出血、贫血、组织器官浸润表现。

（一）急性白血病

急性白血病起病急，特别是儿童、青少年病人起病多急骤，老年及有些青年病人也可缓慢起病，先有乏力、劳动后气急或轻度出血表现，但病情可急转直下，出现白血病的四大症状。

1. 贫血　贫血往往是首发表现，呈进行性发展。半数病人就诊时已有重度贫血。主要是由于骨髓中白血病细胞极度增生与干扰，造成正常红细胞生成减少，其次是红细胞寿命缩短和出血所致。

2. 发热　半数病人以发热为早期表现。可低热，亦可高达 39~40℃以上，常伴有畏寒、出汗等。虽然白血病本身可以发热，但较高发热往往提示有继发感染。感染可发生在各个部位，以口腔炎、牙龈炎、咽峡炎最常见，肺部感染、肛周炎、肛旁脓肿亦常见，严重时可致菌血症或败血症。但也有不少病人感染灶不易发现。易发生感染的主要原因是血中成熟粒细胞缺乏和免疫力下降。

3. 出血　近半数病人以出血为早期表现。以皮肤瘀点、瘀斑、牙龈出血、鼻衄、月经过多最常见，胃肠道出血也时有发生，表现为大量呕血或便血。眼底出血可致视力障碍。重者可发生颅内出血，出现头痛、呕吐，瞳孔两侧不对称，甚至昏迷而死亡，为白血病致死的主要原因之一。血小板减少、弥散性血管内凝血、白血病细胞浸润以及细菌毒素对血管的损伤是引起出血的主要原因。

4. 组织和器官浸润的表现 ①肝、脾、淋巴结：可有轻、中度的肝、脾大，淋巴结肿大以急性淋巴细胞性白血病较多见。②骨髓和关节：白血病细胞可随血流浸润全身各组织器官。病人常有胸骨压痛，提示髓腔内白血病细胞过度增生。可出现关节、骨骼疼痛，尤以儿童多见，是骨骼、关节浸润的表现。③眼部：急性粒细胞白血病病人可在眼眶等部位形成粒细胞瘤或绿色瘤，常累及骨膜，可引起眼球突出、复视或失明。④口腔和皮肤：可引起齿龈肿胀、增生，皮肤出现蓝灰色斑丘疹、皮下结节、多形性红斑及结节性红斑等。⑤中枢神经系统白血病（CNS-L）：以急性淋巴细胞白血病最常见，多见于儿童。主要发生于白血病缓解期，可能是由于化疗药物难以通过血 - 脑屏障，隐藏在中枢神经系统的白血病细胞不能有效杀灭，使白血病细胞浸润脑膜或中枢神经系统而引起 CNS-L，是白血病髓外复发的根源。临床上轻者表现为头痛及头晕，重者可有呕吐、颈项强直、抽搐及昏迷等。⑥睾丸：出现无痛性肿大，多为一侧性。是仅次于 CNS-L 人白血病髓外复发的根源。

（二）慢性白血病

1. 慢性粒细胞白血病 我国多见，其自然病程可分为慢性期、加速期和急变期。

（1）慢性期：病缓慢，早期常无自觉症状。少数病例在体格检查时发现血象异常或脾大而确诊。常见乏力、消瘦、低热、多汗或盗汗，体重减轻等代谢率增强的表现。脾大为最突出体征，可达脐水平或入骨盆。若发生脾梗死或脾周围炎时，可引起局部疼痛。肝脏多为中度肿大。大多数病人可有胸骨中下段压痛等。白细胞极度增高（$>200\times10^9/L$）时可发生“白细胞淤滞症”，表现为呼吸窘迫、头晕、言语不清、中枢神经系统出血等。慢性期可持续 1~4 年。

（2）加速期和急变期：起病 1~4 年内约 70% 慢粒病人可进入加速期以至急变期。主要表现为原因不明的发热，虚弱，骨关节痛，贫血、出血加重，脾脏迅速肿大，白血病细胞对原来治疗有效的药物发生耐药。加速期从几个月至 1~2 年即进入急变期，急变期与急性白血病表现相似，有严重贫血、出血、感染、发热等症状。急变期多数为急粒变。

2. 慢性淋巴细胞白血病 起病十分缓慢，往往无自觉症状，常因淋巴结肿大首次就诊。早期可出现疲乏无力，随后出现食欲减退、消瘦、低热和盗汗等，晚期易发生贫血、血小板减少、皮肤黏膜紫癜。病人可出现皮肤增厚、结节以至全身红皮病。约 10% 病人可并发自身免疫性溶血性贫血。体征以颈部、锁骨上、腋窝、腹股沟等处淋巴结肿大为主，肿大的淋巴结无压痛、质地中等、可移动。50%~70% 慢淋病人有肝、脾轻至中度肿大。

【实验室及其他检查】

1 . 急性白血病

（1）血象：多数病人白细胞计数增多，可大于 $100\times10^9/L$，部分病人白细胞数正常或减少，称为白细胞不增多性白血病。分类中可发现原始细胞及幼稚细胞。贫血程度轻重不同，一般属正常细胞性贫血。早期血小板轻度减少或正常，晚期明显减少，出血时间延长。

（2）骨髓象：骨髓检查是诊断白血病的重要依据，骨髓增生明显活跃或极度活跃，白血病原始细胞大量增生，占非红系细胞的 30% 以上。正常的幼红细胞和巨核细胞减少。在急粒和急单白血病中，可见到 Auer 小体。

知识链接

急性白血病为什么一定要做骨髓检查

当医生怀疑病人患白血病时，首先必须做骨髓检查，以免误诊，如有的急性白血病病人单纯血小板减少，贫血不明显时，易误诊为免疫性血小板减少性紫癜；有的有全血细胞减少，易误诊为再生障碍性贫血；有的病人骨痛、关节痛易误诊为风湿及类风湿性疾病。因此，怀疑患有急性白血病时，一定要配合做骨髓检查，达到早期诊断、早期治疗的目的。

(3) 细胞化学染色：主要用于协助血细胞类型的鉴别。常用方法有过氧化酶染色、苏丹黑 B 染色、中性粒细胞碱性磷酸酶染色、糖原染色等。

(4) 其他：免疫学检查、染色体和基因检查可协助诊断和分型。血液中尿酸浓度及尿液中尿酸排泄均增加，在化疗期间更甚，这是由于大量白血病细胞被破坏所致。

2. 慢性白血病

(1) 血象：慢性粒细胞性白血病白细胞总数明显增高，晚期可达 $100\times10^9/L$。分类中各阶段中性粒细胞均增多，以中幼粒和晚幼粒、杆状核粒细胞为主，原粒及早幼粒不超过 10%。晚期血红蛋白及血小板明显下降。慢性淋巴细胞性白血病白细胞计数多在 $(15\sim100)\times10^9/L$ 之间，淋巴细胞占 60%~75%，晚期达 90% 以上，以小淋巴细胞为主。晚期血红蛋白、血小板减少，有溶血发生时贫血明显加重。出血时间延长。

(2) 骨髓象：慢性粒细胞性白血病骨髓呈现粒细胞系列增生极度活跃，中幼粒、晚幼粒细胞明显增多，慢性期原始粒细胞及早幼粒细胞 <10%，急变期可明显增高达 30%~50% 或更高。红系细胞相对减少，巨核细胞正常或增多，晚期减少。慢性淋巴细胞性白血病骨髓有核细胞增生明显活跃。红系、粒系及巨核细胞均减少，淋巴细胞比例 ≥40%，以成熟淋巴细胞为主，可见幼稚淋巴细胞或不典型淋巴细胞，有溶血发生时幼红细胞增多。

(3) 染色体检查及其他：90% 以上慢性粒细胞性白血病病人血细胞中出现 Ph 染色体。Ph 染色体是 9 号染色体长臂远端与 22 号染色体长臂易位。少数病人 Ph 染色体呈阴性，此类病人预后较差。慢性淋巴细胞性白血病约 50% 病人染色体出现异常，其中以 12、14 号染色体异常多见。血清及尿液中尿酸浓度增高，与化疗后大量白血病细胞被破坏有关。

【治疗要点】

1. 支持治疗

(1) 防治感染：病人化疗、放疗后，常伴有粒细胞减少，在此期间病人宜住进层流病房或消毒隔离病房，可用粒细胞集落刺激因子（G-CSF）或粒 - 巨噬细胞集落刺激因子（GM-CSF）以提升白细胞，预防感染发生。病人发热多为感染引起，感染病灶未明，应查找原因，如做胸部 X 摄片、咽拭子、血培养及药敏试验，同时可用广谱抗生素治疗，如头孢菌素类加氨基糖苷类药物等，待试验结果出来后再更换合适抗生素。真菌感染可试用两性霉素 B、氟康唑等。病毒感染用阿昔洛韦（无环鸟苷）或干扰素 α（IFN-α）等治疗。

(2) 纠正贫血：严重贫血可输注浓缩红细胞，维持 Hb>80g/L。

(3) 控制出血：因血小板计数过低而出血者，输注浓缩血小板悬液是最有效的方法。发生弥散性血管内凝血，应按 DIC 处理。

(4) 预防尿酸性肾病：由于白血病细胞大量破坏，血清和尿中尿酸浓度增高，聚积在肾小管引起阻塞而发生尿酸性肾病，尤其是白细胞很高的病人。因此应鼓励病人多饮水并口服碳酸氢钠碱化尿液，给予别嘌醇 100mg 口服，每日 3 次，以抑制尿酸合成，对少尿或无尿的病人，按急性肾衰竭处理。

2. 化学药物治疗　是治疗白血病的主要手段。

(1) 急性白血病：常针对白血病细胞增殖周期而采用几种不同药物组成联合化疗方案进行治疗。联合化疗方案分两个阶段，即诱导缓解和缓解后治疗。诱导缓解治疗，即采用某一化疗方案短期内尽快地杀灭白血病细胞，使机体正常造血恢复，达到完全缓解。完全缓解时病人的症状和体征消失，血象和骨髓象基本正常，白细胞分类中无白血病细胞，骨髓中原始细胞 <5%。急淋白血病儿童首选长春新碱加泼尼松（VP 方案），完全缓解率达 80%~90%；成人则以 VP 方案加左旋门冬酰胺酶（L）和柔红霉素（D）即 VDLP 方案为首选。急非淋白血病常用柔红霉素加阿糖胞苷（DA）方案，或使用三尖杉酯碱、长春新碱、阿糖胞苷加泼尼松（HOAP）方案，近年来使用三尖杉酯碱加阿糖胞苷（HA）方案。因选用的药物特异性较低，毒性较高，故常用间歇的联合治疗，每疗程 5~7 日，间歇 1~2 周。缓解后治疗包括强化、巩固、维持治疗。诱导缓解后体内仍有白血病细胞，如不继续治疗绝大多数复发，因此必须继续采用早期强化治疗，定期巩固，维持较长时间，以便进一步杀灭白血病细胞，防止复发，延长缓解和无病生存期，争取治愈。急淋白血病应予原诱导方案或其他强化方案巩固强化治疗。在巩固强化间歇期，用 6- 巯基嘌呤和甲氨蝶呤交替长期口服。维持治疗阶段则选用原有效方案定期强化，逐步延长间歇期，治疗 3~5 年。急非淋白血病用原诱导方案巩固 4~6 个疗程或采用以中剂量阿糖胞苷为主的强化治疗，每 1~2 个月定期巩固 1 次，共 1~2 年，以后停用化疗，密切随访，如有复发再作化疗，不需长期维持。急性白血病常用的化疗药物、给药途径、主要毒副作用（表 6-2）。

知识链接

诱导分化治疗是我国首先发明的

1986 年，我国首先应用维 A 酸诱导分化治疗急性早幼粒细胞白血病，缓解率很高。通过诱导分化及促使凋亡消除肿瘤细胞而不影响正常组织和细胞，这是我国血液学家为根治恶性肿瘤做出的贡献。

(2) 慢性白血病：慢粒白血病化疗药物首选羟基脲，也可选用白消安（马利兰），近年应用 α- 干扰素治疗亦能提高缓解率。慢粒急性变时按急性粒细胞性白血病化疗方案治疗。慢淋白血病治疗首选苯丁酸氮芥。

表 6-2　治疗急性白血病常用化疗药物

种类	药名	缩写	给药途径	主要毒副作用
抗叶酸代谢	甲氨蝶呤	MIX	口服或静注或鞘内注射	口腔及胃肠道黏膜溃疡，肝损害，骨髓抑制
抗嘌呤代谢	6- 巯基嘌呤	6MP	口服	骨髓抑制，胃肠反应，肝损害
	6- 硫代鸟嘌呤	6TG	口服	同上
抗嘧啶代谢	阿糖胞苷	Ara-C	静滴或皮下	口腔溃疡，消化道反应，脱发，骨髓抑制
	环胞苷	Cy	同上	同上
	环磷酰胺	CTX	口服或静注	骨髓抑制，恶心呕吐、脱发，出血性膀胱炎

续表

种类	药名	缩写	给药途径	主要毒副作用
生物碱类	长春新碱	VCR	静注	末梢神经炎,腹痛,脱发
	三尖杉酯碱	H	静注	骨髓抑制,心脏损害,消化道反应
	依托泊苷	VP-16	静注	骨髓抑制,脱发,消化道反应
抗生素类	柔红霉素	DAUN	静注	骨髓抑制,心脏损害胃肠道反应
	阿霉素	ADM	同上	同上
	阿克拉霉素	ACM	同上	同上
酶类	左旋门冬酰胺酶	(L-Asp)	静滴	肝脏损害,过敏反应,高尿酸血症、高血糖,胰腺炎、氮质血症
激素类	泼尼松	P	口服	类库欣综合征,易感染,高血压,糖尿病
抗嘧啶、嘌呤代谢	羟基脲		口服	消化道反应,骨髓抑制
肿瘤细胞诱导分化剂	维甲酸		口服	皮肤黏膜干燥,消化道反应,头晕,关节痛,肝损害

3. 中枢神经系统白血病和睾丸白血病的防治　由于化疗药物难于通过血-脑屏障,因此隐藏在中枢神经系统内的白血病细胞常是白血病复发的根源。防治中枢神经系统白血病是治疗急性白血病、减少复发的关键,尤其是急性淋巴细胞性白血病。常在缓解后鞘内注射甲氨蝶呤,每次10mg,为减轻药物刺激引起的蛛网膜炎,可同时加用地塞米松5~10mg,每周2次,共3周。亦可用阿糖胞苷鞘内注射,同时可做头颅和脊髓放射治疗。药物对睾丸白血病疗效不佳时,也必须进行放射治疗。

4. 造血干细胞移植　是目前被普遍认可的根治性标准治疗。目前主张除儿童急性淋巴细胞性白血病外,所有年龄在50岁以下的急性白血病应在第一次完全缓解时进行,自体、异体移植均可采用。慢性白血病多采用异体干细胞移植,应在缓解后尽早进行。

【护理诊断及医护合作性问题】

1. 有感染的危险　与成熟白细胞数量减少、化疗使机体免疫力下降有关。

2. 有损伤的危险:出血　与血小板数量减少及质量异常有关。

3. 活动无耐力　与化疗、白血病细胞致代谢率增高及贫血有关。

4. 预感性悲哀　与治疗效果不佳、化疗反应明显及死亡的威胁有关。

5. 潜在并发症　化疗反应、尿酸性肾病。

6. 知识缺乏　缺乏白血病防治、护理的有关知识。

【护理措施】

(一)一般护理

1. 休息与活动　在化疗期、病情较重、严重贫血、感染或有明显出血倾向者应绝对卧床休息;对因病情不允许活动的病人,要协助病人洗漱、进食、大小便、翻身等,以减少病人体力消耗。病情轻、缓解期和慢性白血病病人可适当活动;脾大者嘱病人取左侧卧床,以减轻不适感,尽量避免弯腰和碰撞腹部,以免发生脾破裂。对实行保护性隔离的病人,加强生活照顾。

2. 饮食　白血病病人体内细胞核蛋白代谢亢进,并且有感染发热、大量出汗,营养消耗增加，体质下降，活动耐力降低，病人又常食欲不振，尤其是在化疗期间，化疗药物引起口腔溃疡、恶心、呕吐等反应，致进食减少，营养消耗难以得到足够补充。因此，应向病人及家属解释合理的饮食对增强体质和促进康复的重要性，鼓励病人进食。

(1) 指导家属为病人提供高蛋白、高维生素、高热量、适量纤维素、清淡、易消化的食物，以半流质为主。避免进食高糖、高脂、产气过多和辛辣的食物并注意改善烹饪方法以适合病人口味及爱好。进食时为病人准备清洁、安静、舒适的环境，指导病人少量多餐，细嚼慢咽。建议病人选择胃肠道症状最轻的时间进食，化疗期间应避免在化疗前后 2 小时内进食，并指导病人进食前做深呼吸及吞咽动作，进食后取坐位或半卧位，以减轻恶心、呕吐。

(2) 加强口腔护理，教会病人漱口液的含漱及局部溃疡用药的方法。一般情况下，可选用生理盐水、复方硼砂含漱液等交替漱口；疑为口腔厌氧菌感染者，可选用 1%~3% 过氧化氢溶液；真菌感染者可选用 1%~4% 碳酸氢钠溶液、2.5% 制霉菌素溶液、1∶2000 洗必泰溶液。每次含漱为 15~20 分钟，至少 3 次 / 天。口腔溃疡严重者可于餐前用普鲁卡因稀释液漱口。以减轻进食疼痛，保证进食量。病情严重不能进食者，帮助病人用吸管进流质饮食。

（二）病情观察

监测病人白细胞计数，询问病人有无发热、咽部痒、痛，咳嗽，尿路刺激征等感染的表现。注意监测病人血小板计数，观察有无皮肤瘀点、瘀斑，齿龈、鼻、大小便有无出血，尤应注意有无头痛、呕吐、视力改变等颅内出血征兆。对慢粒病人应每日测量病人脾脏的大小、质地，检查有无压痛，并做好记录。

（三）预防和控制感染

化疗在杀灭白血病细胞的同时也杀伤正常细胞，会导致骨髓严重抑制，粒细胞极度缺乏，极易发生感染。当粒细胞绝对值 $\leq 0.5 \times 10^9/L$ 时，病人应进行保护性隔离，置病人于无菌层流室或单人病房，谢绝探视，严格执行消毒隔离制度。化疗前遵医嘱根除局灶性感染，化疗同时可服用肠道不吸收的抗生素。加强基础护理，并说明预防感染的必要性和重要性，使其积极主动配合护理。应加强对病人口腔和肛门的检查，指导病人注意口腔、鼻腔、皮肤、肛门周围及会阴部的清洁卫生。一旦发现感染征象，应立即使用有效的抗生素积极控制感染。其他措施见本章第二节相关内容。

（四）预防和护理出血

见本章第二节相关内容。因白血病出血的主要原因是骨髓中大量白血病细胞增生、浸润导致血小板减少，因此，护理时应特别强调积极争取白血病缓解。抢救危重出血时，应遵医嘱及早输浓集血小板悬液。

（五）化疗药物应用的护理

1. 化学治疗不良反应及护理

(1) 心理支持：化学治疗前向病人说明化疗的重要性、必要性及化疗中可能出现的不良反应，使之对化学治疗反应有一定的思想准备。不断鼓励病人耐心坚持完成化疗，争取病人和家属积极主动配合治疗。

(2) 防止和减轻胃肠道反应：多数化学治疗药物可产生恶心、呕吐、食欲减退等胃肠道反应，用药时应控制静脉滴速，不可过快，以减轻胃肠道反应；用药过程中应密切观察有无恶心、呕吐、食欲减退等表现，为提高食欲，减轻消化道反应，应为病人提供清淡、易消化的饮食，避免油腻或刺激性食物；治疗前、后 2 小时内避免进食。指导病人少量多餐，细嚼慢咽，进食后取坐位或半卧位，以减轻恶心、呕吐。必要时遵医嘱于餐后半小时给止吐剂，呕后应及时处理呕吐物。若呕吐严重，明显影响进食，应严密观察有无电解质紊乱，必要时遵医嘱静脉补充营养。

（3）骨髓抑制的护理：化疗中必须定期检查血象，每次疗程结束必要时做骨髓穿刺，以便观察疗效及骨髓受抑制的情况。多数化疗药抑制骨髓至最低点的时间为7~14日，恢复时间为之后的5~10日，因此，在化疗过程中及化疗结束后2周内应加强预防感染和出血的措施。做各种治疗及护理时，应严格无菌技术操作。一旦出现骨髓抑制，需加强贫血、感染和出血的预防、观察和护理，协助医生正确用药。

（4）防止肝肾功能损害：甲氨蝶呤、6-巯基嘌呤、门冬酰胺酶等可有肝损害作用，用药期间观察病人有无黄疸，并定期监测肝功能；环磷酰胺可引起出血性膀胱炎，可用美司钠预防。使用时注意有无血尿，告诉病人每日补水在4000ml以上，以稀释尿中药物浓度，防止出血性膀胱炎发生。一旦发生血尿，应停止使用。

（5）预防尿酸性肾病：白血病细胞在化学治疗期间破坏迅速，血液及尿中尿酸浓度明显增高易产生尿酸性肾结石，故应鼓励病人多饮水，保证每日尿量在1500ml以上，以利尿酸及其他代谢产物的稀释和排泄，服碳酸氢钠碱化尿液，同时给予别嘌醇口服，100mg，3次/天，以抑制尿酸的形成。

（6）其他：多次应用长春新碱可出现口唇、手、脚麻木等末梢神经炎表现，停药后或口服维生素B_1可逐渐恢复；使用柔红霉素、阿霉素、克拉霉素和高三尖杉酯碱时，应注意心率、心律的变化，若病人出现心悸、胸闷时，要及时通知医生，同时做心电图观察。白消安可引起皮肤色素沉着、阳痿、停经，用药前应向病人说明，以便主动配合治疗，坚持用药。

2. 保护静脉，减少局部刺激　病人在接受化学治疗期间常需反复静脉给药，化疗药物刺激性强，疗程长，因此必须保护静脉，以保证化学治疗持续进行。

（1）正确选择和保护静脉：可由四肢远端向近端依次选择合适的小静脉穿刺，左右交替使用，不宜选择较细的静脉，并远离肘关节、腕关节等易活动部位，以防药液外渗。

（2）正确静脉给药：静脉注射要求准确，防止药物外漏。①化疗药物一般均不宜与其他药物配伍。②静脉穿刺要求一针见血，穿刺时扎止血带时间不宜过长，不拍打静脉，不挤压皮肤，以免皮下出血。③注药前，先用生理盐水试穿，确定穿刺成功后再注化学治疗药物，推药（或滴药）过程中要不断回抽检查，观察针头是否在血管内，注射完毕时用少量生理盐水冲洗或抽少量回血并保持注射器内一定负压时再拔针，然后压迫针眼数分钟。④静脉滴注可先行无药液体滴注，确定畅通无外漏，再夹住滴管上端输液管，将化疗药物用滴管下端输液管间接注入静脉内。注毕，继续用无药液体迅速冲洗净输液管内的药液，减少药物对血管的刺激。

（3）密切观察有无药液外渗并及时处理：如静脉给药过程中有外渗、外漏时，应立即停止注入，边回抽边退针，不宜立即拔针；外漏局部立即冷敷或以0.5%普鲁卡因局部封闭，也可采用生理盐水加地塞米松作多处皮下注射，范围大于渗液区域，或遵医嘱选用相应拮抗剂，常用的如硫代硫酸钠可用于拮抗氮芥、丝裂霉素、放线菌素D等，8.4%碳酸氢钠可用于拮抗阿霉素、长春新碱等。

（4）静脉炎的处理：发生静脉炎者的局部血管禁止静注，患处勿受压。可用利凡诺纱布湿敷或行皮下浸润封闭，鼓励病人多做肢体活动，以促进血液循环。

3. 鞘内注射化疗化物的护理　协助病人采取头低抱膝侧卧位，协助医生做好穿刺点的定位和局部的消毒与麻醉；推注药物宜慢；拔针后局部予消毒方纱覆盖固定，嘱病人去枕平卧4~6小时，注意观察病人有无头痛、呕吐、发热等化学性脑膜炎的症状。

（六）造血干细胞移植的护理

见本章第六节相关内容。

（七）心理护理

白血病恶性程度高，病情严重，加上出血、感染、全身衰竭，严重的化疗反应，病人随时面临死亡，势必会产生各种不良心理反应。护理人员应与病人进行有效沟通，鼓励病人说出自己的感受，对病人的恐惧表示承认、同情和理解，采取多种形式因势利导，帮助病人认识不良的心理状态对治疗不利、加重病情，而良好的情绪和坚强的意志有利于治疗。鼓励病人正视疾病，以积极的态度坚持治疗，组织病友之间进行养病经验的交流，向病人介绍已缓解的典型病例，请治疗效果较好、性格开朗、生存期长的病人进行现身说法，同时予以精心护理，努力预防并发症，安全渡过化疗期，使病人看到希望，增强战胜疾病的信心。建立社会支持网，嘱家属亲友给予病人物质和精神的支持与鼓励，在家庭中营造将癌症治愈的气氛，尤其在病情恶化时更应给予精神支持，共同为病人分担痛苦，使病人在家庭和医院的和谐环境中感受到生活的美好和人类的爱，激发病人对生命的热爱和求生意志，积极配合治疗。指导病人使用放松疗法，如缓慢的深呼吸、全身肌肉放松、练气功、听音乐等，减轻烦恼、恐惧和悲观绝望情绪。

【健康指导】

1. 生活方式指导　保持良好的生活方式，生活要有规律，保持乐观情绪，适当锻炼身体，以提高机体抵抗力；加强营养，多饮水，多食蔬菜和水果，以保持排便通畅。注意个人防护，长期接触放射性核素或苯类化学物质的工作人员，必须严格遵守劳动保护制度。

2. 疾病知识指导　向病人及家属介绍有关白血病的常见病因、临床表现及治疗方案。解释白血病虽然难治，但目前治疗进展快、效果好，坚持治疗可延长急性白血病的缓解期和生存期，帮助病人树立信心。指导病人预防感染和出血：向病人介绍预防感染和出血的措施，如注意个人卫生，注意保暖，避免受凉，尽量少去公共场所，学会自测体温，经常检查口腔、咽部有无感染；剪短指甲，避免因抓搔而损伤皮肤；淋浴时水温以37~40℃为宜，以防止水温过高引起血管扩张，加重皮下出血；空气干燥时用薄荷油滴鼻腔；勿用牙签剔牙，勿用手挖鼻孔，避免创伤等。指导病人按医嘱服药，定期门诊复查血象，发现出血、发热及骨、关节疼痛，脾大时要及时去医院检查。

第六节　血液和造血系统疾病常用诊疗技术及护理

一、骨髓穿刺术

骨髓穿刺术（bone marrow puncture）是一种常用诊疗技术，通过采取骨髓液做细胞学、原虫和细菌学等几个方面检查，以协助诊断血液病、传染病和寄生虫病；了解骨髓造血情况，以作化疗和应用免疫抑制剂的参考；采集供者骨髓，以备骨髓移植。

【适应证】

1. 各种血液病、多发性骨髓瘤、骨髓转移癌的诊断。

2. 对某些传染病、寄生虫病，如伤寒、疟疾、黑热病等做病原学检查。

3. 骨髓移植、治疗某些血液病。

【操作前准备】

1. 用物准备 常规消毒治疗盘1套。无菌骨髓穿刺包，内有骨髓穿刺针1枚、无菌注射器（2ml和20ml各1副）、7号针头1个、洞巾1块、纱布2块等。其他用物：棉签盒、1%普鲁卡因或2%利多卡因2ml、无菌手套、载玻片及推玻片、培养基、酒精灯、火柴、胶布等。

2. 病人准备 向病人解释穿刺目的、意义及操作过程，以消除顾虑，取得合作；术前做血小板、出血时间、凝血时间检查；术前做普鲁卡因皮试。

【操作过程及护理】

1. 选择穿刺部位 髂前上棘穿刺点，位于髂前上棘后1~2cm，该部位骨面较平，易于固定，操作方便，无危险性；髂后上棘穿刺点，位于骶椎两侧，臀部上方突出的部位；胸骨穿刺点，胸骨柄或胸骨体相当于第1、2肋间隙的位置，胸骨较薄（约1.0cm），其后方为心房和大血管，严防穿透胸骨发生意外，但由于胸骨髓液含量丰富，当其他部位穿刺失败时，仍需做胸骨穿刺；腰椎棘突穿刺点，位于腰椎棘突突出处。

2. 采取适当体位 根据不同穿刺点协助病人采取不同体位。选用髂前上棘和胫骨部位穿刺者取仰卧位；选用胸骨部位穿刺者，取仰卧位且于后背垫以枕头；选用髂后上棘部位穿刺者，取侧卧位或俯卧位。选用棘突穿刺点则取坐位，尽量弯腰，头俯屈于胸前使棘突暴露。

3. 消毒、局麻 常规消毒局部皮肤，术者戴无菌手套、铺无菌洞巾，用1%普鲁卡因或2%利多卡因做局部皮肤、皮下及骨膜麻醉。

4. 穿刺、抽液 将骨髓穿刺针的固定器固定于距针尖1.5cm处（胸骨穿刺者固定于距针尖1cm处）并扭紧，用左手的拇指和示指固定穿刺部位，右手握一纱布包好的穿刺针，向骨面垂直刺入（胸骨穿刺应与骨面成30°~40°角），当针尖接触骨膜后则将穿刺针左右旋转，缓缓钻刺骨质，当感阻力消失，穿刺针已能固定在骨内时，表明已进入骨髓腔，即固定针头拔出针芯，以20ml无菌干燥注射器接穿刺针座吸取骨髓液0.1~0.2ml滴于玻片上，立即制成均匀薄片。如需做细菌培养，可再抽取骨髓液1.5ml，并应将注射器针座及培养基开启处通过酒精灯火焰灭菌。如吸不出骨髓液，可重新插入针芯，钻深或退出少许，拔出针芯，见针芯附有血迹时可再抽吸。

5. 拔针、处理穿刺点 标本取得后，套入针芯，拔出穿刺针消毒穿刺部位，覆盖无菌纱布，局部按压1~2分钟后，用胶布将纱布固定。

【操作后护理】

1. 平卧休息4小时。向病人说明术后穿刺处疼痛是暂时的，不会对身体产生影响。

2. 密切观察穿刺部位有无出血。如果有出血，应立即更换无菌纱块，压迫伤口直至无渗血为止。

3. 穿刺后48~72小时内不要弄湿穿刺处，应避免剧烈活动，以避免感染。

【注意事项】

1. 注射器、穿刺针、玻片必须干燥。

2. 穿刺针进入骨质后不可摇摆，以免断针，胸骨穿刺不可用力过猛，以防穿透内侧骨板。

3. 抽吸骨髓液量不宜过多（除做细菌培养外），否则导致骨髓稀释，影响细胞计数、分类结果及增生程度的判断。

4. 抽出骨髓液后，应立即涂片，否则易凝固而涂片失败。涂片要均匀一致，厚薄适宜。

5. 严格遵守无菌操作规程。

二、造血干细胞移植

造血干细胞移植（hematopoietic stem cell transplantation，HSCT）是指将各种来源的正常造血干细胞在病人接受超死剂量的放疗、化疗预处理后，通过静脉植入病人体内，利用造血干细胞具有不断自我复制和分化的能力来重建病人的造血和免疫功能的方法。造血干细胞移植是目前治疗白血病最为有效的方法，此外，许多恶性肿瘤和遗传性疾病，以及再生障碍性贫血也可通过此方法获得治愈。

【分类】

（一）根据造血干细胞来源的不同可分为

1. 骨髓移植（bone marrow transplantation，BMT）　骨髓中有多能造血干细胞，通过多点骨髓腔穿刺，抽吸含造血干细胞的骨髓血混合液移植到病人体内，是经典的移植方法，效果可靠，但采骨髓需在全麻或硬膜外麻醉下进行。

2. 外周血干细胞移植（peripheral blood stem cell transplantation，PBSCT）　先使用动员剂将供者的造血干细胞从骨髓中释放到外周血，再通过血细胞分离机采集外周血中造血干细胞移植到病人体内。与骨髓移植比较，此法简便，供体细胞采集方便，危险性小、痛苦少，移植后造血及免疫功能重建快，因无大剂量淋巴细胞输入而减少了发生移植物抗宿主病的机会。

3. 脐带血干细胞移植（cord blood stem cell transplantation，CBSCT）　足月新生儿脐血中造血干细胞的含量相当于成人骨髓的 1/3~1/5、外周血的 12~16 倍，且脐血中造血干细胞免疫原性不成熟，在同胞兄妹中 HLA 配型不完全相合者也能植活，但无关供者脐带血干细胞移植仍需做 HLA 配型。由于受脐血采集量的限制，给儿童病人输注可供造血重建，但若用于成人病人，则剂量不足。

（二）根据造血干细胞供者的不同可分为

1. 同基因造血干细胞移植（syngeneic stem cell transplantation）　供、受者组织相容性抗原完全相同，见于同卵双胎孪生之间的移植。这种移植是治疗重型再障的最理想方法，不需要移植前免疫抑制，也无移植物抗宿主病发生。但同基因供者的机会极少，且不适合用于遗传性疾病的治疗。

2. 异基因造血干细胞移植（allogeneic stem cell transplantation）　将同胞（不包括同卵孪生）供者或组织相容（HLA 相合）的非亲属供者的造血干细胞移植到病人体内使其生长繁殖。这种移植适用于治疗各种类型的白血病和造血系统恶性疾病、重症遗传性免疫缺陷病及各种原因导致的骨髓衰竭（如再障等），是目前应用最广泛、疗效最好的造血干细胞移植术。存在的问题是移植排斥、移植物抗宿主病（GVHD）、感染等。

3. 自身造血干细胞移植（autologns stem cell transplantation）　是在疾病（如白血病）缓解后或造血功能未被累及时（如淋巴瘤和实体瘤）采集病人自己的一部分造血干细胞，分离并深低温保存，在超剂量放、化疗后再回输给病人，以重建造血功能。主要适应于对放 / 化疗敏感的实体肿瘤，如淋巴瘤、乳腺癌、卵巢癌等。其次，经化疗已获完全缓解的急性白血病病人，若无合适的异基因供者，也可考虑自体造血干细胞移植。存在的问题是移植后复发率较高，造血干细胞体外净化的问题尚未完全解决。

【适应证】

1. 恶性血液病　如急性淋巴细胞白血病、急性非淋巴细胞白血病、慢性粒细胞白血病、骨髓增生异常综合征、淋巴瘤、多发性骨髓瘤等。

2. 非恶性血液病　如重型再障、阵发性睡眠性血红蛋白尿、骨髓纤维化等。

3. 恶性非血液病　如乳腺癌、卵巢癌、神经母细胞癌、黑色素细胞癌以及其他实体瘤。

4. 遗传性疾病　如骨硬化病，黏多糖病、重型免疫缺陷病等。

【移植前准备】

1. 异体供者的选择和准备　由于担心大量采集骨髓或提取外周造血干细胞时可能带来的痛苦和出现危险，以及其后对身体健康的影响，异体供者常出现紧张、恐惧和矛盾等心理，需及时给予解释和疏导，以提高异体供者的安全感和信任感，减轻顾虑。

异基因干细胞移植应首先对供、受者做组织配型，混合淋巴细胞培养，细胞遗传及基因型检查等，供者与病人必须是 HLA 相合者。年龄 <60 岁，无严重心、肝、肾及骨髓疾病，无活动性肺结核及巨细胞病毒感染。移植前 2~3 周对供者进行循环采血，以保证造血干细胞移植时有足够的新鲜血液提供给供者，以避免发生失血性休克，且可刺激骨髓造血干细胞生长。具体方法：第一次采血 400ml，放入冰箱保存，4~5 天后将 400ml 血回输后再采血 600ml，放入冰箱保存，再隔 4~5 天将 600ml 血回输，再采血 800ml 为供者造血干细胞移植当天自体回输。

2. 无菌层流室准备　室内一切用物需经清洁、消毒、灭菌处理。室内不同空间采样行空气细菌学监测，合格后方可进病人。

3. 病人准备

(1) 病人选择：急性白血病的首次完全缓解期，年龄在 45 岁以下，无严重脏器功能损害、无传染病、无严重药物过敏、无输血或极少输血史。

(2) 心理护理：了解病人、家属对所患疾病及造血干细胞移植重要性的认识，对造血干细胞移植方法、过程的了解程度；是否有充分的思想准备；病人的经济状况如何等。造血干细胞移植病人需居住于无菌层流室近 1 个月，与外界隔离，加之严重的治疗反应，病人常常出现紧张、恐惧、孤独和失望等心理反应。给病人介绍造血干细胞移植的有关知识，无菌层流室的基本环境，规章制度。讲解造血干细胞采集方面的知识，如采集造血干细胞的目的、采集及储存方法、输入造血干细胞的程序、移植的时间、可能出现的并发症等，使其对造血干细胞的采集和输注有较清楚的了解，并说明造血干细胞的采集对供者或病人的身体健康不会造成危害，从而降低或消除病人疑虑、恐惧感，使其处于接受治疗的最佳生理、心理状态。

(3) 全面体检和其他必要的检查：移植前须评估病人的营养状况及体重，有无消瘦、水肿；病人的体温是否正常；肝、脾及淋巴结有无肿大等。全面进行检查，如复查血象、骨髓象、血型，检查心、肺、肝和肾功能，做咽部、体表和肛周细菌培养等。

(4) 严格隔离消毒、预防感染：①将病人安置在备有层流装置的无菌室内，室外有准备室和监护室。病人入室前三天开始用复方硼酸液或 1 : 2000 洗必泰漱口，食用肠道不易吸收的抗生素；进食消毒饮食；庆大霉素或卡那霉素眼药水滴眼；0.2% 氯己定液清洗外耳道、鼻前庭，每日 2 次。便后用高锰酸钾稀释液或氯己定溶液坐浴，坐浴后在肛周涂抗生素软膏。②入室前一天剪指(趾)甲、剃毛发(头发、腋毛、阴毛)。入室当天清洁灌肠，沐浴后用 1 : 2000

氯己定药液做病人皮肤皱褶处的细菌培养，再更换无菌衣裤，包裹大单送入无菌室。告诉病人所有置入室内的物品，包括被服、药物（经紫外线照射 30 分钟）、衣服、食具、便器、书报等，均需消毒处理。

（5）移植前一天行颈外静脉或锁骨下静脉置管术备用。

（6）预处理：在造血干细胞移植前，病人需常规接受一个疗程超剂量的化疗和（或）放疗，称为“预处理”。其目的是杀灭受者的免疫活性细胞，使之失去排斥外来细胞的能力，从而允许供者的造血干细胞植入而使造血功能重建。同时尽可能清除受者体内的恶性细胞，以减少造血干细胞移植后疾病的复发。预处理方案主要有全身射线照射和使用免疫抑制剂。常用环磷酰胺，移植前 1~2 或 4~5 天静脉滴注，每日 40~60mg/kg，移植前 1 天行全身照射，总量 8~10Gy（800~1200rad），一次或分次照射。接受大剂量化疗和照射，病人常有恶心、呕吐、发热、腹泻、脸潮红、腮腺肿胀等反应，应密切观察，鼓励病人每日补水在 4000ml 以上，以稀释尿中药物和尿酸浓度，预防出血性膀胱炎和尿酸性肾病的发生。

【移植过程及护理】

1. 造血干细胞的采集

（1）骨髓造血干细胞的采集：供髓者在手术室严格无菌操作下做硬膜外麻醉或全身麻醉，术者用采髓针在供者的髂前或髂后上棘做多点穿刺，抽取 500~800ml 骨髓血。采集的骨髓需立即置入含有肝素的保养液中，并充分混合，经分离、过滤后装入血袋。采髓过程中要不断监测供者血压、呼吸、心率，采髓过程不宜过快，采 500ml 骨髓的时间应不少于半小时。

（2）外周血造血干细胞的采集：首先给供者肌内注射造血刺激因子（粒细胞集落刺激因子或粒 - 单细胞集落刺激因子 5μg/（kg·d），连用 5~6 天），动员体内造血干细胞扩增，然后使用血细胞分离机选取单个核细胞（MNC）分离程序，每次处理血液 8~12L。采集量一般主张自体外周血干细胞移植需 2×10^8/kg MNC。异基因外周血干细胞移植需 4×10^8/kgMNC。通常需采集 1 次到数次。

（3）脐带血造血干细胞的采集：健康产妇分娩时待胎儿娩出后，迅速结扎脐带，以采血针穿刺静脉收集残留于脐带和胎盘内的脐带血。

2. 造血干细胞移植　在无菌层流室进行，受者移植前准备就绪，休息 1 天后，用输血器经中心静脉插管快速静脉滴注，6 小时内输完。输入的造血干细胞会自动在受者骨髓中定居。由于骨髓中脂肪颗粒可以引起肺栓塞，所以，每袋骨髓液到最后 5ml 时应留在袋中弃去，输注过程中观察有无输血反应和栓塞现象。外周血干细胞解冻后不需滤过即可输入。

【移植后护理】

1. 一般护理　鼓励病人进食高蛋白、高维生素、易消化、无渣、清淡饮食，增加营养，保证热量、各种维生素、微量元素、复方氨基酸等营养成分的供给。协助病人生活护理及活动。注意病人安全，必要时加床挡，防止病人损伤。

2. 感染的预防和护理　感染是最常见的并发症之一，也是移植成败的关键。移植早期因病人处于严重粒细胞缺乏和免疫缺陷状态，是感染的危险期，感染率 50%，此期以细菌感染尤其是革兰氏阴性杆菌败血症多见，真菌感染也可发生。移植中期（移植后第 2~3 个月），病毒感染为全身并发症，常见单纯疱疹、口腔炎、巨细胞病毒性肺炎。移植后期（移植 3 个月之后的时间），感染与移植物抗宿主病（GVHD）有关，肺炎病毒感染多见。

（1）无菌环境的保持：控制入室人员，医护人员或家属入室前必须用洗必泰漱口，清洁外耳道、鼻腔，淋浴、更衣，先用肥皂洗手、清水冲净后，再用 1∶2000 氯己定液泡手 5 分钟，按无菌操作要求穿无菌洗手衣、裤、口罩，更换无菌拖鞋进入风淋室，经风淋 3~5 分钟后进入无菌层流室。告诫家属和病人，严禁感冒病人或其他带菌者入内。地板、墙壁、门窗、室内物品，每日用 1% 过氧乙酸或 1：2000 氯己定酒精擦洗及用紫外线照射各 2 次。各室用臭氧消毒，每日 3 次，每次 30 分钟。拖鞋、痰盂、便器，用后分别浸泡入 1：2000 氯己定液中 30 分钟后方可使用。消毒液、泡手液需每日更换，床单、被褥、衣裤、毛巾应高压消毒，每日或隔日更换；口罩、隔离衣用后即更换。定期细菌监测，物体表面、空气采样培养，每周 1 次。

(2) 病人的无菌护理：①皮肤护理：每日用煮沸后开水配制 1：2000 氯己定溶液进行擦浴 1 次，用 1：5000 高锰酸钾液便后、睡前坐浴，保持肛周及外阴部清洁，女性病人月经期间增加外阴冲洗次数。②口腔护理：每日口腔护理 4 次，同时根据口腔 pH 值酌情选择 1~2 种漱口液(3% 硼酸水、3% 碳酸氢钠液、呋喃西林液等)于进餐前后、呕吐或吐痰后漱口或交替漱口，每次含漱半分钟，以设法使口腔各部位得到机械性冲洗，不可用牙签剔牙。若出现口腔黏膜改变时，应取分泌物做细菌培养加药敏试验，增加漱口及口腔护理次数，在口腔黏膜破溃处涂抹素高捷疗口腔膏或局部给予紫外线照射治疗。若出现口腔黏膜疼痛影响进食与睡眠，可给予生理盐水 200ml 加利多卡因 200mg 分次含漱。③眼、耳、鼻护理：每日给予抗生素滴眼、滴鼻，0.2% 氯己定液清洗外耳道、鼻前庭 4 次，加强呼吸道消毒，每日雾化吸入抗菌、抗病毒药物 3 次。指导病人勿用手挖鼻及外耳道。④饮食护理：提供无菌饮食，食物必须经蒸煮或微波炉消毒后才可食用，水果洗净后用 0.2% 氯己定浸泡 30 分钟，用无菌刀削皮后食用。⑤静脉插管的护理：每日局部消毒换药，检查导管有无裂隙进气或接头滑脱，是防止感染和空气栓塞的关键。向病人说明维持中心静脉插管的重要性，切忌用手触摸伤口表面。

(3) 促进病人免疫恢复：遵医嘱应用粒细胞集落刺激因子(G-CSF)、粒巨噬细胞集落刺激因子(BM-CSF)，可缩短粒细胞恢复时间，减少因粒细胞低下而发生的严重感染和败血症、静脉输注较大剂量的免疫球蛋白，对防治感染有一定疗效。

(4) 预防巨细胞病毒(CMV)感染：预防性应用抗病毒新药更昔洛韦(丙氧鸟苷)、对 CMV 抗体阴性者预防性注射 CMV 抗体、输注 CMV 血制品和免疫球蛋白等，对预防病毒和感染有较好的疗效。

(5) 根据病人血小板回升情况，指导其适当进行室内活动。加强扩胸运动，促进呼吸道分泌物排出，避免发生肺部感染。

(6) 严密观察病情：注意观察有无局部或全身感染的表现，监测生命体征变化及精神状态。密切观察病人的血象和骨髓象，必要时及时做血、尿、粪以及分泌物的细菌学和药敏试验，以便选择有效抗生素。

3. 预防出血的护理　预处理后血小板极度减少是导致病人出血的主要原因，且移植后血小板的恢复较慢。因此每日监测血小板计数，观察有无出血倾向，如出血点、瘀斑、口腔黏膜及牙龈有无出血，胃肠道以及颅内出血等，此时除一般止血外，遵医嘱输注经 25Gy 照射后或白细胞过滤器过滤后的浓缩血小板是非常必要的。

4. 移植物抗宿主病(GVHD)的预防及护理　GVHD 是异基因造血干细胞移植成功后的一个最严重的并发症。植入的供者造血干细胞含有免疫活性，主要为 T 细胞，与病人的白细胞或组织细胞发生免疫反应，引起受者组织损伤、破坏，称为 GVHD。临床表现有急、慢性两种。急性 GVHD 主要表现为广泛性斑丘疹、皮疹、腹泻、肝功能异常等，通常发生在移植后 3 个月内，如发生在移植后 10 天内称为“超急性 GVHD”，病情较凶险。慢性 GVHD 发生于移植后3个月之后，是一种类似自身免疫性疾病的全身性疾病，临床上可分为局限性和广泛性，前者只累及皮肤或肝脏(局限型)，类似于硬皮病，皮肤色素沉着或减少，轻度肝功能异常或轻度结合膜干燥，预后良好。后者则多器官受损，预后较差。发生GVHD后死亡率较高，应密切观察及时做相应处理。

(1) 严密观察病情：观察全身皮肤有无斑丘疹、水疱、脱屑、每日大便次数及性状，巩膜有无黄染，肝功能有无异常等。若有GVHD可疑表现，应及时向医生报告。

(2) 用药护理：环孢素A是预防急性GVHD的主要药物。应遵医嘱于移植前1天开始静脉滴注，每天2.5mg/kg，持续1个月，以后改为每天6mg/kg口服，连用6个月。环孢素有肝、肾毒性，部分病人可出现高血压、胃肠道反应、多毛、齿龈增生等毒副作用。在用药期间，需加强口腔护理，定期检查肝、肾功能，监测血压和尿量。环孢菌素A不得与其他药物混合输注，抽取药液时应准确和避免浪费，最好用1ml注射器，配上12号针头抽吸。一次用不完剩下的药液用5ml注射器抽出，用无菌包包好置冰箱冷藏，以备下次再用。口服水剂型应用吸管准确抽吸后直接注入口中，温开水送服。慢性GVHD主要采用大剂量糖皮质激素和小剂量免疫抑制剂治疗，大剂量糖皮质激素易诱发消化道出血和感染，应注意粪便颜色及体温有无升高等，并注意预防。应用抗胸腺免疫球蛋白或抗淋巴细胞球蛋白时注意观察病人有无过敏反应。

(3) 血液制品需用γ射线10~30Gy或紫外线照射后才能输注，以免带入免疫活性细胞。此外，尽量输注去白细胞的成分血液。

5. 排异反应的预防及护理　异体造血干细胞输注后，病人细胞免疫系统产生排除异体细胞的反应称为排异反应。主要表现为移植后病人的血细胞逐渐上升而后又降低，骨髓造血细胞由增生好转又返回移植前的水平，故移植后每天或隔天需做血常规检查，通常第2周开始血象上升，第4~6周内血象恢复迅速，骨髓象转为正常。

6. 心理护理　造血干细胞移植后，病人常对健康状况的变化感到恐惧，另外，由于无菌层流室与外界基本隔绝，病人易产生孤独感。护士在满足病人生理需要的同时，应多与病人交谈，倾听病人诉说，鼓励、关心、安慰、体贴病人，调节病人情绪，传递家属信息，使其坚定移植成功的信心。了解病人对治疗、护理的要求，并尽量给以满足，尽可能减轻病人的痛苦，使病人在隔离的环境中有安全感和舒适感。尽力帮助病人渡过移植关。

7. 健康指导

(1) 注意休息，避免劳累，保证充足有效的睡眠时间，促进体力恢复；适当运动，如散步、听音乐、打太极拳等；保持乐观和良好的情绪状态。

(2) 指导病人摄入营养丰富的平衡膳食及足够的水分。

(3) 在医生指导下继续口服环孢素，告诉病人药物的作用、副作用及服用剂量、方法，定期监测环孢素血浓度和肝肾功能。

(4) 指导预防感染的措施，识别感染的症状和体征。应避免接触患病的人和家畜及其分泌物；避免在公共游泳池游泳；避免去人多聚集的地方；注意保暖，防感染；注意饮食卫生，不食隔夜食物；注意口腔和皮肤护理，勤洗澡、更衣，保持大便通畅，每次便后用1/5000高锰酸钾坐浴。

(5) 告诉病人复诊的时间，若出现疲乏、皮肤黏膜出血、感染、发热等症状，应及时就医。

(黄　勇)

复习思考题

1. 血液系统疾病出血病人，PLT 18×10^9/L，病情观察及护理的重点是什么？
2. 血液系统疾病病人发热应考虑发生什么情况？与一般发热护理有何不同？
3. 血液系统疾病病人什么情况下需补充铁剂，进行成分输血及化学药物治疗，如何进行用药护理？

第七章　内分泌代谢性疾病病人的护理

学习要点

1. 身体外形改变、性功能异常、单纯性甲状腺肿、甲状腺危象、恶性突眼、酮症酸中毒、低血糖反应、库欣综合征、痛风石的概念。
2. 身体外形改变、性功能异常的特点及护理措施。
3. 单纯性甲状腺肿主要病因、临床表现、主要治疗手段，用药护理、健康指导；甲状腺功能亢进的病因、临床表现、用药护理、甲状腺危象预防及护理；甲状腺功能减退症临床表现、用药护理、黏液性水肿昏迷的抢救及护理、健康指导；库欣综合征病因与发病机制、临床表现、用药护理、对症护理；糖尿病病因、临床类型及表现、诊断标准、三大治疗、饮食治疗计算方法、酮症酸中毒抢救及护理、胰岛素使用方法、糖尿病足护理、健康指导；痛风病因、临床表现、主要药物治疗、一般护理及用药护理。
4. 快速血糖测定、胰岛素笔使用操作技术。

内分泌疾病包括下丘脑、垂体、肾上腺、甲状腺、甲状旁腺、胰岛、性腺等各种内分泌腺疾病及继发于非内分泌疾病的内分泌异常，激素受体异常、激素代谢异常、非内分泌肿瘤产生的异位（源）激素、外源性激素所引起的内分泌病。遗传、自身免疫、感染、肿瘤、营养障碍、精神创伤等因素可导致有关激素分泌异常，出现内分泌功能亢进或减退。代谢疾病是由于物质代谢中间某一环节障碍所致疾病。内分泌代谢疾病大多为慢性病，在神经体液调节、生长发育和营养方面发生障碍，常出现营养失调、水电解质平衡紊乱，还有体型、面容的改变和精神上的异常，给病人带来沉重的思想负担；病情急剧变化时可发生危象而危及病人生命。所以，对内分泌疾病病人应重视饮食护理，加强心理疏导和健康指导，密切观察病情的变化，积极抢救危象，对病人实施整体护理。

第一节　内分泌系统的解剖结构和生理功能

内分泌系统是由内分泌腺及存在于机体某些脏器的内分泌组织和细胞所组成的一个体液调节系统。其主要功能是与神经系统共同调节人体的代谢过程、生长、发育、脏器功能、生育繁殖和衰老等生命活动，以适应不断变化的外界环境，保持机体内环境的相对稳定。内分泌系统包括下丘脑、垂体、肾上腺、甲状腺、甲状旁腺、胰岛、性腺等。

（一）下丘脑

是人体内最重要的神经内分泌器官，是神经系统与内分泌系统联系的枢纽。位于间脑的最下部分，下方与垂体柄相连。分为前区（视上区）、中区（结节区）和后区（乳头区）。下丘脑可以合成、释放促激素和抑制激素，这些激素主要对腺垂体起调节作用。除视神经上核及脑室旁核分泌抗利尿激素（ADH）及缩宫素贮藏于神经垂体外，下丘脑分泌的促激素有：促甲状腺激素释放激素（TRH）、促性腺激素释放激素（GnRH）、促肾上腺皮质激素释放激素（CRH）、生长激素释放激素（GHRH）、催乳素释放因子（PRF）、促黑（素细胞）激素释放因子（MSHRF，MRF）等。下丘脑释放的抑制激素有：生长激素释放抑制激素（GHRIH），又称生长抑素（SS），催乳素释放抑制因子（PIF），促黑（素细胞）激素释放抑制因子（MSHRIF，MIF）。

（二）垂体

人体内分泌系统中主要的中枢性内分泌腺，位于颅底蝶鞍内，分为腺垂体（前叶）和神经垂体（后叶）两部分。在下丘脑神经激素及其相应靶腺激素等调节支配下，腺垂体分泌下列激素：促甲状腺激素（TSH）；促肾上腺皮质激素（ACTH）；黄体生成激素（LH）；卵泡刺激素（促卵泡素）（FSH），LH 及 FSH 又称促性腺激素，对周围相应靶腺合成及释放激素起调节作用；生长激素（GH）促进物质代谢与生长发育；催乳素（PRL）；促黑（素细胞）激素（MSH）。神经垂体中贮藏的抗利尿激素（ADH）促进肾远曲小管及集合管对水分的重吸收；催产素（OXT）主要在分娩时刺激子宫收缩，促进分娩后泌乳，也有轻度抗利尿作用。

（三）甲状腺

人体内最大的内分泌腺体，位于气管上端、甲状软骨两侧，左右各一叶。甲状腺体被结缔组织分割成许多小叶，每个小叶均由许多滤泡构成，滤泡是甲状腺结构和分泌的功能单位，合成与分泌甲状腺素（四碘甲腺原氨酸，T_4）及三碘甲腺原氨酸（T_3），促进能量代谢、物质代谢和生长发育；甲状腺滤泡旁细胞（C 细胞）分泌降钙素（CT）抑制骨钙的再吸收，降低血钙水平。

（四）甲状旁腺

呈扁椭圆形，棕黄色，形状大小似黄豆，一般上下两对，附着于甲状腺侧叶后面的纤维囊上，也可埋于甲状腺组织内。甲状旁腺含颗粒的主细胞等分泌甲状旁腺激素（PTH），其作用是：促进破骨细胞活动，增加骨钙的再吸收；促进肾小管对钙的再吸收减少尿钙排出；与 CT 及 1，25-二羟维生素 D_3［1，25（$OH)_2D_3$］共同调节体内钙磷代谢。

（五）胰岛

有 100 万 ~120 万个，分散在胰腺腺泡之间，胰尾较多，分泌胰岛素（B 细胞分泌）和胰高血糖素（A 细胞分泌）等。胰岛素的作用是：促进葡萄糖的利用及肝糖原合成，抑制糖异生，促进三羧酸循环而使血糖下降；促进脂肪、蛋白质、DNA 和 RNA 等的合成，抑制脂肪、糖原及蛋白质分解，从而调节血糖以维持其稳定。胰高血糖素促进肝糖原分解而使血糖升高，促进脂肪、蛋白质分解，加速糖异生而使血糖升高，对胰岛素起拮抗作用。

（六）肾上腺

左右各一个，分别位于肾脏上方，形如鸡冠状，分肾上腺皮质和髓质两部分。肾上腺皮质分泌糖皮质激素（主要为皮质醇）、盐皮质激素（主要为醛固酮）和性激素（小量雄激素及微量雌激素）。皮质醇参与物质代谢，能抑制蛋白质合成，促进其分解，使脂肪重新分布，有抑制免疫功能、抗炎、抗过敏、抗病毒和抗休克作用。醛固酮促进肾远曲小管和集合管重吸收钠、水和排出钾。性激素具有促进蛋白质合成及骨骺愈合的作用。肾上腺髓质分泌肾上腺素和去甲肾上腺素。肾上腺素作用于 α 和 β 受体，使皮肤、黏膜、肾血管收缩（因 α 受体占优势）；骨骼肌动脉和冠状动脉扩张（因 β 受体占优势），改善心肌供血，提高心肌兴奋性；扩张支气管平滑肌；参与体内物质代谢。去甲肾上腺素主要作用于 α 受体，有强烈收缩血管的作用，使血压升高。

（七）性腺

男性性腺为睾丸，位于阴囊内，左右各一，椭圆形，表面光滑，主要分泌雄激素；女性性腺为卵巢，位于盆腔内成对的实质性器官，主要分泌雌激素和孕激素。雄激素的作用是刺激男性性器官发育和男性第二性征的出现，并维持其成熟状态，促进蛋白质的合成、骨骼生长、红细胞生成，以及促进曲细精管上皮生成精子等；雌激素的主要作用是刺激女性性器官发育和女性第二性征的出现，并维持其正常状态；孕激素主要为孕酮，为黄体所分泌，作用于子宫内膜，使其在增生期基础上进入分泌期，准备受精卵着床及正常妊娠的进行，并促进乳腺生长发育，还有致热作用，使排卵后基础体温升高，在水钠代谢方面有抗醛固酮作用。

（八）其他

由松果体分泌的松果体素，有抑制性腺和甲状腺的功能。肾脏可分泌肾素、前列腺素、促红细胞生成素和激肽等；胃肠道分泌胃泌素、抑胃多肽、舒血管肠肽、胰泌素、肠升糖素等；心肌细胞和血管内皮细胞也具有内分泌功能，分泌心钠素、内皮素、内皮舒张因子等活性物质。

（九）内分泌系统的功能调节

1. 神经系统和内分泌系统的相互调节　内分泌系统由神经系统通过下丘脑而调节，神经系统也受内分泌的调节。下丘脑的神经细胞支配和控制垂体，垂体控制周围靶腺而影响全身。下丘脑合成释放激素与抑制激素，通过垂体门静脉系统进入腺垂体，调节腺垂体细胞的合成和分泌，通过腺垂体所分泌的激素对靶腺进行调控，也可直接对靶器官进行调控。下丘脑是联系神经系统和内分泌系统的枢纽，也受中枢神经系统和其他各部位的调控。内分泌系统对神经系统也有重要的影响，甲状腺功能减退时，可出现智力减退或行为迟钝。肾上腺糖皮质激素分泌过多时，可发生失眠、兴奋等症状。

2. 内分泌系统反馈调节　下丘脑、垂体和靶腺之间存在着反馈调节，周围腺体功能亢进时，能通过对下丘脑、垂体的反馈抑制，使相应促激素分泌减少，如甲状腺功能亢进时，血中 TSH 浓度降低。当周围腺体功能减退时，血中促激素浓度升高，如甲状腺功能低下时，血中 TSH 浓度升高。在生理状态下，下丘脑、垂体和靶腺激素的相互作用处于相对平衡状态。当下丘脑各种释放激素分泌减少或受到抑制时，相应的垂体前叶功能也减退，周围腺体也可发生继发性功能减退，腺体萎缩，分泌减少。当下丘脑、垂体功能亢进分泌激素增加时，靶腺功能也亢进，腺体增生，激素分泌增多。

3. 免疫系统与内分泌功能　免疫系统对神经内分泌功能也有着重要调节作用。例如，细胞因子 IL-1 和 IL-2 可促进 ACTH、皮质醇、内啡肽、生长抑素和 PRL 等激素的分泌，抑制 TRH 和 TSH 的分泌。神经内分泌激素对免疫系统也具有明显影响。例如，生长抑素可抑制 T 细胞增殖和组胺释放。

总之，神经系统、内分泌系统和免疫系统三者之间的相互联系、相互作用、相互影响组成了神经 - 内分泌 - 免疫网络。

第二节　内分泌代谢性疾病病人的常见症状、体征及护理

内分泌代谢性疾病病人的常见症状、体征有：身体外形的改变、性功能异常。

一、身体外形改变

身体外形改变包括面容、体型和身高、体态、毛发、黏膜色素的异常变化。这些异常改变

多与内分泌疾病和代谢性疾病有关，如侏儒症、肢端肥大症、巨人症、库欣综合征、甲亢、甲减等。

面容变化：甲状腺功能亢进症的病人可出现眼裂增宽、眼球突出、表情惊愕的“甲亢面容”；黏液性水肿病人出现面颊及眼睑水肿、表情淡漠的“假面具样面容”；满月脸多见于库欣综合征。

毛发改变：表现为质地、分布的变化。库欣综合征病人因分泌的雄性激素过多常有体毛增多；甲状腺功能减退症或垂体功能减退症常有毛发脱落、稀少。

肥胖或消瘦：标准体重（Kg）= 身高（cm）-105。体重超过标准体重 20% 或体重指数大于 24 者称肥胖。内分泌功能紊乱，如 2 型糖尿病、垂体和甲状腺功能减退症、库欣综合征均可发生肥胖。体重低于标准体重的 10% 以上者，称消瘦。引起消瘦的常见内分泌疾病有：甲状腺功能亢进症、1 型糖尿病等。

体型变化：身高超过正常人平均身高值的 40% 以上为身材过高。男性成人身高超过 200cm，女性身高超过 185cm 称巨人症。主要因在骨骺未融合的青春期，腺垂体功能亢进，分泌生长激素过多，引起骨骼、软组织、内脏增生肥大，身材过高；其次是性腺功能减退症、甲状腺功能亢进症等，青春期性功能低下者，由于性激素不足，骨骺融合延迟、延长长高年龄而致身材瘦长。身高低于正常人平均身高值的 40% 以上，或成人男性低于 145cm，女性身高低于 135cm 称身材矮小。内分泌疾病中，引起身材矮小的常见疾病有垂体性侏儒症和呆小病。垂体性侏儒症病人在发育前出现垂体功能减退、生长激素分泌减少，导致生长发育障碍、身材矮小，但智力不受影响；呆小病系母体缺碘使胎儿甲状腺发育不全，甲状腺激素合成不足，影响胎儿神经系统发育和骨骼生长，使智力障碍、身材矮小。

【护理评估】

1. 健康史　应询问引起身体外形改变的原因、发生的时间及进展速度，主要症状及伴随症状（注意是否伴有疲乏无力、怕热多汗、怕冷等代谢异常的表现；有无急躁、记忆力减退、失眠、嗜睡等），治疗及用药情况。重点询问既往有无颅脑手术或外伤史，有无产后大出血史及激素类药物服用史。还应了解病人的生活方式和饮食习惯，家族史，女性病人月经史、婚姻史。了解病人工作、学习、家庭、婚姻、经济等方面的压力及心理反应，是否因身体外形改变使病人产生焦虑、自卑心理。

2. 护理体检　评估病人体型、面容、毛发、皮肤变化的特征，如有无消瘦、肥胖，有无满月脸、皮肤菲薄或紫纹、多毛或毛发稀疏干枯等。有无突眼；甲状腺有无大小、质地、表面情况改变，听诊有无血管杂音和震颤。病人的全身状况，如生命体征、营养状况等。

3. 实验室及其他检查　检查垂体、肾上腺、甲状腺、性腺功能有无异常，胰岛素水平是否有变化；X 线检查、CT 检查和 MRI 对某些疾病有定位价值；B 超检查有助于内分泌系统肿瘤的定位诊断。

【护理诊断及医护合作性问题】

1. 自我形象紊乱　与疾病引起身体外形改变等因素有关。

2. 营养失调：高于或低于机体需要量　与进食过多 / 过少、代谢异常有关。

【护理目标】

1. 病人的身体外形逐渐恢复正常；能接受疾病的现实，使用恰当的应对机制，保持良好心情。

2. 病人建立良好饮食习惯，体重逐渐恢复到标准体重。

【护理措施】

1. 一般护理

(1) 休息与活动：休息能缓解症状，保持体力，有助于身心恢复。消瘦者应注意休息，保证充足睡眠，适当限制活动，减少不必要的消耗。肥胖者应鼓励其积极参加运动，增加能量消耗。根据肥胖程度、年龄、有无合并症确定运动量。运动量要逐渐增加，持之以恒。病人体重每月下降0.5~1kg，使体重逐渐接近正常。

(2) 饮食：①肥胖者治疗的最佳方案是少食多动，应控制食物总热量，特别要限制脂肪类、碳水化合物及糖类食物，蛋白质摄取量为1.0g/(kg·d)。增加低热量蔬菜和水果的摄入，以补充维生素，增加饱腹感。应使肥胖者了解肥胖的危害性，能自觉的节制进食量，改变饮食习惯，饮食以低糖、低脂、低盐、高纤维素、适量蛋白为宜，有剧烈饥饿感时，可供给低热卡蔬菜，如芹菜、冬瓜、黄瓜、南瓜等，以增加饱食感，减少糖分的吸收，戒烟、禁咖啡。建立按计划定时定量进食的习惯，少吃零食、含糖饮料。进食时增加咀嚼的次数，养成细嚼慢咽的进食方式，减慢进食的速度可有效地控制进餐量。②消瘦者给予高营养、高热量、高蛋白、易消化的饮食。并注意提高烹调技巧，以增加病人食欲。开始时宜少量多餐，以后逐渐增加进食的量和减少进食次数，最终过渡到正常饮食。对极度消瘦者可静脉补充营养液，如乳化脂肪、蛋白质等。

2. 病情观察　观察病人的食欲改变情况，记录病人进食量，定期测量体重，监测病人营养状况及病人身体外形改变的情况。

3. 指导修饰技巧　指导病人改善身体形象的方法，如甲亢突眼病人外出时可戴墨镜以保护眼睛免受刺激。鼓励病人保持经常进行修饰的习惯，肥胖病人穿合体的衣着、恰当的修饰以增加心理舒适和美感。

4. 治疗配合　身材过高或身材矮小除体质性因素外，大多见于内分泌系统疾病，如对于生长激素细胞增生或腺瘤，应配合手术治疗、放射治疗或给予抑制生长激素过度分泌药物治疗；而生长激素或甲状腺激素减少引起身材矮小，应给予激素替代治疗。对于继发性肥胖或消瘦者，应以治疗原发病为主；单纯性肥胖者应首选饮食配合运动疗法，必要时可在医生指导下选用适当减肥药物。

5. 心理护理　评估病人对其身体外形改变的感受及认识。鼓励病人表达自己的感受，表示同情和理解，并给予正面引导，使病人敢于面对现实。教育家属和周围人群切勿歧视病人，避免伤害病人自尊。给病人讲解疾病的有关知识，告诉病人经过治疗后，身体外观可得到改善。给病人提供患有相同疾病并已治疗成功的病人资料，树立治愈的信心，积极配合治疗。

【护理评价】

病人身体外观是否已得到改善，能否选择适当的改善自身外形的方法；能否合理饮食，适量运动，体重达到或接近标准体重。

二、性功能异常

性功能异常是指个体生殖器官发育迟缓或发育过早，性欲减退或丧失，青春期无第二性征出现；女性月经紊乱、溢乳、闭经或不孕；男性阳痿或乳房发育。青春期前开始的性激素或促性腺激素分泌过早、过多则致性早熟。原发性慢性肾上腺皮质功能减退症的女性病人可有阴毛、腋毛脱落、稀疏，月经失调或闭经；腺垂体功能减退症女性病人可出现分娩后无乳、乳房萎缩、闭经不育、性欲减退或消失、第二性征退化。

【护理评估】

1. 健康史 了解病人发病的原因及发生的时间，治疗及用药情况，有无性欲及第二性征的改变，女性病人应了解月经及生育史。了解性功能异常对病人精神心理状态造成的影响，了解与配偶的关系，以及配偶的心理感受等，有无关系紧张、家庭关系不和等表现。

2. 护理体检 注意病人的营养状况，毛发有无脱落、稀疏或增多，皮肤有无干燥、水肿。胸部检查：有无溢乳，男性有无乳房发育。生殖器检查：外生殖器发育是否正常，有无畸形。

3. 实验室及其他检查 测定性激素水平有无变化。

【护理诊断及医护合作性问题】

性功能障碍：与性腺激素分泌不足有关。

【护理目标】

病人对性问题有正确认识，性功能逐渐恢复，夫妻感情和睦。

【护理措施】

1. 专业指导 鼓励病人与配偶交流彼此的感受，一起参加性健康指导及阅读有关性教育的材料，去性咨询门诊请专业医生、心理健康顾问进行咨询，获取适当的性卫生指导，采取恰当的方式进行性生活。女性病人若有性交疼痛，可建议使用润滑剂，润滑剂以水剂为佳，如不能提供足够的润滑作用，可改用油剂。

2. 心理护理 提供隐蔽舒适的环境和适当的时间，鼓励病人描述目前的性功能、性生活状态。尊重病人，对病人的焦虑情绪表示理解。给病人及家属解释性功能障碍与疾病的关系，能正确对待性问题。讲解疾病治疗方法，能主动配合治疗，注意病人情绪变化。

【护理评价】

病人性功能是否逐渐恢复，能否正确对待，主动配合治疗，采取恰当的方式进行性生活。

第三节 单纯性甲状腺肿病人的护理

单纯性甲状腺肿（simple goiter）是指非炎症和非肿瘤原因引起的不伴有甲状腺功能亢进或减退表现的甲状腺肿。分地方性与散发性两种。女性发病多于男性，男女之比1∶(3~5)。

【病因与发病机制】

1. 缺碘 是引起地方性甲状腺肿的主要原因。多见于山区、高原与内陆地区，由于土壤、饮水、蔬菜、粮食中含碘量低，以致碘摄入不足，尤其在生长发育、妊娠哺乳时，不能满足机体对碘的需求，影响甲状腺激素合成而致病。

2. 致甲状腺肿物质 某些食物（如白菜、包心菜、萝卜、甘蓝、菠菜、花生、黄豆）或药物（硫脲类、硫氰酸盐、碳酸锂、保泰松等）可阻碍甲状腺激素的合成，而引起甲状腺肿。高碘地区或长期服用含碘药物，由于摄入碘过多，可阻碍甲状腺内碘的有机化（酪氨酸氧化），影响甲状腺激素合成，也可引起甲状腺肿。

3. 先天性甲状腺激素合成障碍 为儿童散发性甲状腺肿的原因之一。系合成甲状腺激素所需的酶缺陷致先天性甲状腺激素合成障碍，从而引起甲状腺肿。

上述因素影响甲状腺激素合成，使血浆中甲状腺激素减少，导致垂体分泌促甲状腺激素（TSH）增加，引起甲状腺代偿性增生肥大。部分病人体内TSH可不增高，但甲状腺组织对TSH的反应增强，也可引起甲状腺肿。

知识链接

人体每天需要多少碘?

健康成年人每天碘的最低需要量是75μg,比较适宜的供给量是它的2倍。联合国儿童卫生基金会、卫生组织和国际控制碘缺乏病理理事会共同推荐,不同人群每天碘供应量有所不同:1岁以内50μg,2~6岁90μg,7~12岁120μg,12岁以后150μg,孕妇和乳母200μg。

【临床表现】

多发于青春期,起病缓慢。主要表现为甲状腺肿大,多为轻度或中度弥漫性局限性肿大,表面光滑,质软,无压痛,无血管杂音。严重肿大的甲状腺可压迫气管引起刺激性干咳、胸闷甚至呼吸困难;压迫食管可有吞咽困难;压迫喉返神经可引起声音嘶哑;增大的腺体向胸骨后发展时,可出现上腔静脉压迫综合征,表现为面部青紫、水肿,颈部与胸部浅部静脉扩张等。后期甲状腺可继续呈结节状或瘤状肿大。部分结节性甲状腺肿可发生甲状腺功能亢进或癌变。

【实验室及其他检查】

1. 甲状腺功能检查　血清T_3、T_4多正常;TSH正常或偏高;甲状腺摄^{131}I率及T_3抑制试验,摄^{131}I率多增高但无高峰前移,且可被T_3抑制。

2. 甲状腺扫描　可见弥漫性甲状腺肿大,常呈均匀分布。

【治疗要点】

本病的治疗主要取决于病因,其治疗措施如下:

1. 补充碘剂　多吃含碘的海产品如海带、紫菜等,可口服碘化钾或碘化钠,或复方碘溶液,WHO推荐的成人每日碘摄入量为150μg。在地方性甲状腺肿流行地区可采用碘化食盐防治。致甲状腺肿物质所致者,应停服这些物质。

2. 先天性甲状腺激素合成障碍的治疗　可采用甲状腺制剂治疗以补充内源性甲状腺激素的不足,抑制TSH的分泌,减轻甲状腺肿。

3. 甲状腺肿的治疗　一般不需治疗。肿大明显者,可用左甲状腺素($L\text{-}T_4$)或干甲状腺片口服。发生压迫症状,经内科治疗无好转者或疑有甲状腺癌者,可行甲状腺次全切除术。术后须长期服用甲状腺制剂,以免复发。

【护理诊断及医护合作性问题】

1. 自我形象紊乱　与甲状腺肿大,颈部增粗有关。
2. 潜在并发症　呼吸困难、声音嘶哑、吞咽困难等。
3. 知识缺乏　缺乏正确的饮食方法及药物使用的知识。

【护理措施】

（一）一般护理

注意劳逸结合。指导病人摄取加碘食盐,多摄取含碘量丰富的食物如海带、紫菜、海蜇等;避免过多摄入抑制甲状腺激素合成的食物、药物。

（二）病情观察

观察病人甲状腺肿大的程度、质地,有无结节及压痛,有无局部压迫的表现。

（三）对症护理

观察病人甲状腺肿大的程度、范围、质地、有无结节及压痛,颈部增粗的进展情况。帮助病人进行恰当的修饰,如穿高领衣、系围巾等,改善其自我形象。

（四）用药护理

指导病人遵医嘱准确用药，不能随意增多或减少。甲状腺制剂治疗应从小剂量开始，缓慢增加剂量，注意观察治疗效果及副作用，如病人出现心动过速、食欲亢进、腹泻、出汗、呼吸急促等表现，表明药物过量引起甲亢，应及时通知医生处理。结节性甲状腺肿病人，应避免使用大剂量碘，以免发生碘甲状腺功能亢进症。

（五）心理护理

病人可因颈部增粗而出现自卑心理，由于缺乏疾病的相关知识而怀疑肿瘤或癌变，产生焦虑甚至恐惧心理。应给病人讲解疾病的有关知识，说明经补碘等治疗后甲状腺可逐渐缩小或消失，使其消除紧张情绪，积极配合治疗；多与病人交谈，鼓励病人表达自己的感受，表示理解，并做好解释工作；动员病人家属多与病人沟通，给予心理支持，帮助其树立信心，消除自卑情绪。

【健康指导】

1. 生活指导　指导病人合理饮食，摄取含碘丰富的食物，适当使用碘盐；避免摄入阻碍甲状腺激素合成的食物，如卷心菜、萝卜、花生、菠菜等。

2. 疾病知识指导　向病人及家属解释单纯性甲状腺肿的预防知识。指导病人正确用药，使用甲状腺制剂时应坚持长期服药，以免停药后复发，学会自我观察药物副作用，如心动过速、食欲增加、腹泻、出汗、呼吸急促等，一旦出现应与医师联系。在地方性甲状腺肿流行地区，开展宣传教育，指导病人持续食用含 1∶10 000 碘化钠或碘化钾的食盐可有效预防和治疗单纯性甲状腺肿。

第四节　甲状腺功能亢进症病人的护理

案例分析

女性，42 岁。因怕热多汗、易怒、腹泻、心悸、消瘦 1 个月入院。护理体检：T 38℃，P 98 次 / 分，R 20 次 / 分，BP 98/64mmHg，甲状腺肿大、两手微抖、眼球稍突出。实验室及其他检查：T_3、T_4 增高。临床诊断：甲状腺功能亢进症。请问：

（1）该病人的主要护理诊断有哪些？应如何护理？

（2）怎样对该病人进行健康指导？

甲状腺毒症（thyrotoxicosis）是指组织暴露于过量甲状腺激素下发生的一组临床综合征。甲状腺功能亢进症（hyperthyroidism）简称甲亢，是指甲状腺腺体本身产生甲状腺激素过多而引起的甲状腺毒症。据病因分为：弥漫性毒性甲状腺肿（Graves 病）、结节性毒性甲状腺肿和甲状腺自主高功能性腺瘤。临床上以弥漫性毒性甲状腺肿（Graves 病，简称 GD）最常见，约占全部甲亢的 80%~85%，本节主要叙述。该病主要表现为甲状腺毒症、弥漫性甲状腺肿、眼征和胫前黏液性水肿。可发生于任何年龄，以 20~50 岁女性发病率高，男女之比约 1∶(4~6)。

【病因与发病机制】

本病的发生与自身免疫有关，属器官特异性自身免疫性疾病。

1. 免疫因素

（1）体液免疫：GD 病人血清中存在针对甲状腺细胞 TSH 受体的特异性自身抗体，即

TSH 受体抗体(TRAb),也称为 TSH 结合抑制性免疫球蛋白。TRAb 分为 3 种类型:①TSH 受体刺激性抗体(TSAb);②TSH 刺激阻断型抗体(TSBAb),又称 TSA 结合抑制免疫球蛋白;③甲状腺生长免疫球蛋白(TGI)。它们与 TSH 受体结合的具体部位不同。TSAb 与甲状腺 TSH 受体结合产生类似 TSH 的生物效应,刺激甲状腺细胞增生,功能增强,分泌过多的甲状腺激素,是 GD 的直接致病因素。

(2) 细胞免疫:细胞免疫也与 GD 发病有关,如外围血中淋巴细胞绝对值和百分比增高;肿大的甲状腺和眼球后组织有大量的淋巴细胞和浆细胞浸润,因此,GD 浸润性突眼主要与细胞免疫有关。

2. 遗传因素　GD 有明显遗传倾向,同卵双生儿相继发病率为 30%~60%,而异卵双生者仅为 3%~9%。

3. 应激因素　精神刺激、感染、创伤等可能是 GD 的诱发因素。

【临床表现】

本病大多缓慢发病,但也可在明显精神创伤后突然发病。临床表现轻重不一。

(一)甲状腺毒症表现

1. 高代谢综合征　甲状腺激素分泌过多导致交感神经兴奋性增高、分解代谢增强。病人常有消瘦、乏力、怕热多汗、皮肤温暖而湿润,可有低热,发生甲状腺危象时可出现高热。

2. 精神、神经系统　神经、精神兴奋性增高。表现为神经过敏,焦躁易怒,多言多动,失眠,注意力不集中。双手、眼睑和舌震颤,腱反射亢进。

3. 心血管系统　心悸气短,尤在休息睡眠时心率仍明显加快(90~120 次 / 分)为本病特征之一。心尖部第一心音亢进,收缩压升高,舒张压下降,脉压增大,有时出现周围血管征(水冲脉,毛细血管搏动等)。严重者,可出现心律失常(以期前收缩、心房颤动为多见),心脏扩大,最后导致心力衰竭,称甲亢性心脏病。

4. 消化系统　食欲亢进而体重反而减轻。因甲状腺激素可促使胃肠蠕动加快,消化吸收不良而致腹泻,粪便多呈糊状并含未消化食物,少数有脂肪泻,病情重者可有肝大及肝功能损害。少数老年人可表现为厌食、消瘦甚至恶病质。

5. 运动系统　肌萎缩、肌软弱无力呈慢性甲亢性肌病,尤以下肢无力明显,可使起立、行走困难。部分病人可伴周期性麻痹、重症肌无力,原因不明,甲亢可影响骨骼脱钙而发生骨质疏松。

6. 生殖系统　女性可有月经紊乱,月经减少或闭经;男性多有阳痿;两性生殖能力均下降。

7. 血液系统　可有轻度贫血。周围血中可出现白细胞总数偏低,淋巴细胞绝对值及单核细胞增多。血小板寿命较短,可出现紫癜。

(二)甲状腺肿大

甲状腺一般呈弥漫性、对称性肿大,随吞咽动作上下移动,质软,久病者较韧,表面光滑,少数有结节感。局部可触及震颤及听到血管杂音,此为特征体征。

(三)眼征

(1) 良性突眼(非浸润性突眼):约占 50%,一般为双侧轻度突眼(突眼度一般不超过 18mm),临床上表现为:目光炯炯有神,眼裂增宽,上睑挛缩,瞬眼减少,眼睛向下看时上睑不能随眼球下垂,向上看时不能皱额,眼球聚合力差。可能由于交感神经兴奋,眼外肌群和上睑肌张力增高所致。

(2) 恶性突眼(浸润性突眼):约占 5%,病人眼球高度突出(突眼度一般在 19mm 以上),伴有畏光、流泪、眼部胀痛、刺痛、异物感、复视、视力减退、结膜充血、角膜暴露。严重者可形成角膜炎、角膜溃疡或全眼球炎以致失明。是眼睑肌自身免疫反应,眼睑浸润肿胀,眼球后淋巴细胞浸润及水肿,使球后组织增生所致。

(四) 特殊临床表现

1. 甲状腺危象(thyroid crisis)　是本病急性加重的一个综合征。发病原因可能与大量甲状腺激素释放入血,心脏和神经系统的儿茶酚胺激素受体数目增加、敏感性增加有关。

(1) 诱因:重症病人治疗不当或因感染、手术、^{131}I 治疗早期、精神刺激、过度疲劳等应激情况而诱发。

(2) 临床表现:病人出现高热或过高热、心动过速甚至可达 160 次 / 分以上,常有心房纤颤或扑动、烦躁不安、大汗淋漓、恶心呕吐、腹泻,可发生虚脱、休克、昏迷、心力衰竭及肺水肿。

2. 淡漠型甲亢　多见于老年病人,一般起病隐袭,无明显的眼征,甲状腺肿和高代谢症群。主要表现为神志淡漠、乏力、嗜睡、反应迟钝、厌食、腹泻、消瘦。心率增加不明显,常有心律失常、心脏扩大,甚至心力衰竭。本病如未及时治疗易发生危象。

【实验室及其他检查】

1. 血清甲状腺激素测定　为目前最敏感可靠的检查方法。甲状腺功能亢进病人血清游离甲状腺素(FT_4)、游离三碘甲腺原氨酸(FT_3)、总甲状腺素(TT_4)、总三碘甲腺原氨酸(TT_3)、血清反 T_3(rT_3)增高。

2. 血清促甲状腺激素(TSH)测定　甲亢病人 TSH 降低。

3. 甲状腺吸 ^{131}I 率测定　正常值为 3 小时、24 小时值分别为 5%~25% 和 20%~45%,吸收高峰在 24 小时。甲亢病人 3 小时及 24 小时吸 ^{131}I 率明显增高,且有高峰前移。

4. 促甲状腺激素释放激素(TRH)兴奋试验　甲亢时血清 T_3、T_4 增高,反馈抑制 TSH,故 TSH 不受 TRH 兴奋,无 TSH 升高反应。当静脉注射 TRH 200μg 后 TSH 升高者,可排除本病。

5. 甲状腺刺激抗体(TRAb)测定:甲亢病人 TRAb、TSAb 阳性。

6. 基础代谢率测定　正常值为 -10%~+10%。甲亢病人常增高。目前临床采用简便公式估计:基础代谢率(%)= 清晨静息状态[脉率 + 脉压差(mmHg)]-111。

【治疗要点】

1. 抗甲状腺药物治疗(ATD)　常用硫脲类药物有硫氧嘧啶类:甲基硫氧嘧啶(MTU)、丙基硫氧嘧啶(PTU);咪唑类:甲硫咪唑即他巴唑(MMI)、卡比马唑即甲亢平(CMZ)。它们主要通过抑制甲状腺合成甲状腺激素,以及抑制免疫反应,减少 TRAb 的产生。PTU 尚可在组织抑制 T_4 转变为 T_3。治疗分为初治期、减量期及维持期。初治期:甲基硫氧嘧啶或丙基硫氧嘧啶 300~450mg/d,甲硫咪唑或卡比马唑 30~45mg/d,分 2~3 次口服,持续 6~8 周,每 4 周复查血清甲状腺素水平一次,待临床症状缓解、血 T_3、T_4 浓度恢复正常时开始减量。减量期:每 2~4 周减量一次,每次减少 50~100mg/d(PTU)或 5~10mg/d(MM),3~4 个月减至维持量。维持期:前两者为 50~100mg/d,后两者为 5~10mg/d,维持治疗 1~1.5 年。在抗甲状腺药物治疗开始 1~3 个月,可联合应用普萘洛尔,能缓解交感神经过度兴奋的症状,抑制活性 T_3 的生成,近期改善症状疗效显著。

2. 放射性 ^{131}I 治疗(RAI)　^{131}I 可被甲状腺组织摄取,并利用其所释放的 β 射线以破坏甲状腺组织,减少甲状腺激素的合成与释放,同时还减少腺内淋巴细胞,减少抗体的产生而产生抗甲亢作用。

3. 手术治疗　常用甲状腺次全切除术，相关内容见外科护理学。

4. 甲状腺危象的防治

(1) 积极去除诱因。

(2) 抑制 TH 合成：首选 PTU，大剂量口服或胃管注入。

(3) 抑制甲状腺激素释放：服 PTU 后 1~2 小时再加用复方碘溶液。

(4) 降低周围组织对甲状腺激素的反应：常用普萘洛尔或利血平。

(5) 拮抗应激反应：应用氢化可的松静脉滴注。

(6) 降低血甲状腺激素浓度：上述治疗效果不满意时，可选用血液透析、腹膜透析或血浆置换等措施降低血 TH 浓度。

(7) 对症治疗：镇静、降温、给氧、纠正水、电解质、酸碱平衡失调，防治感染及各种并发症。

5. 浸润性突眼的防治　选用糖皮质激素或免疫抑制剂等抑制免疫反应；可用甲状腺片与抗甲状腺药物合用以调整垂体 - 甲状腺轴功能。若无效，可行垂体或球后放射治疗，眶内减压术，球后注射透明质酸酶或激素，或试用血浆置换疗法。

【护理诊断及医护合作性问题】

1. 营养失调：低于机体需要量　与甲状腺激素过多，代谢率增强有关。

2. 个人应对无效　与甲状腺激素过多，性格情绪改变有关。

3. 活动无耐力　与蛋白质分解增加、甲亢性心肌病等因素有关。

4. 有组织完整性受损的危险　与恶性突眼眼睑不能完全闭合，角膜暴露易损伤有关。

5. 潜在并发症　甲状腺危象。

【护理措施】

（一）一般护理

1. 环境与休息　由于病人神经过敏、易激动，应安置于安静、阴凉、舒适的环境内，避免强光和噪音的刺激，室温保持在 20℃左右，以减少出汗。让病人勤洗澡、常换内衣，对个人卫生、舒适方面的要求尽量给予满足。轻症可照常工作和学习，以不感疲劳为度；重者、有心功能不全或合并严重感染的病人应卧床休息，心功能不全或合并严重感染的病人，要严格卧床休息。护士应经常巡视病房，及时了解病人的需求，做好生活护理。

2. 饮食　由于病人能量消耗大，需保证营养物质的供给，应给予高热量、高蛋白、高维生素和含钾、钙丰富的饮食。嘱病人多饮水，补充水分，但避免饮浓茶、咖啡等兴奋性饮料。为减少对肠道刺激和大便次数，应忌食生冷，限制高纤维素饮食，如粗粮、蔬菜、豆类等。避免吃含碘丰富的食物如海带、紫菜等，以免促进甲状腺激素的合成。慎用卷心菜、花椰菜、甘蓝等致甲状腺肿食物。

（二）病情观察

1. 生命体征的观察　护理人员对病人应全面细致地观察，尤其是心率和血压，定期测定基础代谢率的变化，以了解甲亢的严重程度。

2. 症状和体征的观察　注意高代谢综合征以及精神神经系统、心血管系统、消化系统临床征象；注意甲状腺肿大程度以及突眼程度，观察不典型甲亢的表现，及时发现特殊类型的甲亢。

3. 并发症的观察　观察有无甲状腺危象的发生，当病人原有症状加重、体温升高、心率增快、大汗淋漓、腹泻、严重乏力时，应立即报告医师并协助处理。

（三）对症护理

1. 预防角膜损伤 由于高度突眼，球结膜和角膜暴露，易受外界刺激引起充血、水肿、继而感染，因此要加强眼睛护理。①外出时戴眼罩或茶色眼镜，以减少强光和异物损伤。②每日做眼球运动以锻炼眼肌，改善眼肌功能。③限制水、盐摄入，高枕卧位以减轻眼球后组织水肿。④睡前涂以红霉素、金霉素眼膏，并盖上无菌生理盐水纱布或眼罩防尘，经常用眼药水湿润眼睛，防止角膜过度干燥。⑤用 0.5%~1% 甲基纤维素或 0.5% 氢化可的松溶液滴眼，可减轻眼睛局部症状。

2. 预防和护理甲状腺危象

(1) 避免诱因：当甲亢症状严重或尚未控制时，应积极防止精神刺激、感染及手术，以防甲状腺危象发生。

(2) 严密观察病情：甲亢危象治疗效果常取决于早期识别，抢在先兆危象前处理，防止进入危象期。

(3) 危象发生时的护理：①休息与体位：安置病人于抢救室，保持病室安静、舒适，病人应绝对卧床休息，避免一切不良刺激，烦躁不安者遵医嘱给适量镇静剂，呼吸困难时半坐卧位，持续给氧。②营养支持：给予高蛋白、高热量、高维生素饮食和足够的入液量，对严重呕吐、腹泻、大量出汗者应注意出入水量平衡，遵医嘱进行静脉补液治疗，补充血容量，纠正脱水、电解质紊乱。③对症护理：体温过高者，给予冰敷、温水擦浴、酒精擦浴等物理降温或药物降温，必要时可行人工冬眠，注意观察并记录降温效果。烦躁不安者按医嘱给适量镇静剂，使用床栏保护病人安全；昏迷病人要加强口腔及皮肤护理，定时翻身，防止压疮、肺炎的发生。④及时准确遵医嘱用药：使用碘剂时注意观察中毒或过敏反应，如出现口腔黏膜炎症、腹泻、恶心、呕吐、鼻出血等症状应立即停药，通知医生处理。⑤病情监测：抢救过程中注意监测生命体征、神志及心、肾功能变化，发现异常随时与医师联系，进行对症处理。

（四）用药护理

1. 抗甲状腺药物 抗甲状腺药物一般在用药后 4 周左右才起作用，对已合成的甲状腺素无作用，因此要告知病人，以免病人服药后不见疗效而误解。告知病人服药期间不可随意中断或自行变更药物剂量。此类药物主要副作用是在用药初期 1~2 个月内出现白细胞减少和药疹，严重者可引起粒细胞缺乏和剥脱性皮炎。故服药初期每周复查白细胞计数及分类 1 次。减量后每 1~4 周复查 1 次，如白细胞总数低于 4.0×10^9/L，应在 ATD 治疗同时服用升白细胞药物；若白细胞数低于 3.0×10^9/L 或中性粒细胞低于 1.5×10^9/L，应暂停药，给予抗生素和糖皮质激素，输新鲜血，并进行保护性隔离防止感染。轻型皮疹给抗组胺药缓解，如出现剥脱性皮炎应立即停药。一旦出现甲状腺功能减退的表现，如怕冷、乏力、黏液性水肿、动作迟钝、嗜睡等，应及时报告医生调整用药剂量。

2. 普萘洛尔 用药过程中须观察心率，防止过度减慢，伴有支气管哮喘病人禁用。

3. ^{131}I 治疗 一般于服 ^{131}I 2~4 周症状减轻，甲状腺缩小，于 3~4 个月后绝大多数病人可达正常甲状腺功能水平。病人服 ^{131}I 应于治疗前和治疗后 1 个月内避免服用含碘的药物和食物，以便使更多的 ^{131}I 进入甲状腺组织发挥其放射作用。空腹服药，服药后 1 个月内，可因甲状腺破坏时有甲状腺激素短暂释放，而出现甲亢症状加重，甚至诱发甲状腺危象。应避免用手按压甲状腺，避免精神刺激和预防感染，以免诱发甲状腺危象。这阶段应严密观察病情，如有发热、心动过速、大量出汗、神经过度兴奋等表现，需考虑甲状腺危象的可能，应及时与医生联系，并做好抢救准备。对病人的排泄物、衣服、被褥、用具等待放射作用消失后再作清洁处理，以免污染环境。

（五）心理护理

接触病人应关心、体贴，态度和蔼，避免刺激性语言，应多与病人交谈，仔细耐心做好解释疏导工作，建立信赖感，配合治疗。观察病人情绪变化，与病人及亲属讨论行为、形象改变的原因，使其理解敏感、急躁、易怒、突眼和甲状腺肿大等是甲亢临床表现的一部分，在疾病控制后会得到改善，以及时解除病人焦虑和紧张情绪。安排家属探视，促进家属与病人之间的沟通，使病人精神保持良好状态。病人焦虑严重时可指导病人采取应对焦虑的技巧，如缓慢的呼吸、全身肌肉放松、转移注意力等，鼓励病人观赏自己喜欢的轻松愉快的电视节目或音乐，以放松情绪；必要时遵医嘱给予镇静剂，有利于病人能理智地应对病变。

【健康指导】

1. 生活指导　嘱病人注意身心休息，合理安排工作、休息，避免过度紧张和劳累，保持情绪稳定；加强营养，多吃高热量、高蛋白、高维生素、高矿物质的食物，禁服大量海带、海藻、紫菜及加碘盐；禁饮兴奋性饮料及高纤维素食物；劝告病人戒烟戒酒；勉励家属及病人建立良好家庭关系，勿使病人承受精神压力。

2. 疾病知识指导　给病人讲解甲亢的基本知识及防治要点。避免诱发病情加重的因素，如感染、劳累、精神刺激等。学会保护眼睛的方法。详细讲解抗甲状腺药物的用法、副作用、坚持用药的重要性，指导病人按时服药，定期到医院复查，如服用抗甲状腺药物者应每周查血象1次，每隔1~2个月做甲状腺功能测定。密切注意体温的变化，观察有无感染的表现，如出现高热、恶心、呕吐、腹泻、突眼加重等应及时就诊。指导病人进行自我病情监测：督促病人定期复查甲状腺功能，指导病人自测基础代谢率，判断甲状腺功能。检查方法是在禁食12个小时，睡眠8个小时后的清晨，在静卧不动的情况下测脉搏及血压，然后按前述公式计算。向病人及家属讲解发生甲状腺危象时的表现及应采取哪些急救措施，一旦发现及时就诊。妊娠期甲亢病人应告知病人避免对孕妇和胎儿造成影响的因素；选择抗甲状腺药物控制甲亢，禁用 ^{131}I 治疗，慎用普萘洛尔；产后如需继续服药者，则不宜哺乳。

第五节　甲状腺功能减退症病人的护理

甲状腺功能减退症（hypothyroidism，简称甲减）是由多种原因引起的甲状腺激素合成、分泌减少或生物效应不足导致的以全身新陈代谢率降低为特征的内分泌疾病。按起病年龄分为三型：克汀病或呆小症（始于胎、婴儿）、幼年型甲减（始于性发育前儿童）；成年型甲减（成年发病）。根据病变部位分为两类：甲状腺本身疾病引起的甲减称为原发性甲状腺功能减退症（primary hypothyroidism）；垂体或下丘脑疾病引起的TSH减少，称为继发性甲减。本节主要介绍成人原发性甲减。

【病因与发病机制】

1. 自身免疫损伤　最常见的原因是自身免疫性甲状腺炎，包括桥本甲状腺炎、萎缩性甲状腺炎、亚急性淋巴细胞性甲状腺炎和产后甲状腺炎等。

2. 甲状腺破坏　包括肿瘤、手术、放射性碘治疗、产后垂体坏死致TSH不足而发生继发性甲减。

3. 碘过量　碘过量可引起具有潜在性甲状腺疾病者，发生一过性甲减，也可诱发和加强自身免疫性甲状腺炎。

4. 抗甲状腺药物　如锂盐、硫脲类等。

【临床表现】

多见于中年女性，男女之比约为 1∶(5~10)，除手术切除或放疗毁损腺体者外，大多起病隐袭，发展缓慢，典型表现如下：

（一）一般表现

畏寒、乏力、少动懒言，体重增加、记忆力减退、反应迟钝、嗜睡。体检可见表情淡漠、面色苍白、皮肤干燥发凉、粗糙脱屑，颜面、眼睑和手皮肤水肿，声音嘶哑，毛发稀疏，眉毛外 1/3 脱落。由于高胡萝卜素血症，手脚皮肤呈姜黄色。

（二）心血管系统

心肌黏液性水肿导致心肌收缩力损伤、心动过缓、心排血量下降。ECG 显示低电压。由于心肌间质水肿、非特异性心肌纤维肿胀、左心室扩张和心包积液导致心脏增大。病程长者因血胆固醇增高，易并发冠心病，心绞痛在甲减时减轻，但是经左甲状腺素治疗后可加重，10% 病人伴发高血压。

（三）消化系统

厌食、腹胀、便秘，严重者出现麻痹性肠梗阻或黏液水肿性巨结肠。

（四）肌肉关节系统

肌肉乏力、肌力收缩与松弛迟缓，可阵发短暂疼痛、强直，嚼肌、胸锁乳突肌、股四头肌和手部肌肉可有进行性肌萎缩。有时腱反射松弛时间延长。

（五）内分泌系统

性欲减退，男性阳痿；女性病人月经不调，病久闭经，多有不孕；约 1/3 病人有溢乳。

（六）黏液性水肿昏迷

见于病情严重的病人，多在冬季寒冷时发病。诱因为严重的全身性疾病、甲状腺激素替代治疗中断、寒冷、手术、麻醉和使用镇静药等。临床表现为嗜睡、低体温（<35℃）、呼吸徐缓、心动过缓、血压下降、四肢肌肉松弛、反射减弱或消失，甚至昏迷、休克、心肾功能不全危及生命。

【实验室及其他检查】

1. 一般检查　血常规检查病人常见轻、中度贫血，血生化检查常有胆固醇、甘油三酯增高。

2. 甲状腺功能检查　TSH 升高、FT_4 降低是诊断本病必备条件；TT_4 下降，TT_3、FT_3 常正常；甲状腺摄 ^{131}I 率降低。

3. TRH 兴奋试验　静脉注射 TRH 后，血清 TSH 不增高是垂体性甲减；延迟升高是下丘脑性甲减；在增高的基值上进一步增高，提示原发性甲减。

【治疗要点】

1. 替代治疗　所有类型的甲减，均需用 TH 替代，永久性甲减者需终身服用。首选左甲状腺激素（$L\text{-}T_4$），50~200μg/次，口服，每日晨间一次，应使血清 T_4 在正常范围或稍高于正常。

2. 对症治疗　治疗贫血，选用铁剂、维生素 B_{12}、叶酸等；胃酸低者补充稀盐酸，并与 TH 合用。

3. 黏液性水肿昏迷的治疗。

(1) 保持呼吸道通畅、给氧，注意保暖。

(2) 氢化可的松静脉滴注。

(3) 控制感染,抢救休克、昏迷。

(4) 纠正水、电解质、酸碱平衡。

【护理诊断及医护合作性问题】

1. 排便异常:便秘 与代谢率降低及体力活动减少引起肠蠕动减慢有关。

2. 体温过低 与机体基础代谢率降低有关。

3. 有皮肤完整性受损的危险 皮下水肿导致抵抗力下降。

4. 社交障碍 与精神情绪改变造成反应迟钝、冷漠有关。

5. 潜在并发症 黏液性水肿昏迷。

【护理措施】

(一) 一般护理

1. 休息 保证充足的睡眠,保持室内温度在22~23℃之间,避免受凉。协助病人料理日常生活。制订活动计划,逐渐增加活动量。鼓励病人做简单的家务。病情加重及出现并发症时要卧床休息。指导病人适当加穿衣服,睡眠时加盖被褥。冬天外出时,应戴手套、穿棉鞋,以免四肢暴露在冷空气中使病人受凉。

2. 饮食 摄取平衡饮食,给予高蛋白、高维生素、低脂肪、低钠饮食。烹调方式应多样化、食物注重色香味,以增加病人食欲。鼓励病人摄取足够水分以防止脱水。安排适宜的进食环境,并采取少量多餐、细嚼慢咽,桥本甲状腺炎所致甲状腺功能减退应避免摄取含碘食物和药物,以免诱发严重黏液性水肿。

(二) 病情观察

监测生命体征的变化及全身黏液性水肿情况,病人若出现体温低于35℃、呼吸浅慢、心动过缓、血压降低、嗜睡等表现,或口唇发绀、呼吸深长、喉头水肿等黏液性水肿昏迷的症状,应立即通知医生,积极配合抢救。

(三) 对症护理

1. 便秘的预防 ①鼓励病人多活动,以刺激肠蠕动、促进排便。②食物中注意纤维素的补充(如蔬菜、糙米)。③指导病人促进排便技巧,如腹部按摩以增进肠蠕动,定时排便。④遵医嘱给予缓泻剂。

2. 皮肤护理 ①每日观察皮肤弹性与水肿情况,有无发红、发绀、起水疱或破损等。②帮助病人保持皮肤清洁和干燥,常翻身或下床活动,以避免皮肤受压血液循环不良而造成压疮。③洗澡时避免用肥皂,洗完后用刺激性小的润肤油涂擦,以保护皮肤。④指导家属协助病人进行皮肤按摩和变换体位。

3. 黏液性水肿昏迷的抢救及护理 ①避免诱因,指导病人避免受寒、感染、手术、压力刺激,以及镇静剂使用过量等诱发因素。②注意保暖、避免热敷,以免加重循环不良和烫伤。③保持呼吸道通畅、吸氧。④建立静脉通路,根据需要补液,但入水量不宜过多。⑤控制感染,治疗原发病。⑥静脉补充甲状腺激素,至病人清醒后改为口服。

(四) 用药护理

指导病人按时服用药物,观察药物疗效。左甲状腺素($L-T_4$)用药过程中如出现多食消瘦、脉搏>100次/分,心律失常、体重减轻、发热、大汗、情绪激动等甲亢症状,说明药物过量,应及时告知医生。

(五) 心理护理

护士应多与病人交谈,关心病人,谈病人感兴趣的话题。给时间让病人倾诉自己的思想,随时给予病人鼓励和夸奖，使病人感到开心和受到重视。鼓励病人家属来以给家属讲解有关疾病的知识，使家属了解病人的病情，理解病人的行为，鼓励家属及亲友与病人沟通、探视病人，使病人感受到温暖和关怀，增强自信心。鼓励病人多参与社交活动，介绍病人与相同疾病且病情改善的病友交流，降低社交障碍的危机。

【健康指导】

1. 生活指导　给病人安排出院后的活动计划并积极执行。合理饮食、注意保暖，防止感染、创伤。鼓励病人家属及亲友多关心体贴病人，以减轻病人的心理压力。

2. 疾病知识指导　告知疾病相关知识；指导病人正确的用药方法，解释终生服药的重要性和必要性，不能随意增减药物剂量或停药，否则可能导致心血管疾病。告知病人甲状腺激素服用过量的症状，指导其自我监测。告知病人黏液性水肿昏迷发生的原因、表现，避免诱发因素，如寒冷、感染、手术、严重躯体疾病、TH 替代治疗中断和使用麻醉、镇静剂等，学会自我观察，若有发生应立即就医。定时去医院复查。

第六节　库欣综合征病人的护理

案例分析

女性，37 岁。因肥胖、脸红、痤疮、闭经 2 年入院。护理体检：T 37.4℃，P 80 次 / 分，R 18 次 / 分，BP 23/14kPa。神清、面色发红、轻度多毛，呈多血质外貌。面部及胸腹部可见散在痤疮斑。下腹部及大腿内侧可见少量紫纹，皮肤较粗糙，颈部及背部不均匀脂肪堆积，腹壁肥厚。实验室及其他检查：血糖、血脂增高，血钾降低；尿 17- 羟和尿 17- 酮增高；血浆皮质醇正常昼夜节律消失；小剂量地塞米松抑制试验为不能抑制反应；大剂量地塞米松抑制试验为可抑制反应；肾上腺 B 超、CT 扫描可见双侧肾上腺影均增大；垂体 CT 扫描未见异常。临床诊断：库欣综合征。请问：

（1）该病人的主要护理诊断？

（2）怎样对病人进行饮食护理？

（3）应进行哪些健康指导？

库欣综合征（Cushing's syndrome），是多种原因引起肾上腺皮质分泌过多的糖皮质激素（主要是皮质醇）所致疾病的总称。临床以满月脸、向心性肥胖、多血质外貌、皮肤紫纹、痤疮、高血压和骨质疏松、抵抗力降低以及精神障碍等为主要表现等。本病成人较多于儿童，女性多于男性，男女之比约为 1 : 2~3。

【病因与发病机制】

1. 依赖 ACTH 的库欣综合征　包括：①库欣病：约占库欣综合征的 70%。大多数为垂体腺瘤，少数是由于下丘脑产生过多的促肾上腺皮质激素释放因子（CRF），使垂体分泌过量的促肾上腺皮质激素（ACTH），刺激双侧肾上腺皮质增生。②异位性 ACTH 综合征：是垂体以外的某些癌细胞能分泌 ACTH 刺激皮质增生，分泌过量的皮质醇所致。以小细胞肺癌最常见，胸腺癌、胰腺癌和前列腺癌等亦可分泌类 ACTH 样活性物质。

2. 不依赖 ACTH 的库欣综合征　包括肾上腺皮质的腺瘤（约占 20%）或腺癌（约占 5%），癌细胞增生、分泌大量皮质醇而致病。还见于不依赖 ACTH 的双侧性肾上腺小结节或大结节增生。

3. 医源性库欣综合征　因长期应用大剂量糖皮质激素所致。

【临床表现】

（一）向心性肥胖、满月脸、多血质

皮质醇使脂肪分解和合成均受促进，使脂肪重新分布，堆积于面、颈、胸、腹部等处，引起满月脸、水牛背；因肌肉消耗，四肢相对显得瘦小，出现向心性肥胖的特征性体态。皮质醇刺激骨髓，使红细胞，血红蛋白增加，加上皮肤菲薄，故面容呈多血质外貌。

（二）皮肤表现

大量皮质醇促进蛋白质分解，抑制蛋白质合成，而致肌肉萎缩、皮肤菲薄，毛细血管脆性增加，易致瘀斑，且在腹下侧、大腿内侧等处因脂肪沉积、皮肤弹力纤维断裂，通过菲薄的皮肤透见微血管的红色，形成典型的紫纹，紫纹中央宽，两端细。异位 ACTH 综合征和较重的库欣病病人，由于 ACTH 分泌增多，其内含有促黑色素细胞活性成分，使皮肤色素明显加深。

（三）全身及神经、精神表现

肌无力、下蹲后起立困难。病人情绪不稳定，易冲动，失眠，定向障碍。严重者可呈抑郁状态，个别病例可出现幻觉、幻想。经治疗后，一般精神症状可以很快消失，而抑郁症状则可持续数月至两年，个别病人可能持续更久。

（四）心血管表现

高血压在本病中常见，同时伴有动脉硬化和肾小动脉硬化，长期高血压可并发左心室肥大、心力衰竭和脑血管意外。

（五）性功能障碍

下丘脑 - 垂体 - 性腺轴受到皮质醇的抑制，病人性功能低下，女性出现月经失调、闭经，男性可有性欲减退、阳痿、阴茎缩小、睾丸变软等。由于雄性激素分泌过多，女性病人可出现痤疮、多毛等男性化表现。

（六）代谢障碍

皮质醇有拮抗胰岛素作用，抑制糖利用，促进糖异生，而致血糖升高。约半数病人有糖耐量降低，20% 出现糖尿病症状，称类固醇性糖尿病。皮质醇有潴钠排钾作用，低血钾使病人乏力加重，部分病人因潴钠而有轻度水肿。病程较久者可有骨质疏松，腰酸背痛，易发生病理性骨折。

（七）感染

长期皮质醇分泌过多使免疫功能减弱，病人容易感染。皮肤真菌感染多见，且较严重；化脓性细菌感染不容易局限化，可发展成为蜂窝织炎、菌血症、败血症。病人感染后，炎症反应往往不显著，发热不高，易于漏诊而造成严重后果。

【实验室及其他检查】

1. 血浆皮质醇测定　血浆皮质醇水平增高且昼夜节律消失。

2. 尿游离皮质醇及 17- 羟皮质类固醇（皮质醇代谢产物）排出增加　尿游离皮质醇 >304nmol/d，尿 17- 羟皮质类固醇 >55nmol/d。

3. 地塞米松抑制试验　血浆皮质类固醇不受地塞米松明显抑制，不低于对照值的 50%。

4. ACTH 兴奋试验　垂体性库欣病和异位 ACTH 综合征者有反应，原发性肾上腺皮质肿瘤者多数无反应。

5. 肾上腺 B 超、X 线、CT 及 MRI 检查　可显示病变部位的影像学改变，用于病因鉴别及肿瘤的定位。

【治疗要点】

因垂体腺瘤所致者，可采取经蝶窦显微外科手术切除或垂体手术加肾上腺切除术，术后辅以垂体放射治疗或皮质醇合成抑制剂（双氯苯三氯乙烷、美替拉酮、酮康唑等）治疗。肾上腺肿瘤，主要手术治疗，不能手术者，可选用皮质醇合成抑制剂治疗。对于异源性ACTH综合征，除做原发肿瘤的手术、放疗或化疗外，也可配合皮质醇合成抑制剂治疗。一般手术后需补充肾上腺皮质激素至肾上腺皮质功能恢复正常，某些垂体肿瘤病人做垂体手术或放射治疗后，可导致垂体功能低下，则需终生替代治疗。医源性者按激素使用原则逐渐停药，一般在停药后1/2~1年可完全恢复正常。

【护理诊断及医护合作性问题】

1. 自我形象紊乱　与身体外貌改变有关。

2. 体液过多　与皮质醇增多引起水、钠潴留有关。

3. 活动无耐力　与蛋白质分解增加、肌肉萎缩、骨质疏松、低血钾有关。

4. 有感染的危险　与机体免疫功能减弱，抵抗力下降有关。

5. 有受伤的危险　与骨质疏松、皮肤菲薄、毛细血管脆性增加有关。

【护理措施】

（一）一般护理

1. 休息与活动　病情重者应卧床休息，协助病人日常生活活动，减少能量消耗。病情允许时，鼓励病人在能耐受的范围内坚持运动，逐步增加活动能力。

2. 饮食　饮食总原则给予高蛋白、高维生素、低脂、低糖、低盐、高钾、高钙饮食，以控制高血糖、水肿、低血钾的发生。饮食中适当增加含钙及维生素D丰富的食物，以防止骨质疏松及发生骨折。

（二）病情观察

注意观察血压、呼吸、心律、心率变化，以早期发现高血压及左心衰竭表现，及时处理；观察有无恶心、呕吐、腹胀、乏力、心律失常等低钾血症表现，及时测血钾和描记心电图，并与医师联系处理。观察体温的变化，定期检查血常规，注意有无感染征象。注意观察病人进食量和有无糖尿病表现，必要时及早做糖耐量试验或测空腹血糖，以明确诊断。观察病人水肿情况，每日测量体重变化，记录24小时液体出入量，监测电解质和心电图变化。观察病人的情绪变化及精神状态，若病人出现严重精神变态，抑郁者予以心理支持或遵医嘱用药以防意外。

（三）对症护理

1. 身体外形改变的护理　见本章第二节身体外形改变的护理。

2. 维持体液平衡　水肿病人应经常测体重、腹围，检测血钠、血钾、出入水量，指导病人根据病情需要调节液体摄入量。建议病人坐位时抬高患肢，减轻下肢水肿。水肿严重者，根据医嘱给予利尿剂，鼓励病人食用柑橘类水果，注意观察药物疗效和不良反应。按时测血压，血压过高应及时与医生联系，遵医嘱给抗高血压药，早期发生高血压对心脏的影响，对伴左心肥大的病人，一旦发现有心衰的表现，应给予半卧位、吸氧，遵医嘱进行抗心衰处理。

3. 预防感染　病人对感染抵抗力下降，易发生各种感染，对病人家属进行日常卫生指导，保持口腔、皮肤、外阴、衣着、生活用具清洁卫生，保持病室环境及床单整洁，室内温湿度适宜，减少感染机会。护理操作应严格执行无菌操作技术。注意防寒保暖，减少或避免去公共场所，防止呼吸道感染。密切观察体温的变化，及时发现感染的征象。

4. 外伤的预防和护理　对有广泛骨质疏松和骨痛的病人，应嘱注意休息，避免过度劳累。减少安全隐患，如移去环境中不必要的家具或摆设，浴室应铺上防滑脚垫，防止因碰撞或跌倒引起外伤或骨折。活动时做好安全防护，提供安全、舒适的环境，地面干燥、清洁、无障碍物，以避免碰撞或摔倒；指导病人穿防滑的鞋子，外出或做检查时有人陪伴。如病人步态不稳，鼓励其使用手杖或助行器减少受伤的危险。避免剧烈运动，严防摔伤。变换体位时动作轻柔，防止骨折。护理操作时，护理人员动作应轻稳，尽量减少侵入性治疗，避免因碰击或擦伤病人皮肤而引起广泛性皮下出血。做好皮肤护理，避免皮肤擦伤。长期卧床者，宜定期翻身，骨隆突处垫海绵垫或卧气垫床，经常变换体位改善末梢循环，以防皮肤破损或产生压疮。

（四）用药护理

皮质醇合成抑制剂双氯苯三氯乙脘（米托坦）主要不良反应有食欲不振、恶心、嗜睡、眩晕、头痛、乏力等；美替拉酮可有食欲减退、恶心、呕吐等。酮康唑有一定毒性，服药过程中，注意监测肝功能。使用皮质醇补充治疗的病人，要坚持按时服药，不可随意中断或减量，应让其了解有关注意事项，学会观察药物的副作用，如出现过敏反应、高血压、感染、青光眼、肌肉骨骼改变、周围循环衰竭、体位性低血压应及时就医。

（五）心理护理

病人常因面容体态的改变产生精神、情绪变化，出现情绪不稳、失眠、烦躁、抑郁、焦虑甚至自卑心理，不愿参与社交活动，严重者有精神障碍。应帮助病人了解出现体态变化的原因，以利于自我适应，并告诉病人如何更好地配合治疗，使病情好转，不适症状消失，消除烦恼，增强信心。

【健康指导】

1. 生活指导　指导病人坚持高蛋白、高钾、高钙、低脂、低糖、低盐饮食，以预防水、电解质、代谢失衡。保证充足的休息、睡眠，根据体力及病情逐渐增加活动量。

2. 疾病知识指导　告诉病人疾病有关知识，教会病人进行自我护理。告知严防摔伤、感染，保持情绪稳定的重要性，指导病人采取措施。告诉病人本病主要治疗措施是手术，应有思想准备，争取早日手术；不能手术者可选择药物治疗，用药过程中需注意药物的副作用，要坚持按时服药，不可随意中断或减量。指导病人定期复查，自我观察肾上腺危象的症状，如出现呕心、呕吐，肌肉软弱、疲倦、发热或体温过低、血压下降、高血钾、低血钠、低血糖等症状时及时就诊。

第七节　糖尿病病人的护理

案例分析

男，55岁。5年前开始口干、多饮、多尿，并感乏力，人渐消瘦，体重减轻10kg。当地医院诊断为糖尿病。给予D_{860} 2g/d治疗，并嘱饮食控制，症状逐渐缓解。近1个月来，病人时感头昏、心悸、手脚发麻以及视物模糊入院。病人情绪低落，对治疗没有信心。护理体检：T 37.1℃，P 86次/分，R 20次/分，BP 170/96mmHg。身高1.76m，体重56kg。神清，消瘦，精神稍差。口舌干燥，两肺呼吸音稍低，心率86次/分，律齐，未闻及明显杂音。腹部平软，腹壁皮肤弹性差，余无异常。实验室及其他检查：尿糖(+)，空腹血糖10.4mmol/L。临床诊断：糖尿病。请问：

(1) 病人发生了哪些并发症，应如何治疗和护理？

(2) 该病人三餐饮食热量怎样计算，膳食应如何配餐？

(3) 怎样对病人进行健康指导？

糖尿病（diabetes mellitus）是一组以慢性血葡萄糖（简称血糖）水平增高为特征的代谢疾病群。因胰岛素分泌缺陷和（或）作用缺陷所致。典型临床表现为多尿、多饮、多食和体重减轻。久病可引起眼、肾、神经、心脏、血管等组织的慢性进行性病变，引起功能缺陷及衰竭。病情严重或应激时可发生急性代谢紊乱，如酮症酸中毒、高渗性昏迷等。临床上将糖尿病分成四大类型，即 1 型糖尿病、2 型糖尿病、妊娠糖尿病和其他特殊类型。其中 2 型糖尿病病例约占 95%。目前，世界范围内糖尿病发病率有逐年上升趋势，根据国际糖尿病联盟（IDF）统计，目前，全球有糖尿病病人 2.85 亿，按目前增长速度，估计到 2030 年全球将有近 5 亿人患糖尿病。而我国，糖尿病患病率从 20 世纪 80 年代至今增加了 5~6 倍，估计现有糖尿病病人 9240 万，居世界第一位。糖尿病与心脑血管病、肿瘤合称三大重要慢性病，已成为严重威胁人民健康的世界性公共卫生问题，故对糖尿病的早期防治应引起广泛重视。

【病因与发病机制】

其病因及发病机制尚未完全阐明，目前认为本病的发生与遗传、病毒感染、自身免疫反应有关，肥胖、感染、应激为常见诱因。

1. 1 型糖尿病　与遗传因素、环境因素及自身免疫反应有关。具有某些特殊类型 HLA（DW3、DR3、DW4、DR4）的人具有遗传易感性。对环境因素尤病毒感染反应异常，可激发自身免疫反应，产生自身抗体，包括胰岛细胞自身抗体（ICA）、胰岛素自身抗体（IAA）和谷氨酸脱羧酶自身抗体（GAD_{65}）和胰岛细胞抗体，破坏胰岛 B 细胞，以至胰岛素分泌不足而引起糖尿病。

2. 2 型糖尿病　有明显家族史，一般认为是染色体多基因遗传。胰岛素抵抗（IR）和胰岛素分泌缺陷是 2 型糖尿病发病的两个要素。胰岛素抵抗是指机体对一定量的胰岛素的生物学反应低于预计正常水平的一种现象。胰岛素抵抗时，机体对胰岛素与胰岛素受体的结合能力及受体后效应均减弱，脂肪组织对葡萄糖的摄取、利用或储存能力降低，肝葡萄糖生成增加，使胰岛 B 细胞代偿分泌更多胰岛素以维持糖代谢的正常，但随着病情进展，血糖不能恢复到正常的基础水平，最终导致高血糖。另一方面，2 型糖尿病病人的胰岛素分泌反应缺陷，出现第一分泌相缺失或减弱，第二相胰岛素分泌高峰延迟并较长时间维持在较高浓度。病人在早期可出现餐后低血糖，随着病情进展，血糖可逐渐升高，最终发展为空腹高血糖。持续的高血糖又促进高胰岛素血症的发展，使胰岛素受体数目下降和（或）亲和力降低，从而加重胰岛素抵抗。糖耐量降低和空腹血糖调节受损代表正常葡萄糖稳态和糖尿病高血糖之间的中间代谢状态，表示机体对葡萄糖的调节受损，均为糖尿病的危险因素。

肥胖（尤中心型肥胖）是重要的危险因素，这与肥胖者的胰岛素受体数目减少、对胰岛素的敏感性降低有关。此外，感染、应激、缺乏体力活动、多次妊娠、分娩等，可使拮抗胰岛素的物质增加，而诱发本型糖尿病。

【临床表现】

（一）主要表现

为代谢紊乱症状群。典型表现为“三多一少”，即多尿、多饮、多食和体重减轻。病人由于血糖升高引起渗透性利尿，尿量增多，多者 24 小时可达 20 余次，一昼夜尿量在 2~3L 以上，偶可达 10 余升。由于血浆高渗及大量排尿，病人烦渴多饮。由于糖的利用低，血糖虽高，但不易转运至调节食欲的饱食中枢细胞内，故产生饥饿感与摄食要求。病人进食量远较患病前增多。机体不能利用葡萄糖，蛋白质和脂肪消耗增加，引起体重减轻。常伴疲乏、虚弱无力，因尿糖局部刺激使外阴皮肤瘙痒较常见。

（二）并发症

1. 慢性并发症

(1) 大血管病变：以大、中动脉粥样硬化常见，临床表现为冠心病、急性脑血管病、肾动脉硬化、肢体动脉硬化等。

(2) 微血管病变：微血管病变包括微循环障碍、微血管瘤形成和微血管基底膜增厚，多累及视网膜、肾、神经、心肌组织。心脏微血管病变及心肌代谢紊乱可致心肌广泛性坏死，称为糖尿病性心肌病，常可诱发心力衰竭、心律失常甚至猝死。肾脏病变主要为肾小球硬化。其表现早期有尿 β_2 微球蛋白增高，以后出现蛋白尿、水肿、高血压等；晚期有氮质血症，最终发生肾衰竭，为 1 型糖尿病死亡的主要原因。糖尿病病史超过 10~15 年，半数以上有视网膜病变，为糖尿病病人失明的主要原因。早期见视网膜小动脉扩张和微血管瘤，随后可出现视网膜出血、水肿、微血栓、渗出等病变。后期由于玻璃体内出血后增生许多新生小血管和纤维组织，可导致视网膜剥离而失明。此外，还可引起白内障、青光眼、屈光改变、黄斑病、虹膜睫状肌体病变等。

(3) 神经病变：可累及神经系统任何部位，以周围神经病变最常见，多为对称性，进展缓慢，下肢较明显。临床表现为先出现肢端感觉异常（麻木、烧灼、针刺感，呈袜子或手套状分布），随后出现肢体疼痛（呈隐痛、刺痛等），后期累及运动神经，可有肌力减弱、肌萎缩和瘫痪。自主神经损害也较常见，临床表现瞳孔变化、排汗异常、便秘、腹泻、尿潴留、尿失禁、心动过速及体位性低血压等。

(4) 糖尿病足：因下肢远端神经异常和不同程度的周围血管病变，导致足部（踝关节或踝关节以下的部分）感染、溃疡和（或）深层组织破坏。不易愈合，是非创伤性截肢、致残的主要原因。

2. 急性并发症

(1) 感染：疖、痈等皮肤化脓性感染常见，可反复发生，甚至引起败血症或脓毒血症。皮肤真菌感染如足癣、甲癣、体癣，女性真菌性阴道炎、外阴瘙痒亦多见。糖尿病易合并肺结核，病灶多呈渗出干酪性，易扩散。

(2) 酮症酸中毒（diabetic ketoacidosis，DKA）：是糖尿病的一种严重的急性并发症。多发生于 1 型和 2 型严重阶段。常因胰岛素治疗中断或剂量不足、感染、饮食不当、创伤、手术、妊娠、分娩等应激状态诱发，有时可无明显诱因。病人由于胰岛素严重不足而致代谢紊乱加重，脂肪分解加速，酮体生成增加，导致酮体在体内堆积，使血酮体增加，尿酮体阳性，称糖尿病酮症。酮体包括丙酮、乙酰乙酸、β- 羟丁酸，后两者系酸性产物，积聚至超过机体的调节能力即产生代谢性酸中毒，称糖尿病酮症酸中毒。临床早期仅有多尿、口渴、多饮、疲倦等原有糖尿病症状加重，产生酸中毒时，出现食欲减退、恶心、呕吐、腹痛、极度口渴、尿量显著增加，头痛、烦躁、嗜睡，呼吸深快、呼气有烂苹果味；后期病人失水严重而出现尿量减少、皮肤黏膜干燥而弹性差、眼球凹陷、血压下降甚至休克，严重者最后终至昏迷。

(3) 高渗性非酮症糖尿病昏迷（hyperosmolar nonketotic diabetic coma，简称高渗性昏迷）：多见于 50~70 岁的老人，约 2/3 病人于发病前糖尿病史不明显。常见诱因有感染、急性胃肠炎、胰腺炎、脑血管意外、严重肾疾患、血液或腹膜透析、静脉内高营养、不合理限制水分，以及某些药物如糖皮质激素、免疫抑制剂、噻嗪类利尿药物的应用等。起病时先有多尿、多饮，但多食不明显或食欲减退。失水随病程进展逐渐加重，出现嗜睡、幻觉、定向障碍、偏盲、偏瘫等，最后陷入昏迷。

（三）临床类型

1. 1型糖尿病 本型多发生于青少年，起病较急，病情较重，多食、多饮、多尿、消瘦等症状明显。血浆胰岛素水平低下，血浆胰岛细胞抗体试验多呈阳性，病人依赖于胰岛素治疗维持生命且血糖波动大而不稳定，容易出现酮症酸中毒。

2. 2型糖尿病 本型多见于40岁以上的中、老年人。起病缓慢，病情较稳定，症状较轻，约占糖尿病病人总数的95%。血浆胰岛细胞抗体试验多阴性，血浆胰岛素水平可正常、较低或偏高，常伴胰岛素抵抗。多数病人对口服降糖药治疗有效，通常不依赖胰岛素治疗，不易发生酮症酸中毒，血糖波动小，很少出现低血糖反应，但心血管病变常见且较严重。

【实验室及其他检查】

1. 尿糖测定 尿糖阳性是发现和诊断糖尿病的重要线索。但受肾糖阈的影响，尿糖不能准确反映血糖的变化情况，目前多被微量血糖检测所取代。在检测条件不足的情况下，每日4次尿糖（3餐前和晚上9：00~10：00）和24小时尿糖定量可作判断疗效、调整降血糖药物剂量的参考指标。

2. 血糖测定 正常人空腹静脉血糖为3.9~5.6mmol/L，如空腹静脉血糖≥7.0mmol/L或餐后2小时静脉血糖≥11.1mmol/L，可诊断为糖尿病。DKA时血糖多为16.7~33.3mmol/L，有时可达55.5mmol/L以上；糖尿病高渗性昏迷血糖常高至33.3mmol/L以上，一般为33.3~66.6mmol/L。

3. 糖耐量试验（OGTT） 适用于血糖高于正常范围而未达到诊断标准者。OGTT方法：清晨空腹取血后将75g葡萄糖溶解于300ml温水中于5分钟内服下，服糖后0.5、1、2、3小时分别测血糖、同时留取尿标本测尿糖。如服糖后2小时血糖≥11.1mmol/L，即可确诊。若服糖后2小时血糖在7.8~11.1mmol/L间为糖耐量减低。

4. 血浆胰岛素测定 1型糖尿病血浆胰岛素释放极少；2型糖尿病胰岛素释放可减少、正常或偏高。

5. 血C-肽测定 由于胰岛素与C-肽是以等分子数由胰岛B细胞释放入血，两者反应胰岛功能意义相同，而C-肽测定不受病人注射胰岛素后的干扰，故能较准确反映胰岛B细胞功能。1型病人减少或不能测得；2型病人可正常或偏低。

6. 糖化血红蛋白A_1（$GHbA_1$）和糖化血浆白蛋白测定 $GHbA_1$为血红蛋白中2条β链N端的缬氨酸与葡萄糖非酶化结合而成，其量与血糖浓度呈正相关，可反映近2~3个月内血糖总的水平，正常值为8%~10%，为糖尿病病情控制的监测指标之一。人血浆白蛋白也可与葡萄糖发生非酶催化的糖基化反应而形成果糖胺（FA），其形成的量与血糖浓度有关。FA测定可反映糖尿病病人近2~3周内血糖总的水平，为糖尿病病人近期病情监测的指标。

7. 其他 ①可有血甘油三酯、总胆固醇升高。有肾脏病变时，尿一般检查及肾功能可呈异常。②并发酮症酸中毒者，尿糖、尿酮体强阳性，血酮体升高，多在4.8mmol/L以上，CO_2结合力降低，血pH值<7.35，电解质改变。③糖尿病高渗性昏迷时，尿糖强阳性，但无或有轻的酮症，血糖常升高至33.3mmol/L以上，血钠可达155mmol/L，血浆渗透压显著升高达350mmol/L以上。

【治疗要点】

糖尿病治疗目的是纠正代谢紊乱，长期有效地控制血糖，防止或延缓并发症的发生和发展，降低病死率和致残率，维持病人的健康水平和劳动能力，提高生活质量。国际糖尿病联盟（IDF）提出了糖尿病现代治疗的5个要点：饮食控制、运动疗法、血糖监控、药物治疗和糖尿病教育。具体治疗措施以饮食治疗和合适的体育锻炼为基础,根据病情选用药物治疗。

1. 饮食治疗　饮食控制是重要的基础治疗措施,应严格执行并长期坚持。控制饮食能维持正常体重;保证未成年人的正常生长发育,维持成年人的正常劳动力;减轻胰岛负担,使血糖、尿糖、血脂达到或接近正常以防止或延缓各种并发症的发生和发展。具体措施见护理。

2. 运动疗法　运动能促进糖代谢及提高胰岛素在周围组织中的敏感性,降低血糖;促进体重减轻并维持适当的体重;促进肌肉利用脂肪酸,降低胆固醇,有利于预防冠心病、动脉硬化等并发症的发生。具体见护理措施。

3. 口服降糖药治疗

(1) 促进胰岛素分泌剂:适用于经控制饮食和运动疗法不能控制的 2 型糖尿病。①磺脲类:此类药物通过作用于胰岛 B 细胞表面的受体促进胰岛素释放而降低血糖。第一代药物有:甲苯磺丁脲(D_{860}),0.5g/ 次,每日 3 次,餐前 30 分钟服。第二代药物有:格列本脲(优降糖 2.5mg/ 次)、格列吡嗪(美吡达 2.5mg/ 次)、格列齐特(达美康 80mg/ 次)、格列喹酮(糖适平 30mg/ 次),每日 1~2 次,早餐或加上晚餐前 30 分钟服。②非磺脲类:作用机制是直接刺激胰岛 B 细胞释放胰岛素而降低血糖,但降糖作用快而短,主要用于控制餐后高血糖;常用药物有瑞格列奈(诺和龙)和那格列奈。

(2) 双胍类:此类药物主要是抑制肠道对葡萄糖的吸收,促进组织对葡萄糖的摄取利用,抑制糖原异生及糖原分解,加速无氧糖酵解,改善胰岛素敏感性减轻胰岛素抵抗。适用于肥胖的 2 型糖尿病病人。常用药物有甲福明(二甲双胍)0.25~0.5g/ 次,口服,每日 2~3 次。

(3) α 葡萄糖苷酶抑制剂:此类药物通过抑制小肠黏膜上皮细胞表面的 α 葡萄糖苷而延缓碳水化合物的吸收,降低餐后高血糖。适用于 2 型糖尿病病人,尤其是空腹血糖正常而餐后血糖明显升高者。常用药物有:阿卡波糖(拜糖平),开始剂量 25mg/ 次,每日 3 次,在进食第 1 口饭时将本品嚼碎一起服用。若无副作用,可增至 50mg/ 次。最大剂量可用至 100mg/ 次,每日 3 次。

(4) 胰岛素增敏剂:主要作用是增强靶细胞组织对胰岛素的敏感性,减轻胰岛抵抗。适用于其他降糖药疗效不佳的 2 型糖尿病,特别是有胰岛素抵抗的病人。常用药物有:罗格列酮(RSG)4~8mg/ 次、帕格列酮(PIO)15mg/ 次,口服,每日 1 次。

4. 胰岛素治疗

(1) 适应证:①1 型糖尿病;②2 型糖尿病病人经饮食治疗、运动疗法和口服降糖药治疗无效者;③糖尿病病人发生急性和严重慢性并发症者;④糖尿病病人在妊娠、分娩、严重创伤、需进行大手术或合并急性心肌梗死及慢性消耗性疾病时。

(2) 胰岛素制剂及作用特点(表 7-1)。

表 7-1　胰岛素制剂及作用特点

作用类别	制剂	注射途径	作用时间(h)			注射次数及时间
			开始	最强	持续	
速效	普通胰岛素(RI、正规胰岛素)	皮下静脉	0.5~1	2~4	6~8	3 次 / 日,餐前 3 分钟,急症时
中效	中性鱼精蛋白锌胰岛素(NPH)	皮下	1~3	6~12	18~24	2 次 / 日,早晚餐前 1 小时
长效	鱼精蛋白锌胰岛素(PZI)	皮下	3~8	14~24	28~36	1 次 / 日,早餐前 1 小时

(3) 使用原则和剂量调节：胰岛素的应用须在一般治疗和饮食治疗的基础上进行。必须强调个体化，剂量随病情而增减，从小剂量开始，根据血糖和尿糖结果来调整，直至达到满意控制。

5. 糖尿病酮症酸中毒的治疗

(1) 补液：首先补生理盐水或复方氯化钠溶液，当血糖下降至≤13.9mmol/L 时，将生理盐水改为 5% 葡萄糖盐水(每 2~4g 糖加 1U 胰岛素)。如病人无心力衰竭，开始时补液速度应快，在 2 小时内输入 1000~2000ml 液体，以后视脱水情况决定补液量。一般第一个 24 小时输液总量为 4000~5000ml，严重失水者可达 6000~8000ml。

(2) 胰岛素治疗：目前主张小剂量治疗。以 0.1U/(kg·h) 持续静脉滴注，如 2~4 小时后血糖无明显下降，胰岛素加倍。当血糖下降至≤13.9mmol/L 时，胰岛素用量减至每小时 1.0~2.0U，维持至病人可进食，酮体阴性，改为每 4~6 小时皮下注射普通胰岛素 1 次，然后恢复平时的治疗。

(3) 纠正酸中毒及电解质紊乱：当PH值<7.1时，可补碳酸氢钠。若治疗前血钾低于正常，开始补液时即应补钾；治疗前血钾正常，而每小时尿量在 40ml 以上，在输液和胰岛素治疗的同时开始补钾；治疗前血钾高于正常，应暂缓补钾。治疗过程中，需定时监测血钾水平、心电监护，结合尿量，调整补钾量和速度。

(4) 防治诱因、处理并发症：如休克、心力衰竭、心律失常、肾衰竭、脑水肿、继发感染等。

6. 高渗性非酮症糖尿病昏迷的治疗　病人有严重失水，应积极补液。无休克者多主张先用等渗溶液，如治疗前已有休克，宜先输生理盐水和胶体溶液尽快纠正休克。输液的同时给予小剂量胰岛素治疗，以 0.1U/(kg·h) 的速度静滴。当血糖降至 16.7mmol/L 时，改用 5% 葡萄糖溶液并加入普通胰岛素(每 3~4 克葡萄糖加 1U 胰岛素)，根据尿量补钾。积极消除诱因和治疗各种并发症。病情稳定后根据病人血糖、尿糖及进食情况给予皮下注射胰岛素，然后转为常规治疗。

7. 其他治疗　如人工胰岛、胰岛移植和胰岛细胞移植等。

知识链接

人工胰腺——胰岛素泵

胰岛素泵是高度智能化及个性化的精密医疗仪器。它体积小(约寻呼机大小)、重量轻(约 100g)，通过与“泵”(内含 300U 胰岛素)连接的导管一端的微细针头插入皮下，可模仿正常胰腺的分泌功能，根据血糖变化，将胰岛素输入体内，维持 24 小时血糖平稳。

【护理诊断及医护合作性问题】

1. 营养失调：低于 / 高于机体需要量　与胰岛素绝对或相对减少，物质代谢紊乱有关。
2. 有感染的危险　与高血糖、脂代谢紊乱，营养不良，微循环障碍等有关。
3. 潜在并发症　视网膜病变、酮症酸中毒、高渗性非酮症糖尿病昏迷。
4. 焦虑　与病程长、长期控制饮食、测尿糖和用药治疗带来许多生活和精神负担有关。
5. 知识缺乏　缺乏糖尿病的治疗、预防并发症和自我保健的知识。

【护理措施】

(一) 饮食护理

应向病人介绍饮食治疗的目的、意义及具体措施，使病人积极配合，以取得最佳效果。

1. 糖尿病饮食的计算方法 按照病人的年龄、性别、身高算出标准体重：年龄在40岁以上者，标准体重(kg)=身高(cm)-100，年龄在40岁以下者，标准体重(kg)=身高(cm)-105；根据标准体重及工作性质，估计每日所需总热量：成年人在休息状态下每公斤体重给予105~126kJ(25~30kcal)；轻体力劳动者给126~146kJ(30~35kal)；中度体力劳动者给146~167k(35~40kal)；重体力劳动者给167kJ(40kcal)以上。孕妇、哺乳期、营养不良及患有消耗性疾病者总热量每天每公斤理想体重酌情增加21kJ(5kcal)，肥胖者酌减21kJ(5kcal)，使体重逐渐恢复至理想体重的±5%。然后将计算出的总热量换算为三大营养物质：碳水化合物占总热量的50%~60%，每日约200~300g；蛋白质含量一般不超过总热量的15%，成人每日每公斤理想体重为0.8~1.2g，儿童、孕妇、哺乳期、营养不良或伴消耗性疾病者宜增至1.5~2.0g，伴有糖尿病肾病而肾功能正常者应限制至0.8g，血尿素氮升高者应限制在0.6g；脂肪占总热量30%，每日每公斤体重为0.6~1.0g。三餐总热量分配可按病人进餐习惯分为早、中、晚餐各1/3或1/5、2/5、2/5。

知识链接

主食、副食吃多少？

(适合病情稳定、无严重并发症的门诊病人)

主食(g/d)：	休息者	200~250
	轻体力劳动者	250~300
	中等体力劳动者	300~400
	重体力劳动者	>400

食品交换法：1只鸡蛋=100g豆腐=100g瘦肉=80~120g虾=80~120g鱼

2. 膳食调配注意事项 ①饮食中限制糖、水果、蜂蜜、巧克力、果汁类甜食和酒类；蛋白质来源至少有1/3来自动物蛋白质，以保证必需氨基酸供给；少食胆固醇含量高的动物内脏、全脂牛奶、蛋黄、鱼子等；烹调应以植物油为主，限制动物脂肪的摄入；食盐用量每日不要超过6g，高血压者应小于3g。②提倡食用纤维素含量多的食物，每日纤维含量不少于40g为宜，尤对易产生饥饿感者，食物中增加粗杂粮、豆类和绿叶蔬菜的比例，不仅能补充纤维素，而且能补充各种维生素及微量元素成分，又可延缓肠道葡萄糖的吸收，降低餐后血糖、增加饱腹感，有利于肥胖者减轻体重。③控制饮食的关键在于控制总热量。在保持总热量不变的原则下，增加一种食物时应同时减去另一种食物，以保证饮食平衡。④病人应按计算的饮食量制订食谱，定时、定量进餐；如果进餐时间延后，应在餐前先喝一杯牛奶或吃一点饼干，以免发生低血糖反应。⑤每周应定期测量一次体重，如体重改变超过2kg，应报告医生。

(二) 指导运动疗法

1. 适应证 2型糖尿病肥胖者和血糖在11.1~16.7mmol/L(200~300mg/dl)以下者，1型糖尿病稳定期病人。

2. 禁忌证 并发急性感染、活动性肺结核，严重急慢性并发症，如心、肾并发症、酮症酸中毒者；重症糖尿病病人。

3. 运动方式 最好做有氧运动，可结合病人的爱好选择，如散步、打太极拳、体操、慢跑、打球等，其中步行活动安全，容易坚持，可作为首选锻炼方式。

4. 运动量 宜适当，合适的运动强度为活动时病人的心率应达到个体60%的最大耗氧量。个体60%最大耗氧时心率简易计算法为：心率=170－年龄。活动时间每次15~30分钟，每日1~3次，每周运动不少于3次，可根据病人的具体情况逐渐延长。过量的运动可使病情加重。

5. 运动原则　循序渐进、逐步增加运动量和活动时间，持之以恒，切忌随意中断。

6. 运动的注意事项　①运动时间最好在饭后一小时以后，不要在空腹时、降糖药物作用的高峰期进行运动以免发生低血糖。尽量避免在恶劣天气，如酷暑及炎热的阳光下或严冬凛冽的寒风中运动。②使用胰岛素者，当运动量比平时多时，病人必须在运动前进食，预防低血糖。如在运动中出现饥饿感、心慌、出冷汗、头晕及四肢无力等低血糖反应，应立即停止运动，并进食，一般在休息10分钟左右即可缓解，若不能缓解，应即送医院治疗。③糖尿病病人并发心脏病、肾病及视网膜病变时，运动量不宜过大，时间不宜过长。尤有过脑卒中或心肌梗死的糖尿病病人，应避免剧烈运动。因剧烈运动可使心肌耗氧量增加，心肌供血不足而引起心绞痛、心肌梗死，还可因肾血流减少使糖尿病肾病加重；运动时血压上升，可诱发玻璃体和视网膜出血，应注意有无视力模糊，如有应及时就诊。④运动时需穿合适的鞋袜，避免扭伤脚部，运动后要检查双足，查看有无损伤。⑤不可单独进行运动，尤其爬山、游泳、远足等。运动时随身携带糖尿病卡，卡上写有本人的姓名、年龄、家庭住址、电话号码和病情以备急需。⑥运动后应做好运动日记，以便观察疗效和不良反应。

（三）病情观察

定期监测血糖、糖化血红蛋白、血脂、血压、眼底、体重等，了解病情的变化。观察有无感染，食欲减退、恶心、呕吐、嗜睡、呼吸加快加深、呼气呈烂苹果味、脱水等酮症酸中毒表现；病人出现嗜睡、幻觉、定向障碍、偏盲、偏瘫甚至昏迷时，应考虑为高渗性昏迷。观察有无心、肾、眼底损伤及四肢麻木等周围神经炎表现。每日检查双足，注意有无糖尿病足发生。

（四）对症护理

1. 预防及控制感染　指导病人注意个人卫生，保持全身和局部清洁，尤其是皮肤、口腔黏膜、会阴部的清洁；经常用中性肥皂和温水清洁皮肤，勤洗澡，常按摩皮肤促进局部血液循环；嘱病人不要抓破皮肤；护理操作时应严格遵守无菌技术，防止皮肤及皮下组织感染；如有外伤或皮肤感染时，不用刺激性大的药物如碘酒等，避免侵蚀造成溃疡。

2. 足部护理　①保持足部清洁：每晚用温水（<40℃）及软皂洗脚，并用柔软而吸水性强的毛巾将脚擦干，保持趾间干燥；皮肤干燥者，可采用羊毛脂涂擦。②避免足部受伤：鞋袜不宜过紧，应宽松合脚，透气性要好，不穿高跟鞋；剪指甲时注意剪平，不要剪得太深，以免伤及甲沟；不用锐器挑老茧和鸡眼；不要赤脚行走，以免不慎受伤。③促进足部循环：应禁烟，因吸烟能使血管痉挛，引起血液循环不良；冬天注意足部的保暖，避免长期暴露于寒冷或潮湿环境，每天进行适度的运动，经常按摩足部，可促进血液循环，改善神经营养供给。④经常检查足部有无颜色和温度的变化，有无外伤、鸡眼、水疱、趾甲异常、疼痛、溃疡、坏死等，并及时处理。

3. 视网膜病变的护理　病人出现视物模糊时，应减少活动，保持大便通畅，避免用力排便，防止发生视网膜剥离。病人视力下降时，注意加强日常生活的协助和安全护理，以防意外，如将日常用物放在病人随手可及范围内，移去环境中障碍物，鼓励病人使用触摸熟悉环境，提高自理能力。

4. 酮症酸中毒的防护

（1）糖尿病病人应根据病情、饮食和运动情况及时调整胰岛素用量，不能突然停用或减少用量；避免感染、精神创伤及过度劳累。

(2) 观察有无口渴、多饮、多尿、食欲减退、恶心、呕吐、头痛、烦躁、嗜睡、呼吸深快有烂苹果味、昏迷等。一旦发现应立即通知医生处理，积极配合抢救。①寻找并避免诱因。②病人应绝对卧床休息，安排专人护理。③密切观察生命体征的变化，记录神志、瞳孔的改变。正确记录24小时出入水量，及时抽血、留尿标本检测血糖、血酮、尿糖、尿酮、CO_2CP、pH值、血钾等。④迅速建立静脉通道，遵医嘱补液、给药配合抢救。⑤注意保暖，加强口腔、眼睛、皮肤护理，预防褥疮、感染。

（五）用药护理

1. 口服降糖药　应了解各类降糖药物的作用、剂量、用法，注意药物的副作用和注意事项，指导病人正确服用。磺脲类药物应餐前半小时服用，其副作用主要是低血糖反应，还有胃肠道反应、皮肤瘙痒、肝功能损害、血细胞减少等。双胍类：常见副作用是胃肠反应，表现为口干苦、金属味、厌食、恶心、呕吐等，餐中或餐后服药可减轻不良反应。α-葡萄糖苷酶抑制剂应在进食第一口食物后服用，常见不良反应为腹胀、排气增多或腹泻。瑞格列奈应餐前服用，不进餐不服药。胰岛素增敏剂主要不良反应为水肿，有心力衰竭或肝病者慎用或禁用。

2. 胰岛素

(1) 副作用的防治：①低血糖反应：是最主要的不良反应，可因剂量过大、进食过少或未按时、活动量增大所致。典型表现为强烈饥饿感、心慌、手抖、出汗、头晕、软弱，甚至惊厥、昏迷死亡。一旦发生应立即服糖水或进食含糖量高的食物；神志不清者应立即送医院，静脉注射50%葡萄糖40ml~60ml。为预防低血糖反应，在使用胰岛素治疗时，应告知病人胰岛素可能引起此反应和低血糖的表现，嘱胰岛素用量较大的病人要按时进餐；注射混合胰岛素的病人，要按时进晚餐及在晚睡前加餐。后半夜及早晨容易发生低血糖的病人，晚间睡前宜吃一些主食或含蛋白质多的食物如鸡蛋、豆腐干等防止低血糖的发生；劳动量增加或活动特别多时，要减少胰岛素的用量或及时加餐；随身携带糖果、饼干类食品，在有强烈饥饿感时应立即进食可防止低血糖发生。治疗过程中密切观察血糖、尿糖变化，随时调整胰岛素用量。②过敏反应：由于胰岛素是一种蛋白质，当制剂不纯时可引起过敏反应，如荨麻疹、血管神经性水肿，甚至过敏性休克。处理措施包括更换胰岛素制剂种属，使用抗组胺药和糖皮质激素等，严重过敏反应者需停止或暂时中断胰岛素治疗。③注射部位皮下脂肪萎缩、硬结：应取皮肤松软部位注射，如上臂外侧、臀部、大腿前及外侧、腹部（避开脐及膀胱）和腰部均可。以上部位可按序轮换选择，每次注射要离开上次注射处至少3cm，重复注射部位要间隔8周以上方可。应将胰岛素注射于皮下脂肪组织的深层。注射后局部热敷，可促进吸收，防止皮下脂肪萎缩、硬结。

(2) 应用胰岛素注意事项：①胰岛素的保存：胰岛素需置于冰箱内（约5℃）存放。若没有冰箱，可放在窗外阴暗较凉处，避免受热、光照和冰冻，否则将降低活性，使其变性失效。注射前1个小时自冰箱内取出升温后再用，过冷的药物注射后不易吸收，并可致脂肪层萎缩。②注射时间准确，正规胰岛素须在饭前30分钟皮下注射，鱼精蛋白锌胰岛素须在早餐前1小时皮下注射。③注射部位应经常更换，以防注射部位组织硬化、脂肪萎缩。④剂量必须准确，采用1ml注射器抽药。抽吸药物时避免振荡。⑤混合胰岛素配制方法：普通胰岛素与鱼精蛋白锌胰岛素按一定比例混合注射时，应先抽吸普通胰岛素，后抽吸鱼精蛋白锌胰岛素，然后轻轻摇匀后做皮下注射。若先抽长效胰岛素，针头上便带有鱼精蛋白锌胰岛素，再抽吸普通胰岛素时就混入普通胰岛素瓶内，鱼精蛋白锌胰岛素中有多余鱼精蛋白锌，与瓶内普通胰岛素结合变成长效胰岛素而失去速效作用。

（六）心理护理

鼓励病人说出自己的感受，对病人的焦虑和消极情绪给予理解和关心。耐心向病人解释病情，将糖尿病的基本知识和预后告知病人和家属，使他们了解糖尿病是终身疾病，虽然目前不能根治，但是可以有效地控制。通过终生治疗，适当体育锻炼，避免发生并发症就能和常人一样地生活和长寿，消除心理紧张和顾虑。了解病人的需要并尽力满足，使病人感到安全可信赖。与病人及家属共同商讨制定饮食、运动计划，鼓励亲属和朋友多给予亲情和温暖，使其获得感情上的支持；鼓励病人参加各种糖尿病病友团体活动，增加战胜疾病的信心。教会病人使用放松术如缓慢深呼吸、全身肌肉放松、听音乐等。

【健康指导】

1. 生活指导　饮食指导：解释严格控制饮食的重要性，指导病人进行饮食疗法，如控制总热量、合理配餐、定时进食、食物选择等，每周测体重一次，维持理想体重。为调节口味，可参考以下食品等值交换：干粮 50g= 生面条 62.5g 或馒头 75g；牛肉 100g= 嫩豆腐 400g；瘦肉类 50g= 鸡蛋 0.5 只 = 豆制品 50g= 鱼 40~60g= 虾 40~60g。运动指导：让病人了解体育锻炼在治疗中的意义，掌握体育锻炼的方法和注意事项。

2. 疾病知识指导　向病人讲解糖尿病的有关知识，说明糖尿病是一种需终生治疗的慢性疾病，能通过控制饮食、适当运动、使用降血糖药得到控制，其预后取决于血糖是否得到控制和有无并发症；使病人了解各种治疗方法在控制疾病、防治并发症发生中的作用，自觉地配合各项治疗。指导病人按医嘱服用降血糖药，不能多服、少服、漏服。识别常用药物的不良反应如低血糖等，并教会处理方法。教会病人及家属测尿糖、血糖，胰岛素抽吸、注射技术及饮食量、降血糖药剂量的调整方法。了解糖尿病控制良好的标准：空腹血糖 <7.8mmol/L（140mg/dl）、饭后 2h 血糖 <11.1mmol/L（200mg/dl）、糖化血红蛋白 $HbA_1c \leq 8\%$ 等。指导病人保持全身和局部皮肤清洁，加强足部护理，防止损伤，预防感染。告知病人避免引起酮症酸中毒及高渗性昏迷等的诱发因素。病人及家属应熟悉糖尿病常见急性并发症发生时的主要临床表现、观察方法及处理措施。指导病人定期复查与糖尿病控制程度有关的各项生化指标，一般每 2~3 个月复查糖化血红蛋白，每 1~3 个月测体重 1 次，以了解病情控制情况，及时调整用药剂量。每年定期检查眼底、心血管、肾及神经系统功能，以早期发现慢性并发症，及时给予治疗。随身携带糖尿病治疗卡，以便发生紧急情况时及时得到救治，预防意外发生。

第八节　痛风病人的护理

案例分析

男，60 岁。有高血压病史 8 年，10 天前因饮酒后夜间突发右第 1 跖趾关节剧烈疼痛、红、肿，行走困难，遂就诊。护理体检：血压 145/80mmHg，右第 1 跖趾关节皮下可见一皮下结节，触痛明显，周围组织明显肿胀。实验室及其他检查：血尿酸 500μmol/L，右足部 X 线：右第 1 跖趾关节面不规则，可见虫蚀样圆形骨质透亮缺损。临床诊断：痛风。请问：

（1）病人的主要护理诊断有哪些？怎样进行治疗和护理？

（2）怎样进行健康指导？

痛风(gout)是慢性嘌呤代谢障碍所致的一组异质性代谢性疾病,临床特点为高尿酸血症、反复发作的痛风性关节炎、痛风石、间质性肾炎,严重者呈关节畸形及功能障碍,常伴有尿酸性尿路结石。本病根据其病因可分为原发性和继发性两大类,其中以原发性痛风占绝大多数。本病多见于中老年男性、绝经期后妇女。

【病因与发病机制】

原发性者属遗传性疾病,常有家族史,属多基因遗传缺陷,且与肥胖、原发性高血压、血脂异常、糖尿病、胰岛素抵抗关系密切。继发性者可由肾病、血液病、药物及高嘌呤食物等多种原因引起。尿酸是嘌呤代谢的终产物,尿酸生成过多和肾对尿酸排泄障碍均可导致高尿酸血症。原发性痛风病人大多数由尿酸排泄障碍引起,少数为尿酸生成增多。在酸性环境下,尿酸可析出结晶,沉积在骨关节、肾脏和皮下等组织,造成组织病理学改变,导致痛风性关节炎、痛风性肾病和痛风石等,痛风性肾病是痛风特征性的病理变化之一。只有10%~20%高尿酸血症者发生痛风。痛风的急性发作是尿酸在关节周围组织以结晶形式沉积引起的急性炎症反应和(或)痛风石疾病。

【临床表现】

5%~25%病人有痛风家族史,发病前常有漫长的高尿酸血症病史。

(一)无症状期

仅有波动性或持续性血尿酸血症,从血尿酸增高至症状出现时间可长达数年至10年,有些可终身不出现症状。但随着年龄增长痛风的患病率增加,并与高尿酸血症的水平和持续时间有关。

(二)急性关节炎期

为痛风的首发症状。多于春秋发病,酗酒、过度疲劳、关节受伤、关节疲劳、手术、感染、寒冷、摄入高蛋白和高嘌呤食物等为常见的发病诱因。表现为突然发作的单个,偶尔双侧或多关节红肿热痛、功能障碍,可有关节腔积液,伴发热、白细胞增多等全身反应。常在夜间发作,因疼痛而惊醒,最易受累部位是跖关节,依次为踝、膝、腕、指、肘等关节。初次发作常呈自限性,一般经1~2天或数周自然缓解,缓解时局部偶可出现特有的脱屑和瘙痒表现,缓解期可数月、数年乃至终身。可伴有高尿酸血症,但部分病人急性发作时血尿酸水平正常。

(三)痛风石及慢性关节炎期

痛风石是痛风病的一种特征性临床表现。常见于耳轮、跖趾、指间和掌指关节,常多关节受累,且多见于关节远端,受累关节可表现为以骨质缺损为中心的关节肿胀,僵硬及畸形,无一定形状且不对称,关节周围组织纤维化和变性。尿结石呈黄白色大小不一的隆起,小如芝麻,大如鸡蛋,初起质软,随着纤维增多逐渐变硬如石,严重时痛风石处皮肤发亮、菲薄、容易经皮破溃排出白色尿酸盐结晶,瘘管不易愈合但很少感染。

(四)肾病变

早期仅有间歇性蛋白尿,随着病情的发展而形成持续性蛋白尿、夜尿增多、血尿和等渗尿,进而发生高血压、氮质血症等肾功能不全表现,最终可因肾衰竭或并发心血管病而死亡。10%~25%的痛风病人有肾尿酸性尿路结石,常无症状,较大者有肾绞痛、血尿,易并发感染,加速结石增长和肾实质的损害。

(五)高尿酸血症与代谢综合征

高尿酸血症常伴有肥胖、原发性高血压、高脂血症、2型糖尿病、高凝血症、高胰岛素血症为特征的代谢综合征。

【实验室及其他检查】

1. 血、尿尿酸测定　血尿酸男性 >420μmol/L，女性 >350μmol/L 则可确定为高尿酸血症，血尿酸有较大波动，应反复监测。限制嘌呤饮食 5 天后，每天尿酸排出量超过 3.57mmol，提示尿酸生成增多。

2. 滑囊液或痛风石内容物检查　偏振光显微镜下可见针形尿酸盐结晶是确诊本病的依据。

3. X 线检查　急性关节炎期可见非特征性软组织肿胀；慢性期或反复发作后可见软骨缘破坏，关节面不规则，特征性改变为穿凿样、虫蚀样圆形或弧形的骨质透亮缺损。

4. 关节镜　有助于发现骨、关节的相关病变。

【治疗要点】

目前尚无有效办法根治原发性痛风。防治目的：①控制高尿酸血症，预防尿酸盐沉积；②迅速终止急性关节炎发作，防止复发；③防止尿酸结石形成和肾功能损害。

1. 一般治疗　控制总热量摄入；限制嘌呤食物，严禁饮酒；适当运动，减轻胰岛素抵抗，防止超重和肥胖；多饮水，增加尿酸的排泄；避免使用抑制尿酸排泄的药物如噻嗪类利尿药等；避免各种诱发因素和积极治疗相关疾病等。

2. 急性痛风性关节炎期的治疗　①秋水仙碱：是治疗急性痛风性关节炎的特效药物。一般服药后 6~12 小时症状减轻，24~48 小时内 90% 病人症状缓解，越早应用效果越好。②非甾体抗炎药：常用药物有吲哚美辛、双氯芬酸、布洛芬、罗非昔布等，效果不如秋水仙碱，但较温和，发作超过 48 小时也可应用。③糖皮质激素：上述两类药无效或禁忌时用，一般尽量不用。

3. 发作间歇期和慢性期处理治疗　目的是使血尿酸维持正常水平。①促进尿酸排泄药：常用有丙磺舒、苯溴马隆。用药期间要多饮水，服碳酸氢钠 3~6g/d。②抑制尿酸合成药：别嘌醇，100mg，2~4 次 /d，最大剂量 600mg/d，待血尿酸下降，可减量至最小剂量或应用别嘌醇缓释片 250mg/d，与排尿酸药合用效果更好。③其他：保护肾功能，关节体疗，剔出较大痛风石等。

4. 继发性痛风的治疗　除治疗原发病外，对痛风的治疗原则同前述。

5. 无症状性高尿酸血症的治疗　积极寻找病因和相关因素，如利尿药的应用、体重增加、饮酒、高血压、血脂异常等。

【护理诊断及医护合作性问题】

1. 疼痛：关节痛　与尿酸盐结晶沉积在关节引起炎症反应有关。

2. 躯体活动障碍　与关节受累、关节畸形有关。

3. 知识缺乏　缺乏与通风防治相关的知识。

【护理措施】

（一）一般护理

1. 休息与活动　急性关节炎期，病人表现关节红、肿、热、痛和功能障碍，发热时，应绝对卧床休息，抬高患肢，避免受累关节负重。也可在病床上安放支架支托盖被，减少患部受压，待关节痛缓解 72 小时后，方可恢复活动。

2. 饮食　因痛风病人大多肥胖，热量不宜过高，应限制在 5020~6076kJ/d（1200~1500kcal/d），蛋白质控制在 1g/（kg·d），碳水化合物占总热量的 50%~60%。避免进食高嘌呤食物，如动物内脏、鱼虾类、蛤蟹、肉类、菠菜、蘑菇、黄豆、扁豆、豌豆、浓茶等。饮食宜清淡、易消化，忌辛辣和刺激性食物。严禁饮酒，并指导病人进食碱性食物如牛奶、鸡蛋、马铃薯、各类蔬菜、柑橘类水果，使尿液的 pH 值在 7.0 或以上，减少尿酸盐结晶的沉积。多饮水，每日应饮水 2000ml 以上，最好饮用矿泉水，碱化尿液，促进尿酸排泄。

（二）病情观察

观察关节疼痛的部位、性质、间隔时间，有无午夜因剧痛而惊醒等情况，观察病人受累关节局部有无红、肿、热和功能障碍。了解病人有无饱餐或食用高嘌呤饮食、饮酒、过度疲劳、寒冷、潮湿、紧张、脚扭伤等诱发因素。观察病人有无痛风石的体征，了解痛风石存在的部位及有无症状，如有局部皮肤破溃情况，要注意局部有无感染，加强局部清洁护理，防止感染发生。观察病人的体温变化。监测血尿酸、尿尿酸的变化。

（三）对症护理

手、腕或肘关节受累时，为减轻疼痛，可用夹板固定制动，也可在受累关节给予冰敷或 25% 硫酸镁湿敷，消除关节的肿胀和疼痛。痛风石严重时，可能导致局部皮肤溃疡发生，故要注意维持患部清洁，避免发生感染。

（四）用药护理

秋水仙碱口服常有胃肠道反应。若病人一开始口服即出现恶心、呕吐、水样腹泻等严重胃肠道反应，可采取静脉用药。但静脉用药可产生严重的不良反应，如肝损害、骨髓抑制、DIC、脱发、肾衰竭、癫痫样发作甚至死亡。应用时需慎重，须严密观察。一旦出现不良反应，应及时停药。静脉使用秋水仙碱时，切勿外漏，以免造成组织坏死。使用丙磺舒、苯溴马隆者，可有皮疹、发热、胃肠道反应等不良反应。使用期间，嘱病人多饮水、口服碳酸氢钠等碱性药。

（五）心理护理

病人由于疼痛影响进食和睡眠，疾病反复发作导致关节畸形和肾功能损害，思想负担重，常表现情绪低落、忧虑、孤独，护士应向其宣教痛风的有关知识，讲解饮食与疾病的关系，并给予精神上的安慰和鼓励，帮助病人建立控制疾病的信心。

【健康指导】

1. 生活指导　指导病人严格控制饮食，肥胖者应减轻体重。避免进食高蛋白和高嘌呤的食物，忌饮酒，饮水至少 2000ml/d，特别是在用排尿酸药时更应多饮水，有助于尿酸随尿液排出。保持心情愉快，避免情绪紧张。

2. 疾病知识指导　给病人和家属讲解疾病的有关知识，说明本病是一种终身性疾病，但经积极有效治疗，病人可维持正常生活和工作。嘱其应防止受凉、劳累、感染、外伤等。适度运动与保护关节，运动后疼痛超过 1~2 小时，应暂时停止此项运动；使用大肌群，如能用肩部负重者不用手提，能用手臂者不要用手指；交替完成轻、重不同的工作，不要长时间持续进行重体力工作；经常改变姿势，保持受累关节舒适，若有局部温热和肿胀，尽可能避免其活动。学会自我观察病情，如平时用手触摸耳轮及手足关节处，检查是否产生痛风石。定期复查血尿酸，门诊随访。

第九节　内分泌代谢性疾病常用诊疗技术及护理

一、快速血糖测试

快速血糖测试指运用快速血糖测定仪通过一滴手指血快速测出血糖浓度的检测方法。

快速血糖测定仪可随身携带,操作简单易行,可随时随地监测病人的血糖,及时了解病人的病情。

【操作前准备】

1. 用物和药物准备　快速血糖测试仪1台、采血笔1支、血糖试纸数张、75%乙醇、消毒棉签。检查血糖仪功能是否正常,试纸是否过期,试纸代码是否与血糖仪相符。

2. 病人准备　核对病人,解释快速血糖测试的目的,消除其紧张心理,以取得病人配合。病人手指针刺部位皮肤完整。

【操作过程及护理】

用温水或中性肥皂洗净双手并擦干,轻揉病人预采血的手指,直至血运丰富。用乙醇棉签消毒欲采血的手指,待干。打开血糖仪开关,将一条试纸插入机内。采血针安装在采血笔内,根据厚薄程度调好采血针的深度。采血笔紧挨手指,按动弹簧开关,从手指侧面刺破手指,取血一滴。将血滴在血糖试纸上(注意:有的血糖仪需将血滴在血糖试纸上,再把血糖试纸插入血糖仪中);用棉签按压手指10秒至不出血为止。从血糖仪上读出血糖值。记下血糖值和检测时间;关机。将采血针戴上帽后妥善处理。

【注意事项】

1. 血滴要足够大,血量不够,检测结果不准。

2. 消毒后,需等乙醇挥发干之后再采血,否则给操作带来困难。

3. 在手指侧边采血疼痛较轻,而且血量足。采血时避免用力挤压,因为挤压时会挤出较多的组织液而将血液稀释,导致假性低血糖。

4. 采血部位要交替轮换,不要长期刺扎一个地方,以免形成瘢痕。

5. 注意血糖试纸的有效期,超过有效期检测结果不准。应将血糖仪代码调到和试纸一样,否则检测结果不准。定期到购买的地方或厂家指定处校正血糖仪是否准确,或到医院与抽血检查结果对比确定其准确性。

6. 血糖仪要保持洁净。

二、胰岛素笔使用操作技术

胰岛素笔使用操作技术指使用笔式胰岛素注射器将胰岛素注入糖尿病病人皮下的给药方法。笔式胰岛素注射器外观轻巧,可随身携带,在任何时间、任何地点都可以迅速、准确地完成注射。而且操作方法简便,病人容易掌握和接受。

【操作前准备】

1. 用物和药物准备　胰岛素笔1支、胰岛素笔芯1支、针头1个,治疗盘1个,75%乙醇溶液及2%碘酊溶液各1瓶,无菌棉签1包,弯盘1个。

2. 病人准备　解释胰岛素注射的目的,确认病人并消除其紧张心理,以取得病人配合。评估病人病情、近期血糖值、饮食及运动情况。病人注射部位皮肤完整。

【操作过程及护理】

1. 洗手、戴口罩,正确安装胰岛素笔及各配件(笔、笔芯、针头)。

2. 调试胰岛素笔,确保注射前胰岛素已处于针尖的注射状态。准确调节注射剂量,准备注射。

3. 选择注射部位,消毒皮肤,待干。将针头扎入体内后,完全按下注射推键,并将针头保留在皮下6秒,拔出针头之前,一直紧按注射推键不放松。

4. 注射结束,套上外针帽,取下针头,妥善处理废针头及用物。

【注意事项】

严格执行无菌技术操作。胰岛素剂型及剂量必须准确无误。每次注射之前,排尽空气。注射完毕,至少停留6秒以上拔针。注射之后,应检查剂量显示窗,确认读数已回0。注射悬浮型胰岛素制剂时,如在笔芯架的显示窗可见笔芯橡皮活塞,不再进行注射。

(张云梅)

复习思考题

1. 内分泌代谢疾病为什么要重视饮食护理?各常见疾病饮食护理的重点有哪些?
2. 甲状腺肿、甲状腺功能亢进症、库欣综合征发生自我形象紊乱的原因是什么?怎样护理?
3. 甲亢、糖尿病主要危重症有哪些?如何配合抢救?

第八章　风湿性疾病病人的护理

学习要点

1. 晨僵、风湿热、系统性红斑狼疮、蝶形红斑、雷诺现象、类风湿结节、类风湿因子的概念。

2. 风湿性疾病病人关节疼痛与肿胀、关节僵硬与活动受限的特点及护理措施。

3. 风湿热病因、临床表现、实验室及其他检查、治疗要点、预防复发措施、休息与活动原则、健康指导；系统性红斑狼疮病因、临床表现、实验室及其他检查、治疗要点、皮肤护理、用药护理、健康指导；类风湿关节炎临床表现、治疗要点、缓解关节僵硬、疼痛及维持关节功能的护理措施。

风湿性疾病（rheumatic diseases，简称风湿病）是指影响骨、关节及其周围软组织（如肌肉、肌腱、滑膜、韧带等），以内科治疗为主的一组疾病。主要表现为关节疼痛、肿胀、活动障碍，部分病人可出现关节致残和内脏功能损害甚至衰竭。包括弥漫性结缔组织病（diffuse connective tissue disease，CTD，简称结缔组织病）及各种病因引起的关节和关节周围软组织的疾病。弥漫性结缔组织病是风湿病中的一大类，属自身免疫性疾病，主要以血管和结缔组织的慢性炎症为病理基础，除具有风湿病的慢性病程及肌肉关节病变外，还可引起多器官多系统损害。风湿性疾病病因复杂，主要与感染、免疫、代谢、内分泌、环境、机体退化、遗传、肿瘤等因素有关。近年来，由于人口老化，风湿病的患病率有逐年上升趋势。流行病学调查显示，我国风湿病的患病率为：系统性红斑狼疮（SLE）约为 0.07%，类风湿关节（RA）约为 0.32%~0.36%，强直性脊柱炎约为 0.25%，原发性干燥综合征约为 0.3%，骨性关节炎在 50 岁以上者达 50%，痛风性关节炎也日渐增多。风湿性疾病的共同临床特点为：①多为慢性病，病程长，甚至终生。②病程中发作与缓解相交替出现，多次发作可造成严重损害。③病变累及多个系统。④同一疾病的临床表现和预后个体差异很大。⑤免疫学异常或生化改变。⑥对糖皮质激素的治疗有一定的反应，治疗效果有较大的个体差异。因此，在对风湿性疾病病人的护理中，应特别重视对病人的心理护理与康复指导；严密观察病人病情变化，及早发现护理问题，给予相应护理；指导病人配合治疗，密切观察药物的不良反应。

知识链接

风湿性疾病分类

类别	主要疾病
弥漫性结缔组织病	类风湿关节炎、系统性红斑狼疮、硬皮病、多发性肌炎和皮肌炎、原发性干燥综合征、血管炎病等
脊柱关节病	强直性脊柱炎、Reiter 综合征、银屑病关节炎、炎症性肠病关节炎
退行性变	骨性关节炎
内分泌代谢病	痛风、假性痛风、马方综合征
感染因子相关性	反应性关节炎、风湿热、腱鞘炎
其他	周期性风湿、纤维肌瘤、骨质疏松

第一节　风湿性疾病病人常见症状、体征及护理

一、关节疼痛与肿胀

关节疼痛是风湿性疾病最早、最常见的症状，几乎所有的风湿性疾病均可引起关节疼痛，常见于类风湿关节炎、系统性红斑狼疮、强直性脊柱炎、风湿热、痛风等。疼痛特点因病而异，如类风湿关节炎（RA）多影响近端指间关节、掌指关节、腕关节等小关节，呈对称性多关节受累，持续性疼痛，活动后减轻；系统性红斑狼疮（SLE）多侵犯指、腕、膝关节，呈对称性多关节炎，疼痛、肿胀、日晒后加重；强直性脊柱炎主要侵犯脊柱中轴关节，以骶髂关节、髋、膝、踝关节受累最为常见，多为不对称性，呈持续性疼痛；风湿热的关节痛多为游走性；痛风多累及单侧第一跖趾关节，疼痛剧烈固定。疼痛的关节均可有肿胀和压痛，多因关节滑膜炎或周围组织炎引起关节腔积液或滑膜肥厚所致。

【护理评估】

1. 健康史　应详细询问关节疼痛与肿胀的特点：①疼痛的起始时间、起病特点，是青少年发病还是成年发病，是缓慢发生还是急骤发作，是游走性疼痛还是有固定的疼痛部位，呈发作性还是持续性。②疼痛的严重程度，疼痛与活动的关系。③疼痛的部位是大关节还是小关节，是多关节还是单关节。④疼痛是否影响关节的附属结构（韧带、肌腱、滑囊等）。⑤有无关节畸形和功能障碍。⑥有无晨僵，晨僵持续时间，如何缓解等。⑦是否伴随其他症状：如长期低热、乏力、食欲不振、皮肤日光过敏、皮疹、口眼干燥、蛋白尿、血尿、少尿、呼吸系统或心血管症状等。⑧询问有无类风湿性关节炎、系统性红斑狼疮、风湿热等相关病史；既往有无特殊药物摄入史，如甲基多巴、普鲁卡因胺、异烟肼、氯丙嗪等，这些药物与系统性红斑狼疮的发生关系密切；询问既往就医情况，了解病人以往应用过哪些减轻疼痛的药物和应对措施，其效果如何；注意评估关节痛是否影响睡眠、饮食等日常生活及其影响程度，有无焦虑、抑郁及其程度。

2. 护理体检　评估病人四肢肌肉、关节及脊柱有无压痛、触痛、肿胀，局部有无发热、活动受限及程度，关节畸形的状态等。注意病人的生命体征，营养状况，有无脏器损害的相应体征。

3. 实验室及其他检查　了解自身抗体检测、关节滑液检查、关节X线检查、活组织检查结果，以明确导致关节肿痛的原因。

【护理诊断及医护合作性问题】

1. 疼痛：关节疼痛　与关节炎性反应有关。

2. 焦虑　与疼痛反复发作、病情迁延不愈有关。

【护理目标】

1. 病人能运用减轻疼痛的技术和方法，关节疼痛减轻或消失。

2. 病人焦虑程度减轻，生理和心理舒适感有所增加。

【护理措施】

1. 休息与体位　在炎症急性期，关节肿胀伴体温升高时，应卧床休息。帮助病人采取舒适的体位，尽可能保持关节的功能位置，必要时给予石膏托、小夹板固定。避免疼痛部位

受压,可用支架支起床上盖被。协助完成进食、排便、洗漱、翻身等日常生活活动。

2. 减轻疼痛 ①非药物止痛:根据病情可使用松弛术、皮肤刺激疗法(冷、热敷、加压、震动等)、分散注意力;也可根据病情使用水疗、磁疗、超短波、红外线等治疗。②药物止痛:必要时遵医嘱应用非甾体类抗炎药,如阿司匹林、吲哚美辛、布洛芬等。

3. 心理护理 护士应与病人建立良好的护患关系,关心、体贴病人。鼓励病人树立战胜疾病的信心。劝导病人亲属多给予病人关心、理解,使病人获得良好的心理支持。必要时教会病人使用放松术,如缓慢深呼吸、听音乐、全身肌肉放松等方法,减轻疼痛,从而减轻焦虑。

【护理评价】

病人是否能正确运用减轻疼痛的技术和方法,疼痛有所减轻或消失;能否认识到焦虑所引起的不良影响,并能够运用适当的应对技术减轻焦虑程度。

二、关节僵硬与活动受限

关节僵硬是指经过一段时间的静止或休息后,病人试图再活动某一关节时,感到局部不适、难以达到平时关节活动范围的现象,如胶粘着样的感觉。晨僵(morning stiffness)是指病变的关节在夜间静止不动后出现较长时间(至少 1 小时)的僵硬。轻度的关节僵硬在活动后可减轻或消失,重者需一小时至数小时才能缓解。晨僵以类风湿关节炎(RA)最为典型,可持续数小时,是判断滑膜关节炎症活动的指标之一,其持续时间长短与炎症的严重程度相一致。早期关节活动受限主要由肿胀、疼痛引起,晚期则主要由于关节骨质破坏、纤维骨质粘连和关节半脱位引起,此时关节活动严重障碍,最终可导致功能丧失。其他病因所致的关节炎则持续时间较短,如 SLE、淀粉样变等。

【护理评估】

1. 健康史 询问病人关节僵硬与活动受限的发生时间、部位、持续时间、缓解方式,关节僵硬与活动的关系,活动受限是突发的还是渐进的,病人以前减轻僵硬的措施是否有效。评估病人的活动能力及活动的安全性,了解关节晨僵与活动受限对病人生活自理的影响程度。评估病人及家属对不能活动或活动受限的心理反应,是否伴有忧虑、沮丧、悲哀等不良心理反应。

2. 护理体检 评估病人的全身情况,如精神状况、营养状况、有无消瘦、发热等。评估关节僵硬的分布,活动受限的程度,有无畸形和功能障碍。评估病人的肌力情况,是否伴有肌萎缩。评估皮肤的完整性,耳廓、肩胛、肘、骶尾部、足跟等骨突处有无发红、组织局部缺血。评估有无血栓性静脉炎,有无腓肠肌痛、肢体红肿。

3. 实验室及其他检查 必要时做关节影像学和关节镜检查,以了解关节损害程度。自身抗体测定、肌活检等对病因诊断有帮助。

【护理诊断及医护合作性问题】

1. 有废用综合征的危险 与关节炎反复发作致关节骨质破坏有关。

2. 自理缺陷 与关节疼痛、僵硬和关节、肌肉功能障碍有关。

【护理目标】

1. 病人关节僵硬和活动受限程度减轻。

2. 病人能进行基本的生活自理活动和工作。

【护理措施】

1. 一般护理 合理调整饮食,给予高蛋白、高钙、含维生素、高纤维素、清淡、易消化的食物，补充机体需求、预防便秘、骨质疏松和促进疾病康复。卧床病人应鼓励有效咳嗽和深呼吸，以防止肺部感染；协助病人定时翻身、适当使用气圈、气垫等抗压力器材，以预防压疮。

2. 缓解关节僵硬　嘱病人夜间睡眠时应注意受累关节的保暖，预防晨僵。早晨起床后做15分钟的温水浴，或用热水浸泡僵硬的关节，而后活动关节。晨僵持续时间长且疼痛明显者，可服用消炎止痛药物。关节僵硬程度严重者进行局部理疗（热水袋、红外线、激光）推拿、针灸等，可改善局部血液循环，使肌肉松弛，并有止痛效果。白天尽量避免肢体长期保持一个姿势，避免久坐、跪坐、盘腿坐。

3. 预防关节废用　指导病人在坐、立、行或卧位时保持正确体位或姿势。保持肢体功能位，如用枕头、沙袋或夹板保持足背屈曲以防止足下垂。急性期关节肿痛时，限制活动，保持病人合适体位。急性期后，鼓励病人及早下床活动，加强关节功能锻炼，可由被动向主动渐进，从主动的全关节活动锻炼到功能性的活动，顺序为上肢、下肢、颈，如手部抓捏、提举、伸腰、摆腿、肢体屈伸、摇动关节、挺胸、转颈等动作及打太极拳等医疗体育活动，以恢复关节功能、加强肌肉的力量和耐力。亦可采用作业疗法：室内作业如编织、家务等；室外作业如种植花草及田间劳动等。活动程度以病人能够忍受为限度，如活动后出现疼痛或不适持续2小时以上者，应减少活动量。加强保护措施，尤其病人活动初期应有人陪伴，防止受伤。同时配合理疗、按摩，增加局部血液循环，松弛肌肉，减轻疼痛，减少和防治关节粘连，防止关节废用。

4. 训练病人自理　评估病人的自理能力，制订合适的措施及训练方法。根据病人活动受限的程度，协助病人洗漱、进食、穿衣、大小便及个人卫生等。鼓励病人使用健侧手臂从事自我照顾的活动，尽可能帮助病人恢复生活能力。必要时提供适当的辅助工具，如拐杖、助行器、轮椅等，教给病人个人安全的注意事项，指导病人及家属正确使用辅助性器材，使病人既能避免长时间不活动而致关节僵硬，又能在活动时掌握安全措施，避免损伤。还可请职业治疗师对病人进行自理能力的训练，对帮助病人恢复自理能力能起到重要作用。

5. 心理护理　鼓励病人表达自已的感受，并注意理解、支持、关心和疏导病人。帮助病人接受活动受限的事实，强调自身仍有的活动能力。允许病人以自已的速度完成工作，并在活动中予以鼓励，以增进病人自我照顾的能力和信心。

【护理评价】

病人是否掌握缓解关节僵硬的方法，使关节疼痛、僵硬程度减轻，关节活动受限的状况得到改善，能进行适度的关节活动。是否能独自进行穿衣、进食、如厕等日常生活活动。

第二节　风湿热病人的护理

案例分析

李某，女，16岁。发热、咽痛、膝关节不规则肿痛3天。轻度心悸、气短。既往常有咽喉肿痛。查体：体温38.5℃，心率98次/分，咽痛，颌下淋巴结肿大，心尖部有Ⅲ级收缩期吹风样杂音。实验室检查：抗链球菌溶血素“O”（ASO）>500U，血沉65mm/h，白细胞 10.8×10^9/L。临床诊断：风湿热。请问：

(1) 该病人目前主要的护理诊断？如何护理？

(2) 怎样对该病人进行健康指导？

(3) 如何对病人及家属进行健康指导？

风湿热（rheumatic fever）是由于A组乙型溶血性链球菌感染后发生的一种全身性结缔组织病。常侵及关节、心脏、皮肤，也可累及神经及其他脏器。典型的临床表现包括游走性关节炎、心脏炎、皮肤环形红斑、皮下结节、发热、毒血症等，反复发作可导致慢性风湿性心瓣膜病。以冬春季节、寒冷、潮湿地区发病率高。以学龄前儿童较多见。

【病因与发病机制】

风湿热的发病机制尚不清楚，但目前公认风湿热是由于A组乙型链球菌感染后产生的自身免疫性疾病。也有研究认为可能是细菌和病毒的协同作用所致。病变累及全身结缔组织，基本病变为炎症和具有特征性的“风湿小体”。有些抗链球菌抗体可与人体的心脏、丘脑等组织发生交叉免疫反应，导致Ⅱ型变态反应性组织损伤；链球菌菌体成分及其代谢产物与相应抗体作用形成的免疫复合物沉积于关节、心肌、心瓣膜导致Ⅲ型变态反应性组织损伤；风湿性心脏病病人体内可出现抗心肌抗体的自身免疫抗体，损伤心肌组织发生心脏炎。

【临床表现】

（一）前驱症状

约半数病例在发病前1~6周有咽喉炎或扁桃体炎等上呼吸道链球菌感染的临床表现，如发热、咽痛、颌下淋巴结肿大等。

（二）典型表现

1. 发热　约50%~70%的病人会出现发热症状，轻者仅有低热或无发热，成人多见中度发热，高热多见于儿童，热型不规则。

2. 关节炎　典型的关节炎呈游走性、多发性，常侵犯膝、踝、肘、腕、肩关节。表现为关节红肿、热痛，活动受限，关节炎消退后一般不留畸形。

3. 心脏炎　是本病最严重的表现，以心肌炎及心内膜炎多见，亦可发生全心炎。

(1) 心肌炎：心肌炎时出现心动过速、心音减弱、心脏扩大及心律失常。

(2) 心内膜炎：主要侵犯二尖瓣，其次为主动脉瓣，造成关闭不全。多次复发可造成心瓣膜永久性瘢痕形成，导致风湿性心瓣膜病。

(3) 心包炎：积液量少时，临床上难以发现。临床表现为心前区疼痛、心动过速、呼吸困难，有心包炎者，提示心脏炎严重。

4. 舞蹈病　多发生在儿童，表现为以四肢或部分肌肉无目的快速运动，如伸舌歪嘴，挤眉弄眼、耸肩缩颈、语言障碍、书写困难、细微动作不协调等，在兴奋或注意力集中时加剧，入睡后消失。

5. 皮下结节　少见，常与心脏炎同时出现，与皮肤无粘连，无痛、质硬，豌豆大小，直径0.1~1cm，好发于肘、腕、膝、踝等关节伸面。

6. 环形红斑、结节性或多形性红斑　以环形红斑最常见，是风湿热的特征性体征。呈环形或半环形，如钱币大小，粉红色斑，中心苍白，一般在风湿热后期出现，多分布于躯干及四肢近端，呈一过性，可反复出现，不留痕迹。

【实验室及其他检查】

1. 血液检查　血常规检查可见轻度贫血，白细胞计数升高，中性粒细胞常增高。活动期血沉增快，C反应蛋白阳性、黏蛋白增高。

2. 抗链球菌抗体测定　抗链球菌溶血素“O”（ASO）升高，滴度>500U有诊断价值。抗链球菌激酶（ASK）或抗链球菌胞壁多糖抗体（ASP）升高，说明近期有过链球菌感染，提示风湿热可能。

3. 免疫学检查　免疫球蛋白增高，补体 C3 增高、外周血淋巴细胞促凝血活性试验是较敏感和特异的细胞免疫方法。抗心肌抗体测定，对判断有无心脏受累有较大意义。

【治疗要点】

治疗原则是卧床休息、抗链球菌感染和抗风湿治疗、预防复发。

1. 一般治疗　避免潮湿和受寒。卧床休息，期限取决于心脏受累程度和心功能状态。加强营养，补充维生素 A、C 等。

2. 抗链球菌感染　青霉素常用剂量为 80 万 ~160 万 U/d，每天 2 次，肌内注射 1 个疗程（10~14 天），青霉素过敏者可改用红霉素 0.25g，每日 4 次口服，以彻底清除链球菌感染。

3. 抗风湿热治疗　单纯风湿性关节炎，无明显心脏炎表现的病人首选非甾体抗炎药治疗，常用阿司匹林 80~100mg/（kg·d），分次口服，2 周后逐渐减量，疗程 8~12 周。有心脏炎患儿应首选肾上腺糖皮质激素治疗，总疗程 8~12 周，常用波尼松 1.5~2mg/（kg·d），或地塞米松 0.15~0.3mg/（kg·d），分次口服，重者可静脉滴注地塞米松。

4. 其他治疗　有充血性心力衰竭时应视为心脏炎复发，除低盐饮食、氧气吸入外，可给予利尿剂、强心苷制剂和血管扩张剂，并注意限制液体入量。舞蹈病时可用苯巴比妥、地西泮（安定）等镇静剂。关节肿痛时应予制动。

5. 预防复发　第 1 次发病后 5 年之内复发机会较多。只有彻底消灭链球菌才能终止风湿热的反复发作。推荐每年肌内注射苄星青霉素（长效青霉素）3~4 周，每次 120 万 U，预防注射期限成人至少 5 年，儿童最好持续至成年，有风湿性心脏病者，宜做终身药物预防。对青霉素过敏者可改用红霉素类药物口服，每月口服 6~7 天，持续时间同前。风湿热或风湿性心脏病患儿，当拔牙或行其他手术时，术前、术后应用抗生素以预防感染性心内膜炎。

【护理诊断及医护合作性问题】

1. 疼痛　与关节炎症有关。

2. 自理能力受限　与发热、关节炎症有关。

3. 体温过高　与感染有关。

4. 潜在并发症　心脏病变、阿司匹林及激素副作用。

【护理措施】

（一）一般护理

1. 休息与活动　应绝对卧床休息 2~3 周，至风湿活动控制，血沉和体温正常后开始活动。有心脏炎者待体温恢复正常、心动过速被控制、心电图改善后，继续卧床休息 3~4 周再恢复活动，通常约需 2~3 个月。心脏扩大伴有心力衰竭者，通常约需 6 个月左右。恢复期也应限制活动量，避免剧烈运动。

2. 饮食　给予高热量、容易消化、富含蛋白质及维生素的饮食，宜少吃多餐。有充血性心力衰竭的病人，应适当地限制盐及水分的摄入，并保持大便通畅。

（二）病情观察

注意病人心率、心律和心音，有无烦躁不安、面色苍白、多汗、气急等心力衰竭表现。

（三）对症护理

关节炎关节痛时，可令其保持舒适的体位，避免痛肢受压，移动肢体时动作轻柔。用热水袋热敷局部关节止痛，做好皮肤护理。

（四）用药护理

服药期间应注意副作用。阿司匹林胃肠道反应重，宜饭后服用或改为肠溶片；有出血倾向，合并溃疡病者应慎用，必要时停药；糖皮质激素可引起应激性溃疡、多毛、满月脸、肥胖、精神症状、高血压、电解质紊乱等副作用，应对病人及家属做好解释工作，消除顾虑；心肌炎时使用强心苷制剂易出现中毒现象，用量应酌减，并注意观察有无恶心、呕吐、心律不齐、心动过缓等中毒反应，并注意补钾。

（五）心理护理

护士应关心爱护病人，及时解除病人的各种不适感，如发热、出汗、疼痛等，同时向病人及家属耐心解释各项检查、治疗、护理措施的意义，争取合作，增强其战胜疾病的信心。

【健康指导】

1. 生活指导　注意卫生，居室要通风、防潮；注意保暖；避免接触有上呼吸道感染或链球菌感染的病人；加强体育锻炼，提高抗病能力。

2. 疾病知识指导　向病人及家属讲解疾病的有关知识和护理要点，使家属学会病情观察、预防感染、防止复发的各种措施，应积极控制咽部链球菌感染，预防风湿热复发；慢性扁桃体炎或咽喉炎应积极处理，如药物治疗无效可考虑手术摘除扁桃体，但应在风湿活动停止2~4个月进行，术前注射青霉素1周；遵医嘱坚持使用苄星青霉素预防风湿热。

第三节　系统性红斑狼疮病人的护理

案例分析

女，30岁。因发热、皮疹1周入院。病人1周前无明显诱因出现低热，同时面颊部出现红色皮疹，无皮肤瘙痒，伴咳嗽、咳痰、气促，既往病人有口腔溃疡史，皮肤有光过敏现象。体查：T 38.5℃，P 109次/分，R 22次/分，BP 120/88mmHg。轻度贫血貌，面颊部有蝶形红斑，左下肺闻及湿啰音。血象：红细胞2.9×10^{12}/L，Hb 90g/L。血沉116mm/h。尿蛋白（++）。抗核抗体（ANA）阳性，抗ds-DNA抗体阳性。X线胸片示胸腔积液。临床诊断：系统性红斑狼疮。请问：

（1）该病人主要的护理诊断有哪些？怎样治疗和护理？

（2）如何对病人进行健康指导？

系统性红斑狼疮（systemic lupus erythematosus，SLE）是一种多因素参与的、以多系统或器官病变和血清中出现多种自身抗体为特征的自身免疫性疾病。其病因复杂，病情反复，病程迁延，临床上主要表现为皮肤、关节、内脏等器官的损害。以青年女性多见，女性患病年龄以20~40岁多见，其中育龄妇女占90%~95%。

【病因与发病机制】

本病的病因不明，可能与下列因素有关。

1. 遗传因素　①SLE的发病有遗传倾向性及家族发病聚集性，近亲的发病率为13%，单卵双胞胎5~10倍于异卵双胞胎的发病率。②目前发现的易感基因，如$HLA\text{-}DR_2$、$HLA\text{-}DR_3$等，在病人中的发生频率明显高于正常人。

2. 环境因素　环境中的物理因素（如日光、紫外线等）、生物因素（如感染）、化学因素：某些化学药品（如肼苯达嗪、苯妥英钠、普鲁卡因胺、异烟肼、氯丙嗪、甲基多巴、青霉胺、磺胺等）、某些食物成分（如含补骨脂的芹菜、无花果、香菜及含联胺基团的烟熏食物、蘑菇等）都可诱发SLE。

3. 性激素　SLE男女患病率之比为1∶7~13，其中育龄期女性的患病率比同龄男性高

9~15 倍，妊娠可诱发本病或加重病情，这与育龄期女性雌激素/雄激素比值显著增高有关。有关研究显示雌激素对系统性红斑狼疮的发病起着重要的作用，它能抑制细胞免疫和增加自身抗体的形成。

发病机制至今尚不清楚，可能是外来抗原（病原体、药物等）引起人体 B 细胞活化，在易感者因免疫耐受性减弱，B 细胞通过交叉反应与模拟外来抗原的自身抗原相结合，并将抗原递呈给 T 细胞，在 T 细胞活化刺激下，B 细胞产生大量不同类型的自身抗体，引起组织损伤。SLE 有多种自身抗体，其中抗核抗体（ANA）对疾病的发生发展起了关键的作用，尤其是抗双链 DNA（dsDNA）抗体与相应的自身抗原结合形成大量的免疫复合物，沉积在各个器官的小血管壁和其他组织，引起血管炎从而导致器官的损伤。

【临床表现】

SLE 临床表现复杂多变，病人临床表现差异较大，早期症状常不典型。大多数病人呈缓解与发作交替过程。阳光照射、感染、妊娠、分娩、药物、食物等为常见诱发因素。

（一）全身表现

SLE 病人活动期多有全身症状，约 90% 的病人在病程中出现发热，尤以长期低、中度发热为常见。此外尚可有疲倦、乏力、体重下降等。

（二）皮肤与黏膜

约 80% 病人有皮肤损害，常于皮肤暴露部位出现对称性皮疹，最特征性的表现为病人面部蝶形红斑，发生在颧颊部，经鼻梁融合成蝶翼状。皮损为不规则的水肿性红斑，色鲜红或紫红，边缘清楚或模糊，有时可见鳞屑。偶可表现为盘形红斑。也可在手掌大小鱼际肌部位的皮肤、指端及甲周出现红斑、紫癜、网状瘀斑。约 40% 病人有脱发。约 30% 病人出现口腔溃疡，伴轻微疼痛。少数病人表现为遇冷后对称性指（趾）端苍白、青紫而后潮红，系肢端小动脉痉挛所致，称雷诺现象。在日光暴晒或紫外线照射下常使病情加重或复发，称光敏感。

（三）关节与肌肉

约 85% 病人出现关节受累，大多关节肿痛是首发症状。受累关节最常见于近端指间关节、腕、膝和踝关节，呈对称性分布，部分的病人可伴有关节炎，一般无关节畸形。约 40% 病人可有肌痛，约 5% 病人可有肌炎。

（四）肾

几乎所有的病例均有肾组织的病理变化，但有临床表现者仅为 75%，可表现为蛋白尿、血尿、各种管型尿，氮质血症，水肿和肾性高血压等，晚期发生尿毒症，是 SLE 死亡的常见原因。

（五）心血管

约 30% 病人有心血管表现，其中以心包炎最常见，可为纤维素性心包炎或心包积液。约 10% 病人有心肌炎，可有气促、心前区不适、心律失常，心电图有助于诊断，严重者可发生心力衰竭而死亡。约 10% 病人可发生周围血管病变，如血栓性静脉炎等。

（六）肺与胸膜

病人可发生狼疮性肺炎，表现为发热、干咳、气促，肺部 X 线可见片状浸润阴影，多见于双下肺。少数病人可有肺间质纤维化。35% 的病人可有单侧或双侧胸膜炎。

（七）消化系统

约 30% 病人可有食欲不振、腹痛、呕吐、腹泻、腹水等。其中部分病人以上述症状为首发。

40% 病人有血清转氨酶升高，肝脏不一定肿大。少数病人可有各种急腹症发作，如急性胰腺炎、肠坏死、肠梗阻等，常是 SLE 发作的信号。

（八）神经系统

25% 病人累及中枢神经系统，尤其是累及脑最为多见。病人表现为头痛、呕吐、偏瘫、癫痫、意识障碍、精神障碍（幻觉、妄想、猜疑等），称为精神神经狼疮。凡有中枢神经系统症状者表示病情活动且严重，往往预后不良。

（九）其他

约 40% 病人可有慢性贫血，属正细胞正色素性贫血，少数病人血清出现抗磷脂抗体，导致血小板减少而发生各种出血。约 30% 病人出现干燥综合征，表现为唾液腺和泪腺功能不全。约 20% 病人可有无痛性轻、中度淋巴结肿大、脾大。15% 病人有眼底变化，如出血、乳头水肿、视网膜渗出物等，重者可在数日内致盲，早期治疗多数可逆转。

【实验室及其他检查】

1. 一般检查　常有正细胞正色素性贫血，1/3 病人有血小板减少。尿中可有蛋白、红细胞管型。肝功能和肾功能可出现异常。血沉增快，表示疾病控制不满意。

2. 自身抗体检查

(1) 抗核抗体（ANA）：几乎见于所有的 SLE 病人，是目前 SLE 最佳的筛选试验。

(2) 抗双链 DNA 抗体（抗 dsDNA）：抗体特异性高达 95%，敏感性约 70%，对确诊 SLE 和判断狼疮的活动性参考价值大。本病抗体滴定度高者有肾功能损害。

(3) 抗 Sm 抗体：特异性高达 99%，但敏感性约 25%，它不代表疾病活动性，可作为回顾性诊断的重要根据。

(4) 其他：如抗核糖核蛋白（RNP）抗体，抗干燥综合征（SSA/SSB）抗体，抗磷脂抗体、抗红细胞抗体及抗血小板膜抗体等均可阳性。此外，少数病人血清类风湿因子（RF）也可阳性。

3. 补体　CH50（总补体）、C3、C4 降低，有助于 SLE 的诊断，尤其是 C3 下降，是 SLE 活动性指标之一。

4. 狼疮带试验　用免疫荧光法测皮肤的真皮和表皮交界处是否有免疫球蛋白（Ig）沉积带。取腕上方伸侧部位的正常皮肤作检查，可提高本试验的特异性。狼疮带试验阳性代表 SLE 活动性。

5. 肾活检　对狼疮肾炎的诊断、治疗和估计预后均有价值。肾组织以慢性病变为主，而活动性病变少者，对免疫治疗的反应差，反之，治疗反应好。

知识链接

SLE 诊断标准

符合下述 13 项指标中任何 4 项者，可确诊为 SLE。①蝶形红斑或盘形红斑；②光过敏；③口腔溃疡；④非畸形性关节炎或关节痛；⑤浆膜炎（胸膜炎或心包炎）；⑥肾炎（蛋白尿或血尿或管型尿）；⑦癫痫或精神症状；⑧血象异常（白细胞 $<4\times10^9$/L 或血小板 $<80\times10^9$/L 或溶血性贫血）；⑨狼疮细胞抗体或抗双链 DNA 抗体阳性；⑩抗 Sm 抗体阳性；⑪荧光抗核抗体阳性；⑫皮肤狼疮带试验阳性；⑬补体 C3 降低。

【治疗要点】

SLE 目前虽不能根治，但合理治疗后病情可缓解，尤其是早期病人，故宜早期诊断，早期治疗。治疗原则是活动且病情重者，予强有力的药物控制，病情缓解后，则接受维持性治疗。

1. 非甾体抗炎药(NSAID) 主要用于以发热、关节肌肉疼痛、关节炎等病变为主,而无重要脏器明显损伤或血液病变的轻型病人。通过抑制环氧化酶活性减少前列腺素合成,可以减少关节肿胀及疼痛,但不能改变病程。常用药物有阿司匹林、吲哚美辛、布洛芬、萘普生等。

2. 抗疟药 氯喹或羟基氯喹,有抗光过敏和控制 SLE 皮疹的作用。对低热、关节炎、轻度胸膜和心包炎、轻度贫血和血白细胞计数减少及合并干燥综合征者有效,有眼炎者慎用。长期应用对减少激素剂量,维持病情缓解有帮助。

3. 肾上腺糖皮质激素 是目前治疗 SLE 的一线药物,主要抑制细胞免疫和自身抗体的生成。尤其适用于急性暴发性狼疮病人、有脏器(肾、心、肺等)受损的病人。对一般病例标准疗程为泼尼松大剂量治疗,成人 0.5~1.0mg /(kg·d),清晨顿服,共 8 周,病情好转后缓慢减量,每 1~2 周减 10%,多数病人需长期小剂量如 10~15mg/d 以维持病情稳定。对暴发型狼疮或急进性肾衰竭者,可用甲基强的松龙冲击疗法:甲基强的松龙 500~1000mg/d 冲击治疗 3 天,再改为标准疗程泼尼松口服治疗。必要时隔 2 周可重复使用冲击疗法。

4. 免疫抑制剂 对于活动程度较严重的 SLE,除了应用大量的激素外,还应给予免疫抑制剂,减少激素用量。该类药物以环磷酰胺(CTX)最常用。CTX 冲击疗法,每次剂量 10~16mg/kg,加入 0.9% 氯化钠溶液 200ml 内,缓慢静脉滴注,时间要超过 1 小时,每月 1 次,共治疗 6 次,然后每 3 个月 1 次,至总疗程 3 年。激素联合使用硫唑嘌呤也有疗效,但不及 CTX 好,仅适用于中等度的严重病例,脏器功能恶化缓慢者。如果大剂量激素联合细胞毒药物使用 4~12 周,病情仍未改善,应加用环孢素。雷公藤总苷对狼疮性肾炎有一定疗效,但不良反应大。

5. 丙种球蛋白 静脉注射大剂量丙种球蛋白是一种强有力的辅助治疗措施,适用于病情严重而体质极度虚弱者或(和)并发全身严重感染者。

【护理诊断及医护合作性问题】

1. 皮肤完整性受损 与疾病所致的血管炎症反应、药物(激素、免疫抑制剂)等因素有关。
2. 疼痛 与慢性关节痛和自身免疫有关。
3. 潜在并发症 慢性肾衰竭。
4. 焦虑 与病情反复发作,迁延不愈、多脏器功能受损有关。
5. 知识缺乏 缺乏有关本病自我护理的知识。

【护理措施】

(一)一般护理

1. 休息与活动 活动期卧床休息,缓解期可适当活动,病情稳定后可参加轻工作,但应避免劳累和诱发因素。

2. 饮食 给予高蛋白、高维生素和低盐、低糖、低脂肪饮食,少量多餐,宜软食,忌辛辣等刺激性食物,忌食含补骨脂素(如芹菜、无花果、香菜)和含联胺基团(蘑菇、烟熏食物)食物,禁饮咖啡、冷冻食品和饮料,戒烟,以促进溃疡愈合和减少口腔黏膜损伤和疼痛。

(二)病情观察

注意观察有无皮肤损害,皮损的类型及程度;定时测量生命体征、体重;观察水肿的程度、尿量、尿色、尿液检查结果;监测血清电解质、血肌酐、血尿素氮的改变,判断有无肾损害及损害程度;观察有无心前区疼痛、咳嗽、胸痛、呼吸困难、呕吐、腹痛、腹泻、呕血、便血、末梢循环改变以及神经精神方面的异常表现。

（三）对症护理

1. 皮肤的护理　①避免接触日晒和紫外光照射：将病人床位安置在背阳的病室内，挂窗帘；病室不用紫外线消毒；嘱病人勿晒太阳，外出穿长袖衣裤，戴宽边帽或打伞，戴防光眼镜，避免阳光直接照射。②皮损的护理：皮损处可用温水洗浴，保持清洁，外用涂擦皮质类固醇激素霜剂，局部忌用碱性肥皂、化妆品。③口腔溃疡的护理：避免食用刺激性食物；晨起、睡前及每次进食后用消毒液（双氧水或4%苏打水）漱口或擦洗口腔，以防感染；有感染时可用1:5000呋喃西林液漱口，局部涂敷碘甘油、冰硼散、锡类散或利福平药膜；真菌感染者口含制霉菌素50万U，每日3次或1%~4%克霉唑液漱口，每日3~4次。④脱发的护理：每周温水洗头2次，边洗边按摩以刺激头发生长；指导病人避免引起脱发的因素，如染发、烫发等，尽量避免留长发；可采取戴帽子、头巾或假发掩盖脱发，以维护容貌和自尊。⑤雷诺现象的护理：加强对四肢末端保温，禁用冷水，避免暴露在低温环境下；避免使用收缩血管的药物、饮咖啡和吸烟，以防加重血管收缩；经常行局部按摩，用温水浸泡手脚，促进局部血液循环；遵医嘱给予血管扩张药，如硝苯地平、地巴唑、山莨菪碱等；肢端血管痉挛引起皮肤苍白疼痛时，可局部涂硝酸甘油膏，以扩张血管，改善血液循环，缓解症状。

2. 减轻或消除疼痛　见本章第一节相关内容。

3. 肾损害的护理　有肾功能不全者应嘱病人卧床休息，避免劳累，给予低盐、优质低蛋白饮食，限制水钠摄入，预防感染，避免使用有肾毒性的药物，以免加重肾功能损伤。

（四）用药护理

1. 非甾体类抗炎药　本类药物应在饭后服用，同时服用胃黏膜保护剂（如硫糖铝）减轻胃黏膜损伤。用药期间不宜饮酒。长期服用此类药物常可出现肝肾功能损害、外周血细胞减少以及皮疹等，应注意观察，及早发现并积极处理。

2. 肾上腺糖皮质激素　指导病人遵医嘱服药，不能私自减量或停药，以免造成肾上腺皮质功能不全。口服激素应饭后服用，以减少对胃黏膜的刺激。在服药期间应给予低盐、低糖、高蛋白、含钾、钙丰富的饮食，密切观察有无并发感染、结核、高血压、糖尿病、消化道溃疡等，做好皮肤和口腔护理，痤疮可用清水擦洗，不可用手挤压。一旦出现激素副作用应及时告诉医生给予处理。

3. 免疫抑制剂　CTX常见不良反应有胃肠道反应、肝损害、白细胞减少、出血性膀胱炎、脱发等；大剂量冲击前需查血常规、肝功能；当血白细胞少于3×10^9/L时，应暂停使用；用药期间应鼓励病人多饮水，观察尿液颜色变化，及早发现膀胱出血情况。雷公藤可致肝脏损害、胃肠道反应，白细胞减少、损害生殖系统等，要注意观察监测。

4. 氯喹　久服可引起视网膜退行性病变和心肌损害，宜定期做眼底检查，监测心脏功能。

（五）心理护理

SLE是一种慢性病，需要终生服药。而且SLE多见于青年女性，处于学习、工作、恋爱的重要时期，疾病的影响以及担心能否生育使病人压力很大，加上糖皮质激素引起形体改变，病人往往情绪抑郁，部分病人因恐惧疾病、害怕治疗、心理压力增加等使疾病活动加剧，甚至部分病人有自杀倾向。护理人员应及时了解病人的思想动态，用亲切的态度、和蔼的语气与病人进行交流与沟通，向病人解释病情，给予安慰、疏导，耐心解答问题，帮助病人松弛紧张情绪，以良好的心态配合治疗，增强病人战胜疾病的信心。必要时指导病人使用放松术、深呼吸、听音乐等，以分散病人注意力，减轻焦虑症状。

【健康指导】

1. 生活指导　保持心情舒畅，进食清淡易消化富有营养食物，忌食辛辣食物。适当锻炼，增强体质，提高抗病能力。户外活动时要注意遮阳，避免阳光直接照射。尽量减少去公共场所，防止感染。注意个人卫生，学会皮肤护理，脱发者建议剪成短发，或用头巾、帽子、假发等适当掩饰，维护自尊。

2. 疾病知识指导　向病人及家属介绍本病的基本知识及自我护理的方法，使病人及家属明白 SLE 并非"不治之症"，若能及时正确有效的治疗，病情可以长期缓解，树立战胜疾病的信心，坚持配合治疗，争取病情稳定、长期缓解。指导病人避免可能诱发本病的因素，如感染、过度劳累、直接暴露在阳光下、妊娠、分娩、使用诱发 SLE 的药物及含补骨脂、联胺基团高的食物、手术、预防接种等，育龄妇女应注意避孕，病情活动伴心、肺、肾功能不全者属妊娠禁忌。指导病人学会药物治疗方法，坚持遵医嘱服药，不可自行减量或停药，并教会其观察药物疗效和不良反应。定期门诊复查，若症状复发或加重要及早就医。

第四节　类风湿关节炎病人的护理

案例分析

李某，女，50 岁。2 年前开始自觉清晨双手指关节有僵硬感，屈曲困难，尤以清晨起床时明显，关节活动后减轻。相继出现双手指关节疼痛、肿胀，时好时坏。近期发现手指关节屈曲畸形，不能伸直。体查：T 36℃，P 80 次 / 分，R 20 次 / 分，BP 112/86mmHg。轻度贫血貌，消瘦。双手近侧指间关节畸形，呈蜷曲状。实验室及其他检查：血象：红细胞 3.0×10^{12}/L，Hb 90g/L。血沉 80mm/h。类风湿因子阳性，抗核抗体阴性。X 线检查：双手近侧指关节呈骨性强直。临床诊断：类风湿关节炎。请问：

（1）该病人关节损害有何特点？

（2）怎样进行关节护理？

类风湿关节炎（rheumatoid arthritis，RA）是一种累及周围关节为主的多系统炎症性的自身免疫性疾病。其特征为慢性、对称性、多个周围关节炎性病变，临床表现为受累关节疼痛、肿胀、功能下降，病变呈持续性、反复发作过程，可导致关节畸形及功能丧失，此外经常伴有多器官受累及血清类风湿因子阳性。

RA 在世界各地均有发病，但各个国家和地区的患病率不同。我国的患病率约为 0.4%，本病可发生在任何年龄，以 35~50 岁为发病高峰。女性高于男性约 2~3 倍。

【病因与发病机制】

本病病因尚不清楚，可能与以下因素有关。①感染因子，目前并未被证实为导致本病的直接因子，但一些细菌、支原体、病毒等能通过某些途径影响 RA 发病和病情进展。一般认为感染是 RA 的诱发或起动因素，在某些易感或遗传背景的人中引起发病。如感染因子可改变滑膜细胞或淋巴的基因表达而改变其性能；还可活化巨噬细胞和 T、B 细胞。此外，感染因子的某些成分与人体自身抗原可通过分子模拟而产生自身免疫反应。②遗传因素，流行病学调查显示 RA 家族及同卵双胞胎中 RA 的发病率为 15%。已发现 HLA-DR4 某些亚型的氨基酸排列有相同的片段（称之为共同表位），其出现在 RA 病人的频率高于正常人群，因此，被认为是 RA 易感性的基础之一。

RA 的发病机制不十分清楚，但多数人认为 RA 是一种自身免疫性疾病。外在抗原被巨噬细胞吞噬后，经过抗原呈递作用与其细胞膜的 HLA-DR 分子结合成复合物，进而激活 T 细胞，分泌大量细胞因子和各种介质，一方面使滑膜处于慢性炎症状态，另一方使 B 细胞激活为浆细胞，分泌大量免疫球蛋白，其中有些免疫球蛋白可以自身的 IgG 作为抗原，这种免疫球蛋白即类风湿因子（RF），RF 与 IgG 形成免疫复合物，经补体激活后诱发炎症，产生关节和关节外病变。

【病理】

类风湿关节炎的基本病理改变是滑膜炎。在疾病早期滑膜主要表现为渗出和细胞浸润，慢性期滑膜增厚并形成许多绒毛样突起，伸入关节腔或侵入到软骨和软骨下的骨质。绒毛又名血管翳，有很强的破坏性，是造成关节破坏、畸形和功能障碍的病理基础。血管炎可发生在病人关节外的任何组织，它可累及到中、小动脉或（和）静脉，血管壁有淋巴细胞浸润，纤维素沉着，内膜增生，导致血管腔狭窄和堵塞，管壁纤维素样坏死。类风湿结节就是血管炎的一种表现，常见于关节隆突及常受压易磨损的部位，也见于肺、胸膜、心包、心肌等内脏深部。

【临床表现】

大部分病人起病缓慢，在出现明显的关节症状前可有低热、乏力、全身不适、体重下降等症状。少数人起病较急，在数日内出现多个关节症状。

（一）关节表现

主要是侵犯小关节，尤其是手关节，如腕、掌指和近端指间关节，其次是趾、膝、踝、肘、肩等关节。此外，颞颌关节和颈椎关节也可累及。其表现为：

1. 晨僵　95% 以上的病人出现晨僵，其持续时间与关节炎程度成正比，是观察本病活动的指标之一。

2. 关节痛与压痛　关节痛往往是最早的关节症状，多呈对称性、持续性疼痛，但时轻时重，并伴有压痛。早期常为游走性疼痛，以后固定于数个关节。

3. 关节肿胀　凡受累的关节均可肿胀、呈对称性。多因关节腔内积液或关节周围软组织炎症引起。关节炎性肿大而附近肌肉萎缩，关节呈现梭形，称梭状指。

4. 畸形　晚期因滑膜炎的绒毛破坏了软骨和软骨下的骨质结构，造成关节纤维性或骨性强直，加之关节周围的肌腱、韧带损害使关节不能保持正常位置，出现手指关节半脱位如手指的尺侧偏斜、屈曲畸形、天鹅颈畸形等。关节周围的肌肉萎缩、痉挛使畸形更严重。

5. 功能障碍　关节肿痛和结构破坏都会引起关节的活动障碍。

知识链接

关节功能障碍程度分级

分级	生活能力
Ⅰ级	能照常进行日常生活和各项工作
Ⅱ级	可进行一般的日常生活和某种职业工作，但对参与其他项目活动受限
Ⅲ级	可进行一般的日常生活，但对参与某种职业工作或其他项目活动受限
Ⅳ级	日常生活的自理和参与工作的能力均受限

（二）关节外表现

1. 类风湿结节　是本病特异的皮肤表现，属于机化的肉芽肿，出现在 20%~30% 的病人。好发于肘部、关节鹰嘴突、骶部等关节隆突部及经常受压处。其大小不一,结节直径数毫米至数厘米不等,质硬、无压痛、呈对称性分布。它的存在表示本病的活动。

2. 类风湿血管炎　可出现在病人的任一系统。临床表现为甲床或指端小血管炎,少数病人发生局部缺血性坏死。侵犯肺部可出现胸膜炎、肺间质性病变。心脏受累常见的是心包炎,冠状动脉炎可引起心肌梗死。神经系统受损可出现脊髓受压症、周围神经炎的表现。眼部病变可出现巩膜炎、结膜炎等。

3. 其他　病人可伴有脾大、中性粒细胞减少,有的甚至出现贫血和血小板减少,称弗尔蒂(Felty)综合征。30%~40% 病人可出现干燥综合征。部分病人出现小细胞低色素性贫血,贫血是因病变本身或因服用非甾体类药物而造成胃肠道长期少量出血所致。

【实验室及其他检查】

1. 血液检查　有轻至中度贫血。活动期血小板增高,血沉增快,C- 反应蛋白增高。

2. 类风湿因子检查　类风湿因子(RF)是一种自身抗体,临床常规测得的为 IgM 型,70% 病人血清中 RF 阳性,其滴定度与本病的活动性和严重性有关。5% 的正常人中也可出现低滴度的 RF,因此 RF 阳性者必须结合临床表现,才能诊断本病。

3. 关节滑液检查　关节有炎症时,关节腔内滑液量增多,常超过 3.5ml,滑液中白细胞明显增多,中性粒细胞占优势。

4. 关节 X 线检查　本项检查对本病的诊断、关节病变的分期、监测病变均很重要,以手指和腕关节的 X 线摄片最有价值。X 线摄片可见关节周围软组织肿胀阴影。X 线分期:①Ⅰ期:正常或骨质疏松;②Ⅱ期:关节间隙因软骨的破坏变得狭窄;③Ⅲ期:关节面出现凿样破坏性改变;④Ⅳ期:可见关节脱位和关节破坏后的纤维性和骨性强直。

5. 类风湿结节的活检　典型的病理改变有助于诊断。

知识链接

类风湿关节炎的诊断标准

美国风湿病学会 1987 年本病的诊断标准如下:①晨僵;② 3 个或 3 个以上的关节肿胀(软组织);③手关节肿胀(腕、掌指、近端指关节);④对称性关节肿胀;⑤有皮下结节;⑥骨关节 X 线片示手或腕关节侵蚀性缺损和(或)关节周围骨质疏松;⑦类风湿因子阳性(滴度 >1∶20)。符合其中 4 项或 4 项以上者(第① ~ ④项病程至少持续 6 周)可诊断为类风湿关节炎。

【治疗要点】

RA 目前尚无特效治疗方法。治疗目的在于减轻临床症状,控制疾病发展,防止关节骨的破坏,减少致残率并改善其功能。

1. 非甾体抗炎药(NSAID)　非甾体抗炎药可以减少关节肿胀及疼痛,但不能控制疾病进展,因而称为症状性治疗。常用药物有阿司匹林,每日 4~6g,分 3~4 次服用,为减少胃肠反应,可选用肠溶阿司匹林。此外还有布洛芬、双氯芬酸、吲哚美辛等。各药需服 2 周方能判断其疗效,无效时换另一种 NSAID,但不宜同时服用两种本类药物。

2. 缓解病情抗风湿药(DMARD)　起效慢,临床症状的明显改善需要 1~3 个月,故又称为慢作用药。可抑制免疫反应的不同环节,有控制病情进展的作用。多采用与非甾体抗炎药联合应用的方案。一般首选甲氨蝶呤(MTX),其他药物有柳氮磺吡啶、金制剂、青霉胺、环磷酰胺、环孢素 A、雷公藤多甙等。

3. 肾上腺糖皮质激素 本药有强大的抗炎作用,能快速缓解症状,适用于有关节外症状或关节炎明显而对非甾体抗炎药及缓解病情抗风湿药无效的病人。但该药不能根本控制疾病,停药后症状易复发,常与抗风湿类药物同时服用。常用泼尼松30~40mg/d,症状控制后递减为10mg/d维持。

4. 外科手术治疗 对于晚期有关节畸形失去关节功能病人,可做滑膜切除或关节置换术,以改善关节功能。

【护理诊断及医护合作性问题】

1. 疼痛 与关节炎症反应有关。

2. 有废用综合征的危险 与关节炎反复发作致关节骨质破坏有关。

3. 自理缺陷 与关节疼痛、僵直、功能障碍有关。

4. 预感性悲哀 与疾病久治不愈、关节可能致残、影响生活质量有关。

5. 躯体移动障碍 与关节疼痛、僵硬、功能障碍有关。

6. 知识缺乏 缺乏疾病的治疗和自我护理知识。

【护理措施】

(一)一般护理

1. 休息与体位 急性活动期,发热及内脏受累者,应卧床休息。应平躺硬床,限制受累关节活动,保持关节功能位,如指关节保持伸展位,前臂保持旋后位,膝下放一平枕,使膝关节保持伸展位,足下放置护足板,踝关节保持零度位置,避免垂足。恢复期应加强关节功能锻炼。

2. 饮食 宜给予足量蛋白质、高维生素、清淡、易消化的饮食,忌辛辣、刺激性食物。有贫血者增加含铁食物。

(二)病情观察

了解关节疼痛的部位、关节肿胀和活动受限的程度、晨僵程度、关节有无畸形以判断病情及疗效;注意关节外症状,如有无胸闷、心前区疼痛、发热、咳嗽、呼吸困难、头痛、腹痛、消化道出血等,一旦发现,及时给予相应处理。

(三)对症护理

关节肿痛、晨僵、预防关节废用、自理缺陷的护理,见本章第一节相关内容。

(四)用药护理

1. 非甾体抗炎药、糖皮质激素 见本章第三节相关内容。

2. 缓解病情抗风湿药 甲氨蝶呤常见的不良反应为胃肠道反应及皮疹,可有骨髓抑制及肺间质改变等,合并使用叶酸可以明显减少胃肠不良反应。柳氮磺吡啶不良反应有胃肠道反应和皮疹,偶有骨髓抑制。青霉胺不良反应有胃肠道反应、骨髓抑制、皮疹、口腔异味、肝肾损害等,应密切观察。金制剂主要不良反应有胃肠道反应、血液系统受累及肝肾功能损害。由于金诺芬起效慢且对类风湿关节炎的疗效不如柳氮磺吡啶和甲氨蝶呤,故应用日益减少。其他免疫抑制剂的用药护理见本章第三节相关内容。

(五)心理护理

类风湿关节炎反复发作难以根治,可致病人关节畸形和功能障碍,造成病人经济和心理负担,对生活失去信心,产生焦虑、抑郁、悲观等一系列不良的心理反应。护理人员应主动与病人交流,建立良好的护患关系,增强病人对医护人员的信任感。向病人解释疾病的基本知识及防治措施,使其对自己的病情有一个正确的认识,树立起战胜疾病的信心,积极配合治疗。对已经关节致残的病人，要鼓励病人发挥健康肢体的作用，尽量做到生活自理或参加力所能及的工作，体现生存的价值，鼓励自强、消除依赖。同时嘱家属给予病人更多的理解、关心与照顾，使其感受到亲情的温暖，确保长期坚持治疗。

【健康指导】

1. 生活及锻炼指导　改善生活及工作环境，避免久处湿地、感染、受凉、劳累及情绪波动。注意关节部位的保暖。

2. 疾病知识指导　向病人及家属介绍疾病的性质、病程和治疗方案，自我保健措施，指导病人积极配合治疗，进行自我保健。病情活动期应注意休息，减少活动量，尽量将病变关节固定于功能位。病情稳定时应强调治疗性锻炼的重要性，每天有计划地进行日常生活活动锻炼、肌肉力量锻炼、关节运动及适当体育活动，增强机体的抗病能力，防止关节畸形，保护关节功能，防止关节废用。如散步，锻炼全身关节功能；捏核桃，锻炼手指关节功能；双手握转环旋转，锻炼腕关节功能；脚踏自行车，锻炼膝关节；踏空缝纫机，锻炼踝关节等。嘱病人坚持按医嘱治疗，不要随便停药、换药、增减药量，以免引起病情反复。告诉病人服药的方法和注意事项，用药期间应严密观察药物疗效及不良反应，定期检测血、尿常规及肝、肾功能等，一旦发现有严重的不良反应，应立即停药并及时处理。在应用甲氨蝶呤及雷公藤多甙等药物时要避免生育，在生育前要咨询医师，在调整药物一段时间后，才能在医师指导监护下生育。定期门诊复查，了解病情的进展情况。病情复发时，应及早就医，以免重要脏器受损。

（丁　燕）

复习思考题

1. 急性扁桃体炎致风湿热发作病人防止复发应采取哪些措施？

2. 某女性系统性红斑狼疮病人，26岁，已婚。出现面部红斑、脱发、蛋白尿，使用糖皮质激素治疗，担心治不好，思想负担重、焦虑，如何护理？

3. 类风湿关节炎病人如何维护受损关节功能？

第九章　神经系统疾病病人的护理

学习要点

1. 截瘫、偏瘫、“三偏征”、吉兰 - 巴雷综合征、细胞蛋白分离、TIA（短暂性脑缺血发作）、脑血栓形成、脑栓塞、脑出血、蛛网膜下腔出血、癫痫持续状态、帕金森综合征的概念。

2. 头痛、意识障碍、言语障碍、感觉障碍、运动障碍的特点及护理措施。

3. 面神经炎、三叉神经痛的临床表现及用药护理；急性炎症性脱髓鞘性多发性神经病的临床表现、主要护理诊断、病情观察要点、维持呼吸功能措施；TIA（短暂性脑缺血发作）的临床表现特点、健康指导；脑血栓形成、脑栓塞、脑出血和蛛网膜下腔出血的常见病因、临床表现特点（比较相同点和不同点）、主要的护理诊断、合理休息、病情观察、用药护理及健康指导，癫痫临床表现、控制发作及用药护理措施、健康指导；帕金森病临床表现，饮食、生活、运动障碍及用药护理。

4. 腰椎穿刺术、数字减影血管造影、高压氧治疗的配合与护理。

神经系统疾病是指由于血管病变、感染、结缔组织病、中毒、遗传、营养障碍和先天发育障碍等原因所致的神经、骨骼肌系统的病变。临床主要表现为意识、运动、感觉、反射障碍。神经系统疾病病情复杂，急症、重症多，对生命威胁程度高，致残率高，严重威胁人们的生存和生活质量。随着社会老龄化的到来，神经系统疾病已经成为导致人类死亡和残废的主要原因之一。作为护理人员在疾病的急性期，给予科学仔细的专科护理，能协同医师挽救病人的生命，减轻病人的痛苦，预防并发症，同时通过耐心的心理护理、健康指导使病人树立战胜疾病的信心，并尽早进行功能锻炼，能使病人机体功能及生活自理能力最大程度上的恢复，重返家庭和社会。

第一节　神经系统解剖结构和生理功能

神经系统包括中枢神经系统和周围神经系统两部分。

中枢神经系统由脑和脊髓组成。脑位于颅腔内，分为大脑、间脑、小脑和脑干。大脑由大脑半球、基底节、侧脑室组成。大脑半球分为额叶、顶叶、颞叶、枕叶、岛叶，各叶有其独特的生理功能。大脑与随意运动、语言、精神活动、躯体感觉、内脏功能、视觉、智力等有密切的关系。间脑位于大脑半球与中脑之间，包括丘脑、下丘脑，此处为第三级感觉神经元所在地；此外还与平衡、散热、饮食及性腺功能、睡眠等有关。小脑位于后颅凹，由小脑半球和小脑蚓部组成。主要功能是维持机体平衡、调节肌张力。脑干位于后颅凹，脑干从上至下依次为中脑、脑桥、延髓。上连间脑，下接脊髓，为生命中枢（血管运动中枢、呼吸中枢）所在地；其内有上行及下行的神经传导纤维；大部分颅神经核位于此处；脑干内的网状结构与睡眠、觉醒有关。

骨性颅腔被小脑幕分成幕上腔和幕下腔。幕上腔被大脑镰分隔成左右两分腔，分别容纳左右大脑半球。中脑在小脑幕切迹裂孔中通过，其外侧与大脑颞叶的沟回，海马回相邻。

动眼神经从中脑腹侧的大脑脚内侧发出，通过小脑幕切迹走行在海绵窦的外侧壁直至眶上裂。幕下腔容纳脑桥、延髓和小脑。颅腔与脊髓腔相连处的出口称为枕骨大孔，延髓下端通过此孔与脊髓相连，小脑扁桃体位于延髓下端的背面，其下缘与枕骨大孔后缘相对。

脊髓呈椭圆柱形位于椎管内，上端与脑干相连，下端以圆锥终止于腰 1 椎体下缘，并以终丝固定于骶骨盲管。自脊髓发出 31 对脊神经分布于四肢及躯干。脊髓内白质纤维有：传导周围至脑的神经通路（上行）和传导脑经过脊髓下达效应器的神经通路（下行）；脊髓是中枢神经的低级部分，当脊髓失去大脑控制后，仍能自主完成一定的反射功能。

脑和脊髓的表面有三层膜，由外向内依次为硬膜、蛛网膜和软膜。脊髓蛛网膜与软脊膜间的腔隙称蛛网膜下腔，内含脑脊液。脑脊液是无色透明的液体，由各脑室的脉络丛产生，流动于脑室及蛛网膜腔内，它处于不断产生和回流的相对平衡状态。具有运输营养物质、带走代谢产物、调节颅腔内的压力以及减缓外力对脑的冲击等作用。

周围神经系统包括脑神经、脊神经和内脏神经三部分。脑神经共 12 对。除第Ⅰ、Ⅱ对脑神经进入大脑外，其余 10 对脑神经均与脑干互相联系。脊神经共有 31 对。颈神经（C）8 对，胸神经（T）12 对，腰神经（L）5 对，骶神经（S）5 对，尾神经 1 对。每对脊神经都由后根（感觉根）和前根（运动根）组成，前根和后根在椎间孔处合成脊神经。脊神经前根支配肌肉运动，C_4~T_1 前根组成背丛，主要支配上肢肌肉；L_2~S_2 组成腰骶丛，主要支配下肢肌肉。内脏神经分布于内脏、心血管、平滑肌和腺体，分感觉神经和运动神经两种，内脏运动性神经纤维分为交感神经和副交感神经。

神经调节的基本方式是反射，反射是指在中枢神经系统参与下，机体对内外环境刺激的规律性应答。反射的结构基础为反射弧，包括感受器、传入神经、神经中枢、传出神经和效应器五部分。反馈调节分为正反馈和负反馈，正反馈指调节结果反过来使调节原因或调节过程加强的调节方式。负反馈指调节结果反过来使调节原因或调节过程减弱的调节方式，如内环境稳态的维持，降压反射等。

神经系统在人体功能调节中起主导作用。周围神经系统传递神经冲动，中枢神经系统分析综合体内、外环境传来的信息，两者互相配合，联络和调节体内各器官、系统的功能，使人体成为一个有机的整体，共同完成统一的生理功能；对体内、外各种环境变化做出迅速而完善的适应性调节，维持机体与外环境间的统一。正是靠这种调节，人们才能适应或驾驭不断变化中的内、外环境，维持各器官正常的生理功能，以保证生命活动的正常进行。

第二节　神经系统疾病病人常见症状、体征及护理

神经系统疾病的常见症状体征有：头痛、意识障碍、言语障碍、感觉障碍、运动障碍等。

一、头痛

头痛是临床常见的症状，通常指外眦、外耳道与枕外隆突连线以上部位的疼痛。其发生机制是头部及相邻部位痛觉神经纤维受到理化因素刺激所致，原因很多，涉及各种颅内病变（如脑肿瘤、颅内出血等）、功能性或精神性疾病（如紧张性头痛）、全身性疾病如发热等。绝大多数的头痛并不具备特异性；少数头痛性疾病如偏头痛、三叉神经痛等，因临床表现特殊而有诊断意义；有些头痛则可为病情严重的信号（表 9-1、表 9-2）。

表 9-1 头痛的部位与疾病的可能关系

头痛部位	病因
全头	脑肿瘤、颅内出血、颅内感染、紧张性头痛、颅内低压
偏侧	血管性偏头痛、鼻源性头痛、耳源性头痛、牙源性头痛
双颞侧	垂体瘤、蝶鞍附近肿瘤
前部	后颅窝肿瘤、小脑幕上肿瘤、鼻窦炎、丛集性头痛
枕颈部	蛛网膜下腔出血、脑膜炎、高血压、后颅窝肿瘤、颈性头痛
眼部	颅内高压性头痛、丛集性头痛、青光眼、一氧化碳中毒

表 9-2 头痛发生速度与疾病的可能关系

头痛发生速度	病因
急性头痛	蛛网膜下腔出血、脑梗死、脑出血、脑炎、癫痫、高血压脑病、脑膜脑炎、青光眼、急性虹膜炎
亚急性头痛	颅内占位性病变、良性颅内高压、高血压
慢性头痛	偏头痛、丛集性头痛、紧张性头痛、鼻窦炎

常见的头痛类型有：

1. 偏头痛　因颅内外血管舒缩功能障碍所致。2/3 以上偏头痛病人为女性，早年发病，多为单侧或双侧颞部搏动性头痛，反复发作，伴有恶心呕吐，典型偏头痛头痛发作前有视物模糊、眼前闪光等视觉先兆，在安静休息、睡眠后或服用止痛药后头痛常可缓解，但常反复发生，多有家族史。

2. 颅内压增高性头痛　头部持续性胀痛、阵发性加剧，伴喷射状呕吐及视物模糊，见于颅内肿瘤、血肿、脓肿、炎症等。

3. 紧张型头痛　以往称紧张性头痛。发生机制尚不清楚，可能与肌肉或肌筋膜结构收缩、缺血，细胞内外钾离子转运障碍有关，头痛的发生与情绪改变、紧张焦虑及失眠也有一定关系。头痛的特点是双侧枕部或者全头部紧缩性或压迫性头痛。大约占头痛病人的 40%，是临床上最常见的慢性疼痛。

4. 颅外局部因素所致头痛　为眼、耳、鼻等部位的病变引起的头痛。

【护理评估】

1. 健康史　应注意询问病人头痛发生的缓急、时间、具体部位、性质、频率、诱发因素、加重及缓解因素、头痛的伴随症状等。详细询问病人头痛是否与紧张、饥饿、精神压力、噪音、强光刺激、气候变化以及进食某些食物如巧克力、红酒等因素有关；是否因情绪紧张、咳嗽、大笑以及用力性动作而加剧；了解病人有无高血压病史、头部外伤史、发热及偏头痛家族史等。有些头痛是严重的信号，如高血压病人突然剧烈头痛伴喷射状呕吐、意识障碍，多为脑出血颅内压增高所致；头痛伴发热、脑膜刺激征阳性可能为颅内炎症；青年人用力时突然出现剧烈头痛可能为蛛网膜下腔出血。仔细询问病人头痛发生后的检查、诊断及治疗经过，用药后头痛的变化情况。患病后病人的日常生活、工作有无影响，病人对疾病的性质、预后及防治知识的了解情况；患病后病人有无焦虑、抑郁等心理反应。

2. 护理体检　观察病人的体温、呼吸、脉搏、血压是否正常，意识是否清楚、有无痛苦面容及表情，病人有无视力障碍、感觉障碍、肢体瘫痪等，精神状态如何，注意病人瞳孔大小、对光反射是否灵敏、有无脑膜刺激征等。

3. 实验室及其他检查　CT 或 MRI 检查有无颅内病灶。脑脊液检查有无压力增高，是否为血性，有无炎症改变；脑电图可记录脑电活动的情况，经颅多普勒可反映脑部血流流速及有无血管腔狭窄。

【护理诊断及医护合作性问题】

疼痛：头痛　与颅内外疾患导致头部痛觉神经受刺激有关。

【护理目标】

病人能说出激发头痛或者加重头痛的因素，并能设法避免；能正确运用缓解头痛的方法，头痛发作次数减少、程度减轻。

【护理措施】

1. 一般护理

(1) 环境：保持病房环境的安静、舒适，空气新鲜、流通，适宜的温度和湿度。减少声、光的刺激。

(2) 休息与体位：一般非器质性头痛病人保持舒适体位，经休息或睡眠后头痛即可减轻或消失；器质性头痛病人应绝对卧床休息，头部减少活动以免加重病情。如为颅内高压所致头痛，床头应抬高 15°~30°，如病人有恶心呕吐，头应偏向一侧以防误吸呕吐物，发生窒息。

(3) 饮食：病人应进高纤维素食物，保持大便通畅，以防止病人用力排便时颅内压增高致头痛加重。颅内高压者应适当限制水钠的摄入。如病人为偏头痛应避免进食含酪胺的奶酪、含亚硝酸盐防腐剂的肉类如熏肉、含苯乙胺的巧克力和酒类等食物。

2. 病情观察　观察病人头痛的变化情况、头痛的伴随症状，重点观察病人的生命体征及意识状况等。如头痛病人出现双侧瞳孔不等大、意识障碍加深、呼吸不规则等脑疝先兆表现时，应及时与医生联系并及时抢救。

3. 避免诱因　告知病人可能诱发或加重头痛的因素，如情绪紧张、饥饿、失眠、噪音、强光和气候的变化，进食某些食物与酒(偏头痛病人吃奶酪、熏鱼、酒类、巧克力也可诱发头痛)、月经来潮等；女性病人服避孕药也可加重头痛，应使病人学会避免。

4. 缓解疼痛　指导病人做缓慢深呼吸，听轻音乐和进行气功、生物反馈治疗、引导式想象、冷敷、热敷以及理疗、按摩、指压止痛法等。如偏头痛可用手指压迫颈总动脉或单侧头部动脉等，可短暂地控制血管的扩张而缓解头痛；脑血管扩张引起的头痛可用头部冷敷缓解疼痛；肌肉紧张所致的头痛，可采用热敷、按摩以缓解肌肉痉挛；脑出血病人可头部降温，以减少脑组织的耗氧量，减轻脑水肿，保护脑组织细胞。但脑梗死病人头部禁用冷敷，以免影响脑部血液供应。如病人有颅内高压，应遵医嘱静脉快速滴注脱水剂如 20% 甘露醇，以达到降低颅内压作用。

5. 用药护理　告知止痛药的作用与不良反应，让病人了解药物依赖性或成瘾性的特点，指导病人遵医嘱正确服药。

6. 心理护理　长期反复头痛，病人可能出现焦虑、紧张心理，要耐心倾听病人感受，理解同情病人，适当诱导解除紧张焦虑情绪，训练身心放松，鼓励病人树立信心，积极配合治疗。

【护理评价】

病人能否正确说出诱发或加重头痛的因素，能否有效运用减轻头痛的方法，头痛是否减轻或消失。

二、意识障碍

意识障碍(disorders of consciousness)是指人体对周围环境及自身状态的识别和察觉能力出现障碍。任何病因引起的大脑皮质、皮质下结构、脑干网状上行激活系统等部位的损害或功能抑制,均可出现意识障碍。临床上通过病人的言语反应,对针刺的痛觉反应,瞳孔对光反射、角膜反射等来判断意识障碍的程度。意识障碍按其程度分为:

1. 嗜睡 为病理性的睡眠状态,是最轻的意识障碍。病人在无刺激时处于睡眠状态,刺激后能醒,且可正确回答问题,无刺激时又入睡。

2. 意识模糊 表现为注意力减退,活动减少,情感反应淡漠,病人能保持简单的精神活动,但对时间、地点、人物的定向能力发生障碍。

3. 谵妄状态 是一种急性的脑高级功能障碍,病人对周围环境的认识及反应能力下降,认知、注意力、定向力、记忆受损,思维推理迟钝,语言功能障碍,出现错觉与幻觉。

4. 昏睡 病人处于沉睡状态,须在强呼唤或强刺激时唤醒,回答问题含糊,反应及判断力多不正常。

5. 昏迷 是最严重的意识障碍,按其程度可分为:

(1) 浅昏迷:不能唤醒,对疼痛刺激可出现表情或运动反应,可有无意识自发动作。瞳孔对光反射正常,深浅反射存在,生命体征无变化。

(2) 中昏迷:对重的疼痛刺激有反应,很少有无意识自发动作,深反射消失,瞳孔对光反射迟钝,生命体征轻微变化。

(3) 深昏迷:对任何刺激均无反应,无意识,自发动作消失,生命体征显著变化。

特殊类型的意识障碍,包括去皮质综合征、无动性缄默症和植物状态。

引起意识障碍的常见原因有:①颅内非感染性疾病:如脑出血、脑梗死、脑肿瘤等。②重症急性感染:如败血症、中毒性菌痢、脑炎、脑膜炎等。③心血管疾病:如高血压脑病、严重休克等。④内分泌与代谢性疾病:如糖尿病酮症酸中毒、肝性脑病、低血糖等。⑤中毒性疾病:如安眠药中毒、CO中毒等。

【护理评估】

1. 健康史 详细了解病人既往健康状况如有无高血压、心脏病、内分泌及代谢疾病如糖尿病病史,有无受凉、感染、外伤或急性中毒、癫痫史等,了解意识障碍发生的缓急,意识障碍持续的时间、意识障碍发生前病人的心理、精神状况如何,以便明确意识障碍发生的原因。评估意识障碍程度,判断病情;评估病人的家庭背景,家属的心理状态及对病人的关心程度。

2. 护理体检 通过言语、疼痛等刺激,检查病人有无睁眼动作、肢体反应;检查瞳孔是否等大等圆,对光反射是否灵敏;角膜反射是否存在;以判断意识障碍的程度。观察生命体征变化,尤其注意呼吸节律与频率有无改变;评估有无肢体瘫痪,有无病理反射及脑膜刺激征是否阳性。

3. 实验室及其他检查 脑电图(EEG)检查可了解脑功能是否受损;血液生化检查可了解病人血糖、血脂、电解质等情况;检查血常规是否正常;必要时做脑CT、MRI、脑脊液检查以了解意识障碍的原因。

【护理诊断及医护合作性问题】

1. 急性意识障碍 与脑组织受损、脑功能障碍有关。

2. 有误吸的危险 与意识障碍、呼吸道分泌物增多、咳嗽反射减弱有关。

3. 有皮肤完整性受损的危险　与意识障碍、病人长期卧床、皮肤受压有关。

4. 有感染的危险　与意识障碍、机体抵抗力下降、呼吸道分泌物排出不畅等有关。

【护理目标】

1. 病人意识障碍减轻或神志清楚。

2. 病人呼吸道通畅。

3. 病人未发生压疮。

4. 病人未发生感染及其他并发症。

【护理措施】

1. 一般护理

(1) 环境：保持环境的安静、舒适、空气新鲜、流通，适宜的温度和湿度。减少声、光的刺激。

(2) 休息与体位：昏迷病人应取平卧位头偏向一侧或侧卧位，病人肩下垫高，使颈部伸展，开放气道，防止舌根后坠阻塞气道。

(3) 饮食：昏迷病人不能自主进食，应给予鼻饲高蛋白、高维生素营养丰富的流质饮食，保证每日总热量，并注意鼻饲管应用的护理，同时注意病人口腔卫生，每日清洁口腔 2~3 次。

2. 病情观察　密切观察生命体征、昏迷程度、瞳孔的变化，注意有无瘫痪、抽搐、脑膜刺激征等，并详细记录，随时观察病情变化，及时通知医生并做好相应的护理。如病人出现意识障碍加重、脉搏变慢、呼吸不规则、瞳孔散大、对光反射减弱或者消失等，均提示病情严重，应及时与医生联系并配合抢救。

3. 并发症的预防与护理

(1) 预防窒息和呼吸道感染：昏迷病人应每 2 小时翻身一次，同时拍其背部。取下活动性义齿，及时清除口腔、鼻腔分泌物和吸痰，防止窒息、误吸或肺部感染；在吸取病人口咽部及气管内分泌物时，严格执行无菌操作。病人长期卧床易发生坠积性肺炎，在昏迷期间，应密切观察病人体温、呼吸及痰的性状、量等的变化，发现异常情况及时与医生联系采取相应的护理措施。

(2) 保持皮肤清洁，预防压疮：昏迷病人因丧失自主运动，骶尾部、股骨大转子、足跟、外踝等处局部长期受压容易发生压疮，故应定时翻身、按摩。对局部受压部位应垫放气圈、棉垫。如发现皮肤红、肿、热，应及时采取相应措施。

(3) 谵妄躁动者加床栏，必要时适当的约束，防止坠床和自伤、伤人；慎用热水袋防止烫伤。

(4) 对昏迷久者应为病人作肢体按摩和被动运动，防止肌萎缩和关节僵直，保持肢体的功能位置。

4. 大、小便的护理

(1) 对尿失禁的病人可采用尿布、储尿袋，但须勤更换，会阴部及时擦洗干净，防止尿路感染和压疮的发生。

(2) 长期尿潴留或尿失禁病人应留置导尿，注意无菌操作，定期开放导尿管并行膀胱冲洗；每日更换引流袋，每周更换导尿管，并观察尿量、色、透明度等，必要时做尿液检查，发现异常及时与医生联系并做好相应的护理。病人意识恢复后及时拔出导尿管，诱导自主排尿。

(3) 昏迷病人出现便意时，可能有烦躁，及时提供便具。便秘 3 天以上要及时处理，保持大便通畅，防止病人用力大便导致颅内压增高加重病情。大便失禁时应做好肛门及会阴部清洁卫生，以防感染。

5. 意识恢复的训练　根据不同的意识障碍程度，进行相应的意识恢复训练。如意识模糊病人，纠正其错误概念或定向错误、辨色错误、计算错误，提供所熟悉的物品（如照片等），帮助病人恢复记忆力；对嗜睡病人避免各种精神刺激。

【护理评价】

病人意识障碍是否减轻或消失，有无压疮、感染及营养失调等并发症发生。

三、言语障碍

言语障碍（disorders of language）包括大脑语言中枢异常造成的失语症和发音器官异常造成的构音障碍。

1. 失语症　是由于大脑皮质与语言功能有关的区域受损害所致，是优势大脑半球损害的重要症状之一。

(1) 运动性失语（Broca 失语）　是由优势半球额下回后部的语言运动中枢病变引起的病人语言表达障碍。表现为病人不能说话，或只能讲部分简单词语且不流利，对别人的话能理解，对自己用错词也知道，对书写的词语能理解，但读出困难。

(2) 感觉性失语（Wernicke 失语）　是由优势半球颞上回后部的语言感觉中枢病变引起病人对语言的理解障碍。表现为病人虽然能流利言语且话语增多，但由于不能理解别人和自己的言语，所以话语中用词多错，甚至不知所云。

(3) 失写　即不能书写，是由优势半球额中回后部病变引起。

(4) 失读　是由优势半球顶叶角回的阅读中枢病变引起。病人表现为不能识别文字、图画，不能阅读，也不能抄写。

(5) 命名性失语　又称为遗忘性失语。是由优势半球颞中回及颞下回后部病变引起。表现为病人不能说出平时认识的物品的名字，但能描述该物品的用途。

2. 构音障碍　指神经系统疾病致发音器官的肌肉无力、瘫痪，或肌张力异常和运动不协调等而出现的发音困难、语音不清、音调及语速异常等。可见于肌肉疾病如肌营养不良症、重症肌无力等，以及上、下运动神经元病变所致的球麻痹和面、舌瘫，小脑病变及运动障碍性疾病。

【护理评估】

1. 健康史　了解病人病前的语言能力，病人的职业、文化程度与语言背景，如出生地、生长地及有无方言等；评估病人有无言语交流方面的困难；了解病人的意识是否清楚；评估病人的心理状态，观察病人有无孤独、自卑情绪等。

2. 护理体检　评估病人意识水平、精神状态及行为表现，检查有无定向力、注意力、记忆力和计算力的异常；评估病人言语障碍的程度和残存能力；评估病人的视、听能力，是右利手还是左利手；能否理解他人的语言，并能与人对话；注意语言是否含糊不清，发音不准，注意有无音调、语速及韵律的改变；能否自发书写姓名、地址和辨词朗读；观察病人有无面部表情改变、流涎或口腔滞留食物等。

3. 实验室及其他检查　头部 CT、MRI、EEG 等检查有无异常。

【护理诊断及医护合作性问题】

语言沟通障碍　与大脑语言中枢病变或发音器官的神经肌肉受损有关。

【护理目标】

1. 病人及家属对沟通障碍表示理解。

2. 病人能够最大限度地采用及保持沟通方式表达自己的感受及需要。

3. 病人很好地配合进行语言功能的训练，语言功能逐渐恢复正常。

【护理措施】

1. 语言康复训练　语言训练是一个漫长而艰苦的过程，需病人及家属积极配合。有条件时在专业语言治疗师指导下，协助病人进行训练。

(1) 鼓励病人大声说话：选择病人感兴趣的话题，激发病人语言交流的欲望，鼓励病人进行语言尝试，当病人勇于尝试或者有一定进展时给予充分鼓励、赞扬和肯定，以增强信心。

(2) 选择适当的时机和训练方法：原则上是轻症者以直接改善其功能为目标，而重症者则重点放在活化其残存功能或进行试验性治疗。语言康复训练的时机可以在散步时、做家务时或休闲娱乐时进行，以实物为教具，寓教于乐。对说话有困难的病人可以借书写方式来表达；对失去阅读能力的病人应将日常用语、短语、短句写在卡片上，由简到繁、由易到难、由短到长教其朗读；对不能很好理解语言的病人，配以手势或实物一起交谈，通过语言与逻辑性的结合，训练病人理解语言的能力。

(3) 持之以恒，坚持训练　告诉病人及家属语言训练的特点，不要操之过急，要有足够的耐心与信心，由浅入深，逐渐丰富其内容，以达到语言恢复的目的。一般正确回答率约 80% 时即可进入下一组训练课题，使其既有成功感，又有求知欲，而不至于产生厌烦或失望情绪。

2. 心理护理　病人可能因无法表达自己的感受与需要、不能理解他人说话的意思而急躁、自卑、无助。护理人员应解释其原因，关心尊重病人，鼓励病人采取任何方式向医护人员或家属表达自己的感受或者需要。为病人争取家庭及社会支持，鼓励病人家属、朋友多与病人进行交谈，耐心缓慢解释每一个问题，直到病人完全理解、满意为止，营造一种和谐的亲情氛围和语言学习环境。

【护理评价】

病人是否感觉言语障碍减轻，听、说、读、写及表达能力增强；能否借助书写或手势等体态语言与他人进行有效的语言沟通，情绪是否好转，自信心有无增强。

四、感觉障碍

感觉障碍（disorders of sensation）是指机体对各种形式（痛、温度、触、压、位置、振动等）刺激的无感知、感知减退或异常的一组综合征。解剖学上将感觉分为内脏感觉（由自主神经支配），特殊感觉（包括视、听、嗅和味觉，由脑神经支配）和一般感觉。一般感觉由浅感觉（痛、温度及触觉）、深感觉（运动觉、位置和振动觉）和复合感觉（实体觉、图形觉及两面点辨别觉、皮肤定位觉等）所组成。各种感觉都有自己的传导通路（图 9-1）。传导通路任何部位受损均可引起感觉障碍。

1. 感觉障碍的临床表现　感觉障碍可表现为抑制性症状和刺激性症状。

(1) 抑制性症状：是指感觉传导通路受到破坏或功能受到抑制时，出现感觉缺失或感觉减退。在同一部位各种感觉都缺失，为完全性感觉缺失。如在同一部位仅有某种感觉障碍，而其他感觉保存者，称分离性感觉障碍。

(2) 刺激性症状

1) 感觉过敏：指轻微刺激引起强烈的感觉。如用针轻刺皮肤引起强烈的疼痛感受，此

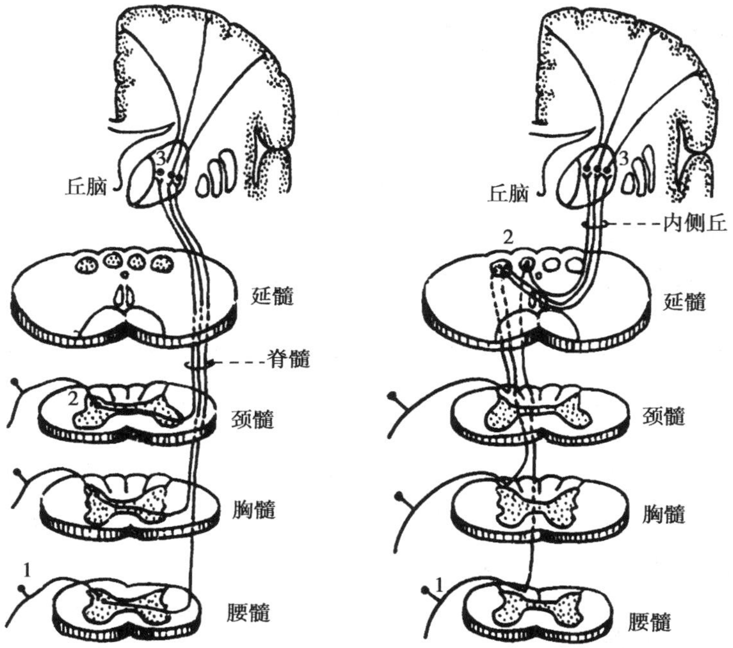

图 9-1 感觉传导通路

为检查时的刺激与传导通路上的兴奋性病灶产生的刺激总和所引起。

2）感觉倒错：指热觉刺激病人为冷的感觉，非疼痛刺激而出现疼痛感觉。

3）感觉过度：多发生在感觉障碍的基础上，具体表现为感觉刺激阈增高，反应剧烈、持续时间延长。当刺激达到阈值时，经一潜伏期，可产生一种强烈的、定位不明确的不适感，病人不能正确指出刺激部位、刺激性质及刺激强度，并有刺激点向四周扩散的感觉，持续一段时间后才消失。

4）感觉异常：指没有外界刺激而出现的感觉。常见的感觉异常有：麻木感、蚁走感、痒感、肿胀感、针刺感等。

5）疼痛：疼痛为临床上最常见的症状，可分为以下几种：①局部疼痛：指病变部位的疼痛。②放射性疼痛：系神经干、神经根或中枢神经受到病变时，疼痛不仅发生在刺激的局部，而且可扩散到受累的感觉神经的支配区。③扩散性疼痛：由一个神经分支疼痛扩散到另一个神经分支的疼痛。④灼性神经痛：为一种烧灼样剧烈疼痛，迫使病人用冷水浸湿患肢，多见于正中神经和坐骨神经受损后。⑤牵涉性疼痛：也可以看成一种扩散性疼痛。内脏有疾病时，在与患病内脏相当的脊髓段所支配的体表部位出现疼痛。

2. 感觉障碍的定位诊断　不同部位的损害出现不同类型的感觉障碍，典型的感觉障碍类型具有定位诊断价值（图 9-2）。

（1）末梢型：出现四肢远端对称性的感觉障碍，呈手套、袜套型分布，见于各种原因所致的多发性神经病。

（2）后根型：出现节段性带状分布浅、深感觉缺失或减退，可因后根受压迫或炎症而引起，常伴有神经根痛，如发麻、触电样痛。

（3）脊髓型：脊髓横贯性损害时出现受损节段平面以下全部感觉缺失或减退，并伴有截

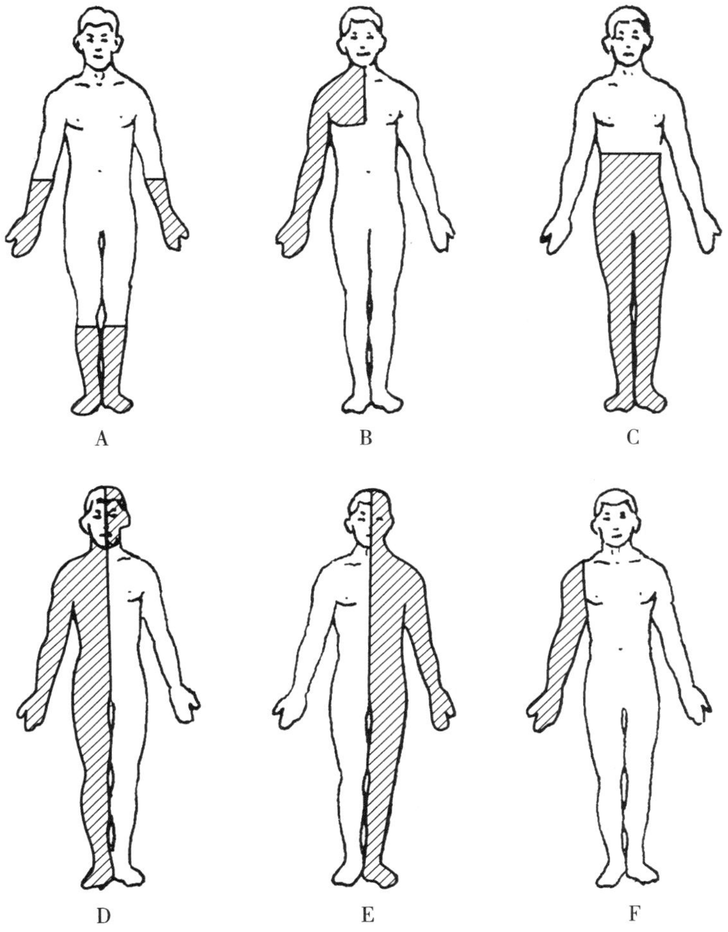

图 9-2 感觉障碍的分布

A. 末梢型;B. 根型;C. 脊髓横贯型;D. 脑干型;E. 内囊型;F. 皮质型

瘫和大小便障碍,见于急性脊髓炎等。脊髓半切综合征表现为病变平面以下对侧痛、温觉丧失,同侧深感觉丧失,见于髓外肿瘤、脊髓外伤等。

(4) 脑干型:延髓外侧和脑桥病变时,引起同侧面部感觉障碍和对侧肢体的痛、温觉障碍,称为交叉性感觉障碍。

(5) 内囊型:一侧内囊受损出现对侧偏身感觉障碍、对侧肢体偏瘫和双眼对侧同向偏盲称为“三偏”综合征。

(6) 皮质型:因皮质感觉区范围广,病变只损害其中一部分,故只出现对侧单肢体感觉障碍。

感觉障碍主要见于神经系统的感染、血管病变、药物及毒物中毒、脑肿瘤、外伤以及全身代谢障碍疾病(如尿毒症、糖尿病等)。

【护理评估】

1. 健康史 了解病人感觉障碍出现的时间、发展的过程、加重或缓解的因素、分布部位等,了解病人感觉障碍的具体表现形式,是否为麻木、冷热、针刺样、自发性疼痛等;是否在意识清楚的情况下对刺激不能感知，或感受力低下。感觉障碍同时伴有的其他症状；感觉障碍发生后病人是否出现烦躁、抑郁等心理。

2. 护理体检　病人意识是否清楚，有无智能障碍，进一步了解感觉障碍的具体表现形式和分布特点，观察病人的全身情况及是否伴随有肢体活动障碍，感觉障碍相应部位有无肌肉萎缩、腱反射是否正常、有无病理征，注意相应区域的皮肤有无颜色、毛发分布、温度异常，完整性是否受损。

3. 实验室及其他检查　肌电图、诱发电位、CT、MRI、脑脊液等检查，可帮助诊断。

【护理诊断及医护合作性问题】

感知改变　与脑、脊髓病变及周围感觉神经受损有关。

【护理目标】

病人感觉障碍减轻或者消失；学会使用其他方法感知事物；无损伤发生。

【护理措施】

1. 一般护理　保持床单整洁、干燥、柔软，防止感觉障碍的部位受压或机械刺激；在热敷、保暖、洗发、擦身、沐浴时，注意温度调节，防止烫伤，气候寒冷、冷敷时注意防止冻伤。对有深感觉障碍、视觉障碍的病人，病人在活动时应注意保护，尤其在夜间，必要时有人陪同，防止外伤及跌倒。采用较低的床位，使用扶手等。

2. 感觉训练　用温水擦洗感觉障碍的身体部分，以促进血液循环和感觉的恢复；对无感知的病人，用毛线刺激触觉；冷水刺激温觉；用针尖刺激痛觉；同时可进行肢体的被动运动、按摩、理疗及针灸。

3. 预防压疮　观察感觉障碍病人躯体活动能力及皮肤受压情况，向病人及家属解释压疮发生的危险因素及预防措施。定时改变体位，避免局部长期受压，对经常受压部位采取保护性措施如垫海绵垫、气圈等。

4. 心理护理　加强与病人沟通，耐心听取病人对感觉异常的叙述，并进行必要的解释，主动关心、体贴病人，消除病人焦虑、烦躁情绪。

【护理评价】

病人能否配合感觉训练，感觉障碍是否减轻或消失，有无烫伤、冻伤等损伤发生。

五、运动障碍

运动包括随意运动、不随意运动、共济运动。随意运动是指有意识、能随着自己的意志而执行的动作，也称自主运动，由锥体系及其支配的肌肉来完成。不随意运动是不受意志控制而“自发”的，由锥体外系、小脑所控制；锥体系和锥体外系的任何部位的损害均将产生运动障碍。运动障碍包括瘫痪、不随意运动、共济失调。

1. 瘫痪　瘫痪是指因肌力低下而不能正常运动。

(1) 瘫痪的性质：按受损的部位不同将瘫痪分为上运动神经元瘫痪（硬瘫、痉挛性瘫痪）和下运动神经元瘫痪（软瘫、迟缓性瘫痪）（表 9-3）。

(2) 瘫痪的定位：不同部位损害瘫痪的特点及范围不同，可有单瘫、偏瘫、交叉性瘫痪、截瘫等（图 9-3）。

(3) 瘫痪的程度：临床上按肌力下降的程度将肌力分为：

0 级：完全瘫痪。

1 级：肌肉可收缩，但不产生运动。

表 9-3 上、下运动神经元瘫痪的鉴别

鉴别点	上运动神经元性瘫痪(中枢性瘫痪)	下运动神经元性瘫痪(周围性瘫痪)
病变部位	大脑皮质、内囊 脑干、脊髓白质	脊髓前角细胞、脑神经运动核 神经前根等
瘫痪分布	以整个肢体为主(单瘫、偏瘫等)	以肌群为主,范围较局限
肌张力	增高,呈痉挛性瘫痪	减低,呈弛缓性瘫痪
腱反射	增强	减低或消失
病理反射	有	无
肌萎缩	无或轻度失用性萎缩	明显
肌束震颤	无	可有
肌电图	神经传导速度正常	神经传导速度异常

2 级:肌肉收缩能使肢体在支撑面上水平运动,但不能抬起。

3 级:肌肉收缩可抵抗地球的引力而抬起,但不能抵抗外力。

4 级:肌肉收缩可抗外加阻力,但未达到正常。

5 级:正常肌力。

2. 不随意运动 不随意运动由锥体外系病变所致。主要表现形式有:震颤、舞蹈样动作、手足徐动、扭转痉挛、偏身投掷动作等。所有不随意运动的表现均随睡眠而消失。

3. 共济失调 因小脑、本体感觉及前庭功能障碍所致。可表现为姿势、步态异常;语言障碍;协调运动障碍等。根据病变部位不同,将共济运动失调分为以下四种类型。

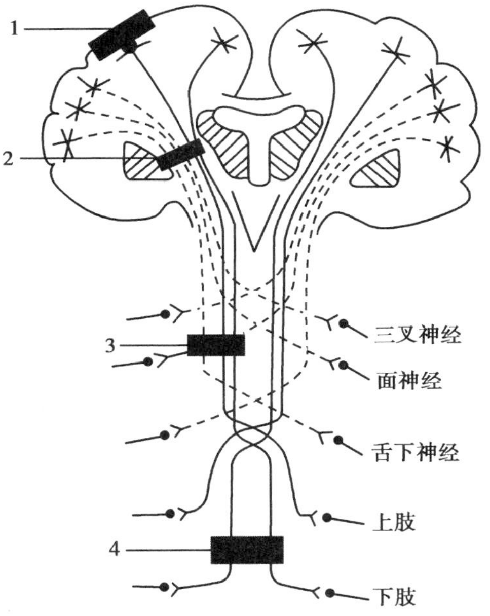

1.单瘫 2.偏瘫 3.交叉瘫 4.截瘫

图 9-3 运动障碍的分布

(1) 小脑性共济失调:因小脑病变所致。小脑蚓部病变出现躯干共济失调,小脑半球病变出现肢体共济失调。表现为随意运动的速度、节律、幅度和力量的不规则,即协调运动障碍,还可伴有肌张力减低、眼球运动障碍及言语障碍,但闭目或在黑暗环境中不加重共济失调的症状。

(2) 大脑性共济失调:由大脑半球额叶、顶叶、颞叶病变所致。临床表现与小脑性共济失调相似,但症状较轻。

(3) 脊髓性共济失调:由脊髓后索(薄束、楔束)病变所致。病人表现为感觉性共济失调如站立不稳、迈步不知远近、落脚不知深浅、踩棉花感、在黑暗中难以行走等,同时伴有双下肢位置觉、振动觉障碍。

(4) 前庭性共济失调:前庭损害时因失去身体空间定向功能可产生前庭性共济失调,主要以平衡障碍为主,特点是站立或步行时躯体易向病侧倾斜,摇晃不稳,沿直线行走时更为明显,改变头位可使症状加重,四肢共济运动多正常。

【护理评估】

1. 健康史 了解病人运动障碍发生的诱因、时间、缓急、变化发展的过程，运动障碍分布特点及伴随症状；进一步询问病人发病前有无损伤、发热、抽搐等，发病后病人大小便有无异常；评估病人因运动障碍导致生活自理能力下降的程度；是否因运动障碍而产生急躁、焦虑、抑郁心理。

2. 护理体检 检查运动障碍的类型、运动障碍的程度，检查病人四肢的肌力、肌张力及营养情况，了解有无肌肉萎缩及关节活动受限；注意检查腱反射是否亢进、减退或消失，有无病理反射；了解病人能否在床上向两侧翻身或坐起；观察病人步行的姿势、速度、节律及步幅，步行时身体各部位的运动及重心移动情况；步行时是否需要支持，有无病理性步态；注意瘫痪肢体皮肤有无发红、皮疹、水肿、溃烂；观察有无吞咽困难、构音障碍、呼吸困难等。

3. 实验室及其他检查 CT、MRI可了解中枢神经系统有无病灶；肌电图检查可了解脊髓前角细胞、神经传导速度及肌肉有无异常；血液生化检查可检测血清铜蓝蛋白、抗“O”、血沉、肌酶谱、血清钾浓度有无异常；神经肌肉活检可鉴别各种肌病和周围神经病。

【护理诊断及医护合作性问题】

1. 躯体移动障碍 与各种原因引起运动神经元受损有关。

2. 生活自理能力缺陷 与肢体瘫痪、运动功能障碍有关。

3. 有废用综合征的危险 与肢体瘫痪不能活动有关。

【护理目标】

1. 病人能够适应进食、穿衣、沐浴等生活自理缺陷的状态。

2. 病人能接受护理人员的照顾，生活需要得到满足。

3. 病人能积极配合运动，生活自理能力逐渐增强。

4. 病人没有发生受伤、压疮、肢体挛缩等并发症。

【护理措施】

1. 一般护理 指导和协助病人进食、洗漱、入厕、穿衣及个人卫生等，给予病人适当的生活照顾；偏瘫病人更衣时，先穿患侧后穿健侧，脱衣时顺序相反。穿裤子时应抬起病人臀部，避免生拉硬拽，以防擦伤病人皮肤。更衣时注意保暖，保持衣着清洁干燥，防止受凉感冒。舌咽、迷走神经麻痹有吞咽困难、饮水呛咳者不勉强进食，必要时安置鼻饲及给予相应护理。帮助病人翻身和保持床单整洁、干燥，满足病人基本生活需要；指导病人学会配合使用便器，要注意动作轻柔、勿拖拉和用力过猛。

2. 安全护理 运动障碍的病人要防止跌倒，确保安全。床边要设置护栏；走廊、厕所要安装扶手，以便病人行走扶行和起坐；地面保持干净、干燥、防滑，病人最好穿防滑软橡胶底鞋；呼叫器应置于病人随手可及之处；上肢肌力下降的病人不能自行打开水或者用热水瓶倒水，防止烫伤；行走不稳或者步态不稳者，选用三角手杖等适合的辅助工具，并有人陪伴，防止受伤。

3. 并发症的预防及护理

(1) 预防呼吸道感染：保持病室内空气流通并注意保暖，鼓励病人咳嗽，并协助翻身拍背。气管分泌物多不易咳出者，应及时湿化气道、或给予吸引等措施。喂食要慢，防止呛入气管。对舌咽神经麻痹病人应鼻饲，并注意口腔护理，防止吸入性感染。

(2) 预防泌尿道感染和便秘：尽量避免留置导尿管，排尿困难病人可按摩膀胱区以助排尿，每2小时给病人使用尿壶一次，训练病人自主排尿；留置尿管的病人，应每4小时开放一次，如有感染按医嘱用药进行膀胱冲洗，一旦排尿功能恢复，应及早撤出留置导尿管。对便秘者，食物增加纤维素成分，按摩腹部，养成定时排便习惯，必要时可按医嘱服用缓泻剂或者使用开塞露。

(3) 预防压疮：瘫痪病人应每2小时翻身一次，翻身后关节、肢体应放置在功能位，对易受压部位，用气圈或气垫保护。

4. 康复护理　告知病人及家属早期康复训练的重要性，共同计划安排训练的内容、时间。护理人员应及早、定时对病人瘫痪的肢体进行被动运动及肌肉按摩以防止关节挛缩和肌肉萎缩；病人一旦出现自主运动后，协助病人床上的桥式主动运动、Bobath握手、床旁坐起及下床进行日常生活活动的主动训练；鼓励病人使用健侧肢体从事自我照顾的活动，避免病人产生对他人的依赖心理；并教会病人家属协助病人锻炼的方法与注意事项，使病人掌握正确的运动锻炼方法以便以后坚持长期康复训练；后期根据病情，指导病人合理选用针灸、按摩、理疗等辅助治疗；同时指导病人使用自助工具如拐杖、扶行器、轮椅等；教给病人安全方面的注意事项，如保护患肢的皮肤，坐轮椅时变换姿势等。

5. 心理护理　给病人提供有关疾病治疗及预后的可靠信息，可安排病情相似但恢复良好的病人与其交流，帮助病人正确对待疾病，消除忧郁、恐惧心理及悲观情绪，树立战胜疾病的信心。多与病人交谈，鼓励病人表达自己的感受，避免任何刺激和伤害病人自尊的言行，尤其在喂饭、帮助病人洗漱及处理大小便时不要流露出厌烦、不愿意的情绪。

【护理评价】

病人能否积极配合和坚持肢体功能康复训练，日常生活活动能力有无逐步增强。有无肢体挛缩、屈曲、肌肉萎缩、关节畸形、压疮、感染、受伤等并发症发生。

第三节　周围神经疾病病人的护理

一、面神经炎病人的护理

案例分析

男性，32岁。左侧眼裂变大、口角偏向右侧、左侧乳突部疼痛1天。1天前，病人照镜时发现左侧眼裂较右侧大，说话、笑时双侧口角不对称（右侧向外更明显），伴有左侧乳突部位隐痛不适，余无特殊不适。病人一周前有上呼吸道感染史。查体：T 36.7℃，R 20次/分，P 72次/分，BP 118/70mmHg。一般情况好，左侧额纹消失、眼裂变大，可见Bell现象，左侧鼻唇沟变浅、左侧口角下垂，鼓腮时左侧口角漏气。临床诊断：面神经炎（左）。请问：

(1) 目前该病人主要的护理诊断有哪些？

(2) 你怎样护理该病人？

面神经炎（facial neuritis）又称特发性面神经麻痹（idiopathic facial palsy）或贝耳麻痹（Bell palsy），是指原因不明的、急性发病的面神经的非特异性炎症所致的单侧周围性面神经瘫痪。

【病因与发病机制】

病因未完全阐明。一般认为骨性的面神经管只能容纳面神经通过，面神经一旦发生缺血、水肿，必然导致面神经受压。诱发因素可为病毒感染（如带状疱疹）、风寒刺激和自主神经功能不稳定等引起局部神经营养血管痉挛，导致神经发生缺血水肿而发病。

面神经炎的早期病理改变为神经的水肿和脱髓鞘，严重者有轴索变性。

【临床表现】

任何年龄均可发病，男性略多。通常急性起病，症状可在数小时或1~3天内达到高峰。

病初可有患侧耳后乳突区、耳内或下颌角的疼痛。患病后主要表现为一侧表情肌完全瘫痪：额纹消失，不能皱额蹙眉，眼裂变大，眼裂不能闭合或闭合不全，闭眼时瘫痪侧眼球向外上方转动，显露出白色巩膜，称Bell征；患侧鼻唇沟变浅，口角下垂，露齿时口角歪向健侧；口轮匝肌瘫痪使患侧鼓腮不能，鼓腮和吹口哨时患侧口角漏气。颊肌瘫痪使食物滞留于病侧齿颊之间。

面神经在不同部位受损可出现不同的伴随症状，如病变累及鼓索纤维时，可伴有同侧舌前2/3味觉丧失；如在镫骨肌分支以上处受损，除味觉丧失外，还有听觉过敏；病毒侵及膝状神经节时，除上述表现外，还有瘫痪侧乳突部疼痛、耳廓与外耳道感觉减退、外耳道或鼓膜上出现疱疹，称Hunt综合征。

知识链接

周围性面瘫与中枢性面瘫的区别

周围性面瘫：面神经核及其纤维病变所致；同侧面部表情肌全部（包括额肌）瘫痪，额纹消失。

中枢性面瘫：面神经核以上部位（大脑皮质、皮质延髓束）受损所致；病灶对侧眼裂以下的表情肌瘫痪，双侧额纹一致。

【实验室及其他检查】

神经电生理检查，可见患侧面神经出现失神经电位，患侧诱发动作电位M波的波幅较健侧低。可依此检查判断其预后，如患侧诱发动作电位M波的波幅为健侧的30%或者以上，则2个月内可望恢复；如为健侧的10%~30%者须2~8个月恢复，并有可能出现合并症；如仅为健侧的10%或以下者则须6~12个月才能恢复，并多伴有面肌痉挛及联带运动等并发症。

【治疗要点】

治疗原则是改善局部血液循环，减轻面神经水肿，缓解面神经受压，促进面神经的恢复。

1. 急性期治疗　目前多主张急性期尽早使用一个疗程皮质类固醇激素治疗，可用泼尼松，剂量为30mg/d，顿服或分2次口服，连续5天，随后在7~10天内逐渐减量。也可用地塞米松10~15mg/d，连续7~10天；激素使用疗程不应超过15天。如系带状疱疹感染所致，可口服无环鸟苷5mg/kg，3次/天，疗程7~10天。B族维生素可促进神经髓鞘的恢复，维生素B_1 100mg、维生素B_{12} 500μg，均1次/天，肌肉注射。急性期行茎乳孔附近超短波透热疗法、红外线照射等有利于改善局部血液循环，消除神经水肿。

2. 恢复期治疗　可做碘离子透入疗法，针刺或电针治疗。加强患侧面肌的自我功能的训练，可对着镜子做皱眉、举额、闭眼、露齿、鼓腮和吹口哨等动作，每日数次，每次数分钟，并辅以面部肌肉的按摩。病后2年仍未恢复者，可考虑做面神经-副神经、面神经-舌下神经或面神经-膈神经吻合术，但疗效尚难肯定，只有在严重病例试用。严重面瘫病人可做整容手术。

【护理诊断及医护合作性问题】

1. 自我形象紊乱 与面神经麻痹影响容貌有关。

2. 焦虑 与担心疾病预后有关。

【护理措施】

（一）一般护理

1. 休息与修饰指导 急性期注意休息，避免风寒，特别是患侧茎突孔周围应加以保护。外出时可戴口罩、围巾或使用其他恰当改善自身形象修饰方法。

2. 饮食 给予清淡、营养丰富、易消化的饮食，避免粗糙、干硬、辛辣食物，严重者予以流质饮食。指导病人保持口腔清洁，饭后及时漱口，清除滞留在口腔患侧的食物；有味觉障碍的病人，应注意食物的冷热度，防止口腔黏膜烫伤与冻伤。注意口腔卫生，预防口腔感染。

（二）病情观察

观察和评估病人面瘫的变化情况，了解病情发展。

（三）对症护理

1. 预防眼部并发症 眼睑不能闭合或闭合不全者给予眼罩、眼镜遮挡及滴眼药等保护，防止角膜炎及溃疡。

2. 功能训练 患侧面部肌肉活动开始恢复时应尽早进行功能训练，可对镜训练皱眉、闭眼、露齿、鼓腮、吹口哨等，每日数次，每次5~15分钟，反复训练，并辅以面部按摩、理疗、针灸等治疗，加强瘫痪肌肉的恢复。

（四）用药护理

观察药物的疗效和副作用，对使用糖皮质激素治疗的病人，应注意监测血压、血糖，观察有无胃肠道出血、有无感染征象等；指导病人按医嘱服用，不得自行减量或者停药。

（五）心理护理

向病人介绍疾病的知识，列举恢复好的病例，使病人树立战胜疾病的信心。关心体贴病人，与病人接触时表现出自信和平静、热情和耐心。鼓励其亲人、同事去看望他，争取家庭及社会的支持。

【健康指导】

1. 生活指导 避免受凉、感冒，如果口角歪斜时适当修饰。

2. 疾病知识指导 告知病人本病的有关康复治疗及自我护理方法，如每天面肌功能训练，保持口腔清洁，防止眼部并发症等。告知药物的名称、剂量和用法及不良反应，注意观察其疗效与不良反应。

二、三叉神经痛病人的护理

三叉神经痛（trigeminal neuralgia）是原发性三叉神经痛的简称，表现为三叉神经分布区内短暂的反复发作性剧痛。

【病因与发病机制】

原发性三叉神经痛的病因目前尚不清楚，可能为致病因子使三叉神经脱髓鞘而产生异位冲动或伪突触传递所致。继发性三叉神经痛常为脑桥小脑角占位性病变、多发性硬化等所致。

【临床表现】

本病多发生于40岁以上，女性多于男性。疼痛限于三叉神经分布区的一支或两支，尤以第二、三支多见，三支同时受累少见。多为一侧发作，以面部三叉神经分布区内突发的短暂剧痛为特点，疼痛似触电、刀割、火烫样，以面颊部、上下颌或舌最明显，口角、鼻翼、颊部和舌部最敏感，轻触既可诱发，故有“扳机点”和“触发点”之称，严重者洗脸刷牙、说话、咀嚼都可诱发，以致病人不敢做这些动作。每次发作时间数秒至2分钟，发作来去突然，间歇期完全正常。重症病人常因疼痛难忍而以手掌用力按擦面部，企图减轻疼痛，常造成患侧面部粗糙。病程可呈周期性，每次发作期可为数日、数周和数月不等。缓解期亦可数日至数年不等。病程愈长，发作愈重愈频繁，甚至终日疼痛不止。本病可缓解，但极少自愈。神经系统检查多无阳性体征。继发性三叉神经痛者常伴其他脑神经和脑干受损的症状和体征。

【治疗要点】

原发性三叉神经痛以止痛为目的，首选药物治疗或辅以针刺治疗，无效时可用神经阻滞疗法或手术治疗。

1. 药物治疗　卡马西平为三叉神经痛的首选药物。开始为0.1g，每日2次，以后每日增加0.1g，直到疼痛停止后再逐渐减少，最小有效维持量一般为0.6~0.8g/d。其次可选用苯妥英钠、氯硝西泮、氯丙嗪、氟哌啶醇等。轻者亦可服用解热镇痛药。

2. 射频热凝治疗　采用射频热凝治疗对大多数病人有效，可缓解疼痛数月至数年。

3. 封闭治疗　药物治疗无效者，可行三叉神经纯酒精封闭。

4. 手术治疗　以上治疗无效时，可考虑三叉神经终末支或半月神经节内感觉切除术，亦可行微血管减压术。

【护理诊断及医护合作性问题】

1. 疼痛　与三叉神经损害有关。

2. 焦虑　与疾病造成的疼痛有关。

【护理措施】

（一）一般护理

生活规律，保持情绪稳定。告知病人洗脸、刷牙、剃须、咀嚼时动作要轻柔，吃软食、小口咽，以防止疼痛发作。

（二）病情观察

注意观察疼痛的部位、性质、程度、每次发作的持续时间及诱因等。

（三）对症护理

尽量减少刺激因素，如洗脸、刷牙、剃须、咀嚼等。指导病人运用想象、分散注意力、放松、适当按摩疼痛部位等技巧减轻疼痛。鼓励病人适当参加娱乐活动（如看电视、听轻音乐、跳交谊舞等），以利于病人松弛身心、转移注意力、提高痛阈而减轻疼痛。

（四）用药护理

嘱病人按时服药，告知病人药物副作用。卡马西平可致眩晕、嗜睡、恶心、行走不稳，多在数天后消失，嘱病人服用期间不独自外出、不开车及高空作业等，以免发生意外。偶有皮疹，白细胞减少、肝功能受损，需告知医师调整用药。

（五）心理护理

病人疼痛剧烈，难以忍受，护理人员要勤于和病人沟通，关心体谅病人，耐心听取病人的感受，了解病人心理活动，做好疾病解释工作。鼓励病人参加一些自己感兴趣的娱乐活动，以减轻和消除紧张情绪。

【健康指导】

1. 生活指导 洗脸、刷牙动作要轻柔，吃软食，以免诱发疼痛。

2. 疾病知识指导 帮助病人及家属掌握治疗和护理措施。遵医嘱合理用药，学会识别药物不良反应，不要随意停药或换药，如发生眩晕、嗜睡、恶心、行走不稳，应及时就诊。

三、急性炎症性脱髓鞘性多发性神经病病人的护理

案例分析

女性，22岁。3天前病人出现四肢无力，以双下肢为甚，并进行性加重以致感行走困难，今自觉轻微气紧、饮水易呛咳故急诊入院。查体：T 37.2℃，R 26次/分，P 86次/分，BP 116/72mmHg，意识清楚，查体合作，双侧咽反射减弱，心肺检查（-），双下肢肌力3~4级，肌张力减弱，四肢腱反射减弱，双下肢更明显，病理征阴性。1个月前病人因“感冒”出现鼻塞流涕、咽部疼痛、头痛、发热等症状，自服药物（具体药名不详）后上述症状消失。既往体健。临床诊断：急性炎症性脱髓鞘性多发性神经病。请问：

(1) 病人为什么会出现饮水呛咳？怎样护理？

(2) 该病人出现哪些表现提示病情严重？怎样协助医师进行抢救？

急性炎症性脱髓鞘性多发性神经病（acute inflammatory demyelinating polyneuropathies，AIDP）又称吉兰-巴雷综合征（Guillain-Barre syndrome，GBS），是神经系统由体液和细胞共同介导的自身免疫性疾病。病变主要累及脊神经根、脊神经和脑神经，有时也可累及脊膜、脊髓及脑部。临床主要表现为急性或亚急性对称性迟缓性肢体瘫痪、手套袜套状感觉障碍和脑脊液蛋白-细胞分离现象。病情严重者可出现延髓和呼吸肌麻痹，危及病人生命。本病的年发病率为0.6~1.9/10万，男性稍高于女性，各年龄组均可发病，以儿童及青壮年多见。

【病因与发病机制】

病因尚未完全阐明。GBS病人病前多有非特异性病毒感染或疫苗接种史。多数病人发病前数天或数周有上呼吸道或胃肠道感染症状，或先有某些病毒性疾病如流行性感冒、水痘、带状疱疹等，故怀疑本病与病毒感染有关。但在病变的组织中（如周围神经或神经根）未能找到病毒直接侵犯的依据。一般认为本病系非特异性感染因子或疫苗接种后诱发的一种迟发性过敏的自身免疫性疾病。病变及其发病机制类似于T细胞介导的实验性变态反应神经病，其免疫致病因子可能为存在于病人血液中的抗周围神经髓鞘抗体或对髓鞘有毒性的细胞因子等，分子模拟机制认为，GBS发病是由于病原体某些组分与周围神经组分相似，机体免疫系统发生错误的识别，产生自身免疫性T细胞和自身抗体，产生针对周围神经组分的免疫应答，引起周围神经脱髓鞘。

【临床表现】

大约半数以上的GBS病人在发病数日至数周前有胃肠道或者呼吸道感染史及疫苗接种史。呈急性或亚急性起病，多数病人起病后症状进行性加重，在1~2周内达到高峰。大约80%的病人首先出现双下肢无力，继之瘫痪逐渐上升和加重。少数病人仅以单纯感觉异常起病或伴肌无力。主要的表现如下：

1. 运动及反射障碍 通常先有双下肢无力，并逐渐加重和向上发展累及双上肢，出现四肢对称性迟缓性瘫痪。一般下肢重于上肢，近端肌肉无力更明显，腱反射减弱或消失。

2. 感觉障碍 病人常有主观感觉异常，如麻木、蚁走感、针刺感等，以四肢远端为著，呈

"手套"、"袜套"型感觉减退。可先于瘫痪或与之同时出现，可伴有肌肉酸痛。

3. 呼吸障碍 少数病人可发生不同程度的呼吸肌麻痹而出现呼吸困难，与累及颈胸段脊神经根有关。当舌咽、迷走神经麻痹时咳嗽反射消失，呼吸道被分泌物阻塞而加重症状。少数病人因病变波及延髓致呼吸中枢衰竭。

4. 脑神经障碍 半数以上病人出现脑神经障碍，多为双侧麻痹。以面神经受累最常见，出现双侧周围性面瘫。儿童以延髓麻痹更常见，出现吞咽困难、构音障碍、呛咳和咳痰不能，易并发肺炎、肺不张及痰阻窒息。

5. 自主神经功能障碍 可出现皮肤潮红、皮肤干燥、手足少汗或多汗，偶有大小便潴留或失禁。严重病例可出现窦性心动过速、体位性低血压、高血压和短暂性尿潴留等。

【实验室及其他检查】

1. 脑脊液检查 脑脊液特征性表现是蛋白细胞分离，即蛋白含量增高而细胞数正常，出现于病后2~3周，1周后正常。

2. 电生理检查 大多数病人有神经传导速度减慢，以运动传导速度减慢更明显，但在病程早期可正常。常有神经远端的感觉及运动潜伏期延长。因病变以神经根的脱髓鞘为主，故F波的传导速度减慢。

3. 心电图 严重的病例可出现心电图异常，以窦性心动过速和T波改变最常见。如T波低平，QRS波电压增高等。

【治疗要点】

1. 病因治疗

(1) 血浆交换(plasma exchange，PE)：可去除血浆中的致病因子如抗体、补体等，缩短临床症状的持续时间及使用呼吸机的时间，降低并发症。每次交换血浆量按40ml/kg体重或者1~1.5倍血浆容量计算。血浆量复原主要用5%白蛋白，可减少使用血浆的并发症。禁忌证为：严重感染、心律失常、心功能不全、凝血系统疾病。

(2) 免疫球蛋白静脉滴注(intravenous immunoglobulin，IVIG)：应早期免疫球蛋白静脉注射，成人剂量0.4g/(kg·d)，连用5天，可获得与血浆置换疗法近似的效果，易行且安全。

2. 辅助呼吸 呼吸肌麻痹是GBS的主要危险，应严密观察病情，当病人出现气短、肺活量降低、动脉氧分压降低时可行辅助呼吸。通常先行气管内插管，一天以上不好转者行气管切开插管，连接呼吸器，保持呼吸道通畅，预防感染等并发症。

3. 对症治疗和预防并发症

(1) 重症病例应持续心电监测，及时发现严重类型的心律失常并及时处理。

(2) 应尽早开始康复治疗，包括肢体进行被动及主动运动、肌肉按摩以防止关节挛缩及肌肉萎缩，辅以针灸、理疗及步态训练以利及早恢复。

(3) 尿潴留时首先下腹部加压按摩，无效时可留置导尿管；便秘时可用软化剂、轻泻剂或灌肠。

(4) 不能吞咽者可取坐位鼻饲，以免误入气道窒息。

(5) 应用广谱抗生素预防和治疗坠积性肺炎和脓毒血症。

【护理诊断及医护合作性问题】

1. 清理呼吸道无效 与痰液黏稠、咳嗽反射减弱、呼吸肌麻痹有关。

2. 躯体移动障碍 与四肢肌肉瘫痪有关。

3. 焦虑 与肢体瘫痪、担心预后有关。

4. 吞咽困难　与舌咽、迷走神经麻痹所致咽喉部肌肉瘫痪有关。

5. 感知改变　与周围感觉神经受损有关。

6. 有皮肤完整性受损的危险　与长期卧床、肢体感觉障碍有关。

【护理措施】

（一）一般护理

1. 休息与活动　保持室内空气新鲜、流通，环境安静，保证病人充分休息。急性期应卧床休息，重症病人应在重症监护病房监护；保持床铺干燥、整洁、松软。帮助病人采取舒适卧位，正确摆放体位，保持肢体轻度伸展，下肢瘫痪并足下垂者可用 T 形板固定防止畸形。向病人及家属讲明翻身及肢体运动的重要性，协助病人 2~3 小时翻身一次，必要时按摩受压的部位，每日 2 次。帮助病人进行被动运动，防止肌肉萎缩，维持运动功能。

2. 饮食　宜进高蛋白、高维生素、高热量易消化食物，保证病人营养。便秘者，鼓励病人多食蔬菜、水果、粗纤维食物，多饮水。如有舌咽、迷走神经麻痹，则不勉强进食，应及早给予鼻饲流质，饭前、饭后做好病人的口腔护理，进食时和进食后 30 分钟取半卧位，以免误吸引起窒息或肺炎。

（二）病情观察

注意观察并记录生命体征，特别注意观察病人呼吸深浅、频率、节律，听诊肺部呼吸音；如发现病人呼吸无力、变浅、频率加快，可能病人有呼吸麻痹；咳嗽反射减弱或消失、饮水呛咳、构音障碍时，说明病人有舌咽、迷走神经麻痹，应立即报告医生行相应的处理。密切观察呼吸道是否通畅，准备好抢救用物如吸引器、气管切开包、机械通气设备等以利随时抢救。

（三）对症护理

1. 维持呼吸功能　抬高床头，鼓励病人咳嗽排痰，勤翻身、拍背，必要时给予雾化吸入或吸痰，及时清理呼吸道分泌物，保持呼吸道通畅。有缺氧时应氧气吸入。改善肺泡通气量，防止坠积性肺炎。如病人出现呼吸肌麻痹，及早配合医生行气管切开，呼吸机辅助呼吸。气管切开及使用呼吸机病人，做好相应的护理。进食时防止误吸，备好吸引装置，必要时随时用吸引器吸引。

2. 瘫痪、感觉障碍的护理　见本章第二节相关内容。

3. 尿潴溜的护理　可给予保留导尿。导尿期间应保持导尿管通畅，夹闭导尿管，定时开放，以利训练膀胱的功能。保持会阴部清洁卫生，预防尿路感染。

（四）血浆置换疗法的护理

血浆置换治疗时要防止出现枸橼酸盐的毒性反应，防止低钙导致心律失常、抽搐和出血，注意补充钙剂。部分病人可出现溶血反应、血栓、重度感染，发现异常及时报告医生，停止血浆置换，按医嘱给予钙剂等处理。

（五）用药护理

按医嘱正确给药，注意药物的作用、不良反应。使用免疫球蛋白治疗时应注意静脉点滴速度不宜太快，应用时应观察病人有无头痛、发冷、寒战、皮疹等过敏反应。某些镇静安眠类药物可产生呼吸抑制，不能轻易使用，以免掩盖或加重病情。

（六）心理护理

由于本病起病突然，病情进展快，恢复期较长，病后又有瘫痪等症状，病人多有恐惧、焦虑情绪，不利于疾病的康复。护理人员应做好疾病知识宣教，主动关心病人，告诉病人本病经积极治疗和康复锻炼，绝大多数可以恢复，解除病人顾虑，以增加病人战胜疾病的信心；经常巡视病房，问候病人，多陪伴病人，使病人得以依赖，在心理上得到支持，从而减轻焦虑、恐惧心理。帮助病人恢复肢体功能，增强自我照顾的能力，随着自理能力的恢复，病人感到病情好转，会进一步减轻焦虑、恐惧心理。

【健康指导】

1. 生活指导　合理饮食，加强营养，增强体质和机体抵抗力；避免淋雨、受凉、疲劳和创伤等诱因。

2. 疾病知识指导　向病人及家属讲解本病的基本知识及自我护理方法，说明肢体功能锻炼的重要性，促使病人积极主动地进行肢体的锻炼，鼓励做力所能及的事情，逐渐提高生活自理能力。嘱病人按医嘱服药，不自行减量或停药，定期医院随访检查。

第四节　脑血管疾病病人的护理

一、概述

脑血管疾病（cerebral vascular diseases，CVD）系指各种原因导致脑部血管发生病变引起脑功能障碍的总称。脑血管疾病依据神经功能缺失症状持续的时间，将不足 24 小时者称为短暂性脑缺血发作（TIA），超过 24 小时者称为脑卒中。脑卒中（stroke）又称脑血管意外，是急性脑循环障碍迅速导致局灶性或弥漫性脑功能缺失的临床事件，主要由于血管壁异常、血栓、栓塞以及血管破裂等所致。根据病理性质可分为缺血性卒中和出血性卒中，前者又称为脑梗死，包括脑血栓形成和脑栓塞；后者包括脑出血和蛛网膜下腔出血。

脑血管疾病是神经系统常见病和多发病，死亡率约占所有疾病的 10%，是目前人类疾病三大死亡原因之一，50%~70% 的成活者遗留瘫痪、失语等严重后遗症，给社会和家庭带来沉重的负担。

【脑的血液供应】

脑的血液供应包括颈内动脉系统、椎 - 基底动脉系统。

1. 颈内动脉系统　颈内动脉由颈总动脉分出，经颈内动脉管进入颅内后，依次分出眼动脉、脉络膜前动脉、后交通动脉、大脑前动脉、大脑中动脉，供应眼部和大脑半球前 3/5 部分（额叶、颞叶、顶叶、基底节）的血液。

2. 椎 - 基底动脉系统　两侧椎动脉自锁骨下动脉发出，入颅后在脑桥下缘汇合成基底动脉。椎 - 基底动脉系统依次分支有小脑后下动脉、小脑前下动脉、脑桥支、内听动脉、小脑上动脉、大脑后动脉，供应大脑半球后 2/5 部分、丘脑、脑干、小脑的血液。

两侧大脑前动脉之间由前交通动脉连通、两侧颈内动脉之间由后交通动脉、大脑后脉动连接起来，它们共同构成脑底动脉环，又称为 Willis 环（图 9-4），具有脑血流供应的调节和代偿作用。

【脑血液循环的生理和病理】

正常成人脑的重量为 1500g，占体重的 2%~3%，流经脑组织的血液为 750~1000ml/min，占每分钟心搏出量的 20%，表明脑组织血液供应非常丰富，代谢十分旺盛。脑组织中几乎无葡萄糖和氧的储备，故需不断地依靠血液输送氧与糖以维持脑的正常功能。脑组织对

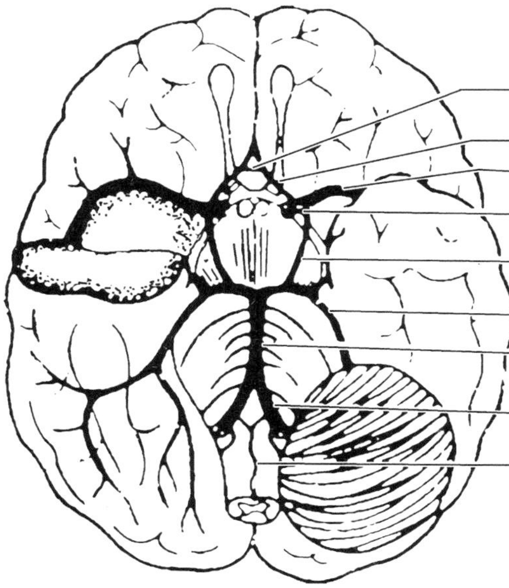

图 9-4　脑基底部的动脉

缺血、缺氧性损害十分敏感，一旦脑的血供减少或中断，容易使脑组织受损而产生严重的后果。

脑血流量既要因生理或者病理而有所波动，但又要维持相对的稳定，必然要有一些调节机制通过生化、生理的作用来完成，其中主要是通过有关血管的舒张与收缩达到目的。如颅内压的增加，使血液进入颅腔的阻力增加，自然要影响脑血流量，所以当脑实质内出血，血肿量较大时，几乎必然有血压升高，这是因为颅内压升高至一定程度引起脑血流灌注不足，脑干血压中枢缺血而反射性地发生血压升高，以克服增高的颅内压维持正常的脑血流量的结果。

【病因与发病机制】

全身性血管病变、脑部血管的病变、血液系统的病变均与脑血管病的发生有关。其主要病理过程是在血管壁病变的基础上，加上血液成分及(或)血液动力学改变，造成缺血性或者出血性脑血管疾病。常见的病因有：

1. 血管壁病变　以高血压、动脉粥样硬化所致血管壁病变最常见，其次为风湿、结核、梅毒等所致的脑血管的炎症性病变，以及先天性血管异常(动脉瘤、血管畸形)、外伤、肿瘤、中毒、颅脑手术、插入导管和穿刺导致的血管损伤等。

2. 心脏病和血流动力学改变　如高血压、低血压或血压的急骤波动，心功能障碍、传导阻滞、心房纤颤等。

3. 血液成分和血液流变学改变　各种原因所致的血液黏度增加，如脱水、高脂血症、红细胞增多症等；凝血机制异常如应用抗凝剂、服用避孕药等。

4. 其他病因　包括空气、脂肪、癌细胞及寄生虫等栓子，脑血管受压、外伤、痉挛、颈椎病引起脑血管受压等。部分 CVD 病人的病因不明。

【脑血管病的危险因素】

流行病学调查，脑血管疾病的发生与下列因素密切相关。

1. 高血压　是最重要的和独立的危险因素。控制高血压可显著降低脑血管病的发病率。

2. 心脏病　如心脏瓣膜病、冠心病心肌梗死、二尖瓣脱垂和各种原因所致的心力衰竭均会增加 TIA、脑卒中(特别是缺血性脑卒中)的发病率,是肯定的卒中危险因素。

3. 糖尿病是脑卒中的重要危险因素,多与缺血性脑卒中的发生有关。

4. TIA 和脑卒中史也是脑卒中的危险因素,大约 20% 的脑梗死病人有 TIA 史,TIA 发作愈频繁,发生脑卒中的危险性就越高。

5. 吸烟和酗酒为脑卒中的重要危险因素。

6. 高脂血症可增加血液黏滞度,加速脑动脉的硬化。

7. 其他危险因素　体力活动少、肥胖、高盐高脂饮食、眼底动脉硬化、血液病及血液流变学异常等也与脑卒中的发生有关。

以上因素是可以干预的危险因素,若对这些因素积极干预可以减少脑血管病的发生。另一类危险因素,如高龄、性别、种族、气候和卒中家族史等是无法干预的。

【脑血管病的预防】

1. 一级预防　是对有脑卒中倾向,但无 CVD 病史的个体发生脑卒中的预防,是三级预防中最关键的环节。为发病前的预防。在人群中首先筛选上述可干预的危险因素,找出高危人群,进行预防,即积极治疗相关疾病,如高血压、糖尿病、高脂血症等;提倡合理饮食、适当运动、戒烟等;根据存在的各种危险因素,按照不同的严重程度,坚持治疗,坚持进行干预。

2. 二级预防　是指针对已发生过一次或多次脑卒中病人,寻找卒中事件病因并加以纠正,从而达到降低卒中复发的目的。

3. 三级预防　脑卒中发生后积极治疗,防治并发症,减少残障率,以提高病人的生活质量。

在脑卒中的预防中,除了对危险因素进行非药物性调整外,还可进行药物预防,主要的预防性药物有阿司匹林、氯吡格雷和华法林等,应依据病人的个体情况加以选择。

知识链接

卒　中　单　元

"卒中单元"是指在医院的一定区域内,针对脑卒中病人的、具有诊疗规范和明确治疗目标的医疗综合体。它是可延伸到恢复期、后遗症期,针对卒中病人的一个完善的管理体系,其中包括社区医疗、家庭医疗以及各个收治机构。卒中单元主要是以神经内科和 NICU 为依托,针对脑卒中病人制定规范和明确诊疗目标,由神经内科、急诊医学中心、神经介入治疗组、康复科、神经外科多学科专业人员讨论和护理的医疗综合体。卒中单元不是一种具体的疗法,而是针对卒中病人的科学管理系统,能充分体现以人为本的医疗服务理念,以及多学科密切配合的综合性治疗。

二、短暂性脑缺血发作病人的护理

短暂性脑缺血发作(transient ischemic attacks,TIA)是一种短暂的脑局部供血不足,导致相应供血区局灶性神经功能缺失。本病发病突然,其症状体征一般持续数分钟至数小时,并在 24 小时之内完全恢复,不留后遗症,具有短暂性、可逆性、反复发作的特点,是较轻的脑血管病之一。但是缺血性脑卒中最重要的危险因素,近期频繁发作的 TIA 是脑梗死的特级警报，4%~8% 完全性卒中病人发生于 TIA 之后。据我国调查资料统计，TIA 的患病率为 180/10 万。本病多在 50~70 岁发病，男性多于女性。

【病因与发病机制】

1. 微栓子栓塞 颈内动脉颅外段或者椎动脉粥样硬化斑脱落，或者心脏、主动脉弓脱落的微栓子栓塞小动脉，引起脑缺血表现。当栓子溶解时，被阻塞的微动脉再通，或侧支循环的代偿作用使症状缓解、消失。

2. 脑血管痉挛 脑动脉硬化狭窄时，血流形成漩涡，刺激血管壁发生痉挛，导致脑供血暂时不足。

3. 脑血流动力学改变 急剧的血压下降、心搏出量减少时可引起一时性缺血症状。血液成分异常，如红细胞增多症、血小板增多症、高脂血症均可使血液黏稠度增高，导致脑动脉血流受阻或血流缓慢，引起 TIA。

【临床表现】

发病突然，迅速出现局限性神经功能或视网膜功能障碍，症状数分钟达到高峰，持续时间短，恢复快，不留后遗症状，每次发作的症状相对较恒定。常伴有高血压、糖尿病、心脏病和高脂血症病史。根据受累的血管不同临床上将 TIA 分为两大类：颈内动脉系统 TIA 和椎-基底动脉系统 TIA。

（一）颈内动脉系统 TIA 的表现

1. 常见症状 对侧单肢无力或轻偏瘫，可伴有对侧面部轻瘫，系大脑中动脉供血区或大脑中动脉与大脑前动脉皮层支的分水岭区缺血的表现。

2. 特征性症状 ①眼动脉交叉瘫（病变侧单眼一过性黑蒙或者失明、对侧偏瘫及感觉障碍）和 Horner 征交叉瘫（病侧 Horner 征、对侧偏瘫）；②主侧半球受累可出现失语。

3. 可出现的症状 ①对侧单肢或半身感觉异常，为大脑中动脉供血区缺血的表现；②对侧同向性偏盲，较少见。

（二）椎-基底动脉系统 TIA 的表现

1. 常见症状 眩晕、平衡失调，大多数不伴有耳鸣，为脑干前庭系缺血表现；少数可有耳鸣，系内听动脉缺血所致。

2. 特征性症状 跌倒发作、短暂性全面性遗忘症、双眼视力障碍发作等。

3. 可出现的症状 ①吞咽困难、构音不清；②共济失调；③意识障碍伴或者不伴瞳孔缩小；④一侧或双侧面、口周麻木或者交叉性感觉障碍；⑤眼外肌麻痹和复视。

【实验室及其他检查】

EEG、CT、MRI 检查大多正常，部分病例可见脑内有小的梗死灶或者缺血灶。DAS/MRA 或彩色经颅多普勒（TCD）可见血管狭窄、动脉粥样硬化斑。血液一般检查及生化检查是必要的。

【治疗要点】

治疗的目的是消除病因、减少及预防复发、保护脑功能，对短时间内反复发作的病例应采取有效的措施防止发生脑梗死。

1. 病因治疗 对有明确病因者应尽可能针对病因治疗，如控制高血压，有效地控制糖尿病、高脂血症，纠正血液异常成分，抗心律失常，治疗动脉炎、颈椎病等。

2. 药物治疗

（1）抗血小板聚集：可减少微栓子及 TIA 复发。可选用①阿司匹林：75~150mg/d 不等，有消化性溃疡或者出血性疾病者禁用；②盐酸噻氯匹定：125~250mg，1~2 次 / 天。③氯吡格雷：75mg/d 口服。④潘生丁：25~50mg，3 次 / 天口服，可预防卒中。

(2) 抗凝药物：用于心源性栓子引起的 TIA、预防 TIA 复发和一过性黑朦发展为卒中。可用肝素、低分子肝素、华法林等。

(3) 钙拮抗剂：可扩张血管防止脑血管痉挛，抑制血小板聚集，常用尼莫地平 20~40mg，每日 3 次服用；尼卡地平 20~40mg，西比灵 5mg 每晚 1 次服用。

(4) 其他：包括中药如丹参、川芎、红花、水蛭等单方或复方制剂。

3. 手术治疗 病人血管造影证实为中至重度（50%~90%）狭窄病变，可行颈动脉内膜剥离术、血栓内膜切除术、颅内外动脉吻合术或血管内介入治疗等。

【护理诊断及医护合作性问题】

1. 焦虑 与疾病反复发作有关。

2. 潜在并发症 脑卒中。

3. 知识缺乏 缺乏本病的防治知识。

4. 有受伤的危险 与 TIA 发作时意识丧失、平衡失调等有关。

【护理措施】

（一）一般护理

1. 运动指导 规律适当的运动可改善心脏功能、增加脑血流量、改善微循环，还可以降低血压、控制过高的血糖及减轻体重、降脂。鼓励病人适当的体育活动如散步、太极拳、慢跑等，做到劳逸结合。经常发作的病人，应避免重体力劳动，尽量避免单独外出。转头或仰头不宜过急，幅度不要过大，防止诱发 TIA 或跌倒。

2. 饮食 病人宜进食低盐、低脂、低糖、高蛋白、高维生素饮食，多吃新鲜蔬菜、水果，戒烟酒，忌辛辣油炸食物及暴饮暴食。超重者减体重。

（二）病情观察

频繁 TIA 发作的病人应注意每次发作持续的时间、间隔的时间、伴随症状，警惕脑卒中的发生。

（三）用药护理

指导病人按医嘱正确服药。告知病人药物的作用与副作用，如用抗凝剂则密切观察有无出血倾向；应用阿司匹林宜饭后服用，以防胃肠道刺激，并注意观察有无上消化道出血征象。使用盐酸噻氯匹定可出现可逆性白细胞和血小板减少，应定期查血象。

（四）心理护理

告诉病人该病的病因、常见症状、预防及自我护理方法，既要消除病人的紧张情绪，又要强调该病对身体的危害性，帮助病人寻找和除去自身的危险因素，改变不良的生活习惯，积极治疗相关疾病，消除病人的恐惧心理，树立与疾病作斗争的信心。

【健康指导】

1. 生活指导 让病人清楚肥胖、吸烟、酗酒及饮食因素与脑血管病的关系，合理饮食，宜低盐、低脂、低胆固醇、充足蛋白质及维生素饮食，多吃蔬菜水果，忌辛辣油炸食物和暴饮暴食，避免过分饥饿。戒烟酒。适当锻炼，促进血液循环，注意劳逸结合。

2. 疾病知识指导 告诉病人及家属及早诊断和处理 TIA 的重要性，积极治疗高血压、动脉硬化、糖尿病、高脂血症及肥胖症。指导病人按医嘱正确服药，告诉病人药物的名称、剂量、用法及不良反应，并注意观察药物疗效和副作用。避免精神紧张及操劳过度，保持情绪稳定。定期医院检查,如出现肢体麻木、无力、视力障碍或突然跌倒发作等,应及时就医。

三、脑梗死病人的护理

脑梗死(cerebral infarction,CI)又称缺血性脑卒中(cerebral ischemic),包括脑血栓形成、脑栓塞、腔隙性脑梗死等,是指由于脑部血液供应障碍,缺血、缺氧引起的局限性脑组织的缺血性坏死或者脑软化,在脑血管病中最常见,约占全部脑卒中的70%。

案例分析

脑血栓形成

男性,67岁,高血压病史12年。今早起床时发现右侧肢体无力,不听使唤,说话含糊不清。入院查体:BP 180/100mmHg,意识清楚,口角歪向左侧,右侧鼻唇沟变浅,鼓腮、吹口哨右侧口角漏气,伸舌舌尖偏向右侧,右侧肢体肌张力稍增高,右下肢肌力2~3级,右上肢肌力3级,右半身痛温觉减退。右侧肌腱反射较左侧稍亢进,右侧巴宾斯基征阳性。临床诊断:脑血栓形成(左)。请问:

(1) 病人主要的护理诊断有哪些?

(2) 对该病人应如何护理?

脑血栓形成(cerebral thrombosis,CT)是脑梗死中最常见的类型,是指脑动脉的主干或其皮层支发生粥样硬化及血管壁炎症等病理改变,造成血管管腔狭窄或者闭塞,并进而发生血栓形成,导致脑局部供血区的血流中断,发生脑组织缺血、缺氧,软化坏死,出现相应的神经系统症状和体征。

【病因与发病机制】

1. 病因　动脉粥样硬化是本病最常见的病因,常伴有高血压病、糖尿病和高脂血症也可加速动脉硬化的进程。其他病因有动脉壁的炎症、先天性动脉狭窄、真性红细胞增多症、血高凝状态、血管痉挛等。部分病人病因不明。

2. 发病机制　在动脉壁病变的基础,动脉内膜损害破裂或形成溃疡,造成管壁粗糙,管腔狭窄。当睡眠、失水、心律失常、心力衰竭、休克等使血液黏滞性增高、血流缓慢、血压下降时,促使了血小板、纤维素等血中有形成分黏附、沉积形成血栓。脑的任何血管均可发生血栓形成,但以动脉分叉处或转弯处多见,如大脑中动脉、前动脉和后动脉的起始部,颈总动脉与颈内、外动脉的分叉处等,基底动脉和椎动脉分支次之。血栓形成后,血流受阻或完全中断,若侧支循环不能代偿供血,受累血管供应区的脑组织则缺血、水肿、软化、坏死。经数周后坏死组织被吸收,胶质纤维增生或瘢痕形成。急性脑梗死病灶是由中心坏死区及周围的缺血半暗带组成。中心坏死区由于严重的完全性缺血导致脑细胞死亡,而缺血半暗带内因仍然有侧支循环存在,可获得部分血供,尚有大量可存活的神经元,如果血流迅速恢复,损伤是可逆性的,神经元可恢复功能。保护这些神经元是急性脑梗死治疗成功的关键。

【临床表现】

(一)一般特点

本病以中老年人多见,常在安静或者休息状态下发病,部分病人病前有肢体麻木、无力、眩晕等前驱症状。神经系统局灶症状多在发病后10余小时或者1~2天内达到高峰。除脑干梗死和大面积梗死外,大多数病人意识清楚或者仅有轻微意识障碍。

（二）神经系统定位表现

不同部位脑血管闭塞临床表现不同。

1. 颈内动脉闭塞　临床表现差异大，取决于侧支循环建立状况。病人可出现同侧视力障碍、可有“三偏”综合征、Horner 征、颈动脉搏动减弱或消失；优势半球受累时出现失语等。

2. 大脑中动脉闭塞　主干闭塞时出现“三偏”综合征，优势半球受累时出现失语，非优势半球受累出现体象障碍。

3. 大脑前动脉闭塞　主干闭塞时可因对侧侧支循环代偿无任何症状，也可出现对侧运动和感觉障碍、排尿异常、精神症状等。

4. 大脑后动脉闭塞　病人可出现对侧同向性偏盲、丘脑综合征、小脑性共济失调等，主侧半球受损时可有失读症。

5. 椎 - 基底动脉闭塞　引起脑干梗死，是危及生命的严重脑血管事件。常出现眩晕、眼球震颤、复视、构音障碍、吞咽困难、共济失调、交叉性瘫、昏迷，脑桥病变时出现针尖样瞳孔。

6. 小脑后下动脉闭塞　此处闭塞所致梗死又称延髓背外侧（Wallenberg）综合征，是脑干梗死中最常见的类型。主要表现有眩晕、呕吐、眼震、交叉性感觉障碍、共济失调、同侧 Horner 征等。

【实验室及其他检查】

1. 神经影像学检查　发病 24 小时内，CT 扫描多正常，24~48 小时后梗死区逐渐出现低密度灶。CT 扫描对脑干梗死显示不佳，有条件时做 MRI 检查。

2. 腰穿脑脊液检查　此项检查只在不能做 CT 检查、临床又难以区别脑梗死与脑出血时进行。如病人无明显的颅内高压时可行腰穿，脑血栓形成病人脑脊液检查多正常，大面积脑梗死时脑脊液压力可增加，仅少数出血性梗死者可见红细胞，一般在发病 24 小时后出现。

3. 其他检查　经颅多普勒（TCD）可发现颈动脉、颈内动脉有无狭窄、有无动脉粥样硬化斑或血栓形成。检查血糖、血脂、血液流变学等有无异常。

【治疗要点】

治疗原则是尽量解除血栓，调整血压，增加侧支循环，改善缺血梗死区的血液供应；积极消除脑水肿，减轻脑组织损伤；防止并发症；尽早进行神经功能的锻炼，促进健康；防止复发。

1. 急性期治疗

（1）一般处理：病人须卧床休息；保持呼吸道通畅，必要时吸氧；控制感染；注意防止压疮；维持水、电解质平衡及心肾功能。发病 24~48 小时后仍然不能进食者应鼻饲，以保证入量及营养。

（2）溶栓治疗：超早期（发病 1~6 小时内）行溶栓治疗恢复梗死区的血液灌注、减轻神经元损伤、挽救缺血半暗带非常重要。力争在 3~6 小时治疗时间窗内行溶栓治疗。应用前要了解溶栓的适应证和禁忌证，如做 CT 检查排出脑出血等，常用的溶栓药物有：尿激酶、链激酶、重组组织型纤溶酶原激活剂。在我国多用尿激酶（UK），常用剂量 100 万 ~150 万 IU，加入 0.9% 生理盐水 100~200ml，持续静脉滴注 30 分钟。应用此类药物应监测出凝血时间、凝血酶原时间，防止出现脑梗死病灶继发性出血等并发症。

（3）调整血压：缺血性脑卒中后血压升高通常不需紧急处理；发病后 24~48 小时血压超过 220/120mmHg 时，宜给予降压药物治疗，常用拉贝洛尔，避免舌下含服钙离子拮抗剂（如硝苯地平）。切忌过度降压使脑灌注压降低导致脑缺血加重。

（4）防止脑水肿：脑水肿高峰期为发病后 3~5 天，并且是卒中急性期死亡的主要原因。

可根据临床观察或者颅内压监测，使用20%甘露醇250ml，静脉快速滴注，6~8小时1次，连用7~10天；防治脑水肿还可使用10%复方甘油、速尿、10%白蛋白等。

(5) 抗凝治疗：针对长期卧床，合并高凝状态有形成深静脉血栓和肺栓塞的趋势者，心房纤颤者。常用药物有肝素、低分子肝素及华法林等。治疗期间应监测凝血时间和凝血酶原时间，防止出血。

(6) 抗血小板治疗：急性脑梗死病人发病48小时内用阿司匹林100~325mg/d，或者氯吡格雷75mg/d。可降低死亡率和复发率，推荐应用。但在进行溶栓及抗凝治疗时不要同时应用，以免增加出血的风险。

(7) 脑保护治疗法：可应用电压门控性钙通道阻滞剂、镁离子、抗兴奋性氨基酸受体阻断剂、自由基清除剂等，降低脑代谢，减轻缺血性脑损伤。

(8) 高压氧舱治疗：可提高脑血氧的供应，促进侧支循环的形成，改善病变部位的血液灌注，为神经功能的尽快改善提供良好的基础。

(9) 控制血糖：病人常规检查血糖，当超过11.1mmol/L时给予胰岛素，将血糖控制在8.3mmol/L以下。

(10) 其他治疗：可用巴曲酶和降纤酶等降纤药物治疗，抑制血栓形成；中药制剂，如银杏制剂、丹参、川芎嗪、三七、葛根等有活血化瘀作用；必要时外科或者介入治疗。

2. 恢复期治疗　一旦病情稳定，即应进行运动康复治疗。对病人进行体能和技能训练，降低致残率，增进神经功能的恢复，提高生活质量。

【护理诊断及医护合作性问题】

1. 躯体移动障碍　与脑血栓形成导致脑局部缺血神经功能障碍有关。
2. 语言沟通障碍　与脑血栓形成导致脑局部缺血神经功能障碍有关。
3. 感知改变　与脑卒中引起感觉功能受损有关。
4. 生活自理缺陷　与偏瘫、认知障碍、体力不支有关。
5. 焦虑　与瘫痪、失语、担心疾病预后有关。

【护理措施】

(一) 一般护理

1. 环境　病室环境应安静、舒适、空气新鲜、流通，适宜的温度和湿度，减少声、光的刺激，保证病人休息。

2. 休息与体位　急性期病人应绝对卧床休息。清醒病人取平卧位以利脑部血液供应；对有意识障碍的病人应采取侧卧位，并将头部抬高。头部禁用冰袋或冷敷，以免血管收缩，血流缓慢使脑血流量减少。

3. 饮食　鼓励能吞咽的病人进食，给予高蛋白、高维生素、低盐、低脂易消化饮食，避免粗糙、干硬、刺激性食物，少量多餐，细嚼慢咽，给病人提供充足的进餐时间。如病人有意识障碍、吞咽困难、饮水呛咳不能进食时，给予鼻饲流质并给予相应护理。

4. 一般护理　指导和协助病人完成日常生活，如洗漱、进食、如厕、穿脱衣服等（见本章第二节“运动障碍”的护理）。保持床单整洁、干燥，每2~3小时翻身一次，早晚温水全身擦洗，促进血液循环，指导病人学会配合使用便器，保持皮肤清洁。恢复期要求病人尽量独立完成生活自理活动，以增进病人自我照顾的能力和信心，恢复部分生活、工作能力。对有意识障碍和躁动不安的病人，注意安全防护，如床周应加护栏，以防坠床，保持地面干燥平整，走道和卫生间等病人活动场所均设置扶手，防止病人跌倒。

（二）病情观察

注意定时监测并记录病人生命体征、意识、瞳孔等变化，防止血压过低、心动过缓加重病灶区缺血。观察肌张力、腱反射的改变及是否出现病理反射等；若病人出现头痛加重、呕吐、血压增高、脉搏变慢等颅内高压症状时，应立即通知医生并配合处理。观察是否有感染、压疮、上消化道出血、肌肉萎缩等并发症的发生。

（三）对症护理

瘫痪、感觉障碍、语言障碍、大小便障碍的护理　见本章第二节相关内容。

（四）用药护理

观察药物的疗效和副作用，按医嘱正确用药。使用甘露醇要快速，应在30分钟内快速滴完；由于甘露醇结晶易阻塞肾小管引起肾损害，应注意检查尿常规，心肾功能不全者慎用。使用溶栓、抗凝治疗应注意剂量，监测出、凝血时间、凝血酶原时间，观察皮肤及消化道有无出血倾向。静脉使用血管扩张剂时速度应慢，同时监测血压变化。低分子右旋糖酐可引起发热、皮疹甚至过敏性休克，应密切观察。

（五）心理护理

向病人及家属介绍疾病的相关知识及恢复良好的病例，使病人树立战胜疾病的信心。关心体贴病人，避免刺激和损伤病人自尊的言行，指导病人正确面对疾病，克服急躁心理和悲观情绪，避免过分依赖心理，鼓励病人积极自理、活动，增进病人自我照顾的能力和信心，以促进疾病的恢复。

【健康指导】

1. 生活指导　生活起居要有规律，病人应以低脂、低胆固醇、低盐、高维生素饮食为宜，戒烟酒。老年人起床坐起或低头系鞋带等体位变换时速度要慢、以防直立性低血压致脑血栓形成；转头不宜过猛、洗澡时间不宜过长，外出时防跌倒，以免发生意外。气候变化注意保暖，防止感冒。适当活动，促进血液循环。

2. 疾病知识指导　向病人及家属介绍脑血栓形成的基本知识，使病人了解本病的病因及预后，积极治疗原发病，干预危险因素，如高血压、动脉粥样硬化等。发病后及时就诊，以便早期溶栓治疗，尽快恢复健康。告知本病的康复治疗知识与自我护理方法，根据病情特点，制订符合个体的功能康复计划，帮助和鼓励病人及家属按计划循序渐进、持之以恒地进行功能康复，使病人受损的各种神经功能得到最大程度的恢复。为病人康复后的学习和生活创造条件。鼓励病人做力所能及的家务，日常活动不要依赖家人，多参加一些有益的社会活动，以提高生活质量、工作能力，重返家庭和社会。坚持按医嘱服药，并熟知所服药物的副作用，定期复查，若发现异常应及时就诊。

脑　栓　塞

脑栓塞（cerebral embolism）是指各种栓子随血流进入颅内动脉系统，使血管腔急性闭塞引起的相应供血区脑组织缺血坏死及功能障碍。约占脑卒中的15%~20%。

【病因与发病机制】

栓子的来源可分为：

1. 心源性　最常见，占脑栓塞60%~75%，主要原因是风湿性心脏病二尖瓣狭窄伴心房颤动；其他原因有心肌梗死、心房黏液瘤、心脏手术、二尖瓣脱垂等。

2. 非心源性　指心脏以外血管来的栓子造成的脑栓塞。常见的原因有动脉粥样硬化斑的脱落、骨折或手术时脂肪栓、潜水或高空飞行员发生减压病时的气栓，败血症、肺部感染也可引起脑栓塞。

3. 不明原因的脑栓塞　栓子来源不明。

脑栓塞最常见于颈内动脉系统，特别是大脑中动脉，椎 - 基底动脉系统的栓塞少见。脑栓塞所引起的病理改变与脑血栓形成基本相同，但可多发。脑动脉栓塞后造成该血管供应区的脑组织发生梗死，可形成红色充血性梗死或者白色缺血性梗死，或混合性梗死；此外，由于骤然发生的脑栓塞易伴发脑血管痉挛，导致的脑缺血损伤较脑血栓形成更严重。

【临床表现】

脑栓塞的发病年龄不一，风湿性心脏病引起者以青壮年多见，冠心病及大动脉病变引起者以中老年多见。多在活动中突然发病，常无前驱症状，起病时发生癫痫较常见，局限性神经缺失症状多在数秒至数分钟内发展到高峰，是发病最急的脑卒中，且多表现为完全性卒中。大多数病人意识清楚或者仅有轻度意识模糊，大面积梗死时可发生严重的脑水肿、颅内高压、昏迷及抽搐，病情危重。局限性神经缺失症状与栓塞动脉供血区的功能相对应。大多数病人有栓子来源的原发疾病表现。如风心病、冠心病等的临床表现。

【实验室及其他检查】

1. 神经影像学检查　CT 检查可确定梗死的部位和范围。一般于 24~48 小时后出现低密度梗死区域或者出血性梗死灶。脑 MRI 检查可早期发现梗死灶。颈动脉和主动脉超声检查可发现有不稳定斑块。TCD 栓子检测可发现脑血流中有过量的栓子存在。

2. 脑脊液检查　脑脊液压力大多正常，大面积脑梗死可增高；有出血性梗死时可见红细胞；亚心炎等感染引起的脑栓塞脑脊液中的白细胞可增高；脂肪栓塞者，脑脊液中可见脂肪球。

3. 心电图、胸部 X 线检查，必要时进行超声心动图检查，以明确心脏病变。

【治疗要点】

治疗原则是改善脑循环、减轻脑水肿、防止出血和治疗原发病。包括以下方面的治疗。

1. 脑栓塞治疗　与脑血栓形成治疗原则基本相同。

2. 原发病治疗。

3. 抗凝治疗　心房颤动或者有再栓塞风险的心源性疾病、动脉夹层的病人可用肝素预防再栓塞。

【护理】

见本节脑血栓形成。

四、脑出血病人的护理

案例分析

男性，58 岁，因突然头痛、恶心呕吐、神志不清 3 小时入院。病人于入院前 3 小时与人争吵时突然出现头痛、恶心、呕吐胃内容物，随后意识丧失，呼之不应由家属急送入院。查体：T 36.7℃，R 24 次 / 分，P 82 次 / 分，BP 186/112mmHg。浅昏迷，右上肢、下肢肌力丧失。该病人有高血压病史 10 年。CT 检查示：左侧基底节区大片状圆形高密度影，中线结构移位。临床诊断：脑出血。请问：

(1) 目前病人三个主要的护理诊断。

(2) 脑疝先兆表现有哪些？怎样协助医生抢救？

(3) 健康指导的重点是什么？

脑出血(cerebral hemorrhage, ICH)系指原发性非外伤性的脑实质内出血,发病率为每年60~80/10万,在我国约占全部脑卒中的20%~30%,急性期病死率为30%~40%。

【病因与发病机制】

1. 病因 脑出血的病因很多,但以高血压、动脉粥样硬化最常见,占全部脑出血的70%~80%,在未特殊注明时,一般脑出血是指高血压性脑出血;其次为先天性动脉瘤、血管畸形、血液病、抗凝治疗或溶栓治疗及脑动脉炎等。

2. 发病机制 脑出血的发病机制,目前多认为长期高血压可导致脑内小动脉或深穿支动脉壁纤维素样坏死或者脂质透明变性、小动脉瘤、微夹层动脉瘤形成,当血压骤然升高时,血液自血管壁渗出或动脉瘤直接破裂,血液进入脑组织形成血肿,造成局部神经功能障碍。豆纹动脉自大脑中动脉近端呈直角分出,受高压血流冲击易形成粟状动脉瘤,是脑出血最好发部位,造成基底节区出血;出血和水肿引起脑组织受压出现神经系统缺失症状,神经功能可有相当程度的恢复。脑出血的死因主要为天幕疝和枕骨大孔疝。

【临床表现】

(一)一般特点

高血压性脑出血常发于50~70岁,男性略多见。通常在活动和情绪激动时发病,大多数病前无先兆,少数可有头痛、头晕、肢体麻木等前驱症状。临床症状常在数分钟到数小时达到高峰,因出血部位及出血量不同而临床特点各异。急性期多表现为头痛、呕吐、偏瘫、失语、意识障碍、大小便失禁等。血压多增高,脉搏徐缓有力,呼吸有鼾声,重者呼吸不规则,瞳孔大小不等。多数病人脑膜刺激征阳性。

(二)神经系统定位表现

1. 基底节区出血 最常见。

(1) 壳核出血:约占脑出血的60%。壳核出血常累及内囊而出现偏瘫、偏身感觉障碍、偏盲即“三偏征”,优势半球出血时可伴有失语。出血量小(<30ml)时,临床症状轻,预后好;出血量较大(>30ml)时,临床症状重,病人常出现意识障碍和占位效应,可引起脑疝甚至死亡。

(2) 丘脑出血:占脑出血的10%~15%。病人常出现丘脑性感觉障碍(对侧偏身浅感觉减退、感觉过敏或自发性疼痛),丘脑性失语(语言缓慢不清、重复语言、发音困难等),眼球运动障碍(眼球向下偏斜,如凝视鼻尖),意识障碍多且较严重,对侧上、下肢瘫痪较轻。

(3) 尾状核出血:较少见。表现为头痛、呕吐、轻微脑膜刺激征,无明显瘫痪。

2. 脑干出血 主要发生在脑桥,出血量少时,病人表现突然头痛、眩晕、呕吐、复视、眼震、交叉性感觉障碍及运动障碍、双眼向病灶对侧凝视等,意识可清楚;出血量大(>5ml)时,病情严重,昏迷出现早且重,双侧瞳孔极度缩小呈针尖样,中枢性高热,四肢瘫痪,去大脑强直发作等,同时可有呼吸不规则,多于24~48小时内死亡。

3. 小脑出血 多见于小脑半球出血。发病突然,表现枕部疼痛、眩晕、呕吐、共济失调,可无瘫痪,半数病人可有脑膜刺激征。约20%病人病情迅速加重,可在24小时内进入昏迷,发生枕骨大孔疝而死亡。

4. 脑室出血 分原发性与继发性两种。原发性较少见,系指脉络丛血管出血及室管膜下动脉破裂出血所致;继发性脑室出血较常见,是指脑实质出血破入脑室而言。主要表现为突然起病,剧烈头痛,呕吐,脑膜刺激征阳性,意识清楚或一过性意识障碍,血性脑脊液,轻者预后良好,可完全恢复。出血量大、全部脑室均被脑脊液充满者,其临床表现为发病即昏迷,呕吐,瞳孔极度缩小,两眼分离斜视或眼球浮动,四肢迟缓性瘫痪,可有去大脑强直,呼吸不规则,体温明显升高,面部充血多汗,预后差,多迅速死亡。

【实验室及其他检查】

1. 影像学检查 脑CT扫描是脑出血最有效、最迅速的诊断方法,出血区域出现高密度影,并显示血肿的部位、大小、是否有脑结构的移位、有无破入脑室,以便决定治疗方案。MRI检查:可发现CT不能确定的脑干或者小脑小量出血。数字减影脑血管造影(DSA):可检出脑动脉瘤、脑血管畸形、Moyamoya病等。

2. 脑脊液检查 只在无CT检查的条件下且无明显的颅内高压时进行,可发现脑脊液压力增高,多呈血性。须注意脑疝风险,怀疑小脑出血不主张腰穿。

3. 其他检查 血液、尿液一般检查、肝肾功能、血糖应列为常规检查。

【治疗要点】

1. 急性期治疗 急性期的治疗原则为:安静卧床,控制脑水肿,减轻颅内压,调整血压,防止继续出血,防止并发症,降低死亡率。

(1) 一般治疗:就地诊治,避免长途搬运,病人应保持安静,卧床休息,减少搬动、探视。严密观察病人的生命体征;保持呼吸道通畅,吸氧。

(2) 控制脑水肿,降低颅内压:脑出血后脑水肿在48小时达到高峰,维持3~5天或者更长后逐渐消退。脑水肿使颅内压升高,形成脑疝,是脑出血主要死亡原因。积极控制脑水肿、降低颅内压是治疗脑出血急性期的关键性措施。可选用下列药物:①20%的甘露醇125~250ml,静脉快速滴注,6~8小时进行一次,连用7~10天;②速尿40mg,静脉注射,2次/天,常与甘露醇合用可增强脱水效果;③甘油果糖500ml,1~2次/天,静脉注射,3~6小时滴完,宜在症状较轻或者重症的病情好转期使用;④10%血清白蛋白50~100ml,1~2次/天,静脉滴注,对同时伴有低蛋白血症病人更适合,可提高胶体渗透压,作用较持久。

(3) 控制血压:一般认为当血压≥200/110mmHg时,应采取降压治疗使血压维持在稍高于发病前水平。一般认为血压控制在180/105mmHg左右较为合适,过高易再出血,过低会形成脑供血不足。

(4) 保证水、电解质平衡及营养供给:病人每日液体输入量可按尿量加500ml计算,如有高热、多汗、呕吐或者腹泻,可适当增加入液量,防止低钠血症,以免加重脑水肿。注意水、电解质情况。有意识障碍、消化道出血宜禁食24~48小时,然后酌情安放胃管。

(5) 并发症的治疗

1) 感染:有意识障碍的老年病人易发生呼吸道感染,或因尿潴留或导尿易并发尿路感染,应给予抗生素治疗,同时加强护理。

2) 应激性溃疡:脑出血病人可致消化道出血。预防可用H_2受体阻滞剂等;一旦出血应按上消化道出血处理。

3) 痫性发作:以全面性强直-阵挛发作为主,可静脉缓慢推注安定10~20mg等药物控制发作。

4) 中枢性高热:先行物理降温,效果不佳时用药物如溴隐停等。

(6) 外科治疗:脑出血的外科治疗可挽救重症病人的生命及促进神经功能的恢复。如有手术适应证,可行开颅血肿清除术、钻孔扩大骨窗血肿清除术。

2. 康复治疗 与脑血栓形成相同。脑出血后,只要病人生命体征平稳,病情稳定,停止进展,康复治疗就应开始进行。早期康复治疗对神经功能的恢复、提高生活质量会大有裨益。

【护理诊断及医护合作性问题】

1. 急性意识障碍 与脑出血、脑水肿有关。

2. 潜在的并发症 脑疝、上消化道出血、感染等。

3. 躯体移动障碍 与肢体瘫痪有关。

4. 自理能力缺陷 与躯体移动障碍有关。

5. 语言沟通障碍 与语言中枢受损有关。

6. 有废用综合征的危险 与肢体瘫痪有关。

7. 有皮肤完整性受损的危险 与长期卧床有关。

8. 恐惧 与疾病危及生命有关。

【护理措施】

(一) 一般护理

1. 休息与体位 急性期应绝对卧床休息 2~4 周,不宜长途运送及过多搬动;除进食、排泄外,其他活动需严格禁止;各项操作,如翻身、吸痰、导尿、鼻饲等均需动作轻柔,以免加重出血,并尽量集中进行。翻身时应保护头部,动作应轻柔,以免加重出血。抬高床头 15° ~30°,头置冰袋或冰帽等,以减轻脑水肿;对烦躁病人加床栏,适当约束;保持环境安静,严格限制探视,避免各种刺激。

2. 饮食 病人在发病 24 小时内,由于脑血液循环障碍,致使消化功能减退,食后会引起胃扩张、食物滞留,加之病人常伴有呕吐,易造成吸入性肺炎,所以一般暂禁食。如发病 3 天后神志仍不清楚、不能自口进食者,应予鼻饲流质,并注意做好鼻饲护理。病人一旦能经口进食,给予选用低脂肪、低胆固醇、高蛋白、高维生素、易消化、无刺激饮食,注意少量多餐和温度适宜,以防止胃黏膜损伤;注意饮食营养成分、饮食结构,保证大便通畅。

3. 保持呼吸道通畅 对意识障碍病人应采取侧卧位,协助吸出呼吸道内的分泌物,避免引起误吸、窒息等。必要时气管插管及使用呼吸器来辅助呼吸,若病人意识清楚,应鼓励病人深呼吸及有效咳嗽,若病人意识障碍应加强翻身叩背,及时吸痰等。

4. 大、小便护理 尿失禁的男病人可用阴茎套连接引流袋,每天清洁会阴部,以保持会阴部清洁舒适,对女性尿失禁病人,在急性期内短期应用导尿是必要的,因为它明显减少了压疮发生的机会和增加了病人的舒适感。对尿潴留者,应及时导尿,留置导尿管期间要每日进行会阴部的护理,用 1∶5000 呋喃西林液膀胱冲洗,每日 1~2 次,防止泌尿道感染。便秘者可用缓泻剂,排便时避免屏气用力,以免颅内压增高。

(二) 病情观察

应严密观察病情变化,定时测量体温、呼吸、脉搏、血压、神志、瞳孔、尿量并详细记录。如病人出现剧烈头痛、喷射性呕吐、躁动不安、血压升高、脉搏缓慢、呼吸不规则、一侧瞳孔散大、意识障碍加深等说明发生脑疝先兆,应及时汇报医生,积极抢救。昏迷病人应随时注意观察呼吸道是否通畅、肺部有无啰音,及时发现肺部感染等并发症,必要时检查血象,并及时汇报医生;注意观察大便颜色、必要时做大便隐血试验;插胃管鼻饲的病人,应注意定时回抽胃液,观察胃液颜色是否为咖啡色或者血性,及时发现病人有无上消化道出血。

(三) 对症护理

1. 意识障碍、瘫痪、失语、大小便障碍的护理 见本章第二节。

2. 防治脑疝的护理

(1) 观察病人是否有脑疝的表现如头痛加剧、喷射状呕吐、视神经乳头水肿、血压升高、脉搏变慢、呼吸不规则、意识障碍、双侧瞳孔的变化，如有瞳孔大小不等应立即通知医生。

(2) 一旦有脑疝发生，应迅速给予吸氧和建立静脉通道，遵医嘱给快速静脉滴注脱水剂，20% 甘露醇 125~250ml；立即清除呕吐物和口鼻分泌物，保持呼吸道通畅，防止窒息；留置导尿，以了解脱水效果；备好气管插管和脑室穿刺引流包；紧急做好手术前特殊检查和手术准备；对呼吸骤停者应立即查明原因并行气管插管及人工呼吸，对心脏骤停者应立即给予胸外按压。

(3) 向病人及家属说明引起颅内高压的诱因如剧烈咳嗽、过度用力、情绪激动、便秘等，并注意避免。

(四) 康复护理

脑出血病人肢体瘫痪后关节、肌肉不能活动，常引起关节强直和畸形，早期正确摆放肢体位置，有助于抑制和减轻肢体痉挛姿势的出现和发展，可为进一步功能训练做准备。鼓励病人早期进行康复训练，达到提高病人生活质量，减低致残程度的目的。康复治疗的开始时间应为病人生命体征稳定、神经病学症状不再发展后 48 小时。内容包括：保持良好的肢体位置、体位变换、关节的被动运动、床上移动训练、起坐训练、坐位平衡训练、日常生活活动能力训练、移动训练等肢体功能康复训练和语言功能康复训练。

(五) 用药护理

遵医嘱用药，并注意观察药物疗效和副作用。甘露醇应在 15~30 分钟内滴完。使用脱水剂后注意观察尿量、电解质的变化，防止低钾血症和肾功能受损；如有消化道出血，按医嘱给予保护胃黏膜的药物，如雷尼替丁、氢氧化铝凝胶等，并观察用药后的反应。

(六) 心理护理

脑出血病人急性期后常因留有后遗症、肢体功能和语言功能恢复缓慢，易产生烦躁、焦虑甚至抑郁情绪，从而影响治疗、护理及病人的生活质量。护理人员应鼓励病人增强生活的勇气与信心，消除不良的心理反应。告诉病人只要坚持功能锻炼，许多症状体征在 1~3 年内逐渐改善，越早锻炼效果越佳，争取达到最佳的恢复。

【健康指导】

1. 生活指导　生活要有规律，保证充足的睡眠，低盐、低脂、低胆固醇、高维生素饮食，戒烟酒。适当锻炼，避免过度劳累、过度用脑、突然用力过猛，保持大便通畅。

2. 疾病知识指导　告诉病人脑出血的病因及诱因，让病人理解治疗原发病的重要性，按医嘱服药，积极治疗高血压、糖尿病、心脏病等；定期观测血压，将血压控制在适当水平。避免过分喜悦、愤怒、恐惧、惊吓等诱发因素，保持情绪稳定。与病人及家属制定康复训练计划，尽量使病人能做到日常生活自理，康复训练时注意防止急于求成的心理，做到循序渐进，持之以恒。学会自我监测，如果再次出现剧烈头痛、呕吐，或偏瘫、失语时及时就医。

五、蛛网膜下腔出血病人的护理

案例分析

女性，19 岁，学生。因突然剧烈头痛 2 小时入院。病人于入院前 2 小时跑步时突感头部剧烈疼痛难忍，伴呕心、呕吐，十多分钟后神志丧失，持续 4~5 分钟后又清醒，醒后仍感剧烈头痛由同学陪伴来院就诊。病人发病前一般情况好，既往身体健康，发病后无肢体活动障碍、感觉障碍等。入院时查体：T

36.7℃，R 20 次 / 分，P 67 次 / 分，BP 118/76mmHg，意识清楚，查体合作，表情痛苦，四肢肌力及肌张力正常，双侧 Babinski 征阴性，颈项强直、Kernig 征、Brudzinski 征阳性。临床诊断：蛛网膜下腔出血。请问：

（1）本病与脑出血比较有哪些不同的地方？

（2）叙述主要的护理措施。

蛛网膜下腔出血（subarachnoid hemorrhage，SAH）是由多种病因所致的出血，血液直接流入蛛网膜下腔的总称。临床上将蛛网膜下腔出血分为自发性和外伤性两大类。自发性又分为原发性和继发性。因脑底部或脊髓表面血管破裂，血液直接流入蛛网膜下腔者为原发性蛛网膜下腔出血；因脑实质内出血、脑室出血、硬膜外或者硬膜下血管破裂等血液穿破脑组织流入蛛网膜下腔者，称继发性蛛网膜下腔出血。以下仅介绍自发性的原发性蛛网膜下腔出血（简称蛛网膜下腔出血）。蛛网膜下腔出血约占急性脑卒中的 10%，占出血性脑卒中的 20%。

【病因与发病机制】

1. 病因　蛛网膜下腔出血最常见病因是颅内动脉瘤，约占 50%~80%，其中先天性粟粒样动脉瘤约占 75%，另外还见于高血压动脉硬化性动脉瘤（多为梭状动脉瘤）；其次是脑血管畸形，占第二位，多见于青年人，以动静脉畸形常见；其他病因有脑底异常血管网病（Moyamoya 病，占儿童蛛网膜下腔出血的 20%）、血液病、各种感染所致的脑动脉炎、肿瘤破坏血管、抗凝治疗的并发症等，原因不明者占 10%。

2. 发病机制　SAH 的病因不同，其发病机制也不一样。一般认为，在上述病因存在情况下，当重体力劳动、情绪激动、血压突然升高、饮酒特别是酗酒时，脑底部及脑表面血管发生破裂，血液流入蛛网膜下腔。破裂出血后，由于血凝块的直接刺激，或破坏释放出儿茶酚胺、5- 羟色胺等血管痉挛物质，导致继发性脑血管痉挛、脑梗死，加重其临床症状。出血可导致颅内容积增加，引起颅内高压；出血后血液在颅内或脑室内凝固，造成 CSF 回流受阻，引起急性阻塞性脑积水；血液流入蛛网膜下腔导致化学性脑膜炎症；血液及其产物直接刺激下丘脑引起神经内分泌紊乱，血糖升高、发热等；血液释放出的血管活性物质，在部分病人可引起血管痉挛而出现相应的表现。

【临床表现】

任何年龄均可发病，由动脉瘤破裂所致者好发于 30~60 岁间，女性多于男性；因血管畸形者多见于青少年，两性无差别。蛛网膜下腔出血典型临床表现是：突然起病，剧烈头痛、呕吐、脑膜刺激征及血性脑脊液。多在剧烈活动时发病。常见伴随症状有短暂意识丧失、项背部或者下肢疼痛、畏光、局灶性或全身性癫痫发作等。体征方面最具有特征性的是颈项强直等脑膜刺激征。脑神经中最常见的为一侧动眼神经麻痹，提示该侧后交通动脉瘤破裂。少数病人可出现短暂或持久的局灶性神经体征，如偏瘫、偏盲、失语等。眼底检查可见玻璃体下出血，10% 的病例可见视乳头水肿。老年病人临床表现常不典型，头痛、呕吐、脑膜刺激征都可不明显，而意识及精神障碍较重。个别重症病人可很快进入深昏迷，出现去大脑强直，因脑疝形成而迅速死亡。常有低至中度发热，为血液吸收所致，1 周左右恢复正常。

蛛网膜下腔出血常见的并发症主要有：①再出血：是蛛网膜下腔出血致命的并发症。出血后 1 个月内再出血危险性最大，再出血原因多为动脉瘤破裂，多在病情稳定情况下，突然再次出现剧烈头痛、呕吐、抽搐、昏迷，甚至去大脑强直及神经定位体征，脑膜刺激征，复查脑脊液再次呈鲜红色；②脑血管痉挛：是死亡和伤残的重要原因。病人出现意识障碍、局灶神经症状；③脑积水：与脑室及蛛网膜下腔中积血量有关，轻者仅有嗜睡，近期记忆受损等，重者出现昏睡或昏迷，可因脑疝形成而死亡。

【实验室及其他检查】

1. 颅脑 CT　是诊断蛛网膜下腔出血的首选方法。CT 检查可见蛛网膜下腔高密度出血征象，多位于大脑外侧裂、前纵裂池、后纵裂池等。CT 检查安全、敏感、可早期诊断。但如出血量不多、后颅窝病人容易漏诊。

2. 脑脊液检查　腰穿脑脊液检查是诊断蛛网膜下腔出血的重要依据，常见均匀一致的血性脑脊液，压力增高，蛋白增加，糖和氯化物水平多正常。腰椎穿刺有诱发重症病例脑疝形成的危险，只是在无条件做 CT 检查而病情允许的情况下，或 CT 检查无阳性发现而临床又高度疑诊蛛网膜下腔出血时才考虑进行。

3. 脑血管造影及数字减影血管造影　是确定脑内动脉瘤、脑血管畸形等的金标准。一般选在发病后 3 天内或 3 周后进行。

【治疗要点】

蛛网膜下腔出血的治疗原则是防治继发性脑血管痉挛、制止继续出血和防止复发。

1. 内科治疗

(1) 一般处理：蛛网膜下腔出血病人应住院治疗及监护，病人必须严格绝对卧床休息 4~6 周，头部稍抬高，病房保持安静，避免一切可引起颅内压升高的诱因如用力排便、咳嗽、喷嚏、情绪激动等。烦躁不安者可给予止痛镇静药物；发病后数小时内应进行心电监护，注意心律失常等；昏迷病人应密切观察病情变化，留置导尿管，注意营养支持，防止并发症。

(2) 降颅压治疗：蛛网膜下腔出血可引起脑水肿及颅内高压，严重者出现脑疝，应积极进行脱水降颅压治疗，可用 20% 甘露醇、速尿、白蛋白等。药物脱水效果不佳并有脑疝可能时，可行颞下减压术和脑室引流，以挽救病人生命。

(3) 防止再出血：用抗纤维蛋白溶解药抑制纤维蛋白溶解酶原形成，推迟血块溶解，防止再出血的发生。常用药物有：①6- 氨基己酸（EACA）：4~6g 溶于 0.9% 生理盐水或者 5% 葡萄糖 100ml 静脉滴注，15~30 分钟内滴完，以后持续静脉滴 1g/h，维持 12~24 小时，以后 24g/d，持续 7~10 天，逐渐减量至 8g/d，维持 2~3 周；②止血芳酸：0.2~0.4g 缓慢静注，每日 2 次；③止血环酸：每次 250~500mg 加入 5% 葡萄糖中静滴，每日 1~2 次。

(4) 防止迟发性血管痉挛：用钙通道拮抗剂如尼莫地平 40mg，每日 4~6 次，口服，连续 3 周以上。

(5) 放脑脊液疗法：腰椎穿刺放脑脊液，每次缓慢放出 10~20ml，每周 2 次，可降低颅内压，减轻头痛，降低迟发性脑血管痉挛的发生率。但注意诱发脑疝、颅内感染、再出血的危险性。

2. 手术治疗　目的在于根除动脉瘤避免再次出血。对脑血管畸形应力争手术全切除。

【护理诊断及医护合作性问题】

1. 头痛　与蛛网膜下腔出血有关。

2. 潜在的并发症　再出血、脑疝。

3. 生活自理缺陷　与绝对卧床休息有关。

4. 恐惧　与担心再出血、担心疾病的预后有关。

【护理措施】

（一）一般护理

1. 休息　应严格绝对卧床休息 4~6 周，抬高床头 15°~30°，卧床期间禁止起坐、洗头、沐浴及其他下床活动，日常活动应有专人协助及护理。一切可能使病人血压及颅内压增高的因素均应避免，如情绪不稳定、用力排便、躁动不安、剧烈咳嗽、过分搬动等，以免引起再出血，护理人员进行各项护理操作应集中进行，动作要轻柔。病人休息的环境应安静、舒适，减少探视，避免声、光刺激。

2. 饮食 给予高蛋白、高维生素的饮食，多食蔬菜水果，保持大便通畅。

（二）病情观察

密切观察病人的生命体征、瞳孔、意识、头痛的变化。注意脑疝的先兆表现。病人长期卧床，注意观察皮肤有无压疮、感染等并发症。蛛网膜下腔出血再出血发生率较高，特别易发生在2周内，是蛛网膜下腔出血的致命并发症，其临床特点为首次出血后病情稳定或者好转情况下，突然再次出现剧烈头痛、呕吐、痫性发作、昏迷甚至去大脑强直等症状，应密切观察并随时做好抢救的准备工作。

（三）对症护理

如病人头痛或者躁动不安，协助医生使用药物止痛、镇静，以保证病人安静休息，防止病情加重。指导病人使用放松技术，如听音乐、缓慢深呼吸，分散病人注意力。有便秘者，及时使用缓泻剂和大便软化剂。

（四）用药护理

遵医嘱用药，观察疗效和副作用。使用脱水剂甘露醇时，应快速静脉滴注，必要时记录24小时尿量；使用尼莫地平等解除脑血管痉挛的药物时，可能出现皮肤发红、多汗、心慌等反应，应密切观察，注意控制输液速度。

（五）心理护理

稳定病人情绪，避免精神紧张。护理人员应主动向病人讲解卧床休息的重要性，使病人能自觉地安静休息，向病人讲解头痛的原因，并告知随着出血的停止、颅内压的降低，头痛会逐渐缓解，以消除病人的紧张、恐惧、焦虑心理，增强战胜疾病的信心。

【健康指导】

1. 生活指导 多食维生素丰富的食物，养成良好的排便习惯。

2. 疾病知识指导 告知疾病相关知识，让病人了解蛛网膜下腔出血的病因及诱因，避免剧烈活动、重体力劳动、用力大便等，保持情绪稳定。女性病人在发病后1~2年避免妊娠。告诉病人及家属本病的复发率高，应配合医生积极进行病因诊断，如果确诊为动脉瘤，应尽早手术切除或血管内介入治疗，这是防止再出血的最根本方法。学会自我监测，如果再次出现剧烈头痛、恶心、呕吐，可能为蛛网膜再出血，要及时就诊。

几种脑血管疾病的鉴别见表9-4。

表9-4 几种脑血管疾病的鉴别

鉴别项目	脑血栓形成	脑栓塞	脑出血	蛛网膜下腔出血
发病年龄	中老年人	青壮年	中老年	青年多见
常见病因	动脉粥样硬化	心脏瓣膜病	高血压	动脉瘤、血管畸形
发病时情况	安静	不定	活动、情绪激动	活动、情绪激动
发病缓急	较缓	最急	急	急
意识障碍	多无	多无	多有	多无
颅内高压	较轻	较轻	明显	明显

续表

鉴别项目	脑血栓形成	脑栓塞	脑出血	蛛网膜下腔出血
瘫痪	多见	多见	多见	多无
脑膜刺激征	无	无	可有	有
脑脊液	多正常	多正常	压力高、可为血性	压力高、血性
CT 检查	脑内低密度影	脑内低密度影	脑内高密度影	蛛网膜下腔高密度影

（汤晓辉）

第五节 癫痫病人的护理

案例分析

男性，35岁。因意识丧失、全身抽搐1小时而就诊。1小时前病人饮酒后尖叫一声后倒地，呼之不应，四肢抽搐，口吐白沫，两眼上翻，牙关紧闭，伴大小便失禁，持续2~3分钟，清醒后对发作情况全无记忆。3年内曾有5次类似发作，发作时常有头部摔伤。临床诊断：癫痫（全面性强直-阵挛发作）。请问：

(1) 病人发作时如何做好防护？

(2) 应对病人进行哪些健康指导？

(3) 病人健康指导的内容有哪些？

癫痫（epilepsy）是一组反复发作的由大脑神经元异常放电而导致短暂性中枢神经系统功能失调的临床综合征。根据大脑病变累及的部位和放电扩散的范围不同，临床上可表现为运动、感觉、意识、行为和自主神经等障碍，或兼有之。本病是神经系统的常见疾病。我国癫痫的患病率为5‰，发病率为1‰。

【病因与发病机制】

1. 病因　按照病因主要分为特发性癫痫和症状性癫痫两大类。

(1) 特发性癫痫（原发性癫痫）：是指病因未明，未能确定脑内有器质性病变者，多数人在儿童或青年期首次发病，主要由遗传因素所致。

(2) 症状性癫痫（继发性癫痫）：临床上此型多见，各个年龄组均可发病。由脑内器质性病变和代谢疾病所致，病因包括先天性脑畸形、颅脑外伤、颅内感染、脑血管病、中毒、代谢遗传疾病等。

2. 发病机制　癫痫发病机制复杂，目前尚不完全清楚。年龄、内分泌因素均与癫痫的发生有关。劳累、饥饿、过饱、情绪刺激、饮酒、睡眠不足、便秘、闪光，以及各种一过性代谢紊乱等均可能诱发癫痫发作。各种癫痫发作均因脑部神经元异常放电而引起。神经元有节律性的自发放电活动是神经系统的生理功能，但频率较低，一般为10~20Hz。癫痫灶中神经元放电频率可达每秒数百至数千次，导致突发、短暂的大脑功能失调。当异常放电仅局限于大脑皮质的某一区域时，表现为单纯部分性发作；若传至丘脑和中脑网状结构，便出现意识障碍。再经丘脑广泛投射至两侧大脑皮层，便可引起全面性强直-阵挛发作；若痫性活动在边缘系统内传播，则表现为复杂部分性发作（精神运动性发作）。当异常电位的起始部分在中央脑（丘脑和上部脑干）而不在大脑皮质并仅扩及脑干网状结构上行激活系统时，则表现为失神发作。

【临床表现】

癫痫的临床表现多样,但多具有短暂性、刻板性、间歇性和反复发作的特征。根据发作的临床表现及脑电图特点,目前将癫痫发作分为部分性发作和全面性发作,以及无法归类于上述发作的不能分类发作。

(一)部分性发作

根据发作过程中有无意识障碍分为单纯部分发作和复杂部分发作,两者均可继发全面性强直-阵挛发作。

1. 单纯部分性发作　发作时不伴意识障碍,发作后能复述发作过程是其主要特征,持续时间较短,一般不超过1分钟,可分为四种类型:

(1)部分运动性发作:发作范围沿运动区扩及其他肢体或全身。表现为局部抽搐,大多见于一侧口角、眼睑、手脚或足趾,也可涉及一侧面部或一侧肢体远端,称为Jackson癫痫。部分病人发作后患肢可有暂时性瘫痪,称为Todd瘫痪。

(2)体觉性发作或特殊感觉性发作:前者常表现为麻木感、针刺感、触电感,多发生在口角、舌部、手指或足趾。特殊感觉性发作包括:视觉性、听觉性、嗅觉性和眩晕性发作,如闪光、幻听、幻嗅或眩晕感等。

(3)自主神经性发作:表现为烦渴、欲排尿感、出汗、面部及全身皮肤发红、呕吐、腹痛等。发作年龄以青少年为主,临床表现以胃肠道症状居多。

(4)精神性发作:表现为各种类型的遗忘症、情感异常、错觉、强迫思维、无名恐惧等。

2. 复杂部分性发作　又称精神运动性发作或颞叶癫痫,多因颞叶病变引起。临床主要表现为意识障碍,也可以表现为精神症状(如错觉、幻觉等)和自动症。自动症表现为病人先瞪视不动,然后做出无意识动作,机械地重复,如吮吸、咀嚼、舔唇、搓手、抚面、解扣、脱衣、挪动桌椅、无理吵闹、叫喊、唱歌、奔跑、脱衣裸体等。少数可发展为全身性发作。

(二)全面性发作

1. 全面性强直-阵挛发作(GTCS)　以往称大发作,是最常见发作类型之一,以意识丧失和全身抽搐为特征。发作分为3期:①强直期:突然意识丧失,常伴一声大叫而跌倒,两眼上翻,牙关紧闭,全身骨骼肌强直收缩,颈部和躯干四肢转为反张,上肢伸直或屈曲,手握拳,下肢伸直,足内翻。此期持续10~20秒后,肢端出现细微的震颤。②阵挛期:病人震颤幅度增大并延及全身即进入阵挛期。每次阵挛都继有短促的肌肉松弛,呈现一张一弛性交替抽动,形成阵挛。继而阵挛频率由快变慢,松弛期逐渐延长,持续约1~3分钟,出现最后一次强烈痉挛后,抽搐突然停止。在此期间,由于胸部的阵挛活动,气体反复由口中进出,形成白沫。若舌或颊部被咬破,则口吐血沫。病人可出现对光反射消失、病理反射阳性等。③惊厥后期:阵挛期以后尚有短暂的强直-阵挛,造成牙关紧闭和大小便失禁。呼吸首先恢复、心率、血压、瞳孔等恢复正常,肌张力松弛,意识逐渐苏醒,自发作开始至意识恢复约5~10分钟。醒后病人往往感到头痛、头昏、全身酸痛乏力,对发作经过不能回忆。

若强直-阵挛发作时间持续30分钟以上不能自行停止,或连续多次发作、发作间期意识未能恢复至正常水平者称为癫痫持续状态,是神经内科常见的急症。最常见原因是不适当地停用抗癫痫药物或因急性脑病、脑卒中、脑炎、外伤、肿瘤和药物中毒引起。常伴有高热、脱水、酸中毒、脑水肿,如不及时终止发作,可因呼吸、循环及脑功能衰竭而死亡。

2. 失神发作　以往称为小发作。表现为短暂意识中断,病人突然停止当时的活动,呼之不应,两眼瞪视不动,状如“愣神”,手中持物可坠落,一般不会跌倒,持续约3~15秒。清醒后可继续原有活动，对发作无记忆。每日可发作数次至数百次。

3. 其他　尚有强直性发作、肌阵挛性发作、失张力性发作等。

癫痫发作时病人可能因突然神志丧失跌倒而遭受各种程度的外伤，也可能在发作时由于肌肉的剧烈收缩而发生下颌关节脱臼、肩关节脱臼、脊柱或股骨骨折。病人昏迷时如将唾液或呕吐物吸入呼吸道，还可能并发吸入性肺炎或窒息。

【实验室及其他检查】

1. 脑电图　脑电图检查对癫痫的诊断及分型有重要意义。癫痫发作时的脑电图，除个别部分性和精神运动性发作者，一般可见特异性脑电图改变，表现为棘波、尖波、棘慢综合波以及暴发活动等癫痫样波。约半数病人在发作间歇期亦可出现各种痫样放电，但由于检查时间短，阳性率低，结合诱发试验、24 小时磁带记录脑电图以及视频脑电监测，脑电图的阳性率可显著提高。

2. 实验室检查　血常规、血糖、电解质等检查，了解有无贫血、低血糖及电解质紊乱等。

3. 脑脊液检查　不同病因所致癫痫的脑脊液检查结果各有特点：病毒性脑炎时，白细胞计数可正常或增多、蛋白轻度增高；细菌性感染时，糖及氯化物降低；脑寄生虫病可有嗜酸性粒细胞增多；颅内肿瘤可以有颅内压增高、蛋白增高。

4. 影像学检查　CT、MRI 及数字减影脑血管造影可发现脑部器质性病变。

【治疗要点】

1. 病因治疗　对病因明确者应针对病因治疗。如颅内寄生虫者，行驱虫治疗；低血糖、低血钙等代谢紊乱应尽快纠正；颅内占位性病变首选手术治疗，但术后残余病灶或者手术瘢痕仍然可使大约半数病人继续发作，故还需要药物治疗。

2. 药物治疗　病人应定时服用抗癫痫药物，目的是控制癫痫发作。

(1) 药物治疗原则：①是否用药：偶尔发病，脑电图异常而无临床癫痫症状及 5 岁以下，每次发作都伴有发热，一般不用癫痫药物。②个体化治疗：根据病人情况、发作类型、药物的效果不同合理选择药物。③从单一药物开始：约 80% 的癫痫一种药物治疗有效，尽量单药治疗，应自小剂量开始，逐渐加量，只有单药治疗确实无效时，再考虑合理的联合用药。④坚持长期规律治疗：药物控制发作后必须坚持长期服用，除非出现严重不良反应，不能随意增减剂量或停药，以免诱发癫痫持续状态。停药应遵循缓慢和逐渐减量的原则，一般应在完全控制发作症状 2~5 年后，根据病人情况逐渐减量，减量 1 年左右时间内无发作者方可停药。

(2) 常用的抗癫痫药（表 9-5）：

(3) 合理选择抗癫痫药物：首先应明确癫痫的类型，根据类型选择有效的抗癫痫药物。①全身强直 - 阵挛性发作：首选丙戊酸钠，次选苯妥英钠。②部分性发作：卡马西平、苯妥英钠、苯巴比妥、丙戊酸钠、扑痫酮、地西泮类。③失神发作：丙戊酸钠、乙琥胺、氯硝西泮等。④肌阵挛发作：丙戊酸钠、硝基西泮、氯硝西泮等。

3. 癫痫持续状态的治疗　癫痫持续状态病人治疗不及时可造成持久性的脑损害，应选择作用强、起效快、足量的抗癫痫药物尽早控制发作，是治疗的关键，从而减少后遗症。

(1) 迅速控制抽搐：是治疗关键。首选地西泮 10~20mg 静脉缓慢注射；必要时配合苯妥英钠静脉滴注，或 10% 水合氯醛 20~30ml 加等量植物油保留灌肠。

(2) 其他：保持呼吸道通畅，吸氧，必要时气管切开。预防和控制感染。高热时采取物理降温。及时纠正酸碱失衡和水、电解质紊乱。频繁抽搐可引起脑水肿，应用甘露醇和呋塞米脱水。

4. 手术治疗　病人经过长时间正规、联合药物治疗，效果仍较差，可考虑手术、放射照

表 9-5 常用抗癫痫药及其适应证与不良反应

药物	适应证	成人剂量(mg/d)		儿童剂量[mg/(kg·d)]	不良反应(剂量相关)
		起始	维持		
丙戊酸钠	全面性强直-阵挛发作,失神发作	500	1000~3000	10~70	肥胖、震颤、毛发减少、踝肿胀、嗜睡、肝功能异常
苯妥英钠	GTCS,部分性发作	200	300~500	4~12	胃肠道症状、毛发增多、齿龈增生、面容粗糙、小脑征、复视、精神症状
卡马西平	部分性发作首选 GTCS,强直性发作	200	600~2000	10~40	胃肠道症状、小脑征、复视、嗜睡、体重增加
苯巴比妥	GTCS,单纯及复杂部分性发作,强直性发作		60~300	2~6	嗜睡,小脑征、复视、认知与行为异常
乙琥胺	失神小发作	500	750~1500	10~75	胃肠道症状、嗜睡、小脑症状、精神异常
托吡酯	部分性发作,GTCS	25	200~400	3~6	震颤、头痛、头晕、小脑征、肾结石、胃肠道症状、体重减轻、认知或精神症状

射治疗或者电刺激治疗消除病灶。

【护理诊断及医护合作性问题】

1. 有窒息的危险　与癫痫发作时意识丧失、喉肌痉挛有关。

2. 有受伤的危险　与抽搐、意识丧失有关。

3. 潜在并发症　癫痫持续状态、脑水肿、酸中毒或水电解质紊乱。

4. 知识缺乏　缺乏本病的有关知识。

【护理措施】

(一)一般护理

1. 环境与活动　保持环境安静,室内光线柔和,避免闪光、惊吓、噪声。保持良好的生活规律,劳逸结合,避免过度疲劳、睡眠不足、情绪激动等。发作较频繁者,应限制活动,必要时卧床休息并加护栏,防止跌伤。

2. 饮食　饮食宜清淡,减少食盐摄入,戒烟、戒酒,禁止饮浓茶、咖啡。饮食要有规律,避免饥饿和暴饮暴食。对大发作的病人一次饮水不要过量,以免诱发发作。

(二)病情观察

密切观察病情变化,及时发现发作先兆,及早采取防护措施。注意发作类型、发作持续时间及次数。发作时监测病人的生命体征,观察有无心率加快、血压升高、呼吸减慢或者暂停、大小便失禁,及神志、瞳孔的变化;注意有无窒息、舌咬伤、骨折、头痛等并发症。观察发作时及发作后病人的意识状态,有无癫痫持续状态。

(三)对症护理

1. 保持呼吸道通畅　抽搐发作时首先保证呼吸道通畅,使病人平卧,松开衣服领口、衣扣、裤带,头偏向一侧,取出口中活动的义齿,清理呼吸道分泌物,并及时吸痰。必要时托起下颌,将舌用舌钳拉出,以防舌后坠引起呼吸道阻塞。发作时不能强行喂水喂食,以免误吸进入气管发生窒息。缺氧者给予吸氧。

2. 避免受伤　病人发作时立即采取平卧位，头偏向一侧，避免摔伤。松开衣领、腰带，取出假牙，用裹有纱布的压舌板，紧急情况下可用折叠成条状的小毛巾或手帕置入病人的上下臼齿之间，以防抽搐舌咬伤。全身抽搐时用手托病人下颌，减少上下牙齿咬动，防止下颌关节脱臼；切勿用力按压病人的肢体，防止骨折及脱臼；在背后垫一软物，可以防止椎骨骨折。对兴奋躁动者，应加强保护，必要时给予约束，防止自伤或他伤。注意环境安全，地面防滑，床两侧有床挡，危险物品应远离病人，如床旁不能放置热水杯、尖锐物品等。病人户外活动时要佩戴安全帽，随身携带安全卡（注明病人姓名、年龄、所在病区及诊断）。

3. 癫痫持续状态的护理　①立即建立静脉通道，遵医嘱使用地西泮或苯妥英钠，严格控制用药速度，注意观察药物对呼吸、意识、血压的影响，如呼吸变浅、昏迷加深、血压下降，宜暂停注射。②保持呼吸道通畅，及时吸痰，必要时气管切开，吸氧。③观察病人的生命体征、意识、瞳孔，进行心电监护、血气分析、血电解质监测等。④保持病室环境安静，专人守护，加床栏以保护病人免受外伤，对病人实施安全保护。⑤高热者给降温护理，连续抽搐者应控制入液量，按医嘱快速静滴脱水剂，降低颅内压。

（四）用药护理

告诉病人抗癫痫药物的使用原则以及药物的不良反应，指导病人按医嘱长期服药，不能自行减量或者停药。及时发现药物的毒副作用，反应严重时在医生指导下减量或者停药、换药。定期查血、尿常规、肝、肾功能。有条件者应做血药浓度的监测。

（五）心理护理

癫痫反复发作，病程长，常使病人产生消沉、忧郁、自卑心理。应关心、理解、尊重病人，鼓励病人表达心中感受，给予同情和理解。告诉病人本病是多发病、常见病，只要注意避免诱因，积极配合治疗，绝大多数是可以控制或治愈的，以增强病人战胜疾病的信心。指导病人进行自我调节，克服自卑心理，保持自信、自尊的良好心理状态。

【健康指导】

1. 生活指导　指导病人保持良好的饮食习惯，食物应清淡且富含营养，避免饮食辛、辣、咸，不宜进食过饱，戒除烟、酒。适当参加力所能及的社会工作，多参加有益的社会活动。避免单独行动，禁止从事带有危险的活动，如游泳、驾驶等，以免发作时危及生命。

2. 疾病知识指导　向病人及家属介绍本病有关知识。避免过度疲劳、饥饿、睡眠不足、便秘、情绪激动、声光刺激、惊吓等诱发因素。遵医嘱按时服药，坚持长期、规律用药，不可随意增减药物剂量及停药、换药，注意观察药物的副作用，定期复查血象，肝、肾功能和生化检查。外出时随身携带病情诊疗卡，注明姓名、地址、病史、联系电话等，以备发作时及时联系。

第六节　帕金森病病人的护理

案例分析

男性，65岁，因双侧肢体震颤及僵硬3年入院。病人于3年前无明显诱因出现右侧肢体静止性震颤，逐渐发展为双侧肢体。体格检查：双侧上肢肢体肌张力成锚管样明显增高，腕关节僵硬，趾指关节活动欠佳。双侧轮替运动慢，指鼻较准确，但动作缓慢。临床诊断：帕金森综合征。请问：

(1) 本病的主要护理诊断是什么，怎样护理？

(2) 病人健康指导的内容有哪些？

帕金森病(Parkinson disease,PD)又称震颤麻痹(paralysis sgitans),是一种较常见的黑质和黑质纹状体通路变性的慢性疾病。临床以静止性震颤、运动迟缓、肌肉强直、姿势步态异常为主要特征。常发生于中老年人,男性稍多于女性。病情进展缓慢。

【病因与发病机制】

本病的病因迄今未明,发病机制复杂,故称原发性PD。目前普遍认为,本病并非单一因素所致,可能有多种因素参与:①年龄老化:本病主要发生于中老年人,国内外研究显示帕金森病的患病率和发病率随着年龄的增长而增加,40岁以前发病十分少见,50岁以上发病率明显增高,提示年龄因素是PD的危险因素之一。②环境因素:长期接触某些工业毒物、农药及外源性毒素等,如杀虫剂、除锈剂、微量元素、氰化物、油漆稀释剂等。③遗传因素:本病病人5%~10%有家族史,表现为常染色体显性遗传。以上因素通过氧化应激、线粒体功能衰竭、钙超载、兴奋氨基酸毒性、细胞凋亡、免疫异常等机制最终导致黑质多巴胺能神经元大量变性,多巴胺产生减少,导致多巴胺和乙酰胆碱这对神经递质平衡失调而发病。

【临床表现】

大部分帕金森病人在60岁以后发病,偶有20多岁发病者。起病隐袭,缓慢进展,逐渐加剧。主要表现为静止性震颤、肌张力增高、运动迟缓等。

1. 震颤 常为首发症状,多由一侧上肢远端(手指)开始,逐渐扩展到同侧下肢及对侧肢体。典型的表现是静止性震颤,拇指与屈曲的食指呈"搓丸样"动作,安静或休息时出现或明显,随意动作时减轻或停止,情绪激动或精神紧张时加剧,入睡后消失,严重时头部也出现震颤。

2. 肌强直 是本病的重要症状之一。多从一侧上肢或下肢近端开始,逐渐蔓延至远端、对侧和全身肌肉。肌强直,面肌强直使表情和瞬目动作减少,常常双眼凝视,造成"面具脸";屈肌和伸肌张力增高,被动运动关节时始终保持增高的阻力,类似弯曲软铅管的感觉,故称"铅管样强直"。部分病人因伴有震颤,检查时可感到在均匀的阻力中出现断续停顿,犹如转动齿轮样感觉,称为"齿轮样强直",这是由于肌强直与静止性震颤叠加所致。

3. 运动迟缓 表现为随意运动减少、减慢,如起床、翻身、步行、方向改变等始动困难和动作迟缓。精细动作很难完成,系裤带、鞋带等很难完成,写字过小。

4. 姿势步态异常 姿势不稳是晚发的症状。病人站立时呈屈曲姿势。步态异常十分明显。早期走路时下肢拖曳,随着病情进展步态变小,行走时头前倾,躯干前屈,步距缩短常见碎步、往前冲,不能及时停步或转弯,称"慌张步态"。

5. 其他表现 口、咽部运动障碍致说话缓慢、音量低、流涎,严重时可出现吞咽困难。常伴有自主神经系统症状如多汗、便秘、尿频、油脂分泌增多等。部分病人可有忧郁或焦虑,晚期可出现认知功能障碍进展为痴呆。此外,病人由于严重肌肉强直、全身僵硬而卧床不起可引起坠积性肺炎、压疮等各种并发症。

【实验室及其他检查】

1. 血、脑脊液常规检测及头部CT、MRI检查 均无明显异常。

2. 生化检测 脑脊液及尿液中多巴胺及其代谢产物高香草酸(HVA)含量降低。

3. 功能显像检测 单光子发射断层扫描(SPECT)或正电子发射断层扫描(PET)对帕金森病早期诊断及检测病情进展监测有一定价值。早期可显示纹状体多巴胺转运载体功能显著降低、多巴胺递质合成减少,其受体活性在早期超敏,后期低敏。

【治疗要点】

帕金森病目前仍以药物治疗为主，疾病早期无需特殊治疗，应鼓励病人多做主动运动。若疾病影响病人的日常生活和工作能力，则需采用药物治疗。

1. 左旋多巴　左旋多巴作为多巴胺合成前体，可在大脑及外周组织脱羧形成DA，有效改善帕金森病病人的症状，是治疗本病最基本、最有效的药物。注意从小剂量开始试用，根据每个病人确定最佳剂量的使用范围，以减少神经毒性副作用的发生。长期应用可出现明显的不良反应以及药效的减退。

2. 抗胆碱药物　可以协助维持纹状体的递质平衡，对震颤和肌肉强直有一定疗效，但对运动迟缓疗效较差，适用于震颤突出且年龄较轻者。常用的有苯海索（安坦）、苯甲托品和开马君等。

3. 金刚烷胺　可促进神经末梢释放多巴胺，并阻止其再吸收，对少动、强直、震颤均有轻度改善作用，可以和左旋多巴等合用。

4. 多巴胺受体激动剂　具有保护神经的作用，与左旋多巴合用，可以减少左旋多巴的剂量，并起到显著改善病人运动功能、减轻副作用的效果。临床常用吡贝地尔、溴隐亭等。

5. 外科治疗　对药物治疗失效、不能耐受或出现运动障碍的病人可采用手术治疗。近年来随着微电极引导定向技术的发展，可以精确定位引致震颤和肌强直的神经元，使得手术治疗的疗效和安全性大为提高。目前常用的手术方法有苍白球、丘脑底核切除术、脑深部电刺激、细胞移植术等。

【护理诊断及医护合作性问题】

1. 躯体活动障碍　与疾病致肌肉强直、震颤、步行障碍有关。

2. 生活自理缺陷　与疾病致肌肉强直、震颤有关。

3. 营养失调：低于机体需要　与疾病致吞咽困难、饮食减少和肌强直、震颤所致机体消耗量增加有关。

4. 自尊紊乱　与自体形象改变和生活依赖他人有关。

5. 知识缺乏　缺乏本病相关知识和药物治疗知识。

【护理措施】

（一）一般护理

1. 休息与活动　室内应光线明亮、温暖、湿润、安静、通风、地面平整、干燥、防滑、宽敞无障碍物，以防病人慌张躲避而跌倒。床铺宽大或加防护栏，以防坠床。指导病人适当活动与锻炼，如散步、打太极拳、做床边体操等，注意保持身体和各关节的活动强度、活动的最大范围。

2. 饮食　①合理饮食：给予高热量、高维生素、高纤维素、低盐、低脂、适量优质蛋白，易咀嚼、易吞咽、易消化的食物。多食新鲜蔬菜和水果，以促进肠蠕动，防止便秘。高蛋白饮食会降低左旋多巴类药物的疗效，故不宜盲目给予过多的蛋白质，蛋白质摄入量限制在每日0.8g/kg以下，全日总量40~50g，尽量选择优质蛋白如乳、蛋、鱼类等。多食含酪氨酸的食物如瓜子、杏仁、芝麻等，可促进脑内多巴胺的合成。②指导病人家属正确协助病人进食：进食时取坐位或半坐卧位，头稍向前倾；不催促病人进食；注意保持食物温度，防止食物过热、过冷；对咀嚼、吞咽功能障碍者，为避免进食过快引起的呛咳、烫伤、坠积性肺炎，指导病人进食时宜缓慢，集中注意力；当病人发生呛咳时应暂停进食，待呼吸完全平稳再喂食物；对频繁呛咳严重者应暂停进食，必要时予以鼻饲；对于流涎过多的病人，可使用吸管，必要时鼻饲流食，保证营养的供给；就餐后帮病人取坐姿保持 10~15 分钟。

3. 生活护理　指导和鼓励病人尽量做力所能及的事情。生活自理能力受限的病人，护理人员要协助进行洗漱、进食、沐浴、大小便；保持个人卫生，经常清洁皮肤；对日常生活笨拙的病人，要做好安全防护，要注意移开环境中的障碍物，路面及厕所要防滑，走路时持拐杖助行，外出活动或沐浴时应有人陪护防止跌倒及受伤。嘱病人避免登高、避免单独使用危险器具和易碎的器皿防止意外受伤。

（二）病情观察

仔细观察病人震颤、肌肉强直、运动状况、语言功能的改善情况，生活自理能力情况如何；对长期卧床病人要注意观察体温、呼吸、脉搏、血压、皮肤黏膜完整性、肺部有无啰音等，及时发现有无肺炎、压疮等并发症的发生，必要时报告医师并协助做相应处理。

（三）对症护理

1. 运动障碍的护理　进行功能锻炼可防止和推迟关节强直与肢体挛缩。在运动锻炼过程中要与病人和家属共同制订切实可行的锻炼计划，活动与休息交替进行。步态障碍者：向前走时脚尽量抬高，指导病人走路时两眼向前看，身体站直，行走时足尖尽量抬高，足跟先着地，跨步要慢，双臂尽量摆动，眼睛注视前方不要注视地面等；如由家属协助病人行走，应指导其不要强行拉着病人走。如起坐困难时，应指导并协助病人反复练习起坐动作。语言障碍者：进行语言训练，如：缓慢呼气、吸气、持续发音，反复做双唇闭合、伸舌运动，训练发“b、p、m”音，要有耐心，鼓励病人说话，给病人足够的时间表达，让病人讲话时减慢言语速度，鼓励看报时大声念出。肢体功能障碍：加强肢体功能锻炼，四肢各关节做最大范围的屈伸，旋转等活动，以预防肢体挛缩、关节僵直的发生。注意动作轻柔，以免造成病人疼痛。功能锻炼的环境要配备沙发或座椅，配置床护栏、手杖、走道扶手等必要的辅助设施，呼叫器置于病人床边。

2. 顽固性便秘　鼓励病人多吃新鲜蔬菜、水果；每天腹部顺时针按摩促进肠蠕动；指导适量服用蜂蜜、芝麻油等帮助通便；必要时服用液体石蜡、番泻叶等导泻剂；或使用开塞露、灌肠、人工排便等。

（四）用药护理

告知病人本病需长期服药或者终生服药，遵医嘱服药，从最小剂量开始，品种不宜多，也不宜突然停药或随意更换药物。左旋多巴常见的副作用有恶心、呕吐、低血压、不安、意识模糊等，偶尔出现心律失常，用药后期还可能出现异动症、精神症状等，应嘱病人在进食时服药，以减轻消化道症状，嘱病人不同时服维生素 B_6（会促使左旋多巴在外周转变为多巴，不能进入中枢），以免降低疗效；抗胆碱药物主要副作用有口干、视物模糊、便秘、排尿困难，严重时出现幻觉、妄想；多巴胺受体激动剂主要副作用有错觉、幻觉、直立性低血压等，护理人员应注意观察，必要时报告医师；服药期间病人避免使用维生素 B_6、利血平、氯丙嗪等药物，以免降低疗效或导致直立性低血压。

（五）心理护理

因为疾病特点，病人可能有自卑、抑郁心理，不愿与人交往、沉默寡言、闷闷不乐；随着病情加重，病人生活自理能力也逐渐减退，可能还会产生焦虑、恐惧甚至绝望心理。护理人员要细心观察病人的心理反应，了解病人的生活需要及内心感受，与家属共同配合，解释此病虽不能根治，但药物治疗可以减轻症状，预防并发症发生，帮助病人正确认识和对待疾病，积极配合治疗和护理。鼓励病人自我护理，增加其独立性及自信心。帮助病人积极参加社会活动，培养生活情趣，如郊游或旅行等，不仅能使病人精神振奋，还因车身震动有助于缓解病人强直状态。

【健康指导】

1. 生活指导　生活规律，进食高热量、高维生素、高纤维素、低盐饮食。左旋多巴治疗者，适当限制蛋白质摄入。注意清洁卫生，勤洗勤换，避免皮肤感染的发生。病人应坚持主动运动，加强日常生活动作训练，进食、洗漱、穿脱衣服等应尽量自理，坚持适当的运动和体育锻炼，完成简单的家务劳动。卧床病人应协助被动活动关节和按摩肢体。不要单独外出，防止跌倒损伤。外出时需要有人陪伴，尤其是精神智能障碍者，其衣服口袋内要放置写有病人姓名、住址、联系电话的卡片。

2. 疾病知识指导　告知病人及其家属本病相关知识，督促病人遵医嘱正确服药，防止错服、漏服，并观察有无药物副作用出现。制订切实可行的锻炼计划，进行康复训练。仔细观察病情，积极预防并发症及识别病情变化。定期门诊复查，了解病情变化及用药情况，及时调整用药方案。

第七节　神经系统疾病常用诊疗技术及护理

一、腰椎穿刺术

腰椎穿刺术（lumbar puncture）简称腰穿，是指通过腰椎间隙将腰椎穿刺针刺入蛛网膜下腔进行脑脊液抽取和鞘内注射的一种临床诊疗技术，对中枢神经系统等疾病的诊断和治疗有重要的价值。

【适应证】

1. 采取脑脊液进行检查，协助诊断中枢神经系统疾病。
2. 测定颅内压，了解蛛网膜下腔有无阻塞。
3. 做脑或脊髓造影检查。
4. 腰椎麻醉或鞘内注射药物治疗中枢神经系统疾病。

【操作前准备】

1. 用物准备　无菌腰穿包 1 个（内有腰穿针、摄子、洞巾、纱布、棉球、无菌试管及培养管等）、压力表、1% 普鲁卡因或 2% 利多卡因 2~4ml、皮肤消毒剂如络合碘、无菌手套、酒精灯、火柴、胶布、所需药物等。

2. 病人准备　询问病人病史，特别是注意有无出血性疾病。向病人说明腰穿的目的、方法及注意事项，穿刺时所采取的特殊体位，取得病人的配合。用普鲁卡因局麻时须做过敏试验。排空大小便，放松情绪。

【操作过程及护理】

1. 体位　嘱病人去枕侧卧于硬板床上，背部接近床沿，背平面与床面垂直，头向前胸部屈曲，两手抱膝紧贴腹部；或由助手在术者对面以一手挽住病人头部，另一手挽住病人双下肢窝处并用力抱紧，使躯干呈弓形，脊柱尽量前屈以增宽椎间隙，便于进针。

2. 确定穿刺点　一般以髂后上棘连线与后正中线的交会处为穿刺点，即第 3~4 腰椎棘突间隙。也可在上一或者下一腰椎间隙进行。

3. 消毒、麻醉 常规消毒穿刺部皮肤后，打开无菌包，术者戴无菌手套，盖消毒洞巾，用1% 普鲁卡因自皮肤到椎间韧带做局部麻醉。

4. 穿刺、测压、取液、注药 术者用左手固定穿刺点皮肤，右手持穿刺针以垂直背部的方向缓慢刺入，成人进针深度约为 4~6cm，儿童约为 2~4cm，当感到阻力感突然消失有落空感时，提示针尖已进入蛛网膜下腔，此时可将针芯缓慢抽出（以防脑脊液迅速流出，造成脑疝），脑脊液自动流出，先进行压力检测，如压力明显增高，针芯则不能完全拔出。若脑脊液压力不高，可拔出针芯，收集脑脊液 2~5ml 备做检查，如怀疑椎管梗阻，可协助术者做脑脊液动力学检查。鞘内注射时，应先放出同量的脑脊液，然后再注入药物。

5. 病情观察 穿刺中应密切观察病人的呼吸、脉搏及面色，如有异常症状时，应停止操作，并做相应处理。

6. 穿刺点护理 测压及放液完后将针芯插入后拔出穿刺针，覆盖消毒纱布，用胶布固定。

【操作后护理】

1. 体位 嘱病人术后去枕平卧 4~6 小时，不可抬高头部，以免引起术后低颅压头痛、恶心、呕吐、眩晕等。

2. 病情观察 观察病人有无头痛、腰痛，有无脑疝及感染等穿刺后并发症。穿刺后头痛最常见，多发生在穿刺后 1~7 天，可能因脑脊液量放出较多或持续 CSF 外漏引起颅内压降低所致。应鼓励病人多补充水分，必要时可静滴生理盐水及腰穿注入生理盐水，并延长卧床休息时间。观察穿刺部位有无渗液或渗血，24 小时内不宜淋浴，保持穿刺部位的纱布干燥，以免引起局部或椎管、颅内感染。

3. 标本处理 记录脑脊液量、颜色、性质及测压，将采集标本立即送化验，以免影响检查结果。

二、数字减影血管造影

数字减影血管造影（digital subtraction angiograpHy，DSA）是应用电子计算机程序将组织图像转变成数字信号输入并储存，然后经动脉或静脉注入造影剂，将所获得的第二次图像也输入计算机，然后进行减影处理，使充盈造影剂的血管图像保留下来，而骨骼、脑组织等影像均被减影除去，保留下来的血管图像经过再处理后传达到监视器上，得到清晰的血管图像。临床用于协助诊断颅内动脉瘤、血管畸形、颅内占位性病变等。

【适应证】

1. 脑血管疾病 如动脉粥样硬化、栓塞、颅内动脉瘤、动静脉畸形、动脉狭窄等。

2. 颅内占位性病变和颅脑外伤 脑肿瘤、颅内血肿、硬膜外和硬膜下血肿等。

3. 术后观察脑血管循环状态。

【操作前准备】

1. 用物准备 备好造影剂（60% 泛影葡胺）、麻醉剂（1% 普鲁卡因）、生理盐水、肝素钠、股动脉穿刺包、无菌手套、沙袋、抢救药物等。

2. 病人准备 ①向病人及家属说明脑血管造影检查的目的、方法、注意事项以及造影过程中可能发生的危险及并发症，消除病人紧张、恐惧心理，取得配合。②检查出、凝血时间及血小板计数，做普鲁卡因及碘过敏试验。③术前 4~6 小时禁食、禁水，避免恶心呕吐，术前 30 分钟排空大小便。④穿刺部位备皮 5cm × 5cm，经股、肱动脉穿刺插入导管者，按外科术前要求备皮。

【操作过程及护理】

协助病人平卧手术台上，持续给氧，充分暴露穿刺部位，协助医生在耻骨联合至髂前上嵴连线的中点、腹股沟韧带下 1~2cm 股动脉搏动最强点进行穿刺。络合碘消毒皮肤，2% 利多卡因局部麻醉。将穿刺针与皮肤成 30° ~45° 刺入股动脉，将导丝送入 20cm 左右，撤出穿刺针，迅速沿导丝置入导管鞘或导管，撤出导丝。在电视屏幕监护下将导管送入各个头臂动脉。进入靶动脉后注入少量造影剂确认动脉，然后造影。术中应严密观察神志、瞳孔、血压、脉搏、呼吸、肌力、语言恢复情况，发现异常及时报告医生并配合抢救。

【操作后护理】

1. 病情监测　密切观察病人意识、瞳孔、血压、脉搏、呼吸变化，观察是否出现造影剂的不良反应，发现异常及时报告医生。

2. 穿刺点护理　造影结束后穿刺部位按压 30 分钟后用沙袋加压包扎 6~8 小时，24 小时后拆除加压绷带。术后 2 小时内每 15 分钟观察 1 次双侧足背动脉搏动和肢体远端皮肤颜色、温度等。注意穿刺局部有无血肿、渗血。病人应避免增加腹内压的动作，以防止穿刺局部出血。

3. 生活护理　穿刺侧肢体制动 8~12 小时，卧床 24 小时。严密观察肢体的血运情况，注意观察穿刺肢体的皮肤温度、颜色，并做好相应的生活护理。指导病人多饮水，促进造影剂的排出。

三、高压氧治疗

高压氧治疗（Hyperbaric oxygen therapy）是指在高于一个标准大气压环境下吸入 100% 氧气而达到治疗疾病目的一种治疗方法。维持高压氧治疗环境的特殊设备，称高压氧舱（Hyperbaric oxygen chamber）。病人在高压氧舱内吸入高压力、高浓度的氧，可以使病人血中氧的溶解含量明显增加，提高血液和组织中血氧张力、增加血氧含量、收缩血管、加速侧支循环，从而降低颅内压、减轻脑水肿、纠正脑缺血后所致的乳酸中毒及脑代谢产物的积聚，改善脑缺氧，促进神经功能的恢复。

【适应证】

1. 缺血性脑血管疾病，如脑栓塞、脑萎缩、脑供血不足、脑外伤后等。
2. 溺水、自缢、电击伤、麻醉意外及其他原因引起的脑缺氧、脑水肿等。
3. 各种中毒性脑病，如一氧化碳、二氧化碳、硫化氢、农药等中毒。
4. 神经性耳聋。
5. 多发性硬化、脊髓及周围神经外伤、老年性痴呆等。

【操作前准备】

1. 用物准备　协助医生做好入舱前的各项检查和准备工作。检查舱内有关阀门、仪表、通讯、照明、供气及供氧系统是否运转正常。检查医疗仪器、护理用具、药品、医疗表格等是否符合使用要求。备好抢救物品及药物于舱内备用。

2. 病人准备

（1）心理准备：向病人或家属说明高压氧治疗的目的，介绍舱内环境及设施。详细介绍治疗环境、操作过程、升压过程的正常反应、防治方法和注意事项，消除病人紧张情绪，争取病人配合治疗。

(2) 防火防爆：严禁将易燃易爆品（如火柴、打火机、酒精、汽油、油脂、清凉油、爆竹、电动玩具等）携入舱内；应按要求更换全棉服装，不宜穿易产生静电火花的服装，以防引发火灾。

(3) 饮食卫生：进舱前勿饱食、饥饿和酗酒，一般在餐后 1~2 小时进舱治疗。进舱前排空大小便，特殊情况下将大小便器放入舱内备用。生活不能自理的病人，进舱前应做好皮肤及外阴部清洁卫生，以免不良气味带入舱内。

(4) 预防气压伤：教会病人预防各种气压伤的基本知识，使病人了解调压动作的方法及其具体要领。如捏鼻鼓气法（紧闭双唇，同时捏住鼻孔，用力做向外呼气动作，以增加呼吸道内压，驱使气体进入鼓室并平衡其内外压力）、咀嚼法（咀嚼糖果）、吞咽法（饮水或吞咽唾液）等，以防鼓膜被压破。必要时，也可于治疗前给予药物（1% 麻黄素或滴鼻净）点鼻，以协助开张耳咽管，减轻加压时的耳痛。

(5) 掌握用法：向病人介绍舱内供氧装置和通信系统的使用方法，正确使用吸氧面罩，固定带松紧适宜，不得漏气，连接面罩的软管不能折叠、扭曲和被压以保持呼吸道通畅，保证治疗效果。告诉病人进舱后不得随意搬弄舱内设施（如阀门、开关、按钮等），以防发生意外。

(6) 氧敏感试验：首次治疗者，酌情做氧敏感试验，如为阳性，不宜进舱治疗。

【操作过程及护理】

1. 加压　加压吸氧时通过对讲机向病人说明由于气压上升，会出现双耳胀痛，需不断做吞咽动作。如疼痛难忍时，应及时报告医务人员，减慢升压速度或暂停升压，以缓解耳痛。加压期间暂时夹闭体腔各种引流管，待稳压后再打开。加压过程中观察病人血压、脉搏、呼吸变化，危重病人应有医护人员陪护。如病人出现血压增高、心率呼吸减慢为正常加压反应，不必特殊处理；如病人出现烦躁不安、颜面及口周肌肉抽搐、出冷汗、气促、四肢麻木、恶心、无力等时，要考虑氧中毒，应立即报告医生，并摘除面罩，停止吸氧，改吸舱内空气；如情况未见好转，应减压出舱。如病人出现抽搐时，防止外伤和舌咬伤。

2. 稳压　指导病人戴好面罩，面罩应与面部紧贴，防止空气漏入面罩。病人在安静和休息状态下吸氧，不讲话、不吃东西、不做深呼吸。

3. 减压　减压过程中必须严格执行减压方案，不得随意缩短减压时间，均匀缓慢减压。在减压过程中指导病人自主呼吸，绝对不能屏气。如病人安置了胃管、导尿管、胸腔引流管等应开放，以免减压时造成膨胀，挤压组织。如是密闭式输液，瓶内应插入足够长的无菌针头至液平面以上，以保持排气。

【操作后护理】

1. 生活护理　在进行高压氧治疗期间，应注意休息，加强营养，喝热饮料或行热水浴，以利体内氮气的排出。

2. 病情观察　病人出舱后，应询问病人有无皮肤瘙痒、关节疼痛等不适，以及早发现减压症状并及时处理。

（丁　燕）

复习思考题

1. 神经系统疾病常见症状体征有哪些？左侧肢体瘫痪的病人应如何护理？

2. 急性炎症性脱髓鞘性多发性神经病病人出现什么情况预示病情严重？发生原因有哪些？此时应怎样护理？

3. 缺血性脑血管疾病与出血性脑血管疾病急性期护理有哪些不同？

4. 一全面强直 - 阵挛发作持续 30 小时癫痫病人应如何进行护理？

《内科护理》教学大纲

（供护理类专业用）

一、课程性质和任务

《内科护理》是研究内科疾病病人的生物、心理和社会等方面特点，运用护理程序的方法诊断和处理病人的健康问题，促进病人康复和保持健康的一门临床护理学科。是护理专业的核心课程之一，是临床各科护理的基础。其任务是使学生掌握内科护理的基本理论、知识与技能，能规范进行专科护理技术操作，运用现代护理观对内科疾病病人实施高质量的整体护理，促进病人康复，增进健康。

二、课程教学目标

本大纲适用于中医药高职高专院校专科护理、助产专业使用。本课程的教学目标是：通过课堂理论学习与实践教学，使学生掌握适应岗位需要的内科护理的基础理论知识及实践操作技能，具有运用这些理论知识和操作技能对内科常见病、多发病病人进行整体护理的能力。达到国家卫生部执业护士资格考试考核标准的基本要求。学生毕业后能直接对应内科护理的工作岗位。具体的知识、能力、素质目标分述如下：

【知识教学目标】

掌握内科各系统疾病常见症状、体征及护理；内科常见疾病病人的临床表现、护理诊断及医护合作性问题、护理措施；内科常见危重症的抢救和护理。

理解内科各系统疾病的基本概念、病因、治疗要点，内科常用诊疗技术的临床应用及操作前准备、操作中及操作后护理。

了解内科常见疾病的发病机制、实验室及其他检查。

【能力培养目标】

能进行内科常用护理操作；能运用内科护理的基本知识和基本理论，对内科常见疾病病人进行护理评估，作出护理诊断，制订并实施护理计划，进行效果评价；具有对内科急危重症病人进行抢救、护理的能力；能运用人际沟通技巧和专业知识对内科疾病病人及其家属进行健康教育。会书写内科规范化的护理病历。

【素质教育目标】

养成刻苦勤奋、认真细致、严谨求实的学习态度，具有较强的工作责任心，关心、爱护、尊重病人，有良好的职业道德和素质。

三、教学内容与要求

第一章　绪　　论

【知识教学目标】

掌握内科护理工作的主要内容。

理解内科护理的概念，学习内科护理的目的与方法。

了解内科护理发展趋势。

【教学内容】

内科护理学的概念、性质；内科护理学的范围及内容；内科护理的工作要点；内科护理学的目的与方法；内科护理发展趋势。

【教学方法】

理论讲授、课堂讨论、自主学习。

第二章　呼吸系统疾病病人的护理

【知识教学目标】

掌握呼吸系统疾病病人常见症状、体征及护理；急性上呼吸道感染、急性气管 - 支气管炎、支气管扩张、支气管哮喘、慢性阻塞性肺疾病、慢性肺源性心脏病、肺炎、肺结核、呼吸衰竭、急性呼吸窘迫综合征病人的临床表现、护理诊断及医护合作性问题、护理措施、健康指导。

理解呼吸系统的解剖结构及生理功能，呼吸系统疾病的病因和治疗要点。

了解呼吸系统疾病的发病机制、实验室及其他检查。

【能力培养目标】

学会排痰、体位引流、呼吸功能锻炼、血气分析标本采集的方法，能判断结核菌素试验结果，进行纤维支气管镜检查、胸腔穿刺术的配合与护理。能运用呼吸系统疾病的基本理论知识和技能对呼吸系统常见疾病病人进行评估，做出护理诊断，制订并实施护理计划，进行效果评价。

【教学内容】

1. 呼吸系统的解剖结构和生理功能。

2. 呼吸系统疾病病人常见症状、体征及护理　咳嗽咳痰、肺源性呼吸困难、咯血、胸痛的护理评估、护理诊断及医护合作性问题、护理目标、护理措施、护理评价。

3. 急性上呼吸道感染、急性气管 - 支气管炎、支气管扩张、支气管哮喘、慢性阻塞性肺疾病、慢性肺源性心脏病、肺炎、肺结核、呼吸衰竭、急性呼吸窘迫综合征的概念、病因与发病机制、临床表现、实验室及其他检查、治疗要点、护理诊断及医护合作性问题、护理措施、健康指导。

4. 呼吸系统疾病常用诊疗技术与护理　血气分析标本采集、胸腔穿刺术、纤维支气管镜检查的适应证、操作前准备、操作过程及护理、操作后护理。

【教学方法】

理论讲授、课堂讨论、技能操作实训、案例教学法、情景教学法、临床见习、临床综合实训、自主学习。

第三章　循环系统疾病病人的护理

【知识教学目标】

掌握循环系统疾病常见症状、体征及护理；心力衰竭、心律失常、冠心病、原发性高血压、心脏瓣膜病、心肌疾病、感染性心内膜炎、心包炎病人的临床表现、护理诊断及医护合作性问题、护理措施、健康指导。心血管常见急症（急性肺水肿、严重心律失常、心肌梗死、高血压急症）抢救处理的配合和护理。本系统特殊药物如强心苷、扩血管药物等的护理。

理解循环系统的解剖结构及生理功能，循环系统疾病的病因和治疗要点。

了解循环系统疾病的发病机制、实验室及其他检查，心血管介入性诊疗技术。

【能力培养目标】

学会心脏电复律，能对进行人工心脏起搏、心血管病介入性诊治术（心导管检查术、心导管射频消融术、冠状动脉造影术、经皮冠状动脉成形及支架术）的病人进行操作前准备，协助操作，做好操作后护理。能运用循环系统疾病的基本理论知识和技术，对循环系统疾病病人进行评估，做出护理诊断，制订并实施护理计划，进行效果评价。

【教学内容】

1. 循环系统的解剖结构和生理功能。

2. 循环系统疾病病人常见症状、体征及护理　心源性呼吸困难、心源性水肿、心悸、胸痛、心源性晕厥的概念、表现特征、护理评估、护理诊断及医护合作性问题、护理目标、护理措施、护理评价。

3. 心力衰竭、心律失常、冠状动脉粥样硬化性心脏病、原发性高血压、心脏瓣膜病、病毒性心肌炎、心肌病、感染性心内膜炎、心包炎的概念、病因与发病机制、临床表现、实验室及其他检查、治疗要点、护理诊断及医护合作性问题、护理措施、健康指导。

4. 循环系统疾病常用诊疗技术及护理　心脏电复律、人工心脏起搏、心血管病介入性诊治术（心导管检查术、心导管射频消融术、冠状动脉造影术、经皮冠状动脉成形及支架术）的适应证、操作前准备、操作过程及护理、操作后护理。

【教学方法】

理论讲授、课堂讨论、案例教学法、情景教学法、观看录像、临床见习、临床综合实训、自主学习。

第四章 消化系统疾病病人的护理

【知识教学目标】

掌握消化系统疾病常见症状、体征及护理；慢性胃炎、消化性溃疡、溃疡性结肠炎、肠结核与结核性腹膜炎、肝硬化、肝性脑病、急性胰腺炎、上消化道大量出血病人的临床表现、护理诊断及医护合作性问题、护理措施、健康指导。

理解消化系统的解剖结构及生理功能，消化系统常见疾病的病因和治疗原则。

了解消化系统常见疾病的发病机制、实验室及其他检查。

【能力培养目标】

能协助腹腔穿刺，配合纤维胃、十二指肠镜、纤维结肠镜检，为上消化道出血病人施行双气囊三腔管压迫止血术。能运用消化系统疾病的基本理论知识和技能对消化系统疾病病人进行评估，做出护理诊断，制订并实施护理计划，进行效果评价。

【教学内容】

1. 消化系统的解剖结构和生理功能。

2. 消化系统疾病病人常见症状、体征及护理　恶心与呕吐、腹痛、腹泻的概念、病因、表现特征、护理评估、护理诊断及医护合作性问题、护理目标、护理措施、护理评价。呕血与便血的概念。

3. 慢性胃炎、消化性溃疡、溃疡性结肠炎、肠结核及结核性腹膜炎、肝硬化、肝性脑病、急性胰腺炎、上消化道大量出血（概念、病因与发病机制、临床表现、实验室及其他检查、治疗要点、护理诊断及医护合作性问题、护理措施、健康指导）。

4. 消化系统疾病常用诊疗技术及护理　腹腔穿刺术、胃、十二指肠镜检查术、纤维结肠镜检查、双气囊三腔管压迫止血术的适应证、操作前准备、操作过程及护理、操作后护理。

【教学方法】

理论讲授、课堂讨论、技能操作实训、案例教学法、情景教学法、临床见习、临床综合实训、自主学习。

第五章 泌尿系统疾病病人的护理

【知识教学目标】

掌握泌尿系统疾病常见症状、体征及护理；慢性肾小球肾炎、肾病综合征、尿路感染、慢性肾衰竭病人的临床表现、护理诊断及医护合作性问题、护理措施。

理解泌尿系统的解剖结构及生理功能，泌尿系统常见疾病的概念、治疗原则。

了解泌尿系统常见病的病因与发病机制、实验室及其他检查。透析疗法的概念、类型、原理、临床应用。

【能力培养目标】

能正确进行尿标本采集，协助肾脏穿刺术，配合透析治疗。能运用泌尿系统疾病的基本理论知识和技能对泌尿系统疾病病人进行评估，做出护理诊断，制订并实施护理计划，进行效果评价。

【教学内容】

1. 泌尿系统的解剖结构和生理功能。

2. 泌尿系统疾病病人常见症状及体征的护理　肾性水肿、肾性高血压、膀胱刺激征、尿异常的病因、表现、护理评估、护理诊断及医护合作性问题、护理目标、护理措施、护理评价。

3. 慢性肾小球肾炎、肾病综合征、尿路感染、慢性肾衰的概念、病因与发病机制、临床表现、实验室及其他检查、治疗要点、护理诊断及医护合作性问题、护理措施、健康指导。

4. 泌尿系统疾病常用诊疗技术及护理　肾穿刺术、血液透析、腹膜透析的适应证、操作前准备、操作过程及护理、操作后护理。

【教学方法】

理论讲授、课堂讨论、技能操作实训、案例教学法、情景教学法、临床见习、临床综合实训、自主学习。

第六章　血液系统疾病病人的护理

【知识教学目标】

掌握血液系统疾病常见症状、体征及护理；缺铁性贫血、再生障碍性贫血、出血性疾病（特发性血小板减少性紫癜、过敏性紫癜、血友病、弥散性血管内凝血）、白血病病人的临床表现、护理诊断及医护合作性问题、护理措施。

理解血液系统的解剖结构及生理功能，血液系统疾病的分类，常见疾病的病因、治疗要点；造血干细胞移植、骨髓穿刺术的临床应用。

了解血液系统常见病的发病机制、实验室及其他检查。

【能力培养目标】

能对骨髓穿刺、造血干细胞移植病人，进行操作前准备，协助操作，做好操作后护理；能运用血液系统疾病的基本理论知识和技能对血液系统疾病病人进行评估，做出护理诊断，制订并实施护理计划，进行效果评价。

【教学内容】

1. 血液系统的解剖结构和生理功能。

2. 血液系统疾病病人常见症状、体征及护理　贫血、出血倾向或出血、继发感染的护理评估、护理诊断及医护合作性问题、护理目标、护理措施、护理评价。

3. 缺铁性贫血、再生障碍性贫血、出血性疾病（特发性血小板减少性紫癜、过敏性紫癜、血友病、弥散性血管内凝血）、白血病的概念、病因与发病机制、临床表现、实验室及其他检查、治疗要点、护理诊断及医护合作性问题、护理措施、健康指导。

4. 血液系统疾病常用诊疗技术及护理　骨髓穿刺术的适应证、操作前准备、操作过程及护理，操作后护理。造血干细胞移植的概念、类型、适应证及移植病人的护理（操作前准备、操作过程及护理、操作后护理）。

【教学方法】

理论讲授、课堂讨论、案例教学法、情景教学法、临床见习、临床综合实训、自主学习。

第七章　内分泌代谢性疾病病人的护理

【知识教学目标】

掌握内分泌代谢疾病常见症状、体征及其护理；单纯性甲状腺肿、甲状腺功能亢进症、甲状腺功能减退症、库欣综合征、糖尿病、痛风病人的临床表现、护理诊断及医护合作性问题、护理措施；内分泌系统疾病常见急、危症（甲状腺危象、酮症酸中毒、非酮症高渗性昏迷）的抢救配合及护理。

理解内分泌代谢系统的解剖结构及生理功能，内分泌代谢疾病的病因、治疗要点。

了解内分泌代谢疾病的发病机制、实验室及其他检查。

【能力培养目标】

能指导病人检测尿糖、血糖，计算饮食和进行胰岛素注射。能运用内分泌代谢疾病的基本理论知识和技能对内分泌代谢疾病病人进行评估，做出护理诊断，制订并实施护理计划，进行效果评价。

【教学内容】

1. 内分泌代谢系统的解剖结构和生理功能。

2. 内分泌代谢性疾病病人常见症状、体征及护理　身体外型改变、性功能障碍的表现、护理评估、护理诊断及医护合作性问题、护理目标、护理措施、护理评价。

3. 单纯性甲状腺肿、甲状腺功能亢进症、甲状腺功能减退症、皮质醇增多症、糖尿病、痛风的病因与发病机制、临床表现、实验室及其他检查、治疗要点、护理诊断及医护合作性问题、护理措施、健康指导。

4. 内分泌代谢性疾病常用诊疗技术及护理　快速血糖测试、胰岛素笔使用操作技术的操作前准备、操作过程及护理、注意事项。

【教学方法】

理论讲授、课堂讨论、技能操作实训、案例教学法、情景教学法、临床见习、临床综合实训、自主学习。

第八章　风湿性疾病病人的护理

【知识教学目标】

掌握风湿性疾病常见症状、体征及护理；风湿热、系统性红斑狼疮、类风湿关节炎病人的临床表现、护理诊断及医护合作性问题、护理措施。

理解风湿热、系统性红斑狼疮、类风湿关节炎的病因、治疗要点。

了解风湿热、系统性红斑狼疮、类风湿关节炎的发病机制、实验室及其他检查。

【能力培养目标】

能运用风湿性疾病的基本理论知识和技能对风湿性疾病病人进行评估，做出护理诊断，制订并实施护理计划，进行效果评价。

【教学内容】

1. 风湿性疾病病人常见症状、体征及护理　关节疼痛与肿胀、关节僵硬与活动受限的病因、表现、护理评估、护理诊断及医护合作性问题、护理目标、护理措施、护理评价。

2. 风湿热、系统性红斑狼疮、类风湿关节炎　病因与发病机制、临床表现、实验室及其他检查、治疗要点、护理诊断及医护合作性问题、护理措施、健康指导。

【教学方法】

理论讲授、课堂讨论、案例教学法、情景教学法、临床见习、自主学习。

第九章　神经系统疾病病人的护理

【知识教学目标】

掌握神经系统疾病常见症状、体征及护理；面神经炎、三叉神经痛、急性炎症性脱髓鞘性多发性神经病、脑血管病、癫痫、帕金森病病人的临床表现、护理诊断及医护合作性问题、护理措施。

理解神经系统的解剖结构及生理功能，神经系统常见疾病的病因、治疗要点。

了解神经系统常见病的发病机制、实验室及其他检查。

【能力培养目标】

能为腰椎穿刺、数字减影脑血管造影、高压氧舱治疗的病人进行操作前准备，协助操作，做好操作后护理。能运用神经系统疾病的基本理论知识和技能对神经系统疾病病人进行评估，做出护理诊断，制订并实施护理计划，进行效果评价。

【教学内容】

1. 神经系统的解剖结构和生理功能。

2. 神经系统疾病病人常见症状、体征及护理　头痛、意识障碍、言语障碍、感觉障碍、运动障碍的病因、表现、护理评估、护理诊断及医护合作性问题、护理目标、护理措施、护理评价。

3. 面神经炎、三叉神经痛、急性炎症性脱髓鞘性多发性神经病、脑血管病（短暂脑缺血发作、脑血栓形成、脑栓塞、脑出血、蛛网膜下腔出血）、癫痫、帕金森病病人的病因与发病机制、临床表现、实验室及其他检查、治疗要点、护理诊断及医护合作性问题、护理措施、健康指导。

4. 神经系统疾病常用诊疗护理技术　腰椎穿刺术、脑血管造影、高压氧舱治疗的适应证、操作前准备、操作过程及护理、操作后护理。

【教学方法】

理论讲授、课堂讨论、案例教学法、情景教学法、临床见习、临床综合实训、自主学习。

四、实践教学环节与要求

根据课程的能力培养目标，实践教学环节与要求，列表如下：

教学内容	实践教学内容	实践时数	实践教学方式
第二章　呼吸系统疾病病人的护理	血气分析标本采集、体位引流 协助排痰练习、胸腔穿刺术 纤维支气管镜检查 慢性阻塞性肺疾病、肺心病 肺炎、支气管肺癌	6	示教室示范 （或观看录像） 临床见习 病案分析
第三章　循环系统	急性肺水肿、急性心肌梗死		临床见习

续表

教学内容	实践教学内容	实践时数	实践教学方式
疾病病人的护理	慢性心衰、高血压、瓣膜病		病案分析
	心脏电复律	6	CCU 参观
	人工心脏起搏		心导管室参观
	心血管病介入性诊治术		观看录像
第四章　消化系统	双气囊三腔管插管及护理		示教、观看录像
疾病病人的护理	纤维胃镜、腹腔穿刺术	6	回复示教
	肝硬化、消化性溃疡		临床见习
第五章　泌尿系统	肾穿刺活检术		观看录像
疾病病人的护理	透析疗法	4	临床见习
	慢性肾小球肾炎、慢性肾衰		病案分析
第六章　血液系统	骨髓穿刺术、	4	观看录像、参观
疾病病人的护理	造血干细胞移植		层流室参观
	白血病、再障		临床见习
第七章　内分泌系统	糖尿病	2	临床实习
疾病病人的护理	甲亢		病案分析
	快速血糖测定		操作练习
	胰岛素笔使用操作技术		
第八章　风湿性疾	SLE	1	临床实习
病病人的护理	类风湿关节炎		病案分析
第九章　神经系统	腰椎穿刺术		观看录像
疾病病人的护理	脑血管病	3	临床见习
	指导瘫痪病人康复锻炼		练习

五、教学时数安排与分配

根据教学计划的要求，三年制专科护理、助产专业的《内科护理》教学总学时为 120 学时，其中理论 88 学时、实践 32 学时。各章节学时分配列表如下：

学时数分配表

教学内容	总学时	理论	实践
第一章　绪论	1	1	
第二章　呼吸系统疾病病人的护理	23	17	6
第三章　循环系统疾病病人的护理	24	18	6
第四章　消化系统疾病病人的护理	20	14	6
第五章　泌尿系统疾病病人的护理	12	8	4
第六章　血液系统疾病病人的护理	12	8	4
第七章　内分泌代谢性疾病病人的护理	10	8	2
第八章　风湿性疾病病人的护理	5	4	1
第九章　神经系统疾病病人的护理	13	10	3
合计	120	88	32

六、使用说明

1. 本大纲适用于护理、助产专业。各院校可根据不同要求对教学目标、教学内容及教学时间做适当的调整。

2. 积极改革教学方法，坚持启发性教学和以问题为中心的教学，以学生为主体，充分调动学生的学习积极性与主动性。充分利用校内实训基地和校外教学医院，采用工学结合、多元化的教学方法（技能操作实训、案例教学、角色扮演、情景教学法、临床见习、临床综合实训、临床实习），让学生在“教”、“学”与“做”的过程中，熟练操作技能，增强沟通技巧、培养职业素养，达到综合能力的全方位提升。

3. 教学中要充分利用教学资源，如网络增值服务，网络共享课程等现代信息教育手段，丰富教学内容，进行自主学习，提高教学效果。

4. 注意改革评价手段和方法，教学效果评价采取过程评价（课堂提问、课堂讨论、平时测验、实训操作考核等）与总结性评价（理论考试）相结合的方式，重点评价学生的职业能力，鼓励学生在学习和应用方面的创新精神。

（刘　杰）

主要参考书目

[1] 尤黎明,吴瑛. 内科护理学[M]. 第5版. 北京:人民卫生出版社,2013.
[2] 葛均波,徐永健. 内科学[M]. 第8版. 北京:人民卫生出版社.2013.
[3] 尤黎明,吴瑛. 内科护理学[M]. 第4版. 北京:人民卫生出版社,2002.
[4] 李秋萍. 内科护理学[M]. 第2版. 北京:人民卫生出版社,2006.
[5] 叶任高,陆再英. 内科学[M]. 第6版. 北京:人民卫生出版社,2002.
[6] 陆再英,钟南山. 内科学[M]. 第7版. 北京:人民卫生出版社,2008.
[7] 陈文彬,潘祥林. 诊断学[M]. 第6版. 北京:人民卫生出版社,2005.
[8] 张培生. 内科护理学[M]. 北京:人民卫生出版社,1999.
[9] 徐桂华. 内科护理学[M]. 北京:中国中医药出版社,2006.
[10] 蒋乐龙,吕云玲. 内科护理学[M]. 西安:第四军医大学出版社,2007.
[11] 刘成玉. 健康评估[M]. 第2版. 北京:人民卫生出版社,2008.
[12] 夏泉源. 内科护理学[M]. 北京:人民卫生出版社,2004.
[13] 刘杰. 中西医内科护理学[M]. 北京:人民卫生出版社,2005.
[14] 池金凤. 专科护理技术[M]. 北京:科学出版社,2003.
[15] 张新平. 护理技术Ⅰ[M]. 北京:科学出版社,2005.
[16] 杜国香. 护理技术Ⅱ[M]. 北京:科学出版社,2005.
[17] 朱启梅. 护理技术Ⅲ[M]. 北京:科学出版社,2004.
[18] 祝惠民. 内科学[M]. 第3版. 北京:人民卫生出版社,1998.
[19] 田玉凤. 实用专科护理操作技术[M]. 北京:人民军医出版社,2007.
[20] 霍孝蓉. 临床护理操作图解[M]. 南京:江苏科学技术出版社,2004.